诸病源候论校释

下　册　　第2版

校释单位　南京中医学院

审定单位　山东中医学院
　　　　　　河北医学院
　　　　　　黑龙江省祖国医药研究所
　　　　　　福州市人民医院

人民卫生出版社

图书在版编目(CIP)数据

诸病源候论校释.（下册）/南京中医学院校释.
—2 版.—北京：人民卫生出版社，2009.1
ISBN 978-7-117-10933-8

Ⅰ.诸…　Ⅱ.南…　Ⅲ.诸病源候总论-注释
Ⅳ. R228

中国版本图书馆 CIP 数据核字（2008）第 184119 号

| 人卫社官网 | www. pmph. com | 出版物查询，在线购书 |
| 人卫医学网 | www. ipmph. com | 医学考试辅导，医学数据库服务，医学教育资源，大众健康资讯 |

诸病源候论校释（下册）
第 2 版

校　　释：南京中医学院
出版发行：人民卫生出版社（中继线 010-59780011）
地　　址：北京市朝阳区潘家园南里 19 号
邮　　编：100021
E - mail：pmph @ pmph. com
购书热线：010-59787592　010-59787584　010-65264830
印　　刷：保定市中画美凯印刷有限公司
经　　销：新华书店
开　　本：850×1168　1/32　印张：18.25
字　　数：456 千字
版　　次：1980 年 10 月第 1 版　2025 年 5 月第 2 版第 17 次印刷
标准书号：ISBN 978-7-117-10933-8/R・10934
定　　价：37.00 元
打击盗版举报电话：010-59787491　E-mail：WQ @ pmph. com
（凡属印装质量问题请与本社市场营销中心联系退换）

纲　目

（下　册）

目 录

（下 册）

11

诸病源候论养生导引校释目录

1

卷三十一

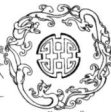

瘿瘤等病诸候　凡一十二论

[提要]　本篇论述瘿、瘤及部分皮肤病。其中,将瘿分为气瘿、血瘿、息肉瘿三种。对瘤候作了总的论述。在皮肤病方面,分黑痣、赤疵、白癜、疬疡、疣目、鼠乳及体臭、狐臭、漏腋等,这些皆是临床上常见的病证。

原书有多忘、嗜眠、鼾眠三候,与本篇内容不相关联,兹移于卷二、卷二十一、卷三十等有关病候之下。因此,原一十五论,今改作一十二论。

一、瘿候※(1)

[原文]　瘿[1]者,由忧恚气结所生。亦曰①饮沙水[2],沙随气入于脉,搏颈下而成之。初作与樱核相似,而当颈下也,皮宽不急,垂捶捶然[3]是也。恚气结成瘿者,但垂核[4]捶捶无脉②也;饮沙水成瘿者,有核瘰瘰无根,浮动在皮中。

又云,有三种瘿,有血瘿[5],可破之。有息肉瘿[6],可割之。有气瘿[7],可具针之。

[校勘]

①曰:元本作"由"。

②垂核捶捶无脉:《医心方》卷十六第十四作"垂捶捶无核"。

[注释]

[1]瘿(yǐng 影):颈部肿瘤。

[2]沙水:指某些山区缺乏碘质的水,人饮此水能病瘿,故古人称此水为沙水。实为地区性甲状腺肿的病因。

[3]垂捶捶然:谓其形像鼓捶一样连串下垂。卷五十气瘿候作"腌腌然",义同。

[4]核:指肿大的甲状腺内大小不等的结节。

[5]血瘿:瘿之一种,瘿块上有赤脉交织显露,皮色紫红,擦破可流血。

[6]息肉瘿:指瘿之质软,顶大蒂小,可用手术切除者。

[7]气瘿:也是瘿的一种,表现为颈部一侧或双侧呈弥漫性肿大,边缘不清,软而不坚,皮色如常,可随喜怒变化而消长。

[语译] 瘿病,是由于忧愁愤怒,气机郁结所致;但亦有饮了沙水,其气入于经脉,搏结于颈下而成。此病初起状似樱桃核,生于颈下,皮肤松宽而不紧,逐渐肿大下垂,如连串的鼓捶。由忧恚气结所致的瘿,仅结核肿大下垂,而表皮无脉络。若由饮沙水而成的瘿,里面有瘰瘰状的核子,摸之无根,推之可移,浮动于皮下。

又有记载说,瘿病有三种:一种是血瘿,可以刺破。一种是息肉瘿,可以割除。一种是气瘿,可用针刺治疗。

[按语] 瘿,即现在所说的甲状腺肿大,如单纯性甲状腺肿,甲状腺腺瘤,甲状腺囊肿等一类疾病。

二、瘤候(2)

[原文] 瘤者,皮肉中忽肿起,初梅李大,渐长大,不痛不痒,又不结强。言留结不散,谓之为瘤①。不治,乃至坯②大[1],则不复消。不能杀人,亦慎不可辄破。

[校勘]

①谓之为瘤:《外台》卷二十三瘤方引《肘后方》作"此血瘤也"。

②坯:《外台》作"如盘";《圣惠方》卷三十五治瘤诸方作

"碗"字。

[注释]

[1]坅(ōu 欧)大：形容瘤的高大。"坅"，指沙堆。

[语译] 瘤，是皮肉中忽然肿起，初起如梅子、李子那样大小，逐渐长大，不痛不痒，摸之并不坚硬。因其留结不散，所以称之为瘤。若不及时治疗，可以长得既高又大，就不容易消散了。虽然没有什么生命危险，但也要注意，不可随便刺破。

三、脑湿候（3）

[原文] 脑湿，谓头上忽生肉如角。谓之脑湿，言脑湿气蕴蒸冲击所生也。

[语译] 脑湿一证，是指头上忽然生长肉瘤，形状如角。所以称为脑湿，是因它为脑部湿气，蕴蒸郁勃，向外冲击所生。

四、黑痣候（4）

[原文] 黑痣者，风邪搏于血气，变化所①生也。夫人血气充盛，则皮肤润悦，不生疵瘕[1]；若虚损，则黑痣变生。然黑痣者，是风邪变其血气所生也。若生而有之者，非药可治。面及体生黑点为黑痣，亦云黑子。

[校勘]

①所：原无，从《圣惠方》卷四十治黑痣诸方补。

[注释]

[1]疵瘕(xiá 霞)：通"疵瑕"。在此指皮肤上色素沉着的小斑点。

[语译] 黑痣，是由于风邪搏结血气，变化而发生。常人血气充足旺盛，则皮肤润泽悦目，不会产生斑点；如其人血气虚损，就能变生黑痣。然而黑痣的产生，主要是风邪搏结，使血气改变而生。假如是生下来就有的，则非药物所能治疗。凡面部及身体产生黑点，即为黑痣，又称"黑子"。

五、赤疵候(5)

［原文］　面及身体皮肉变赤，与肉色不同，或如手大，或如钱大，亦不痒痛，谓之赤疵。此亦是风邪搏于皮肤，血气不和所生也。

［语译］　面部及身体某些部位的肤色变赤，与一般的皮肉颜色不同。其面积有的大如手掌，有的大如铜钱，亦不痛不痒，这种皮肤病，称之为赤疵。亦是由于风邪搏结于皮肤，使局部血气不和所产生的。

六、白癜候(6)

［原文］　白癜者，面及颈项身体皮肉色变白，与肉色不同，亦不痒痛，谓之白癜。此亦是风邪搏于皮肤，血气不和所生也。

［语译］　白癜，是面部或颈项以及身体的某些部位，皮肤变白，与一般皮肉之色不同，亦不痒不痛，这种病证，称之为白癜。亦是风邪搏于皮肤，以致气血不和所产生的。

［按语］　白癜即白癜风，是一种色素障碍性病变。本书所论，当为此病的最早文献，值得重视。

七、疬疡候(7)

［原文］　疬疡者，人有颈边胸前掖下[1]，自然斑剥[2]点①相连，色微白而圆，亦有乌②色者，亦无痛痒，谓之疬疡风。此亦是风邪搏于皮肤，血气不和所生也。

［校勘］
①点：《圣惠方》卷二十四治疬疡风诸方作"点点"。
②乌：《圣惠方》作"紫"。

［注释］
[1]掖下：俗称"胳肢窝"。"掖"通"腋"。
[2]斑剥：亦称"斑驳"。指皮肤上出现剥蚀点片，色素变异。

[语译] 病疬,是指在人颈部、胸前及腋下皮肤上发生微白色或乌黑色的圆形斑点,有些斑点互相连接,肤色斑斑驳驳,亦不痛不痒,这种病证,称之为病疬风。亦是风邪搏结于皮肤,使血气不和所产生。

[按语] 本候所论的病疬,从其发病部位、形状、色泽等来看,似为现代医学所说的花斑癣,亦即汗斑。

八、疣目候(8)

[原文] 疣目者,人手足边忽生如豆,或如结筋,或五个,或十个,相连肌里,粗强于肉[1],谓之疣目。此亦是风邪搏于肌肉而变生也。

[注释]
[1]粗强于肉:谓较正常肌肉坚硬粗糙。

[语译] 疣目,是指在人手或脚部边缘突然发生结节样的东西,其状如豆粒,或者像筋脉挛急而出现的疙瘩那样,突出于皮肤表面,多少不一,有时五个,有时十个,有时可群集在一起,与肌肉紧紧相连,但比肌肉坚硬而粗糙,这种病证,叫做疣目。这也是由于风邪搏结于肌肉,变化所产生。

九、鼠乳候(9)

[原文] 鼠乳者,身面忽生肉,如鼠乳之状,谓之鼠乳也。此亦是风邪搏于肌肉而变生也。

[语译] 鼠乳,是指在人身上或面部,忽然生长细小的肉疙瘩,形状像老鼠的乳头,病名就叫做鼠乳。这亦是因为风邪搏结于肌肉,变化而产生。

[按语] 疣,有寻常疣、扁平疣、传染性软疣等多种。疣目,类于寻常疣;鼠乳,类于传染性软疣。疣单个或群生,有的寻常疣底部坚硬和肌肉连在一起,故云:"或五个,或十个,相连肌里,粗强于肉"。

十、体臭候※(13)

[原文]　人有体气不和,使精液[1]杂秽,故令身体臭也。

[注释]

[1]精液:在此泛指人体的津液。

[语译]　有人因为体气不和,津液中夹杂着秽浊之气,所以使身体发生一种臭气。

十一、狐臭①候(14)

[原文]　人腋下臭,如葱豉之气者,亦言如狐狸之气者,故谓之狐臭。此皆血气不和,蕴积②故气臭。

[校勘]

①狐臭:《外台》卷二十三作"腋臭"。

②蕴积:此后《圣惠方》卷四十治狐臭诸方有"滞毒之气,不能消散"八字。

[语译]　有人腋下散发出一种臭气,如同大葱和豆豉加在一起的气味,也有人说像狐狸的臊气,所以称为狐臭。这都是由于血气不和,湿热之气郁蒸于内,所以发生这种臭气。

十二、漏腋候(15)

[原文]　腋下常湿,仍臭生疮,谓之漏腋。此亦是气血不和,为风邪所搏,津液蕴瘀,故令湿臭。

[语译]　有人腋下经常汗湿,气臭而生疮,这种病证,称为漏腋。亦是由于气血不和,受到风邪侵袭,与体内的津液相互郁蒸,湿浊浸淫腋下肌肉所致,所以常令腋下湿臭。

[按语]　体臭、狐臭、漏腋三候,在病理上有其共通之处,即体气不和,风邪湿热蕴蒸,类似于现在所称的一种臭汗症,是汗腺分泌中有特殊的臊臭气,或汗液被分解而放出臭气。一般只限于腋部、足部、腹股沟、肛门、外生殖器、乳晕及脐部,以腋部最

为常见,故称腋臭或狐臭。狐臭由于腋部常常湿润,皮肤可因感染而引起生疮,这便成为漏腋。体臭候当是泛指各个部位的臭汗症。

丹毒病诸候　凡一十三论

[提要]本篇论述丹毒病的病因、症状、分类及预后等。其中,丹候将一般病情和严重者比较而论,同时,根据丹的色泽形态,分为白丹、黑丹、赤丹、丹疹等。从发病部位的不同,分为天灶火丹、废灶火丹、尿灶火丹等。室火丹和石火丹两候,病情似较特殊。又,本书卷四十九论丹毒三十候,与此互有详略,可以互参。

一、丹候(1)

[原文]　丹者,人身体忽然焮赤,如丹[1]涂之状,故谓之丹。或发手足,或发腹上,如手掌大,皆风热恶毒所为。重者,亦有疽之类,不急治,则痛不可堪,久乃坏烂,去脓血数升。若发于节间,便流之①四支;毒入腹②则杀人。小儿得之最忌。

[校勘]
①流之:《医心方》卷十七第一作"断人"。
②腹:原作"肠",从《医心方》改。

[注释]
[1]丹:朱红色。

[语译]　丹毒是人体皮肤忽然焮红,如涂丹一样,所以称之为丹。发生的部位,或在手足,或在腹部,如手掌大小。其发病原因,皆是由于风热毒邪所致。病情严重的,有时和疽相类似,如不及时治疗,病情就会发展,局部疼痛不能忍受,继而溃烂,可排出很多脓血。若发于关节间,便会流窜四肢;丹毒入腹者,为凶险之症,可以导致死亡。小儿得这种病的,最为犯忌。

［按语］　本候论述丹毒,对病因、症状的叙述都很具体,但文中提到丹毒"重者,亦有疽之类,……久乃坏烂,去脓血数升",这是比较特殊的一种丹毒。如在临床上有一种不常见的蜂窝组织炎性丹毒,是丹毒链球菌与他种链球菌混合感染,在丹毒的基础上发生皮下蜂窝组织炎。全身和局部症状都很严重,并可能发生败血症、支气管肺炎、肺水肿和急性肾炎等。局部易发生皮肤和皮下组织的坏死,遗留不易愈合的溃疡,严重者可发生深部肌肉、肌腱、血管或神经的坏死。这里所论,可能即属于上述病情。由此看来,当时对丹病的观察研究,已有丰富的经验,能以一般病情和特殊证候提示读者,扩大见解,知常达变,这是难能可贵的;同时,这亦是丹毒的早期资料,应加重视。

二、白丹候(2)

［原文］　白丹者,初发痒痛,微虚肿,如吹疹,疹①起不痛,不赤而白色,由挟风冷,故使色白也。

［校勘］

①疹:《外台》卷三十白丹方"疹"字不重。

［语译］　白丹,初起时局部既痒又痛,皮肤微有肿起,好像因风而致的风疹,不过风疹是不疼痛的。白丹的颜色不红而白,这是由于热毒兼夹风冷之故,所以颜色是白的。

三、黑丹候(3)

［原文］　黑丹者,初发亦痒痛,或熛肿起,微黑色,由挟风冷,故色黑也。

［语译］　黑丹,初起时也是既痒又痛,或迅速肿起,其色微黑,这是由于热毒兼夹风冷,所以丹色微黑。

［按语］　白丹与黑丹,均是"由挟风冷",何以丹色一白一黑,可能因为白丹热毒轻,黑丹热毒重。热毒轻,丹色焮红不甚,又加风冷,所以色白不甚红;热毒重,丹色本紫红,又加风冷所

遏,血行瘀滞,所以丹色微黑。

四、赤丹候(4)

[原文] 赤丹者,初发轸起,大者如连钱,小者如麻豆,肉上粟①如鸡冠肌理。由风毒之重,故使赤也,亦名茱萸丹。

[校勘]

①粟:此后《医心方》卷十七第一重一"粟"字。

[语译] 赤丹,初发有皮疹焮起,大的如连钱,小的如芝麻绿豆,高出于肌肉上面,粗糙不平,好像鸡冠的纹理。这是由于风毒较重,所以丹色发赤。赤丹亦称茱萸丹。

[按语] 本书卷四十九亦有赤丹候,"谓丹之纯赤者,则是热毒搏血气所为也",并将茱萸火丹另立一候。

五、丹轸候(5)

[原文] 丹轸者,肉色不变,又不热,但起隐轸,相连而微痒,故谓为丹轸也。

[语译] 丹疹,皮肉颜色不变,又不灼热,仅身上发生隐疹,相连成片,微有痒感,所以称为丹疹。

[按语] 丹轸似是荨麻疹的一种证候,可与本书卷二风瘙身体隐疹候、风痦瘟候等互参。

六、室火丹候(6)

[原文] 室火丹,初发时必在腓肠[1],如指大,长三二寸,皮①色赤而热是也。

[校勘]

①皮:原作"瘦",从元本改。《医心方》卷十七第一亦作"皮"。

[注释]

[1]腓肠:即胫腨,俗称小腿肚。

[语译]　室火丹,必在小腿肚上,形如手指大,长二三寸,局部皮肤发红而热者即是。

[按语]　室火丹不是一般丹毒,从本文"初发时必在腓肠,如指大,长三二寸,皮色赤而热"的描述来看,似与下肢血栓性静脉炎引起的"索状红柱"相似。

七、天灶火丹候(7)

[原文]　天灶火丹,发时必在于两股里,渐①引至阴头而赤肿是也。

[校勘]
①渐:《医心方》卷十七第一作"冲"。

[语译]　天灶火丹,发时必在两股内侧,逐渐蔓延至阴头部分,发赤而肿者即是。

八、废灶火丹候(8)

[原文]　废灶火丹,发时必于足跌上①,而皮色赤者是也。

[校勘]
①上:本书卷四十九废灶火丹候作"起"。

[语译]　废灶火丹,发时必从脚背上生起,皮色红赤者即是。

九、尿灶火丹候(9)

[原文]　尿灶火丹,发于胸腹及脐,连阴头皆赤是也。

[语译]　从略。

[按语]　本书卷四十九尿灶火丹候云:"丹发膝上,从两股起及脐间,走入阴头"。与此略异。

十、熛[1]火丹候(10)

[原文]　熛火丹者,发①于背,亦在于臂,皮色赤是也。

[校勘]

①发：此前《医心方》卷十七第一有"丹"字。

[注释]

[1]熛(biāo 标)：迸飞的火焰。《淮南子》：一家失熛，百家皆烧。

[语译]　从略。

[按语]　熛火丹候在火丹之前加上"熛"字，为火丹挟有熛浆证候，本书卷四十九丹火候有"须臾熛浆起是也"，可互参。

又，卷四十九熛火丹候，其发病部位尚有"谷道"，可互参。

十一、㾮[1]火丹候(11)

[原文]　㾮火丹者，发于髀，而散走无常处，著皮赤是也。

[注释]

[1]㾮(guā 瓜)：病名，即㾮疮。在此是指火丹之状，形如㾮疮，故名。㾮疮见卷三十五疮病诸候。

[语译]　从略。

十二、萤火丹候(12)

[原文]　萤火丹者，发于髀至胁，皮赤是也。

[语译]　从略。

[按语]　本书卷四十九萤火丹候，其文与此略异。尚有"丹发如灼"，"初从骼起而多痛"二症，可以互参。

十三、石火丹候(13)

[原文]　石火丹者，发通身，似缬[1]，自①突如粟是也，皮色青黑。

[校勘]

①自：原作"目"，从本书卷四十九石火丹候改。

[注释]

[1]缬(xié 协)：有花纹的丝织品。

[语译] 石火丹，发于全身，形如丝织品上的花纹，并有颗粒突起，像粟子那么大，皮肤颜色青黑。

肿病诸候　凡一十七论

[提要]本篇论述肿病诸候。内容有：①诸肿、风肿、卒风肿、风毒肿等。诸肿是肿病的总论，风毒肿与毒肿、毒肿入腹，为一个证候的不同发展阶段；②恶核肿、肿核、恶脉、恶肉等，病情与肿不同，亦属皮肉之病，而且冠以"恶"字，其病预后较差；③气肿、游肿及流肿等，是与风肿病情相近而有特点者；④肿有脓使溃候及肿溃后候，是肿病的应用治法，而且强调"脓汁须及时而尽"，具有重要临床指导意义。

一、诸肿候(1)

[原文] 肿之生也，皆由风邪寒热毒气，客于经络，使血涩不通，壅结皆成肿也。其风邪所作者，肿无头无根，浮在皮上，如吹之状也，不赤不痛，或肿或散不常肿。其寒气与血相搏作者，有头有根，色赤肿痛。其热毒作者，亦无正头，但急肿，久不消，热气结盛，壅则为脓。其候非一，故谓之诸肿。

[语译] 肿病的产生，皆是由于风邪及寒热毒气，侵入经络，使血脉涩而不通，失其正常运行，邪气与血脉壅结而成。由于原因不同，症状表现也不一样。如由风邪而致的，肿处无头无根，浮在皮上，像吹气后胀大之状，不红不痛，时肿时消。如由寒邪与血气相互搏结而成的，肿处有头有根，色赤且痛。如由热毒所致的，肿处无正头，肿势快，若持久不消，则热毒壅结成脓。有关肿的证候很多，所以称之为诸肿。

[按语] 本候相当于肿病的概论，对肿病的病因、病机作了

一般性的叙述,并举例对风邪、寒邪和热毒三种不同原因引起的肿,进行具体辨证。指出,风邪引起的肿,无头无根,浮在皮上,不赤不痛,时肿时消;寒邪引起的肿,有头有根,色赤肿痛;热毒引起的肿,肿势快,肿处无正头,久不消则成脓。这些辨证,有其临床实用意义。

二、风肿候(2)

[原文] 凡人忽发肿,或著四支,或在胸背,或著头项,水牢[1]如胖大虚肿,回回[2]如吹之状①,不痛不赤。著四支者,乃欲不遂,令人烦满短气,身体常冷。皆由冬月遇②温,风入人肌里,至春复适③大寒,风不得出,气壅肌间不自觉④,至夏⑤取风凉,湿⑥气聚不散而成肿。久不瘥,气结盛生热,乃化为脓血,若至⑦烂败则杀人。

右手关上脉浮而虚者病肿。

[校勘]

①水牢如胖大虚肿,回回如吹之状:《圣惠方》卷六十四治风肿诸方作"发作虚肿,如吹之状"。

②遇:《圣惠方》作"过"。

③适:《圣惠方》作"遇"。

④觉:此后《圣惠方》有"知"字。

⑤至夏:此后《圣惠方》有"恣"字。

⑥湿:《圣惠方》无此字。

⑦若至:原作"并皆",从《圣惠方》改。

[注释]

[1]水牢:如水肿胖大而坚实。

[2]回回:形容局部肿的形状是圆的。

[语译] 凡人忽然发肿,或在四肢,或在胸背,或在头项,患处像水肿那样虚胖肿大而坚实,形状圆圆如吹气一样,不痛亦不红。这种症候,称为风肿。如发于四肢的,肿的部位活动不利,

并使人心中烦满，呼吸短促，身体发冷。这是由于冬季气候失常，不寒而温，风邪侵入肌肉，到了春天，又适逢大寒，寒邪遏抑，以致风邪不得外出，壅滞于肌肉之间，病人当时并无感觉，到了夏天，又因当风取凉，湿气积聚不散而形成肿病。如其延久不愈，则风湿之邪，郁而化热，热伤肉腐，便化成脓血，若至于溃烂而正气衰败，则有生命危险。

诊其脉，右手关上见浮而虚者，是肿病之征。

[按语]　本候所论风肿，是上条诸肿候中风邪所作病情的具体化。指出，此病特点是，突然发肿，部位不定，或在四肢，或在胸背，或在头项，不痛不红。风肿的病因病理，是感受风邪，搏于肌里，湿气结聚不散所致。风肿的预后，久不瘥，可以化脓烂败，危及生命。这样，对风肿的整个病情，就可以全面掌握。

三、卒风肿候(3)

[原文]　人卒有肿，不痛不赤，移无常处而兼痒。由先无患，偶腠理虚，而逢风所作也。

[语译]　有的人局部忽然浮肿，不痛不红，游走无定处，伴见皮肤发痒。其人原先没有这样疾病，这是由于腠理偶然空疏，遇到风邪侵袭所致。

[按语]　从本候的症状描述看，"卒有肿"、"移无常处而兼痒，由先无患"等，颇似过敏性疾病引起的局部浮肿。

四、风毒肿候(4)

[原文]　风毒肿者，其先赤痛飙热[1]，肿上生瘭浆，如火灼是也。

[注释]
[1]飙(biāo 标)热：热势迅速升高。"飙"，指疾风；暴风。

[语译]　风毒肿，先见局部红肿疼痛，发热迅速升高，继而肿部顶端生有脓泡，热如火灼一样，即是风毒肿。

五、毒肿候（5）

[原文] 毒肿之候，与风肿不殊，时令人壮热。其邪毒甚者，入腹杀人。

[语译] 毒肿证候，与风肿没有多大差别。此证每发高热。若毒邪炽盛，内陷入腹，会导致死亡。

六、毒肿入腹候（6）

[原文] 此候与前毒肿不殊，但言肿热渐盛，入腹故也。毒入腹之候，先令人啬啬恶寒，心烦闷而呕逆，气急而腹满，如此者杀人。

[语译] 此候与前述毒肿候没有差别，只是言其肿毒热邪炽盛，内陷入腹之变。毒邪内陷入腹证候，每先使人啬啬恶寒，心中烦闷，呕吐气逆，气急腹满，病势至此地步，可以危及生命。

[按语] 以上风毒肿，毒肿和毒肿入腹三候是一个证候的不同发展变化，风毒肿候是言其一般见症，毒肿候是言风毒肿往往伴有高热，毒肿入腹候是言毒肿的发展，可以入腹致死。三候宜汇通参阅。

七、恶核肿候（7）

[原文] 恶核者，肉里忽有核，累累如梅李，小如豆粒，皮肉①燥痛，左右走身中，卒然而起，此风邪挟毒所成。其亦似射工毒。初得无常处，多恻恻[1]痛。不即治，毒入腹，烦闷恶寒即杀人。久不瘥，则变作瘘[2]。

[校勘]
①肉：《医心方》卷十六第九作"内"。

[注释]
[1]恻（cè 测）恻：悲痛貌，形容疼痛的凄厉。
[2]瘘：病名。本书卷三十四有瘘病诸候，可参。

[语译] 恶核肿,是肉里忽然生有核子,累累相连,大的如梅子,李子,小的如豆粒,皮肉干燥疼痛,发病部位不固定,或左或右,走窜于身体,每每突然而起,这是由于风邪兼挟热毒而成。病情有些像中了射工毒。初起没有固定部位,核肿处多疼痛厉害,如不及时治疗,毒气入腹,邪从内陷,见烦闷恶寒等症,可以导致死亡。亦有恶核溃破,经久不愈,变成瘘症的。

[按语] 恶核肿在《千金翼方》、《医心方》中均有论述,今录之供参阅。《千金翼方》卷二十四第四云:"恶核似射工,初得无定处,多恻恻然痛,时有不痛者,初如粟,或如麻子,在肉里而坚似疱,长甚速。初得多恶寒,须臾即短气"。《医心方》卷十六治恶核肿引《小品方》云:"与诸疮痕、瘰疬、结筋相似,其疮痕、瘰疬,要因疮而生,是缓疾,无毒。其恶核病,卒然而起,有毒,不治入腹,烦闷即杀人"。

八、肿核候(8)

[原文] 凡肿挟风冷则不消,而结成核也。

[语译] 凡是肿核,大都由于肿而兼挟风冷,因为风冷,能凝滞气血,其肿就不得消散,以致形成肿核。

九、气肿候(9)

[原文] 气肿者,其状如痈,无头虚肿,色不变,皮上急痛,手方著,便即痛。此风邪搏于气所生也。

[语译] 气肿,形如痈肿,无正头而虚肿,皮肤颜色不变,皮上急迫疼痛,手接触患处,便敏感疼痛。这种肿病,是由风邪搏结于气分所产生。

十、气痛候(10)

[原文] 人身忽然有一处痛如打,不可堪耐,亦乍走身间,发作有时;痛发则小热,痛静便如冰霜所加,故云气痛。亦由体

虚受风邪所侵,遇寒气而折之,邪气不出故也。

[语译] 人身上忽然有一处疼痛,如被殴打一样,疼痛剧烈,几乎不能忍受,亦可突然游走他处,时发时止;发作时痛处有微热,痛止则反而变得很冷,如同冰霜一样。这种症候,称为气痛。亦是由于体虚受到风邪侵犯,又遇到寒气遏抑,邪气不能外泄所致。

[按语] 本候论述气痛,指出了以下几点:一、疼痛突然发作,痛势较剧,又能游走,无固定部位;二、疼痛发作有时,不是持续不解;三、痛时微热,痛止则患处冰冷。根据以上几点分析,可知此证既不是痈肿,亦不似瘀血所致的疼痛,所以名之曰气痛。病因责之于体虚受风邪,又遇寒气折之,是风胜则动,寒胜则痛之变。

十一、恶脉^①候(11)

[原文] 恶脉^①者,身里^②忽有赤络,脉起龙峚^[1],聚如死蚯蚓状。看如似有水在脉中。长短皆逐其络脉所生是也。由春冬受恶风,入络脉中,其血瘀结所生。久不瘥,缘脉结而成瘘。

[校勘]
①恶脉:《千金方》卷二十二第六作"赤脉"。
②里:《千金方》作"上"。

[注释]
[1]龙峚(lóng zōng 龙宗):山峰高耸貌。在此形容脉络的突起。

[语译] 恶脉,是身上忽然出现赤色脉络,高出于肌肤表面,一条一条的像死蚯蚓聚在一起,看上去似乎有水在脉络里面。这种脉络,有长有短,都是循着正常脉络的位置暴露出来。它的起因,是由于在春冬季节感受恶风,侵入脉络之中,血液瘀结所致。若久延不愈,就会沿着脉络结聚之处变成瘘症。

十二、恶肉候(12)

[原文]　恶肉者,身里忽有肉,如小豆突出,细细^①[1]长乃如牛马乳,亦如鸡冠之状,不痒不痛,久不治,长不已。由春冬被恶风所伤,风入肌肉,结瘀血积而生也。

[校勘]
①细细:《圣惠方》卷六十四治恶肉诸方"细"字不重。

[注释]
[1]细细:即微微或渐渐的意思。

[语译]　恶肉,是身上忽然发现赘肉,如小豆那样突出皮面,微微的长大,如牛马的乳头,也有像鸡冠状的,不痒不痛,如延久不治,就会不断长大。这是由于在春冬季节感受恶风邪气,侵入肌肉,结而不散,血液瘀积而生成的。

十三、肿有脓使溃候(13)

[原文]　肿,壮热结盛,则血化为脓,若不早出脓,脓食筋烂骨,则不可治也。

[语译]　痈肿,如伴有高热,热毒内盛,结聚不散,则血腐化脓,脓成以后,应及时开刀排脓,若不早治,就会腐蚀筋骨,便难于治疗。

十四、肿溃后候(14)

[原文]　凡痈肿既溃讫,脓汁须及时而尽。若汁不尽,还复结肿,如初肿之候无异,即稍难治。

[语译]　大凡痈肿溃破以后,脓液必须及时排除干净。若脓汁不尽,患处会重复肿起,和开始痈肿时一样,治疗就较困难。

[按语]　上述两候,说明痈肿脓成,必须及早切开排脓。溃破以后,要引流通畅,排脓务尽,以免再次结肿化脓。如溃后引流不畅,脓汁淋漓不尽,往往再次结肿化脓,影响疮口的愈合,迁

延时日,还可能有其他变证,治疗亦就较困难。这些都是临床经验之谈。

十五、游肿候(15)

[原文] 游肿之候,青黄赤白,无复定色。游走皮肤之间,肉上微光是也。

[语译] 游肿,是游走在皮肤之间,肿无固定之处,亦无一定色泽,而是或青、或黄、或赤、或白,皮肉上微有光亮之色,这种证候,称为游肿。

十六、日游肿候(16)

[原文] 日游肿,其候与前游肿相似,但手近之微痛,如复小痒为异。世言犯触日游神之所作。

[语译] 日游肿证候,与前面所述的游肿相似,但以手触到肿处,微有疼痛,又似有微痒的感觉。这是两者不同之点。

十七、流肿候(17)

[原文] 流肿,凡有两候,有热有冷。冷肿者,其痛隐隐然,沉深著臂髆,在背上则肿起,凭凭[1]然而急痛。若手按及针灸之即肿起是也。热肿者,四肢热如火炙之状,移无常处,或如手,或如盘,著背腹是。剧则背热如火,遍身熠熠[2]然,五心烦热,唇口干燥,如注之状。此皆风邪搏血气所生,以其移无常处,故谓流肿。

[注释]

[1]凭凭:"凭"与"冯"通。"冯冯",原意坚实声。在此借以形容背上肿处有坚实板滞之感。

[2]熠(yì异)熠:色泽鲜明发亮。

[语译] 流肿,有两种证候,即有热有冷。流肿属冷的证候,其痛隐隐然,沉着于臂髆部位,亦有在背上肿起的,则局部有

板实感疼痛。如以手按摩，或施以针灸，则肿势更为明显。流肿属热的证候，为四肢发热，犹如火灸一样，肿处移动而不固定，肿的面积，或如手掌大，或如盘子大，一般发生在背部或腹部。病情严重的，背部灼热如火，周身皮肤色泽鲜明发亮，五心烦热，唇口干燥，类似注病之状。以上症候，或热或冷，皆是由于风邪侵入，与血气相搏所产生，因为肿处流动不定，所以称为流肿。

丁疮病诸候　凡一十三论

[提要]　本篇论述丁疮、丁疮肿和丁肿三个证候。重点论述丁疮的成因，证候及预后，并根据临床证候表现的不同，介绍了多种丁疮的名称。

此外，还指出丁疮久不愈的病情转化。特别是丁疮、丁疮肿及丁肿的触犯禁忌，引起疮势反复，预后不良。

一、丁疮候※(1)

[原文]　丁疮者，风邪毒气于肌肉所生也。凡有十种：一者疮头乌而强凹；二者疮头白而肿实；三者疮头如豆垤[1]色；四者疮似葩[2]红色；五者疮头内有黑脉；六者疮头赤红而浮虚；七者疮头葩而黄；八者疮头如金薄[3]；九者疮头如茱萸[4]；十者疮头如石榴子。

亦有初如风轸气，搔破青黄汁出，里有赤黑脉而小肿；亦有全不令人知，忽以衣物触及摸著则痛，若故取便不知处；亦有肉突起如鱼眼之状，赤黑惨痛彻骨。久结皆变至烂成疮，疮下深孔如火①针穿之状。

初作时突起如丁盖，故谓之丁疮。令人恶寒，四支强痛，兼㤹㤹[5]然牵疼，一二日疮便变焦黑色，肿大光起，根鞕强全不得近，酸痛，皆其候也。在手足头面骨节间者最急，其余处则可也。毒入腹则烦闷，恍惚不佳，或如醉，如②此者三二日便死。

[校勘]

①火:原作"大",从《圣惠方》卷六十四治丁疮诸方改。

②如:原作"患",从元本改。

[注释]

[1]浬(yìn 印):渣滓。

[2]葩(pā 趴):"花",又作华丽解。在此从后者。

[3]金薄:即金箔。

[4]茱萸:植物名。有吴茱萸、山茱萸、食茱萸数种。古代单称茱萸者,是指吴茱萸,果实扁球形,紫红色。

[5]忉(dāo 刀)忉:忧虑的形容词。

[语译] 丁疮,是由风邪毒气侵入肌肉所致。临床常见的大致有以下十种:其一,疮头发黑,坚硬而凹陷;其二,疮头苍白色,肿起而坚实;其三,疮头如豆渣色,白而枯;其四,疮头华丽色红;其五,疮头内有黑色脉络;其六,疮头赤红色而浮肿;其七,疮头色黄而有光彩;其八,疮头色如金箔,黄而光亮;其九,疮头的形色象茱萸形;其十,疮头的形色像石榴子。

此外,也有初起时像风疹,发痒,搔破后就流出青黄色液体,疮里面有赤黑色脉络,疮形微肿的;也有初起时患者毫无感觉,当衣服触及或偶然摸到时,才因疼痛而被发觉,但此时若再有意去触摸,则又不能确知痛在何处;又有的肌肉突起如鱼眼一样,其色赤黑,剧痛彻骨。总之,丁疮久结不散,皆可以溃烂成疮。疮口小而深,像用火针穿刺过的那样。

本证初起,疮面上坚硬突出,形如丁盖,所以称为丁疮。丁疮初起,其人即有全身症状,如恶寒,四肢强急疼痛,并且有难受的掣痛。一二日后,疮就变成焦黑色,焮肿光亮,根部坚硬,酸痛不能触近,这些都是丁疮的常见证候。丁疮发于手足,头面及骨节间的,来势最急,变化迅速,发于其他部位的,就比较轻些。如丁毒不得发泄,内陷入腹,则使人心胸烦闷,精神恍惚,或昏沉如醉,病情至此,二三天内就有导致死亡的危险。

[按语]　本候论述丁疮的成因、症状、分类及其预后,相当于丁疮的总论。其中,对症候的叙述,在局部症状方面,对十余种丁疮的症状进行了比较分析,在全身症状方面,着重指出毒邪入腹的危险性。毒邪入腹,后世称为丁疮"走黄"。从其症状描述来看,颇似现代医学所说的败血症一类。另外,还指出了丁疮发生的部位与病情缓急轻重的关系。这些都是值得重视的。

二、雄丁疮候(2)

[原文]　雄丁疮者,大如钱孔,乌黡[1]似灸疮,四畔泡浆色赤,又有赤粟。乃言疮而不肿,刺之不痛而兼热者,名为雄丁疮。

[注释]

[1]黡(yǎn奄):皮肤上生的黑色斑点,在此是指黑色的丁盖。

[语译]　雄丁疮,大如钱孔,疮头有如灸疮一样的黑色疔盖,周围有含浆液的赤色小泡,又有粟米样的赤色颗粒。只有疮而不肿,针刺不痛,局部热感显著的,名之为雄丁疮。

三、雌丁疮候(3)

[原文]　雌丁疮者,头小黄向里黡,亦似灸疮,四畔泡浆外赤,大如钱孔,而多汁,肿而不痛,疮内有十字画而兼冷者,谓之雌丁疮。

[语译]　雌丁疮,疮头的颜色稍黄,向里部分则呈黑色,也像灸疮,四周有赤色浆泡,大小亦如钱孔,泡内含有较多的浆液,肿而不痛,疮里面隐隐有十字形的细纹,并且兼有冷感的,称为雌丁疮。

四、紫色火赤丁疮候(4)

[原文]　此疮色紫赤,如火之色,即谓紫色火赤丁疮也。

[语译]　紫色火赤丁疮,是丁疮颜色红得泛紫,其色像火一

样,因此称为紫色火赤丁疮。

五、牛丁疮候(5)

[原文]　牛丁疮,皮色不异,但肿而头黑,挑之黄水出,四边赤似茱萸房者,名为牛丁疮。

[语译]　牛丁疮,丁疮周围皮色不变,但疮头高肿而色黑,挑破以后,有黄水流出,边缘发赤,似乎茱萸房,这种证候,称为牛丁疮。

六、鱼脐丁疮候(6)

[原文]　此疮头黑,深破之,黄水出,四畔浮浆起。狭长似鱼脐,故谓之鱼脐丁疮。

[语译]　鱼脐丁疮的疮头色黑,深刺以后,才有黄水流出,疮口四周常浮现少许液体。疮形稍狭长,状如鱼脐,所以称为鱼脐丁疮。

七、赤根丁疮候(7)

[原文]　疮形状如赤豆,或生掖下,如鸭子大者,世人不识,但见其赤,即谓之赤根丁疮。

[语译]　有一种丁疮,形如赤豆,或者生在腋下,大如鸭蛋,人们往往不识此病,只见其根部是赤色,即称之谓赤根丁疮。

[按语]　以上紫色火赤丁疮、牛丁疮、鱼脐丁疮、赤根丁疮诸候,都是丁疮病,因其丁疮的颜色、形状不同,而有各种名称,这些后世临床已很少沿用。

八、丁疮久不瘥候(12)

[原文]　疮久不瘥,谓此丁疮脓汁不止,亦平陷不满,皆由过冷所作也。

[语译]　丁疮久延不愈,是指丁疮脓液不止,疮头亦平塌内

陷,并不肿,都是由于寒冷所致。

[按语]　本候原书列于丁肿候下,今移于此,似较顺理。

九、犯丁疮候(8)

[原文]　犯丁疮,谓丁疮欲瘥,更犯触之,若大嗔及食猪、鱼、麻子,并狐臭人气熏之,皆能触犯之,则更剧,乃甚于初。更令热㶿肿,先寒后热,四支沉重,头痛心惊,呕逆烦闷,则不可治。

[语译]　犯丁疮,是指丁疮将愈的时候,有所触犯,如触犯大怒,或早食猪肉、鱼腥、麻子以及接触狐臭气等禁忌,都能致使病情反复,而且比初起时还要严重。患处㶿热红肿更甚,并伴有恶寒发热,四肢沉重,头痛心惊,呕逆烦闷等症状。病势至此,则预后不良。

十、丁疮肿候(9)

[原文]　丁疮肿,谓此疮热气乘之,与寒毒相搏而成肿。

[语译]　丁疮肿,是指丁疮为热邪所乘,更遭寒毒之气,热被寒遏,互相搏结,气血壅滞,因而成肿。

十一、犯丁疮肿候(10)

[原文]　犯丁疮肿,谓疮肿欲瘥,更犯触之,疮势转剧,乃甚于初。或肿热疼掣,或心闷恍惚,或四肢沉重,或呕逆烦心,此皆犯疮之候,多能①杀人。

[校勘]
①能:原无,从汪本补。
[语译]　从略。

十二、丁肿候(11)

[原文]　此犹是丁疮而带㶿肿,而无根者也。

[语译]　丁肿,乃是丁疮,但其疮㶿热肿胀,而无根脚的一

种证候。

十三、犯丁肿候(13)

[原文]　犯丁肿,谓病丁肿,而或饮食,或居处,触犯之,令肿增剧也。

[语译]　从略。

[按语]　犯丁疮候、犯丁疮肿候及犯丁肿候,均是论述丁疮触犯禁忌,引起病情反复,内容大体相同。但前两候病情较重,出现毒邪内陷证候,后一条病情较轻,没有全身症状,只是局部肿势加剧而已。

丁疮反复,在临床上是一种急症,反复发作则邪实正虚,往往出现毒邪内陷(俗称疔疮走黄)的危象。精神刺激,饮食不当,生活失常,都是丁疮的禁忌。

卷三十二

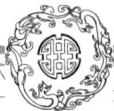

痈疽病诸候上　凡一十六论

[提要]　本篇论述痈疽病诸候,包括三十二、三十三两卷。卷三十二相当于痈疽的总论。其中,对痈候的病因、病理、脉象、顺逆,以及预后等,作了重点阐述。又对痈有脓,痈溃后及其常见的几种变证,作了探讨,并提出竟体痈、石痈、附骨痈肿候等,以示与一般痈肿相区别。在疽候中,首先与痈候作了比较分析,然后具体论述四十多种疽的发病部位、疽病形症、处理方法,以及预后等。

卷三十三,是承接疽候,进一步论述诸疽,如缓疽、㯏疽、行疽、风疽、石疽,以及附骨疽等。又论述痈发背、疽发背候。最后论述内痈、肠痈、肺痈候等。

本篇论述痈疽病的内容,是外科临床实践的总结。文中论述痈疽病的死亡日数,不可拘泥。

一、痈候※(1)

[原文]　痈者,由六腑不和所生也。六腑主表,气行经络而浮。若喜怒不测,饮食不节,阴阳不调,则六腑不和。荣卫虚者,腠理则开,寒客于经络之间,经络为寒所折,则荣卫稽留于脉。荣者血也,卫者气也。荣血得寒则涩而不行,卫气从之,与寒相搏,亦壅遏不通。气者阳也,阳气蕴积,则生于热,寒热不散,故聚积成痈。腑气浮行主表,故痈浮浅皮薄以泽。久^①则热胜于

寒,热气蕴积,伤肉而败肌,故血肉腐坏,化而为脓。其患在表浮浅,则骨髓不焦枯,腑脏不伤败,故可治而愈也。

又少苦消渴,年四十以外,多发痈疽。所以然者,体虚热而荣卫否涩故也。有鬲痰而渴②者,年盛必作黄疸,此由脾胃虚热故也,年衰亦发痈疽,腑脏虚热,血气否涩故也。

[校勘]

①久:原作"夕",从《圣惠方》卷六十一治诸痈方改。本卷疽候亦作"久"。

②渴:原作"湿",从元本改。本卷疽候亦作"渴"。

[语译]　痈,是由六腑不和所产生的。六腑属阳,主表,其气行于经络而外浮。如其喜怒无常,饮食不节,阴阳失调,则六腑之气也因而不和。荣卫虚弱,腠理必然疏松,寒邪乘虚袭入经络之间,经络为寒邪所伤,则荣卫的运行受到阻滞。荣为血,卫为气,荣与卫是相辅而行的,荣血受寒则运行滞涩,卫气也同时受到影响而壅滞不通。气为阳,阳气壅积则生热,寒邪与郁热壅结不散,因而积聚成为痈。腑气外行而主表,所以痈的发病部位多在肌肉的浅层,皮肤薄而有光泽。久之寒邪化热,热气蕴积,伤肉败肌,使血肉腐坏而化为脓液。由于痈的发病部位比较浅表,所以不会使骨髓焦枯,也不致脏腑损伤,所以比较容易治愈。

痈,由于六腑不和所产生之外,亦有在少年时期患过消渴病,到四十岁开外发生痈疽的,这是因为消渴患者体虚内热,荣卫滞涩不畅之故。亦有胸膈有痰而口渴之人,在壮年时患过黄疸病,因为脾胃有热之故,到了年老气衰,也会发生痈疽,这是因为脏腑虚热,血气滞涩不行所致。

[原文]　又,肿一寸至二寸,疖也;二寸至五寸,痈也;五寸至一尺[1],痈疽也;一尺至三尺[1]者,名曰竟体痈①。痈成②九窍[2]皆出。诸气愤郁,不遂志欲者,血气畜积,多发此疾。

[校勘]

①痈:《外台》卷二十四痈疽方引《集验》痈疽论作"疽",《医

心方》卷十五第一作"脓"。

②痈成:《外台》作"肿成脓",《医心方》作"脓成"。

[注释]

[1]尺:隋代的一尺,约合今之市尺七寸。

[2]九窍:即九孔,在此是指竟体痈溃后,形成很多的脓腔。"九",泛指多数。

[语译]　从痈肿范围的大小,可以分为疖、痈、疽三者。一寸至二寸的,为疖;二寸至五寸的,为痈;五寸至一尺的,为痈疽;一尺至三尺者,为竟体痈。脓成溃破以后,能形成很多的脓腔,多处出脓。这种证候,见于情志不舒畅,气机郁结,血气壅积者,易患此病。

[原文]　诊其寸口脉外结者,痈肿。肾脉涩甚为大痈。脉滑而数,滑即为实,数即为热,滑即为荣,数即为卫。荣卫相逢[1],则结为痈。热之所过[2],即为脓也。脉弱而数者,此为战寒,必发痈肿。脉浮而数,身体无热,其形默默者,胃①中微躁,不知痛所在,此主当发痈肿。脉来细而沉,时直者,身有痈肿;若腹中有伏梁。脉肺肝俱到②,即发痈疽;四支沉重,肺脉多③即死。凡痈疽脉洪粗难治,脉微涩者易愈。诸浮数之脉,应当发热,而反洗淅恶寒,若痛处当有痈也④,此或附骨有脓也。脉弦洪相薄,外急内热⑤,故欲发痈疽。

[校勘]

①胃:《脉经》卷八第十六作"胸"。

②到:《圣惠方》卷六十二疽论作"数"。

③多:《圣惠方》作"大"。

④若痛处当有痈也:《脉经》作"若有痛处,当发其痈"。

⑤外急内热:原作"外内急热",从本卷疽候改。

[注释]

[1]相逢:相逆。

[2]所过:所胜。

[语译] 诊其脉,寸口外结者,为痈肿的脉象。而肾脉涩甚的,则为较大痈肿的脉象。如脉滑而数,则滑脉主实,数脉主热,反映荣气实,卫气热的病情。荣卫相逆,实热壅滞,则结为痈肿。热邪壅盛,则皮肉腐化为脓液。脉弱而数,多见于虚热之症,今反见寒战,是荣卫搏结,当发痈肿之候。又脉浮而数,体表不发热,默默不欲多言,胸中微感烦躁,不知病痛所在处,此亦当发痈肿。脉来沉细,时而带弦者,是身体已有痈肿;若病人腹中患有伏梁病,也可出现上述脉象。脉来肺肝俱数者,当发痈疽;如见四肢沉重,而肺脉大者,预后较差。总之,痈疽证候的脉象,凡见洪大者,较难治;微涩者,较易治。又见浮数之脉,应该发热,今不发热而反渐渐恶寒,若身上有痛处,当是生痈肿,或者是附骨疽已有脓。又,脉见弦洪相迫,外紧内热的,亦是欲发痈疽的征候。

[原文] 凡发痈肿高者,疮源浅;肿下者,疮源深。大热者,易治;小热者,难治。初便大痛,伤肌;晚乃大痛,伤骨。诸痈发于节者,不可治也。

[语译] 凡发痈肿,浅表高起的,病根浅;痈肿深沉低平的,病根深。发热甚者,易治;局部热轻者,难治。初起即疼痛剧烈的,伤在肌肉;后期才痛剧的,伤在骨髓。凡痈肿发于关节部位的,往往预后不良。

[原文] 发于阳[1]者,百日死。发于阴[1]者,四十日死也。尻太阳脉有肿痛在足心少阳①脉,八日死。发脓血,八十日。头阳明脉有肿痛在尻,六日死。发脓血,六十日死。股太阳有肿痛在足太阳,七十日死。发脓血,百日死。髀太阳、太阴脉有肿痛在胫,八日死。发脓血,四百日死。足少阳脉有肿痛在胁,八日死。发脓血,六百日死。手阳明脉有肿痛在掖渊[2],一岁死。发脓血,二岁死。发肿牢②如石,走皮中,无根瘰疬也。久久不消,因得他热乘之,时有发者,亦为痈也。又手心主之脉气发,有肿痛在股胫,六日死。发脓血,六十日死。又有痛在腓肠中,九日

死也。

[校勘]

①少阳:此前《医心方》卷十五第一有"阳明"两字。

②肿牢:《外台》卷二十四痈疽方作"痈坚"。

[注释]

[1]发于阳,发于阴:有几种解释,如表和里,肌肉和筋骨等。据《外台》卷二十四痈疽方注,"丈夫阴器曰阳,妇人阴器曰阴"。

[2]掖渊:即腋窝部。掖与"腋"通。

[语译] 辨别痈肿病的治疗难易和预后,一般而论,发于阳者,百日死。发于阴者,四十日死。如尻太阳脉有痈肿在足心少阳脉,八日死。发出脓血者,八十日死。头阳明脉有痈肿在尻,六日死。发出脓血者,六十日死。股太阳有痈肿在足太阳,七十日死。发出脓血者,百日死。髀太阳、太阴脉有痈肿在胫,八日死。发出脓血者,四百日死。足少阳脉有痈肿在胁,八日死。发出脓血者,六百日死。手阳明脉有痈肿在腋窝,一岁死。发出脓血者,二岁死。发肿坚硬如石,游走在皮中,如无根瘰疬,久久不消,又因得邪热乘袭,时有反复,亦为痈肿。又,手少阴心主之脉发痈肿于股胫,六日死。发出脓血者,六十日死。又有痈肿在腓肠者,九日死。

二、痈有①脓候(2)

[原文] 此由寒气搏于肌肉,折于血气,结聚乃成痈。凡痈经久,不复可消者,若按之都牢鞕者,未有脓也;按之半鞕半软者,有脓也。又以手掩肿上,不热者,为无脓;若热甚者,为有脓。凡觉有脓,宜急破之,不尔,侵食筋骨也。

[校勘]

①有:原作"行",从本书目录改。元本亦作"有"。

[语译] 痈肿是由寒气侵袭于肌肉,伤于血气,使血气壅结不通,聚而不散所致。凡痈肿经久,不能消散,可按其判断是否

有脓。如按之全部坚硬的,表明还没有化脓;按之部分坚硬,部分柔软的,已经有脓。另外,亦可将手掩在痈肿上面,测候皮肤的温度,如不发热的,则尚未成脓;发热灼手的,已经有脓。凡是已经有脓的,就应及时切开排脓,否则脓毒深入,会侵蚀筋骨。

[按语] 本候是论述痈肿的辨脓方法,直至现在,尚在临床沿用,其中提出一旦有脓,宜急破之,不尔,侵食筋骨也。这是很有临床指导意义的。

三、痈溃后候(3)

[原文] 此由寒气客于肌肉,折于血气,结聚乃成痈。凡痈破①溃之后,有逆有顺。其眼白睛青黑而眼小[1]者,一逆也。内药而呕[2],二逆也。伤痛渴甚者,三逆也。髆项中不便者,四逆也。音嘶色脱者,五逆也。除此者,并为顺候。此五种皆死候。

凡发痈疽,则热流入内,五脏燋[3]燥者,渴而引饮,兼多取冷,则肠胃受冷而变下利。利则肠胃俱虚,而冷搏于胃,气逆则变呕。逆气②不通,遇冷折之,则变哕也。

[校勘]
①痈破:原作"破痈",从本候文义改。
②气:此后《圣惠方》卷六十一治痈溃后诸方有"若"字。

[注释]
[1]眼小:指瞳孔缩小。
[2]内药而呕:服药以后即呕吐。
[3]燋:通"焦"。

[语译] 痈肿是由寒气侵袭肌肉,伤于血气,使血气壅结不通,聚而不散所致。痈肿破溃之后,病情有逆有顺。凡出现以下症状者为逆证。如患者的两眼巩膜带有青黑色而瞳孔缩小者,为一逆。服药呕吐者,为二逆。痈肿疼痛,口渴较甚者,为三逆。肩项部牵强,转动不便者,为四逆。声音嘶哑,面色少神者为五逆。除此之外,都为顺证。以上所述五种逆证,都是有死亡危险

的证候。

　　凡患痈疽者,邪毒内流,内热较盛,五脏津液被灼,因而口渴引饮,如其贪凉饮冷过多,使肠胃受冷则变生泄泻。泄泻则肠胃虚弱,而冷气搏于胃,胃气上逆,则呕吐。胃气上逆,失于通降,又为寒气所遏,则变生呃逆。

四、石痈候(4)

　　[原文]　石痈者,亦是寒气客于肌肉,折于血气,结聚所成。其肿结确①实,至牢有根,核皮②相亲,不甚热,微痛,热时自歇。此寒多热少,聊如石,故谓之石痈也。久久热气乘之,乃有脓也。

　　[校勘]
　　①确:鄂本作"痈"。
　　②皮:此后《医心方》卷十五第六有"核"字。《圣惠方》卷六十一治石痈诸方有"肉"字,无"相亲"二字。

　　[语译]　石痈亦是寒气侵袭肌肉,伤于血气,使血气壅结不通,聚而不散所致。其痈肿坚实,甚硬而有根,肿核与皮肤相连,局部热势不盛,有时不热,疼痛亦不剧,这是寒多热少之症,因为肿块坚硬如石,所以称为石痈。若延久时间,又为热邪乘袭,亦可以化热成脓。

五、附骨痈肿候(5)

　　[原文]　附骨痈,亦由体盛热而当风取凉,风冷入于肌肉,与热气相搏,伏结近骨成痈。其状无头,但肿痛而阔[1],其皮薄泽,谓之附骨痈也。

　　[注释]
　　[1]阔:意指痈肿面积较大。

　　[语译]　附骨痈的成因,亦是由于患者体内热盛,当风取凉,以致风冷侵入肌肉,与热气相搏,内伏蕴结于近骨深部而成。其症状,漫肿无头,但肿而疼痛,面积较大,皮薄而有光泽,所以

称为附骨痈。

六、痈虚热候(6)

[原文] 此由寒客于经络,使血气否涩,乃结肿成痈。热气壅结,则血化为脓。脓溃痈瘥之后,余热未尽,而血气已虚,其人噏噏卒①热,惙惙虚乏,故谓之虚热。

[校勘]
①卒:《圣惠方》卷六十一治痈热诸方作"苦"。

[语译] 寒气侵袭经络,使血气痞涩壅滞不畅,结成痈肿。热邪壅积,致血肉腐败,化为脓液。当痈肿溃破,病情基本痊愈之后,而余热未尽,这是由于患者血气已亏,正气不足所致,所以其人时有低热,少气疲乏。这种证候称为痈虚热。

七、痈烦渴候(7)

[原文] 痈由寒搏于血,血涩不通,而热归之,壅结所成。热气不得宣泄,内熏五脏,故烦躁而渴。

凡痈肿热渴引饮,冷气入肠胃,即变下痢,并变呕哕。所以然者,本内①虚热,气逆故呕。呕而气逆,外冷乘之,气不通,故哕也。

[校勘]
①内:《圣惠方》卷六十一治痈烦渴诸方作"由"。

[语译] 痈肿是由寒邪搏结于血气,致血液涩滞不通,而热气归附,使血气壅结不散所成。痈肿病,热邪不得宣泄,熏灼五脏,消耗津液,所以出现烦躁口渴等症状。

凡于痈肿热渴引饮之时,贪凉饮冷,则冷气侵入肠胃,就能变为下利,并能变为呕吐与哕逆。其所以能致诸变证,是由原本内有虚热,胃气上逆,所以为呕。呕吐则胃气更逆,又为外冷乘袭,遏抑胃气,气机失于通降,所以又变生哕逆。

八、发痈咳嗽候(8)

[原文]　夫肺主气,候于皮毛。气虚腠理受寒,寒客经络,则血否涩,热气乘之,则结成痈也。肺气虚寒①,寒复乘肺,感于寒则成咳嗽,故发痈而嗽也。

[校勘]

①寒:本书卷三十三痈发背兼嗽候作"其"。

[语译]　肺主气,外候皮毛,肺气虚则腠理不密,容易受寒,寒邪侵袭经络,则血气凝滞,闭塞不通,又因热邪的乘袭,则壅结而成痈。肺气虚寒,寒邪乘虚入肺,因而既患痈肿,又并发咳嗽。

九、痈下利候(9)

[原文]　此由寒气,客于经络,折于气血,壅结不通,结成痈肿。发痈而利者,由内热而引饮,取冷太过,冷入肠胃,故令下利也。下利不止,则变呕哕。所以然者,脾与胃合,俱象土。脾候身之肌肉,胃为水谷之海。脾虚肌肉受邪,胃虚则变下利,下利不止,则变呕哕也。

[语译]　从略。

[按语]

本候内容,是复述痈溃后候和痈烦渴候的变证内容,加以病理上的补充,着重指出与脾胃的关系,前后可以互参。

十、发痈大小便不通候(10)

[原文]　此由寒客于经络,寒搏于血,血涩不通,壅结成痈。脏热不泄,热入大小肠,故大小便不通。

[语译]　从略。

十一、发痈内虚心惊候(11)

[原文]　此由体虚受寒,寒客于经络,血脉否涩,热气蕴积,

结聚成痈。结热不散,热气内迫于心,故心虚热,则惊不定也。

[语译] 从略。

[按语] 发痈大小便不通候与发痈内虚心惊候,均为痈肿热邪不散,内迫脏腑所产生的证候。一为脏热不泄,热邪入于大小肠,即出现大小便不通证候。一为热邪不散,内迫于心,则心虚内热,出现心惊的证候。

十二、痈肿久愈①汁不绝候(12)

[原文] 此由寒客于经络,则血涩不通,与寒相搏,则结成痈肿。热气乘之,则血化为脓。脓溃之后,热肿乃散,余寒不尽,肌肉未生,故有恶液澳[1]汁,清而色黄不绝也。

[校勘]
①愈:此前疑脱"不"字。

[注释]
[1]澳(yù 郁):原指水边弯曲的地方。在此借以形容弯曲的脓腔。

[语译] 寒邪侵犯经络,则血行滞涩不畅,寒邪与血相搏,则发为痈肿。又因热气乘袭,则寒从热化,热盛伤血,血化为脓。如其痈肿化脓溃破之后,发热红肿随之消退,但余寒未尽,肌肉未能恢复生长,脓腔不愈,所以时有恶液脂水流出,清稀而色黄,绵绵不绝。

十三、痈瘥后重发候(13)

[原文] 此由寒气客于经络,血涩不通,壅结成痈。凡痈脓溃之后,须著排脓药,令热毒脓血俱散尽。若有恶肉[1],亦傅药食之,则好肉得生,真气得复。若脓血未尽,犹挟余毒,疮口便合,当时虽瘥,而后终更发。

[注释]
[1]恶肉:即腐肉。

[语译] 寒气袭于经络,则血气凝滞不畅,壅结而成痈。凡是痈肿成脓溃破之后,即敷以排脓药,使热毒脓血清除干净。如有腐肉,亦须敷上腐蚀药,予以清除,因为除去腐肉,好肉就能生长,正气亦能得以恢复。如果脓血未尽,余毒未清,疮口过早愈合,虽然当时好像治愈,但以后终要复发。

[按语] 本候是论述痈肿溃脓以后的处理。文中指出"令热毒脓血俱散尽","若脓血未尽,犹挟余毒,疮口便合,当时虽瘥,而后终更发"是宝贵的经验。脓溃之后,必须引流通畅,排脓务尽,脓尽而后疮口才能真正愈合,这在外症治疗上是很重要的。

十四、久痈候(14)

[原文] 此由寒气客于经络,血涩不通,壅结成痈。发痈之后,热毒未尽,重有风冷乘之,冷搏于肿,蕴结不消,故经久一瘥一发,久则变成瘘也①。

[校勘]

①故经久一瘥一发,久则变成瘘也:《圣惠方》卷六十一治久痈诸方作"故经久差,久不差者,则变成瘘也"。

[语译] 风寒客于经络,血气凝涩不通,壅结而成痈。痈肿破溃以后,在热毒尚未消尽之时,又受到风冷的侵袭,冷气与痈肿相搏以致肿结不消,所以病情迁延,时愈时发,如久不治,就会形成瘘管。

十五、疽候(15)

[原文] 疽者,五脏不调所生也。五脏主里,气行经络而沉。若喜怒不测,饮食不节,阴阳不和,则五脏不调。荣卫虚者,腠理则开,寒客经络之间,经络为寒所折,则荣卫稽留于脉。荣者血也,卫者气也,荣血得寒则涩而不行,卫气从之,与寒相搏,亦壅遏不通。气者阳也,阳气蕴积,则生于[1]热,寒热不散,故积

聚成疽。脏气沉行主里,故疽肿深厚,其上皮强^①如牛领之皮。久则热胜于寒,热气淳^[2]盛蕴结伤肉也。血肉腐坏,化而为脓,乃至伤骨烂筋,不可治而死也。

又少苦消渴,年至四十已上,多发痈疽。所以然者,体虚热而荣卫否涩故也。又有鬲痰而渴者,年盛必作黄疸,此由脾胃虚热故也,年衰亦发痈疽,脏虚血气否涩故也。

[校勘]
①强:《千金翼方》卷二十三第二作"坚"。

[注释]
[1]於:作"瘀"字理解。
[2]淳:在此作"大"字解。

[语译] 疽,是五脏不调所产生。五脏属阴主里,其气行于经络而内沉。如其喜怒无常,饮食不节,阴阳不和,则五脏也就不调。荣卫虚弱,则腠理疏松,寒邪侵入经络,经络为寒邪所伤,则营卫之气留滞于血脉。营为血,卫为气,营血受寒则涩滞不行,虽卫气与寒邪相搏,亦壅遏不通。气属阳,阳气蕴积则生瘀热,寒热之气不散,所以积聚而成疽。因为脏气内行而主里,所以疽生长在肌肉的深层,其外表皮肤坚厚,如牛颈项上的皮一样。时间较久,则热胜于寒,热邪大盛,蕴结伤于血肉。血肉腐败,则化为脓,甚至伤骨烂筋,发生生命危险。

又如少年时患过消渴病的,至年过四十,亦多发痈疽,因为素体虚热,营卫瘀涩,容易变生此病。尚有胸膈有痰而口渴的病人,年壮时易发黄疸病,这是由脾胃虚热所致,年老时亦会发生痈疽,亦是由于脏气内虚,血气瘀涩的缘故。

[原文] 又,肿一寸至二寸,疖也;二寸至五寸,痈也;五寸至一尺,痈疽也;一尺至三尺者,名曰竟体疽^①。肿成脓,九孔皆出^②诸气愤郁,不遂志欲者,血气蓄积,多发此疾。

诊其脉,弦洪相薄,外急内热,欲发痈疽。脉来细而沉时直者,身有痛肿;若腹中有伏梁。脉肺肝俱到,即发痈疽。四支沉重,肺脉多即死。凡痈疽脉洪粗难治,脉微涩者易愈。诸浮数之脉,应当发热,而反洗淅恶寒,若③痛处,当有痈也,此或附骨有脓也。

[校勘]

①竟体疽:原作"竟体痈",从《外台》卷二十四痈疽方引《集验》痈疽论改。

②肿成脓,九孔皆出:原作"痈成九窍皆血",从《外台》改。

③若:此后《金匮要略》卷二十疮痈肠痈浸淫病脉症并治法有"有"字。

[语译] 从略。

[原文] 身有五部,伏菟[1]一,腓二,背三,五脏之俞四,项五。五部有疽者死。

又疽发于嗌中,名曰猛疽[2]。猛疽不治,化为脓,脓不泻塞咽,半日死;其化作脓,泻之则已。

发于颈,名曰夭疽①。其肿大②,以赤黑。不急治,则热气下入掖渊③,前伤任脉,内熏肝肺。熏肝肺十余日而死矣。

阳气大发[3],消脑④留⑤项,名曰脑铄⑥[4]。其色不荣,项痛如刺以针,烦心者,死不可治。

[校勘]

①夭疽:原作"掖疽",从《灵枢》痈疽篇改。

②其肿大:《甲乙经》卷十一第九下作"状大而"。《灵枢》"肿"作"痈"。

③掖渊:《灵枢》作"渊腋"。

④脑:原作"涩",从《灵枢》改。

⑤留:《甲乙经》作"溜"。

⑥铄(shuò 朔):《灵枢》作"烁"。"铄",通"烁"。

[注释]

[1]伏菟:伸腿时股部前面肌肉的最高隆起部,状如伏兔。

相当于股直肌部分。

[2]猛疽:病名。又名结喉痈。症见痈疽发于咽喉,肿甚疼痛,汤水难下等。

[3]阳气大发:指阳经的邪热亢盛,热毒极重。

[4]脑铄:病名。《千金翼方》即作脑铄疽,义同。

[语译] 身体的五个部位,一是伏兔,二是腓肠,三是背部,四是五脏之俞穴,五是颈项。如其疽症发生在这些部位的,病多严重,预后不良。

疽发在咽部的,名曰猛疽。如不及早治疗,化脓后脓液如不排出,阻塞咽喉,妨碍呼吸,可以很快死亡,如能及早排脓,脓液排出,病势也就得以缓解。

痈发于颈部的,名曰天疽。其肿大,皮肤赤黑。如不及时治疗,则热毒之气向下入于腋窝,前面伤及任脉,向内熏灼肝肺。熏灼肝肺十余日,预后不良。

头为诸阳之会,如其阳经邪热亢盛,灼于脑,下溜于项,以致在颈项部生疽的,名曰脑铄。其症状是,局部皮肤不红,项痛如针刺,如其心烦不安者,不可治疗。

[原文]　发于髀及腨[1],名曰疵疽①。其状,赤黑。急治之,此令人汗出至足,不害五脏。痈发四五日,燧②焫[2]之也。

发于掖下,赤坚者,名曰米疽也;坚而不溃者,为马刀[3]也。

发于胸,名曰井疽[4]也。其状如大豆,三四日③起,不早治,下入腹中不治,十④日死。

发于膺,名曰甘疽[5]。其状如穀实[6]瓠瓜⑤,常苦寒热。急治之,去其寒热,不治十岁死,死后出脓。

[校勘]

①疵疽:《灵枢》痈疽篇作"疵痈",《外台》卷二十四痈疽方作"疵疽"。

②燧:《甲乙经》卷十一第九下作"逆"。

③三四日:原作"日三四",从《灵枢》改。

④十:《灵枢》作"七"。

⑤瓠瓜:《灵枢》痈疽篇作"瓡瓥"(即栝蒌)。

[注释]

[1]臑(nào 闹):肩部以下,肘部以上,即臂膊部分。

[2]燉焫(dùn ruò 顿爇):温熨艾灸。

[3]马刀:病名,属瘰疬之病。

[4]井疽:"井",是形容深而险恶的意思。《外科准绳》:"心窝生疽,初起如黄豆,肉色不变,名曰井疽,又名穿心冷瘘"。

[5]甘疽:疽生于胸部两侧胸大肌处(妇女在乳房高耸处),属肺经中府穴之下的部位。

[6]榖实:榖树的果实,亦称"楮实",大如弹丸,青绿色,熟时红色。

[语译] 疽发生在肩和臂膊部位的,名曰疵痈。其症状,局部皮肤呈赤黑色。应及时治疗,此病能使人全身汗出至足,但不损害五脏。当病发四五天时,可用温熨及艾灸法进行治疗。

疽发生在腋窝下,赤而坚硬的,名曰米疽;如坚硬而不溃的,名曰马刀。

疽发于胸部的,名曰井疽。形状如大豆,三、四日疽成,如果不及早治疗,脓毒下陷入腹,就有死亡的危险。

疽发于胸膺部的,名曰甘疽。形状像榖树果或栝蒌,经常发寒热。当急予治疗,消退其寒热,如不及时治疗,相隔十年,便会导致死亡,死亡后才会出脓。

[原文] 发于股阳①,名曰兑疽②。其状不甚变色③,而脓附骨,不急治,四十日死。

发于胁,名曰改訾④[1]。改訾者,女子之病也。又云,痈发女子阴傍,名曰改訾疽。久不治,其中生息肉,如赤小豆麻委也。

发于尻,名曰兑疽。其状赤聊大。急治之,不治,四十日死。若发尻尾,名曰兑疽。若不急治,便通洞一身,十日死。

发于股阴,名曰赤弛⑤。不急治之,六日死。在两股内者,不治，六十日当死。

发于膝，名曰疵疽⑥[2]。其状大，痈色不变，寒热而坚。勿石[3]，石之则死。须其色黑⑦柔，乃石之，生也。

发于胫，名曰兔啮疽。其状赤至骨。急治之，不治害人也。

发于踝，名曰走缓⑧[4]。色不变，数灸而止其寒热，不死。

发于足上下，名曰四淫⑨。不急治之，百日死。

发于足傍，名曰疠疽。其状不大，初从⑩小指发，急治之。其状黑者，不可消，百日死也。

发于足趾，名曰脱疽[5]。其状赤黑死，不赤黑不死。治之不衰，急斩去之，活也，不斩者死矣。

[校勘]

①股阳：《灵枢》痈疽篇作"股胫"。

②兑疽：《灵枢》作"股胫疽"。《鬼遗方》卷四作"股瓮疽"。

③色：原无，从《甲乙经》卷十一第九下补。

④改訾：《灵枢》作"败疵"。

⑤赤弛：《灵枢》作"赤施"。"施"通"驰"。

⑥疽：《灵枢》作"痈"。

⑦色黑：《灵枢》无此二字。

⑧走缓：此后《灵枢》有"其状痈也"四字。

⑨四淫：此后《鬼遗方》卷四有"其状如痈"四字。

⑩从：原无，从《甲乙经》卷十一第九补。

[注释]

[1]訾(zǐ 紫)：不善；恶。

[2]疵疽：《外科心法》云："疵疽生在膝盖，肿大如痈，其色不变，寒热往来，属气血虚。和软为顺，坚硬如石者逆。两膝俱生属败证，不可治也"。

[3]勿石：谓勿予砭石刺破出血。

[4]走缓：亦称足踝疽。张志聪说："痈疽大变，有病因于内而毒气走于外者，有肿见于外而毒气走于内者。但此邪留于脉

而不行,故名曰走缓"。

[5]脱疽:手、足均可发病,但大多生于足趾。本病相当于现代医学的血栓闭塞性脉管炎。

[语译] 疽发于大腿外侧的,名曰兑疽。它的外形没有明显的变化,而脓液则深及附骨,如不急予治疗,就会导致死亡。

疽生于胁部的,名曰改訾。此病多见于女子。又说,痈发生在女子前阴旁的,名改訾疽。久不治愈,疮里会生长息肉,像赤小豆、麻子、黍米的样子。

疽发于尾骨部位的,名曰兑疽。其状赤色坚硬而大。应急予治疗,如不治疗,预后不良。其发于尾骨尽处的,也叫兑疽,亦是凶险症候,如不急予治疗,则蔓延周身,多处溃脓,导致死亡。

疽发于大腿内侧的,名曰赤驰。不急治之,预后不良。也有两股内同时生疽的,失其治疗,预后亦不良。

疽发于膝部的,名曰疵疽。其症状,膝盖部肿大坚硬,而皮色不变,身有寒热的,尚未成脓,不可刺破。如过早刺破,使邪毒内陷而死亡。必须待其局部柔软,皮色变黑,证明脓液已成,这时切开排脓,方可痊愈。

疽生于足胫的,名曰兔啮疽。疽部的皮肉发红,红色深入至骨。当急速治疗,不治则害人生命。

疽生于足踝部的,名曰走缓。局部皮色不变,经多次用艾灸而寒热能消退的,可不致死亡。

疽发于足部上下的,名曰四淫。如不及时治疗,可能导致死亡。

疽发于足旁的,名曰疠疽。形状不大,初从小趾发起,应赶快治疗。如患处发黑,疽不能消,则不易治愈。

疽发于足趾的,名曰脱疽。如其患趾皮肉颜色赤黑的,病势凶险,不赤黑的,尚可治。经过治疗,病势未见好转的,应急速截去患趾,否则会导致死亡。

[原文] 赤疽发额,不泻,十余日死。其五日可刺也。其脓赤多血死,未有脓可治。人年二十五、三十一、六十、九十五,百

神皆在额,不可见血,见血者死[1]。

赤疽发身肿,牢核而身热,不可以坐,不可以行,不可以屈伸,成脓刺之即已。

赤疽发胸,可治。

赤疽发髀枢,六月内可治,不治出岁死。

赤疽发阴股,牢者死,濡[2]者可治。

赤疽发掌中,可治①。

赤疽发胫,死不可治。

[校勘]
①可治:《鬼遗方》卷一作"不可治"。

[注释]
[1]"人年二十五……见血者死"数句,内容难于理解,故存而不论。

[2]濡:古通"软"。与上文"牢"字,对比而言。

[语译]　赤疽发于额部的,如不及早泻脓,会使病情恶化,十余天内即可死亡。一般在五天左右应刺破排脓。如脓液色赤多血的则预后不良,未成脓的则可以治愈。

赤疽发即身肿,肿硬有核,并有身热,行、坐、屈伸皆不便利的,脓成后刺破排脓,病即痊愈。

赤疽发于胸部的,可以治愈。

赤疽发于髀枢部分,在发病六个月以内者可以治愈,如不治则一年之内会导致死亡。

赤疽发于大腿内侧,坚硬的难治,柔软的可治。

赤疽发于手掌中,可以治愈。

赤疽发于胫部的,预后不良,不可治疗。

[原文]　白疽发髀①,若肘后痒,目痛伤精[1]及身热多汗②,五六处③死。

[校勘]
①髀:《鬼遗方》卷一作"脾"。

②目痛伤精及身热多汗：《鬼遗方》作"痛伤乃身热多汗"。

③五六处：此后《鬼遗方》有"有者"二字。"处"，《千金翼方》作"日"。

[注释]

[1]精：即精明，亦称瞳子。

[语译]　白疽发于肩髆，如其肘后作痒，目痛伤害精明及身热多汗，疽发五六处者，有生命危险。

[原文]　黑疽发肿，居背大骨[1]上，八日可刺也。过时不刺为骨疽。骨疽脓出不可止者，出①碎骨，六十日死。

黑疽发掖渊，死。

黑疽发耳中如米②，此名文疽，死。

黑疽发髆，死。

黑疽发缺盆中，名曰伏痈③，死。

黑疽发肘上下，不死可治。

黑疽发腓肠，死。

黑疽发膝膑，牢者死，濡者可治。

黑疽发趺上，牢者死。

[校勘]

①者，出：《鬼遗方》卷一作"壮热"二字。

②米：此后《鬼遗方》有"大"字。

③痈：《鬼遗方》作"疽"。

[注释]

[1]大骨：在此泛指脊椎骨。

[语译]　黑疽发肿，在背部脊椎骨之上，八日左右可用刺法。如过时不刺，可以转变为骨疽。骨疽脓溃，排出大量脓液，并有碎骨流出，如不易治愈，会导致死亡。

黑疽发于腋渊部的，预后险恶。

黑疽发于耳中，如米粒大小，名为文疽，预后险恶。

黑疽发于肩髃部位的,预后险恶。

黑疽发于缺盆中,名为伏疽,预后险恶。

黑疽发于肘上下的,预后较好,可以治愈。

黑疽发于腓肠部位的,预后险恶。

黑疽发于膝膑上的,坚硬者难治,柔软者易治。

黑疽发于足跗上,坚硬的,预后险恶。

[原文] 仓^[1]疽发,身先^①痒后痛,此故伤寒^②气入脏笃,发为仓疽。九日可治^③,九十日死。

钉疽发两髀,此起有所逐恶^[2],血结留内外,荣卫不通,发为钉疽。三日身肿痛甚,口噤如痉状。十一日可刺,不治,二十日死。疽起于肉上,如钉盖,下有脚至骨,名钉疽也。

锋^④疽发背,起心俞若髃髆^⑤,二十日不泻^⑥死,其八日可刺也。其色赤黑,脓见青者,死不治。人年一^⑦十八、二十四、四十、五十六、六十七、七十二、九十八,神皆在髀,不可见血,见血必死。

[校勘]

①先:原无,从《医心方》卷十五第一补。

②寒:此后《医心方》重一"寒"字。

③可治:《鬼遗方》卷一仓疽作"可刺之,不刺"五字。

④锋:《鬼遗方》作"蜂"。

⑤若髃髆:《鬼遗方》作"若连肩骨"。

⑥泻:《鬼遗方》作"治"。

⑦一:原作"六",从《鬼遗方》改。

[注释]

[1]仓:似为"苍"之假借字。

[2]逐恶:指感受恶毒之邪。

[语译] 仓疽发作,身上先痒后痛,这是因为感受寒气,入于内脏深重所致。如在九天左右,用刺法可以治愈,如拖延时日治疗,可导致死亡。

钉疽发于两髀,是由于感受恶毒之邪,瘀血留滞于血脉内外,营卫失于通畅所致。初起身肿痛,口噤不开,如发痓之状。十天左右可用刺法,如不治,则很快会导致死亡。因疽发于肉上,其坚硬而根深,形如钉状,故名钉疽。

锋疽发于背部,起于心俞或肩髃部,二十日不刺破排脓,则预后不良。在八日左右,就可用刺法。如其疮部皮肉呈赤黑色,溃脓见青色者,预后险恶。

[原文] 阴疽发髀若阴股,始①发腰强内不能自止②,数饮不能多,五日牢痛。如此不治,三岁死。

刺疽发,起肺俞若肝俞③,不泻,二十日死,其八日可刺也。发而赤,其上肉如椒子者,死不可治。人年十九、二十五、三十三、四十九、五十七、六十、七十三、八十一、九十七,神皆在背,不可见血,见血者死。

[校勘]
①始:原作"如",从《鬼遗方》卷一阴疽改。
②内不能自止:疑有误,待考。
③若肝俞:《鬼遗方》无此三字。

[语译] 阴疽发于髀枢或大腿内侧,初发作时,腰部强直,不能随意运动,频频欲饮,但不能多饮,五日左右患处坚硬而疼痛。如不及时治疗,迁延不愈,会导致死亡。

刺疽发于背部,起于肺俞或肝俞,应及早用泻法,否则预后不良。在八日左右,可以刺之。如局部皮肉发赤,肉上出现如花椒样的颗粒者,就不可救治。

[原文] 脉疽发环①项,始病②身随而热,不欲动,悄悄③[1]或不能食,此有所大畏恐怖而不精[2],上气嗽,其发引耳,不可以动④。二十日可刺,如不刺,八十日死。

龙疽发背,起胃俞若肾俞,二十日不泻,死。九日可刺。其上赤下黑,若青黑者死。发血脓者,不死。

[校勘]
①环:《鬼遗方》卷一脉疽作"颈"。

②始病:《鬼遗方》作"如痛"。

③悄悄:《鬼遗方》作"悄悄"。

④动:原作"肿",从《医心方》卷十五第一改。

[注释]

[1]悄悄:忧虑之状。

[2]不精:精神不清醒,不安静。

[语译] 脉疽发作,环绕颈项,初起即身热,不能活动,心中忧虑,不能饮食,这是由于遭受了惊恐而引起的,所以精神亦不清醒,并发上气咳嗽,颈项部疼痛,引及耳部不能转动。初起二十日可用刺法,如不刺,病情恶化,可致死亡。

龙疽发于背部,起于胃俞或肾俞。如二十日不泻,有生命危险。应在九天左右可刺之。疽部皮肉的颜色,上赤下黑,或全部青黑色者,预后不良。如见到血脓,而无上述症状者,可以治愈。

[原文] 首疽[1]发背①,发热,八十日②,大热汗头引身尽,加嗽③,身热,同同[2]如沸者。皮泽④颇肿处浅刺之。不刺,入腹中,二十日死。

侠荣疽⑤发胁,起若两肘头。二十五日不泻,死。其九日可刺。发赤白间,其脓多白而无赤,可治也。人年一十六、二十六、三十二、四十八、五十八、六十四、八十、九十六,神皆在胁,不可见血,见血者死。

[校勘]

①发背:《鬼遗方》卷一首疽无此二字。《医心方》卷十五第一作"发发热热"。

②八十日:此后《鬼遗方》有"一方云八九日"六字。

③加嗽:《医心方》作"如癫"。

④皮泽:《医心方》作"择皮"。

⑤侠荣疽:《鬼遗方》作"荣疽"。

[注释]

[1]首疽:《外科启玄》卷六首疽云:"其疽生于瘈脉,翳风二

卷三十二

穴。此疮多憎寒壮热,发渴",可供参考。

[2]同同:盛大之意。

[语译] 首疽发于背部,发热,八至十天,大热汗出,从头遍及全身,伴有咳嗽,身热冒热气如水沸一样。可选择皮肤肿起较明显处用浅刺法。如不及时切开排脓,则毒邪入腹,病就危险。

侠荣疽发于胁部,或起于两手肘尽部。如二十五日不泻,有生命危险。如在八九天之内,可用刺法。如发赤白肉间,溃破后脓多白色而无赤色,可以治愈。

[原文] 勇疽发股,起太阴若伏兔①。二十五日不泻,死。其十日可刺。勇疽发清脓赤黑②,死。白者尚可治。人年十一、十五、二十、三十一、三十二、四十六、五十九、六十三、七十五、九十一,神皆在尻尾,不可见血,见血者死。

标叔疽发背③,热同同,耳聋,后六十日肿如裹水状,如此可刺之。但出水后,乃有血,血出即除也。人年五十七、六十五、七十三、八十一、九十七、神皆在背,不可见血,见血者死。

[校勘]

①伏兔:《鬼遗方》卷一勇疽作"伏鼠"。

②清脓赤黑:《鬼遗方》作"脓青黑者"。

③发背:原无,从《鬼遗方》补。《医心方》卷十五第一作"发"。

[语译] 勇疽发于股部,起于足太阴经,状如伏兔。应及早刺破,二十五日左右不泻会导致死亡。在十日左右,即可以刺。此疽脓液清稀而色瘀黑的,预后不良。色白者,尚可治愈。

标叔疽发于背部,全身大热,耳聋,经过一段时间后,局部肿起如裹水之状,可予刺破。但是先出水,然后有血,水血排尽,病即向愈。

[原文] 瘰疽[1]发足跗,若足下,三十日不泻,死。其十二日可刺。瘰疽发赤,白脓而不大多,其疮①上痒,赤黑者②,死不

可治。人年十三、二十九、三十五、六十一、七十三、九十三,神皆在足,不可见血,见血者死。

冲疽发在小腹,痛而战寒热冒,五日惛惛,六日而变。可刺之,五十日死③。

敦④疽发两手五指头,若足五指头⑤。十⑥八日不泻,死。其四日可刺。其发而黑痈[2]不甚赤⑦,过节可治也。

[校勘]

①疮:原无,从《鬼遗方》卷一补。

②者:原无,从《鬼遗方》补。

③五十日死:此前《医心方》卷十五冲疽条有"不刺之"三字。

④敦:原作"辨",从《鬼遗方》改。

⑤发两手五指头,若足五指头:原作"发两指头,若五指头"。从《医心方》改。

⑥十:《鬼遗方》作"七"。

⑦赤:《鬼遗方》作"末",属下句读。

[注释]

[1]瘭(音义未详)疽:《外科启玄》卷六瘭疽云:"是足太阳膀胱经,多气少血,生于足小趾后跗京骨等穴"。

[2]痈:通"壅",指局部壅肿。

[语译] 瘭疽发于脚背或脚下,可早用刺法,如延至三十日不泻,就有生命危险。在十二日左右,即可以刺。其局部发赤,白脓并不太多,若疮面发痒,红而带黑者,预后不良。

冲疽发在小腹,疼痛、寒战发热,头昏眩冒,如五日而神情出现忧虑不安,六日病情就会变化。此症可用刺法,如不及时治疗,五十日可导致死亡。

敦疽发在两手五个指头,或两足五个足趾头。应尽早用刺法,如延至十八天,就会导致死亡。在四日左右,即可以刺。如局部发黑,肿势不甚,没有肿过指节的,可以治愈。

[原文] 疥疽发掖下,若两①臂两掌中,振寒,热而嗌干者,

饮多即呕,烦心愦愦,或卒肿者②,如此可汗,不汗者死③。

筋疽发背侠脊两边大筋,其色苍,八日可刺也④。

陈干疽发两⑤臂,三四日痛不可动,五十日⑥身热而赤,六十日可刺之。如刺之⑦无血,三四日病已。

蚤疽发手足五指头,起即色不变,十日之内可刺也。过时不刺,后为食[1],痈在掖,三岁死。

[校勘]

①两:原无,从《鬼遗方》卷一疥疽补。

②或卒肿者:《鬼遗方》作"六十日而渐合者"。

③者死:《医心方》卷十五第一作"入腹内死"。

④也:《鬼遗方》在其后有"若有脓在肌腹中,十日死"十字。

⑤两:原无,从《鬼遗方》补。

⑥日:原作"口",从《鬼遗方》改。

⑦之:此后原有"肺"字,从《鬼遗方》删。

[注释]

[1]后为食:谓蚤疽以后溃蚀发展。

[语译]   疥疽发于腋下,或两臂,两掌中,其人寒战,发热而咽嗌作干,但饮多即呕,心烦忧虑不安,如突然肿起者,可用发汗方法,如不予发汗,就会发生危险。

筋疽发于背脊两边大筋处,其色青,八日之内,可用刺法。

陈干疽发于两臂,初起三四日,局部疼痛,不能活动,过五十日后,出现全身发热,肿处发红,过六十日,可用刺法。如刺破无血,脓液排尽,在三四日内就可痊愈。

蚤疽发于手足五指(趾)的末端,开始时指节的颜色并无改变,十日之内可用刺法,如过时不刺,蚤疽便溃蚀发展,在腋下发生痈肿,迁延几年,导致死亡。

十六、疽溃后候(16)

[原文]   此由寒气客于经络,折于气血,血涩不通,乃成疽

发。疽溃之后，有逆有顺。其眼白睛青黑而眼小者，一逆也。内药而呕者，二逆也。伤痛渴甚者，三逆也。髆项中不便者，四逆也。音嘶色脱者，五逆也。除此者，并为顺矣。此五种皆死候。

凡发痈疽，则热流入五脏，燋燥渴而引饮，兼多取冷，则肠胃受冷，而变下利。利则肠胃俱虚，而冷搏胃气，气逆则变呕，逆气不通，遇冷折之，则哕也。

[**语译**]　从略。

卷三十三

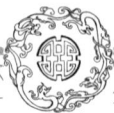

痈疽病诸候下　凡二十九论

十七、缓疽候(1)

[原文]　缓疽者,由寒气客于经络,致荣卫凝①涩,气血壅结所成。其寒盛者,则肿结痛深,而回回②无头尾,大者如拳,小者如桃李。冰冰③[1]与皮肉相亲著,热气少。其肿与肉相似,不④甚赤,积日不溃,久乃变紫黯色,皮肉俱烂,如牛领疮[2],渐至通体青黯,不作头而穿溃脓出是也。以其结肿积久而肉腐坏迟,故名缓疽,亦名肉色疽也。缓疽急者,一年杀人,缓者数年乃死。

[校勘]

①凝:原作"涘",从《圣惠方》卷六十二治缓疽诸方改。

②回回:《圣惠方》作"圆圆"。

③冰冰:《圣惠方》作"之状"。

④不:元本作"下"。

[注释]

[1]冰冰:形容缓疽的坚硬而皮肉冰冷。

[2]牛领疮:患于如牛颈项负重处的慢性溃疡,局部皮损色紫黯,溃烂。

[语译]　缓疽,是由寒气侵入经络,以致荣卫运行涩滞,气血壅结而成。如其寒气盛者,则肿块疼痛而位置较深,其肿块圆

圆无头尾,大的如拳头,小的如桃李。肿块与皮肉粘着,坚硬而冰冷,局部热气少。开始时肿处不甚红,与正常皮肉相似,积日而不溃破,久久乃变成紫黯色,皮肉溃烂,如牛领疮一样,进而整个疮面变成青黯色,没有疮头而穿破出脓。因其肿块积久,要经过相当长的时间,才腐烂溃破,进展较缓,所以称为缓疽,也叫肉色疽。本病的预后,大多不良,急者一年,缓者数年内死亡。

十八、熛①疽[1]候(2)

[原文] 熛疽之状,肉生小黯点②,小者如粟豆,大者如梅李,或赤或黑,乍青乍白,有实核,惨③痛应心。或著身体,其著手指者,似代指,人不别者,呼为代指。不急治,毒逐脉上,入脏则杀人。南方人得此疾,皆截去指,恐其毒上攻脏故也。

又云,十指端忽策策痛,入心不可忍。向明望之,晃晃[2]黄赤;或黯黯青黑,是熛疽。直截后节,十有一愈。

又云,风肐痛不可忍者,熛疽。发五脏俞,节解相应通洞[3],熛疽也。诸是熛疽皆死。又,齿间臭热,血出不止,熛疽也,七日死。治所不瘥,以灰掩覆其血,不尔著人。

又云,诸是熛疽皆死,唯痛[4]取利,十有一活耳。此皆毒气客于经络,气血否涩,毒变所生也。

[校勘]
①熛:《千金方》、《外台》均作"瘭"。
②点:原作"黯",从鄂本改。
③惨:原作"燥",从《医心方》卷十五第八改。

[注释]
[1]熛疽:指体表的一种急性化脓性感染。一名"蛇瘴",又名"榻著毒"。其症随处可生,尤多见于指端腹面。
[2]晃晃:明亮貌。
[3]节解相应通洞:即骨骼间相互穿通。在此是指熛疽溃破贯通节骹。

[4]痛:痛快;迅速。

[**语译**] 燆疽的症状,初起在皮肉中忽生小黯点,小的如粟如豆,大的如梅如李,颜色或赤或黑,忽青忽白,有坚实的核子,剧痛应心。此病在身体上,随处可生,发于手指的,症状类似代指病,有人辨别不清,误称为代指病。此病发展很快,如不及早治疗,毒邪能随着血脉上行,侵入内脏,可以危及生命。南方人得了此病,大都截去病指,恐其毒邪内攻入脏之故。

又说,十指尖端忽然策策疼痛,其痛彻心,难以忍受。将患指放在光亮处照看,如黄赤明亮的是代指;若黯黯青黑的,是燆疽。急速截去病指至后节,这样,十个人中可能有一个治愈。

又说,状如风疹,而痛不可忍者,是燆疽。发于背部五脏俞穴,节骱相互溃穿的,也是燆疽。这类燆疽,其预后均不良。又有一种燆疽,在牙齿间发热臭,血出不止,治疗难以取效,七天就可死亡。这类不治的病例,其流出的血,须用灰掩盖起来,否则接触后,会被传染。

又说,凡是燆疽,预后均不良。唯有迅速采用大泻的方法,泻去其毒,十个人中可能有一个得救。因为此病皆是由于毒邪侵入经络,气血痞涩,毒邪变化所生。

十九、疽发口齿候(3)

[**原文**] 寒气客于经络,血涩不通,结而成疽。五脏之气,皆出于口。十二经脉,有入齿者,有连舌本者。荣卫之气,无处不行,虚则受邪挟毒,乘虚而入脉故也。其发口齿者,多血出不可禁,皆死。

[**语译**] 寒气侵入经络,血脉涩滞不通,壅结成疽。五脏之气,皆可上出于口。十二经脉循行,亦有入于牙齿的,亦有连结舌根的。荣卫之气,无处不行,如其荣卫气虚,则易受邪挟毒,邪毒乘虚而侵入血脉,便能发疽。其发于口齿者,多见出血不止,而且多致死亡。

[按语]

本候疽发口齿,可与前条㿈疽候"齿间臭热,血出不止"者互参,可能是同一种口腔疾病。

二十、行疽候(4)

[原文] 行疽候者,发疮小者如豆,大者如钱,往来匝身及生面上,谓之行疽。此亦寒热客于腠理,与血气相搏所生也。

[语译] 行疽,发疮的形状,小的如豆粒,大的如钱币,往来发作遍及全身,或者生于面部,因此称为行疽。此病源亦是寒热之邪侵入腠理,与血气相搏结所致。

二十一、风疽候※(5)

[原文] 肿起流之血脉,而挛曲疾痛,所以发疮历年,谓之风疽。此由风湿之气,客于经络,与气相搏所成也。

[语译] 风疽,肿起流注血脉,使经脉拘挛剧痛,来势迅速,而且其疮反复发作,经久不愈,这种病证,称为风疽。这是由于风湿邪气,侵袭于经络,与气相搏结而成。

[按语] 《普济方》风疽论云:"夫风疽者,本由风湿之气,入于腠理,流注血脉,凝涩不利,挛曲肿起,发作疮疽,所以疼痛,经久不瘥者是也。盖风胜则动,故其疽留止无常。得之醉卧出汗当风,入肤腠,客于经络,与营卫相搏而成也"。文字比较明畅,录此以供参考。

二十二、石疽候(6)

[原文] 此由寒气客于经络,与血气相搏,血涩结而成疽也。其寒毒偏多,则气结聚而皮厚,状如痤疖,靳如石,故谓之石疽也。

[语译] 石疽,是由于寒气侵入经络,与血气相搏,使血脉

涩滞,壅结成疽。因为寒毒较重,寒毒之气结聚不散,因而皮肤顽厚,状如疖子,而且坚硬如石,所以称为石疽。

[按语] 石疽、石痈,均以肿块坚硬如石而得名,不过,石疽比石痈为深,以此为异,这是两者的区别点。本书卷二十四有石注候,似亦属于石疽之类的疾病,可以参阅。

二十三、禽疽候(7)

[原文] 禽疽发如肨者数十处,其得四日,肿合牢①核痛,其状若挛②。十日可刺。其初发身战寒,齿如噤欲痓③。如是者,十五日死也。此是寒湿之气,客于肌肉所生也。

[校勘]
①牢:《鬼遗方》卷一禽疽作"牵"。
②挛:原作"变",从《鬼遗方》卷一禽疽改。
③痓:原作"坐",从《鬼遗方》改。

[语译] 禽疽初起,状如疹子,有几十处,得病四天,各个疹子即逐渐融合,成为坚硬的肿块,疼痛挛急。在十日左右,可用刺法。此病初起,即有身发寒战,牙关噤闭,发作痉搐。这样的病情,十五天左右即能死亡。这是由寒湿之邪,侵入于肌肉所致。

[按语] 本文未言禽疽发于何部。今录之《医宗金鉴》外科心法要诀禽疽云:"始发,数块如疹,其色紫红,在背而生,形如拳打之状,脊背麻木拘急,并不作痛,神清脉和,服药得汗者顺;若神昏脉躁,或微或代,发寒齿噤者逆"。可供参考。

二十四、杼[1]疽候(8)

[原文] 杼疽者,发项及两耳下,不泻十六日死,其六日可刺。其色黑,见脓如痛①者,死不可治。人年三十②、十九、二十三、三十五、三十九、五十一、五十五、六十一、八十七、九十九,神皆在两耳下,不可见血,见血者死。此是寒湿之气,客于肌肉,折

于血气之所生也。

［校勘］

①如痛:《医心方》卷十五第一作"而腐"。

②三十:《鬼遗方》卷一杼疽无此二字。

［注释］

[1]杼(zhù柱):织布的梭子。

［语译］ 杼疽,发生在颈项及两耳下,在六日左右可用刺法治疗,如不泻去其毒,则十六日左右可能导致死亡。若杼疽的颜色发黑,出脓而如痛者,则难以治疗。这是由寒湿之气侵入肌肉,与血气相搏结所产生。

二十五、水疽候(9)

［原文］ 此由寒湿之气,客于皮肤,搏于津液,使血气否涩,湿气偏多,则发水疽。其肿状如物裹水,多发于手足,此是随肌肤虚处而发也。亦有发身体数处而壮热,遂至死。

［语译］ 水疽,是由于寒湿邪气,侵袭皮肤,搏结津液,使血气运行痞塞,又水湿之气偏盛,则发水疽。其肿之状,如以物包裹着水一样,大多发于手足部位,这是随着肌肤的虚处而发生的。亦有在身体上几处同时出现,并伴有高热,则病情危重,可以导致死亡。

二十六、肘疽候(10)

［原文］ 肘疽,是疽发于肘,谓之肘疽。凡诸疽发节解,并皆断筋节,而发肘者,尤为重也。此亦是寒湿之气,客于肌肉,折于血气所生也。

［语译］ 肘疽,是疽发生于肘部,因而得名。凡是疽发于关节部位的,皆能伤断筋脉和关节,而发于肘部的,尤为严重。此症亦是由于寒湿邪气,侵袭肌肉,伤于血气所致。

二十七、附骨疽候(11)

[原文] 附骨疽者,由当风取凉,风①入骨解,风与热相搏,复遇冷湿;或秋夏露卧,为冷所折,风热伏结壅遏,附骨成疽。喜著[1]大节解间。丈夫及产妇女人,喜著鼠髅[2]髂头胜[3]膝间,婴孩嫩儿,亦著髀肘背脊也。其大人老人著急[4]者,则先觉痛,不得转动,挼②[5]之应骨痛,经日便觉皮肉生急③,洪洪如肥状[6]则是也。其小儿不知字名[7],抱之才近,其便啼④唤,则是支节有痛处,便是其候也。大人老人著缓[4]者,则先觉如肥洪洪耳,经日便觉痹痛不随。其小儿则觉四支偏有不动,不动摇者,如不随状,看支节解中,则有肥洪洪处,其名不知是附骨疽,乃至合身成脓,不溃至死,皆觉身体变青黯也。其大人老人,皆不悟是疽,乃至于死也。亦有不别是附骨疽,呼急者为⑤贼风,其缓者谓风肿而已。

[校勘]
①取凉,风:原无,从《千金方》卷二十二第六补。
②挼:《千金方》作"按"。
③生急:《千金方》作"渐急",《医心方》卷十五第五作"微急"。
④啼:原作"略",从《医心方》改。
⑤急者为:原作"为急"二字,从《医心方》改。

[注释]
[1]著(zhuó 着):附着。
[2]鼠髅(pú 仆):即鼠蹊部(腹股沟部)。
[3]胜(bì 陛):大腿。
[4]著急、著缓:即染着此病,发作急者,或发作缓者。
[5]挼(ruó 弱):搓揉的意思。
[6]洪洪如肥状:局部漫肿无头,如肥胖之状。"洪洪",形容肿状。下文"肥洪洪"义同。

[7]不知字名:不能主诉,或者主诉不清。

[语译]　附骨疽的发生,是由于当风取凉,风邪侵入关节,与内热相搏,重又感受冷湿;或在夏秋季节,露宿在外,为寒冷所侵,风热内伏,蕴结壅遏而成。附骨疽好发于大关节之间。男子、妇女及产妇每发于鼠蹊、髂骨、股膝之间,婴幼儿亦可发生在肩、肘、背脊等处。大人老人发病较急的,其症则先觉局部疼痛,不能转动,用手按之,其痛应骨,经过一天以后,该处皮肉即觉紧急,漫肿无头,如肥胖之状。小儿不能诉述自己的病痛,每在抚抱时发现,当才抱起或接触时,即便啼哭叫唤,此时才发觉肢节有疼痛之处,这就是它的症候表现。如其大人老人发作较缓的,则先觉局部漫肿,过一天后,便觉痹痛,活动不利。在小儿则先发觉四肢中,有一肢体不能活动,似见肢体不随的样子,这时检查四肢关节之间,可以发现有漫肿之处,从而得到确诊。有的初起不知是附骨疽,没有给予及时治疗,乃至全身成脓,但不向外溃破,以致于死,全身都出现青黯的颜色。有的大人老人,不认识此病是附骨疽的,往往延误而死。有的不能辨别是附骨疽,误将急性发作的谓之贼风,发作较缓的谓之风肿。

[按语]　本候可与本书卷一贼风候互参。

二十八、久疽候(12)

[原文]　此由寒气客于经络,折于气血,血涩不通,乃结成疽。凡疽发诸节及腑脏之俞,则卒急也。其久疽者,发于身体闲处,故经久积年,致脓汁不尽,则疮内生虫,而成瘘也。

[语译]　疽的形成,是由寒气侵入经络,阻遏气血,血行涩滞不通所致。凡是疽发于关节及脏腑俞穴的,病情较急。久疽则多发于身体不太重要的部位,往往经年累月,脓汁不尽,以致疮内生虫,变为瘘管。

二十九、疽虚热候(13)

[原文]　此由寒搏于热,结壅血涩,乃成疽。疽脓虽溃,瘥之后,余热未尽,而血已虚,其人噏噏苦热,惙惙虚乏,故谓虚热也。

[语译]　外有寒气乘袭,内有热邪蕴积,寒热相搏于经络,气血壅结而成疽。如其疽脓破溃以后,虽趋向痊愈,但余热未尽,而血气已虚,患者常苦低热不退,感到疲倦乏力,这就称为疽虚热。

三十、疽大小便不通候(14)

[原文]　此由寒气客于经络,寒搏于血,血涩不通,壅结成疽。腑脏热不泄,热入大小肠,故大小便不通也。

[语译]　疽病而见大小便不通的,这是由于患疽病后,腑脏之热不得宣泄,热邪侵入于大小肠,因而大小便不通。

三十一、痈发背候(15)

[原文]　夫痈发于背者,多发于诸腑俞也。六腑不和则生痈。诸腑俞皆在背,其血气经络周[①]于身。腑气不和,腠理虚者,经络为寒所客,寒折于血,则壅不通,故结成痈,发其俞也。热气加于血,则肉血败化,故[②]为脓。痈初结之状,肿而皮薄以泽。

又云,背上忽有赤肿,而头白摇根[③],入应胸里动,是痈也。

又,发背苦热,手不可得近者,内先服王不留行散[1],外摩发[④]背膏大黄帖。若在背生[⑤]破无苦良不得脓,以食肉膏[2]散著兑头[3]内痈口中。人体热气歇,服术散[⑥],五日后,痈欲瘥者,服排脓内塞散[4]。

[校勘]
①周:原脱,从正保本补。

②故：《医心方》卷十五第四作"而"。

③摇根：《医心方》作"摇之连根"。

④发：原无，从《医心方》补。

⑤生：原作"先"，从鄂本改。

⑥术散：汪本作白术散，《鬼遗方》卷一痈发背作"木瓜散"，《千金方》卷二十二第二作"木占斯散"。

[注释]

[1]王不留行散：王不留行子　龙骨　野葛皮　当归　干姜　桂心　栝蒌根（录自《千金方》卷二十二）。

[2]食肉膏：松脂　雄黄　雌黄　野葛皮　猪脂　芦茹　巴豆（录自《鬼遗方》卷五）。

[3]兑头：痈肿顶部。

[4]排脓内塞散：防风　茯苓　白芷　远志　芎䓖　桔梗　人参　当归　黄芪　甘草　厚朴　桂心　附子　赤小豆（录自《千金方》卷二十二）。

[语译]　痈发背，是痈发于背部，大多发于六腑的俞穴。六腑不和则易生痈，因为六腑俞穴皆在背部，其血气经络，周行于全身。若六腑之气不和，腠理虚弱，经络为寒邪所侵，寒伤血脉，则血脉壅塞不通，结而成痈，发于六腑的俞穴。进而寒邪化热，则血肉败坏而成脓。痈初起的形状，肿而皮薄有光泽。

又说，背上忽然红肿，上有白头，摇之连有根脚，内应到胸里牵动，这便是痈发背的征候。

又，发背有热，手不可近的，宜内外兼治。内治，先服王不留行散，外治，敷发背膏，大黄帖。若发在背而生破头，痛苦不堪，没有脓，即用食肉膏或食肉散，涂在物器尖头，纳入破溃的疮口中。身热退尽后，可服术散，五天后，背痈逐渐好转的，可服排脓内塞散。

[按语]　据本书所论，凡痈疽生于背部脏腑俞穴部位的，皆称发背。如生于六腑之俞的，为痈发背；生于五脏之俞的，为疽

发背。后世又根据发病部位的不同,而有上发背、中发背、下发背,上搭手、中搭手、下搭手之分,因形态不同而有莲子发、蜂窝发之称,而治疗并无不同。

三十二、痈发背溃后候(16)

[原文] 此由寒气客于经络,折于血气,血涩不通,乃结成痈发背。痈脓出之后,眼白睛青黑而眼小,一逆也。内药而呕,二逆也。伤痛渴甚,三逆也。髆项中不仁①,四逆也。音嘶色脱,五逆也。此等五逆者,皆不可治也。或热或渴,非仓卒之急,可得渐治之也。

凡发背则热气流入腑脏,脓②溃之后,血气则虚,腑脏燥热,渴而引饮,饮冷入肠胃,则变下利。胃虚气逆,则变呕也。呕逆若遇冷折之,气不通则哕也。

其疮若脓汁不尽,而疮口早合,虽瘥更发,恶汁连滞,则变成瘘也。

[校勘]
①仁:本书卷三十二痈溃后候作“便”。
②脓:原无,从汪本补。
[语译] 从略。

三十三、痈发背后下利候(17)

[原文] 此是寒气客于经络,折于血气,血涩不通,乃结成痈。痈发背①后利者,由内热而引饮,取冷太过,冷入肠胃,故令下利不止,则变呕。所以然者,脾与胃合,俱象土。脾候身之肌肉,胃为水谷之海,脾虚则肌肉受邪,胃虚则变下利。下利不止,气逆故变呕;呕而遇冷折,气逆不通则哕也。

[校勘]
①背:原脱,从本候标题补。
[语译] 从略。

三十四、痈发背渴候(18)

[原文]　此由寒气客于经络,折于气血,血涩不通,乃结成痈也。痈发背五脏热盛虚燥,故渴而冷饮,入肠胃则变利也。

[语译]　从略。

三十五、痈发背兼嗽候(19)

[原文]　肺主气,候于皮毛,气虚腠理受寒,客于经络,则血否涩,热①气乘之,则成痈也。肺气虚,其寒复乘肺,肺感于寒,则成咳嗽,故发痈而兼嗽也。

[校勘]
①热:原作"寒",从本书三十二卷发痈咳嗽候改。

[语译]　从略。

三十六、痈发背大便不通候(20)

[原文]　此由寒气客于经络,血气否涩,则生热,蕴结成痈。气壅在脏腑,热入肠胃,故令大便不通也。

[语译]　从略。

[按语]　以上四候,下利、口渴、咳嗽及大便不通,为痈发背的兼证,而痈发背脏腑有热,是其总的病机。因热而虚燥则渴;因热入肠胃而大便不通;因热饮冷而变下利;因痈病腠理受寒而咳嗽。

三十七、痈发背恶肉不尽候(21)

[原文]　此由寒气客于经络,折于气血,血涩不通,乃结成痈发背。脓溃之后,外有风气搏之,变生恶肉,壅塞于疮者,则毒气内侵,须傅药以食之。

[语译]　寒气侵袭经络,折伤气血,以致血行涩滞不通,蕴结而成痈发背。在成脓溃破之后,又外被风邪所袭,搏于血

气,因而变生恶肉,堵塞疮口,脓液不能排尽,影响疮口的愈合,甚则可能导致毒气内侵,因此,必须局部敷药,以腐蚀恶肉。

三十八、疽发背候(22)

[原文] 疽发背者,多发于诸脏俞也。五脏不调则发疽。五脏俞皆在背,其血气经络周①于身,腑脏不调,腠理虚者,经脉为寒所客,寒折于血,血壅不通,故乃结成疽而发脏俞也。热气施于血,则肉血败腐为脓也。疽初结之状,皮强如牛领之皮是也。疽重于痈,发者多死。又②发起肺俞,若肝俞③不泻,二十日死,其八日可刺也。发而赤,其上肉如椒子者,死不可理。人年十九、二十五、三十三、四十九、五十七、六十、七十三、八十一、九十七,神皆在背,不可见血,见血者死。

蜂疽发背,起心俞若髃髆。二十日不泻,即死。其八日可刺也。其色赤黑,脓见青者,死不治。人年六岁、十八、二十四、四十、五十六、六十七、八十二、九十八,神皆在髆,不可见血,见血者死。

[校勘]
①周:原脱,从本卷痈发背候补。
②又:《鬼遗方》卷一作"刺疽"。
③若肝俞:《鬼遗方》无此三字。元本"肝"作"肺"。

[语译] 疽发背,多发生于背部诸脏的俞穴。五脏不调则生疽。因为五脏俞穴都在背部,其血气经络运行周身,如腑脏不调,则腠理疏松,经脉被寒邪所侵袭,寒搏于血,则血脉壅塞不通,所以结成疽而发于五脏之俞。如又热气施于血脉,则血肉腐败而成脓。疽病初起结肿的形状,皮肤厚硬,如牛颈皮。疽病要比痈病严重,患疽发背的,预后很差。

又,发背起于肺俞或肝俞的,八日左右,即可用刺法,如果不及时泻去其热毒,则二十日左右,可能死亡。如果发背局部色赤,上面的腐肉如花椒子一样者,预后不良。

三十九、疽发背溃后候(23)

[原文]　此由寒气客于经络,折于气血,血涩不通,乃结成疽发背。疽脓出之后,眼白睛青黑而眼小,一逆也。内药而呕,二逆也。伤痛渴甚,三逆也。䯏项中不便,四逆也。音嘶色脱,五逆也。皆不可治。自①余或热渴,或利②呕,非仓卒之急也,可得渐治。凡发背则热气流入腑脏,脓溃之后,血气则虚,腑脏积热,渴而引饮,饮冷入于肠胃,则变下利;胃虚气逆,则变呕也。呕逆若遇冷折之,气不通即哕也。其疮若脓汁不尽,而疮口早合,虽瘥更发,恶汁连滞,则变成瘘也。

[校勘]
①自:《圣惠方》卷六十二治发背溃后诸方作"其"。
②利:原作"刺",从《圣惠方》改。

[语译]　从略。

[按语]　痈、疽、痈发背、疽发背,从其具体病情而论,是有一定的区别,但从其溃后的变化来看,一般有它的共性,即首先辨别溃后的顺逆,其次是辨渴、呕、哕、下利、大小便不通等。掌握这个规律,在临床上可以执简驭繁,抓住重点。

四十、疽发背热渴候(24)

[原文]　此由寒气客于经络,折于气血,血涩不通,乃结成疽。疽发背则腑脏皆热,热则脏燥,故渴也。而冷饮入肠胃,则变利也。

[语译]　从略。

[按语]　痈发背渴候言"五脏热盛",疽发背候言"腑脏皆热",疑其有误,因为本卷文中痈疽的病机言"痈发于六腑","疽发于五脏"。

四十一、内痈候※(26)

[原文]　内痈者,由饮食不节,冷热不调,寒气客于内,或在胸鬲,或在肠胃。寒折于血,血气留止,与寒相搏,壅结不散,热气乘之,则化为脓,故曰内痈也。

胸内痛,少气而发热,以手按左眼,而其右眼见光者,胸内结痈也;若不见光,瘰痈。内若吐脓血者,不可治也,急以灰掩其脓血,不尔者著人。肠①内有结痛,或在胁下,或在脐左近[1],结成块而壮热,必作痈脓。诊其脉数而身无热者,内有痈也。

[校勘]

①肠:疑"腹"字之误。

[注释]

[1]左近:附近;旁边。

[语译]　内痈,是由于饮食不节,冷热不调,寒气侵袭于内脏所致。其发病部位,或在胸膈,或在肠胃。因为寒气折伤于血,血气留滞,与寒气相搏,壅结不散,热气乘之,则化为脓。由于痈发于体内,所以称为内痈。

内痈见于胸部的,胸内疼痛,少气而发热,以手掩盖病人的左眼,其右眼照常见光的,是胸内生痈;若不见光的,则为瘰痈。内痈而见到吐脓血的,病情就危重,预后不良。其所吐的脓血,应及时用灰掩没,否则会传染给别人。内痈发于肠内的,肠内有结块疼痛,或是在胁下,或是在脐的附近,伴有壮热的,必作痈脓。诊其脉,脉数而身不发热的,是内痈的征象。

[按语]　本候相当于内痈病候的提纲,原列在肠痈之后,今移此以概括下述诸痈。

四十二、肺痈候(27)

[原文]　肺痈者,由风寒伤于肺,其气结聚所成也。肺主气,候皮毛,劳伤血气,腠理则开而受风寒,其气虚者,寒乘虚伤

肺。寒搏于血,蕴结成痈。热又加之,积热不散,血败为脓。

肺处胸间,初肺伤于寒则微嗽。肺痈之状,其人咳,胸内满,隐隐痛而战寒。诊其肺部脉紧为肺痈。又,肺痈,喘而胸满。又,寸口脉数而实,咽干,口内辟辟[1]燥,不渴,时时出浊唾腥臭,久久吐脓如粳米粥者难治也。又,肺痈有脓而呕者,不须治其呕,脓止自愈。

又,寸口脉微[2]而数,微则为风,数则为热,微则汗出,数则恶寒。风中于卫,呼气不出[3],热①过于荣,吸而不入[3]。风伤皮毛,热伤血脉。风舍于肺,其人则咳②,口干喘满,咽燥不渴,唾而③浊沫,时时战④寒。热之所过,血有凝滞,蓄结痈脓,吐如米粥。始萌[4]可救,脓成即死。

又,欲知有脓者,其脉紧数,脓为未成;其脉紧去但数,脓为已成。又,肺病身当有热,咳嗽短气,唾出脓血,其脉当短涩而反浮大,其色当白而反赤者,此是火之克金,火逆不治也。

[校勘]
①热:原作"数",从《金匮要略》第七改。
②咳:原作"呕",从《金匮要略》改。
③唾而:《金匮要略》作"多唾"。
④战:《金匮要略》作"振"。

[注释]
[1]辟辟:口中干燥状。
[2]脉微:此处作"脉浮"解。《医宗金鉴》卷十九认为这里三个"微"字当是三个"浮"字传写之误。
[3]呼气不出,吸而不入:有两种解释,一作皮毛的开合功能解;一作肺气的呼吸出入解。
[4]始萌:开始发作的时候。萌、芽,初生之意。

[语译]　肺痈,是由于风寒伤肺,邪气结聚所形成。肺主气,外候皮毛,若劳伤血气,腠理疏松,易受寒邪的侵袭,肺气虚者,风寒就乘虚伤肺。寒邪搏结于血分,蕴结成痈。热气又复加

之,积而不散,血液腐败,就变成脓。

肺位于胸中,肺受寒邪,初起有轻微的咳嗽。肺痈的症状是,咳嗽,胸部满闷,隐隐作痛,伴有寒战。如诊得肺部脉紧,即是肺痈。有的肺痈病人,气喘胸满。有的寸口脉数而有力,咽干口燥而不渴,经常吐出腥臭浊痰。时间延久,吐出脓液形如米粥,治疗就较困难。又如肺痈有脓而引起呕吐,不必治其呕,只要脓液尽了,呕吐就会自止。

肺痈初起的脉象,寸口见微而数脉。因为风中于卫则脉微,肺有热则脉数,风伤于卫则腠理疏松而汗出,肺热则邪热交争而恶寒。风热犯肺,荣卫不和,则呼吸不畅。风伤皮毛,热伤血脉。风邪袭肺,则咳嗽气喘胸满,口干咽燥而不渴,多唾浊痰,时时有寒战。血液为邪热熏灼,则凝滞不畅,蓄积成痈脓,吐出米粥样的脓痰。总之,肺痈病应争取早期治疗,是可以治愈的,如果已经化脓,则预后较差。

欲知肺痈是否化脓,除根据症状外,也可从脉诊上加以辨别。如脉紧而数,为尚未化脓;脉数不紧,则已成脓。又,肺痈病当有发热、咳嗽短气等症状,如吐出脓血之后,其脉当短涩而反见浮大,面色当白而反赤,是火克金的现象,预后不良。

四十三、肠痈候※(25)

[原文] 肠痈者,由寒温不适,喜怒无度,使邪气与荣卫相干,在于肠内,遇热加之,血气蕴织,结聚成痈。热积不散,血肉腐坏,化而为脓。其病之状,小腹重而微强,抑之即痛,小便数似淋,时时汗出,复恶寒,其身皮皆甲错[1],腹皮急,如肿状。诊其脉洪数者,已有脓也。其脉迟紧者,未有脓也。甚者腹胀大,转侧闻水声,或绕脐生疮,穿而脓出,或脓自脐中出,或大便去①脓血。惟宜急治之。又云,大便脓血,似赤白下,而实非者,是肠痈也。卒得肠痈,而不晓治之,错者杀人。

寸脉滑而数,滑则为实,数则②为热,滑则为荣,数则为卫,卫下降,荣上升③,遇热荣卫相干,血为浊败,小腹否鞕,小便或难,汗出或复恶寒,脓为已成。设脉迟紧,聚④为瘀血,血下⑤则愈,脓成引日。又,诸浮数脉,当发热而反洗淅恶寒,若有痛处者,当积有脓;脉滑涩[2]者⑥,小⑦肠痈出血者也。

[校勘]

①去:《千金方》卷二十三第二作"出"。

②则:原作"而",从元本改。

③卫下降,荣上升:《脉经》卷八第十六作"卫数下降,荣滑上升"。

④聚:《千金方》作"即"。

⑤血下:《脉经》作"下之"。

⑥脉滑涩者:鄂本作"脉滑涩相搏"。

⑦小:《圣惠方》卷六十一治肠痈诸方无"小"字。

[注释]

[1]甲错:形容皮肤粗糙、干燥,如鳞甲之交错,常称为"肌肤甲错"。

[2]滑涩:滑脉和涩脉虽是相反的,但可以在不同的部位(如三部九候)同时反映出来。

[语译] 肠痈,是由于寒温不适,喜怒无常,以致邪气干扰荣卫,搏结于肠内,又遇热气加之,以至血气蕴积,结聚而成肠痈。邪热积而不散,则血肉腐坏,化而成脓。肠痈的症状,小腹部肿重,腹肌轻度紧张感,按之即痛,小便频数似淋病,时时汗出,又有恶寒,皮肤粗糙如鱼鳞,腹皮紧急肿起。如此时脉见洪数的,说明已经化脓;脉见迟紧的,则尚未化脓。病情严重的,腹部胀大,身体转侧时可以听到水声漉漉,或绕脐部位生疮,穿破出脓,或者脓从脐中流出,或者从大便排出。这种证候,必须及时治疗。又说,有的大便出脓血,好像赤白痢,其实不是痢疾,而是肠痈。突然得此病者,而不识是肠痈,没有及时治疗,错过时机,能够危害生命。

肠痈的脉象,寸口脉多滑而数,滑为荣血实,数为卫气热,荣卫相干,与邪热搏结,则血脉腐化,小腹痞胀而硬,小便或不爽,汗出时而又有恶寒,这是痈脓已成。假如脉象迟紧,是有瘀血停滞,下去瘀血,病亦得愈,如脓成不去,就会迁延时日。又,凡是浮数之脉,应当发热,反而渐渐恶寒,如其局部有痛点的,可知内部必有痈脓;脉见滑涩相搏的,是肠痈出血之征。

[按语]　本候论述肠痈,除了包括现代医学上所称的阑尾炎外,还论述了部分腹膜炎的病变。

四十四、腩①[1]病候(28)

[原文]　腩病者,由劳役肢体,热盛自②取风冷,而为凉湿所折,入于肌肉筋脉,结聚所成也。其状,赤脉起如编绳,急痛壮热。其发于骱③者,喜从鼠髁④起至踝,赤如编绳,故谓腩病也。发于臂者,喜从掖下起至手也。可⑤即治取消⑥,其溃去脓则筋挛也。其著脚,若置不治,不消复不溃,其热歇气不散,变作屦。脉缓涩相搏,肿腩已成脓也。

[校勘]
①腩:《千金方》卷二十二第六作"痈"。
②自:《医心方》卷十六第十二方作"因"。
③骱:元本、《千金方》均作"脚"字。
④鼠髁:《千金方》作"腨"。
⑤可:《医心方》作"不"。
⑥消:《医心方》无此字。

[注释]
[1]腩(biàn 辨):病名。是赤脉肿起如编绳。

[语译]　腩病,是由于劳动肢体,盛热之时,当风取冷,凉湿乘袭于肌肉筋脉,结聚而成,其症状,赤脉肿起,犹如编的绳子一样,局部急病,身发高热。如发于脚部的,每从鼠髁到踝部,有一条赤脉;发于臂部的,每从腋下到手部,有一条赤脉。因其呈条

状,像编绳,所以称为腬病。腬病初起,可及时治疗,使其消散,若失治,则往往溃烂脓去而筋脉挛急。其生于脚部的,如不予治疗,局部肿势又不得消退,也不溃破,发热虽退,而邪气不散的,每变成足肿。腬病脉来缓而且涩的,是已经成脓的征象。

[按语] 本候所论腬病,从其好发部位在于四肢,有赤脉从鼠蹊至踝,或从腋下至手,伴有急痛壮热等症状来看,似现代医学所说的淋巴管炎。又,脚上热退而肿不消,也不溃,形成𤍠病,似为急性淋巴管炎多次发作后,淋巴回流障碍,引起下肢肿胀。

四十五、痤疖候※(29)

[原文] 痤疖者,由风湿冷气搏于血,结聚所生也。人运役劳动,则阳气发泄,因而汗出,遇风冷湿气搏于经络,经络之血,得冷所折,则结涩不通,而生痤疖,肿结如梅李也。又云,肿一寸二寸疖也。其不消而溃者,即宜熟捻去脓,至清血出。若脓汁未尽,其疮合者,则更发。其著耳下颌颈掖下,若脓汁不尽,多变成瘘也。

[语译] 痤疖,是由于风湿寒冷搏结于血,邪气结聚而生。人在劳动之时,则阳气发泄,因而在汗出之际,感受风冷湿气,袭入经络,血脉得寒则凝涩不通,结聚而成为痤疖,肿块如梅、李。又说,肿一寸二寸大小的,为疖。已经化脓成熟的,即宜用熟捻引去脓液,至脓尽流出清血为止。如脓液未尽,疮口过早愈合,会引起复发。其发于耳下、颌颈、腋下等部位,如长期脓汁不尽的,每每形成瘘管。

卷三十四

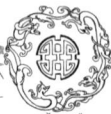

瘘病诸候　凡三十五论

[提要]　本篇论述瘘病,内容较多,约其大端,可以分为如下几类:如九瘘,是论瘘生于颈部者;蚁瘘、蝇瘘、尸瘘、蝎瘘等,与九瘘略同;如痈瘘、骨疽瘘,是论痈疽病而变成瘘者;如菊瘘、花瘘、石瘘、内瘘等,是根据瘘的形状和特征而命名;如风瘘、冷瘘、虫瘘、脓瘘、久瘘等,是概指瘘证的病因病理,及其生脓生虫的共同变化者;如蛙瘘、虾蟆瘘、蛇瘘、雀瘘等,是论瘘证兼有某些并发症者;瘭瘘一候,仅言其瘭,未及其瘘。本篇是以九瘘作为重点论述。

瘘病病因,有责之于七情郁结者,有责之虫蛆、果瓜虫毒、蜂毒以及鼠狼之精等。至于用各种虫类名瘘,甚至疮口及排泄物亦如各种虫形,这在后世已少沿用。

一、诸瘘候※(1)

[原文]　诸瘘者,谓瘘病初发之由不同,至于瘘成,形状亦异,有以一方而治之者,故名诸瘘,非是诸病共成一瘘也。而方说九瘘者,是狼瘘、鼠瘘、蝼蛄瘘、蜂瘘、蚍蜉[1]瘘、蛴螬[2]瘘、浮疽瘘、瘭疬瘘、转脉瘘,此颈之九瘘也。

狼瘘者,年少之时,不自谨慎,或大怒,气上不下之所生也。始发之时,在于颈项,有根出缺盆,上转连耳本。其根在肝。

鼠瘘者,饮食之时不择,虫蛆毒①变化所生也。使人寒热。

其根在胃②。

蝼蛄瘘者,食果蓏[3]子,不避有虫,即便啖之,外绝于纲,内绝于肠③,有毒不去,变化所生也。始发之时,在于颈上,状如蜗形,瘾胗而出也,其根在大肠。

蜂瘘者,食饮劳倦,渴乏多饮流水,即得蜂毒不去,变化所生也。始发之时,其根在颈,历历三四处俱肿,以溃生疮,状如痈形,瘥而复移,其根在脾。

蚍蜉瘘者,因寒,腹中胠胀,所得寒毒不去,变化所生也。始发之时,在于颈项,使人壮热若伤寒,有似疥癣,娄娄孔出[4],其根在肺。

蛴螬瘘者,恐惧愁忧思虑,哭泣不止,余毒变化所生也。始发之时,在于颈项,无头尾如枣核,或移动皮中,使人寒热心④满,其根在心。

浮疽瘘者,因恚结驰思,往反变化所生也。始发之时,在于颈,亦在掖下,如两指无头尾,使人寒热欲呕吐,其根在胆。

瘰疬瘘者,因强力入水,坐湿地,或新沐浴,汗入头中,流在颈上之所生也。始发之时,在于颈项,恒有脓,使人寒热,其根在肾。

转脉瘘者,因饮酒大醉,夜卧不安,惊欲呕,转侧失枕之所生也。始发之时,在于颈项,濯濯脉转⑤[5],身如振,使人寒热,其根在小肠。

[校勘]

①毒:原脱,从本卷鼠瘘候补。

②胃:原作"肺",从《千金方》卷二十三第一改。

③外绝于纲,内绝于肠:《医心方》卷十六第十九无此二句。《圣惠方》卷六十六治蝼蛄瘘诸方作"内伤于肠"而无上句。

④心:此后《外台》卷二十三引《集验》九瘘有"痛"字。

⑤濯濯脉转:此前《外台》有"如大豆浮在脉中"七字。"濯濯",《千金方》作"跃跃"。

[注释]

[1]蚍蜉(pí fú 皮浮):昆虫名。蚁之一种,体黑色。

[2]蛴螬(qí cáo 齐曹):昆虫名。朝鲜黑金龟子的幼虫。

[3]果蓏(luǒ 裸):有几种解释:一是木实为果,草实为蓏;二是有核曰果,无核曰蓏;三是在树曰果,在地曰蓏。

[4]娄娄孔出:患处疮孔很多。

[5]濯濯脉转:形容颈项部肿核如大豆,在筋脉中可以转动。"濯濯",光滑流利貌。

[语译] 所谓诸瘘,是说瘘病在初发之时,病因有各种不同,而成瘘以后,瘘的形状亦有差异,但可以用一种方药治疗,所以称为诸瘘,并不是把各种瘘病混作为一瘘。方书说瘘有九种,即指狼瘘、鼠瘘、蝼蛄瘘、蜂瘘、蚍蜉瘘、蛴螬瘘、浮疽瘘、瘰疬瘘、转脉瘘,这九种瘘,都是发生于颈项部位的。

狼瘘,是由于年少时候,不注意谨慎的养生,或因大怒,致使气机上逆,不能下降,因而发生此病。初发之时,在于颈项部,有根株,出于缺盆上,牵连到耳根。发病的根源在肝。

鼠瘘,多由于饮食不慎,吃了附有虫毒的食物,其毒在体内变化所致。使人有恶寒发热的全身症状。发病的根源在胃。

蝼蛄瘘,是由于吃了有虫的瓜果,感受毒邪,邪毒不能消除,在体内变化而成。病初起之时,发于颈部,状如蜗形,像风疹那样高起。发病的根源在大肠。

蜂瘘,是因饮食、疲劳过度之时,疲乏口渴,多饮生水,水中有蜂毒,蜂毒在体内变化所致。病初起之时,发于颈部,有三四处明显的肿核,后来逐渐溃烂,好像痈的形状,愈合以后,还可以转移在其他地方继续发生。发病的根源在脾。

蚍蜉瘘,是感受寒毒之气,寒中于里而腹部膨胀,寒毒不去,则变成此病。病初起之时,在于颈项,使人高热如伤寒,表面又像疥癣,疮孔很多。发病的根源在肺。

蛴螬瘘,是由于忧思悲恐等情志因素,余毒不尽,变化所致,病初起之时,在颈项,形如枣核,无头无尾,隐藏皮内,有时可以移动,使人恶寒发热,心中满闷。发病的根源在心。

浮疽瘘,是由于郁怒气结,妄想不遂,精神不断受到刺激所致。病初起之时,在于颈部,也可发于腋下,形如两指,无头无尾,使人恶寒发热,时欲呕吐。发病的根源在胆。

瘰疬瘘,是强力劳动之后,入水或坐湿地,或因沐浴,汗入头中,流在颈上所致。病初起之时,在于颈项,患处往往有脓,使人有寒热。发病的根源在肾。

转脉瘘,是由于饮酒大醉之后,睡眠不安,时时惊惕,欲作呕吐,翻身失枕所引起。病初起之时,在于颈项,发生肿核,形如大豆,在筋脉中光滑流利转动,使人身体发抖,有寒热。发病的根源在小肠。

[原文] 复有三十六种瘘,方不次第显其名,而有蜣螂、蚯蚓等诸瘘,非九瘘之名,此即应是三十六种瘘之数也。但瘘病之生,或因寒暑不调,故血气壅结所作,或由饮食乖节,狼鼠之精,入于腑脏,毒流经脉,变化而生,皆能使血脉结聚,寒热相交,久则成脓而溃漏也。其生身体皮肉①者,亦有始结肿与石痈相似,所可异者,其肿之中,按之累累有数核②,喜发于颈边,或两边俱起,便是瘘证也。亦发两掖下,及两颊颛[1]间,初作喜不痛不热,若失时不治,即生寒热。

所发之处,而有轻重,重者有两种,一则发口上啰[2],有结核大小无定,或如桃李大,此虫之窠窟,止在其中。二则发口之下,无有结核而穿溃成疮。又虫毒之居,或腑脏无定,故瘘发身体亦有数处,其相应通者多死。其瘘形状起发之由,今辩于后③。

[校勘]
①肉:《圣惠方》卷六十六治一切瘘诸方作"内"。
②核:原作"脉"字,从《医心方》卷十六第十六改。
③后:此后汪本有"章"字。

[注释]

[1]颞颥(niè rú):耳前颞骨部位。

[2]腭:音义均同"腭"。

[语译] 除九瘘之外,还有三十六种瘘的名称,但方家大都不能逐个说出其名称,例如蜣螂瘘、蚯蚓瘘等,就不在九瘘之内,可能即属于三十六种瘘的内容了。但是,瘘病的生成,其原因由于寒暑不调,致气血壅结所产生,亦有饮食不节,感受毒邪,内入脏腑,流注经脉变化而生成,这些皆能使血脉结聚,寒热交争,久则患处化脓溃破成瘘。其生于身体皮肉者,亦有开始时局部结肿,其硬如石,与石痈相似,所不同的,瘘病在结肿之中,触之有核,累累然有数核连在一起,而且好发在颈边一侧或两侧,这就是瘘病。也有发生在两腋下或两颞骨部,初起时不疼不热,如不及时治疗,就会发生寒热,病势随之发展。

瘘病发生的部位,关系到病情的轻重,如严重的有两种:一是发生在口的上腭,有结核,大小不等,大的如桃、李,这是虫窠所在,毒虫居住其中;二是发生在口的下腭,并无结核,而溃穿成疮。

总之,虫毒在人体内,无固定处所,有的在脏,有的在腑,因此,瘘病的发生,在人体上亦有多处,假使几个部位的瘘,由于病情发展而相互贯通,其预后不良。

关于瘘的形状,以及发病的原因,进一步辨明如下。

[按语] 文中所云:"狼瘘,……病根在肝"等,论述了瘘的病变虽生于外,而其根源却与内脏有关,此即"有诸内必形诸外"。既然脏腑内在的病变,可以反映于体表而发生瘘;反之,体表的瘘病变,也可以影响脏腑发生病变,瘘与脏腑的这种密切关系,在诊断和治疗上,都有着指导临床实践的重要意义。

关于瘰疬瘘的病因,此处所论,与本卷下文瘰疬瘘候所述,不尽相同,盖属罗列各家之说,但可以互相参考,则了解得更为全面。

二、鼠瘘候※(2)

[原文] 鼠瘘者,由饮食不择,虫蛆毒变化,入于腑脏,出于脉①,稽留脉内而不去,使人寒热,其根在肺②。出于颈掖之间,其浮于脉中,而未内著于肌肉,而外为脓血者易去也。

决其生死者,反其目视之,其中有赤脉,从上下贯瞳子,见一脉,一岁死;见一脉半,一岁半死;见二脉,二岁死;见二脉半,二岁半死;见三脉,三岁死。赤脉而不下贯瞳子,可治也。

[校勘]

①出于脉:据本卷蚍蜉、蜣螂、蛇、蝎等各瘘文例,应作"流于经脉"。

②肺:《千金方》卷二十三第一作"胃"。

[语译] 鼠瘘是由于饮食不慎,吃了附着虫毒的食物,毒邪入于腑脏,流于经脉,留滞不去,因而使人恶寒发热。其病的根源在肺。鼠瘘多发于颈部及掖下,如瘘核推之可以移动,而没有与肌肉粘连,化脓向外溃破的,治疗比较容易。

鼠瘘的预后诊断,可以看患者的眼睑,如有红色的脉络,从上到下贯穿于瞳孔的,见一条赤脉,则一岁死;见一条半赤脉,则一岁半死;见二条赤脉,则二岁死;见二条半赤脉,则二岁半死;见三条赤脉,则三岁死。如果虽有赤脉,但并没有贯穿瞳孔的,为可治。

三、蜂瘘候(3)

[原文] 蜂瘘者,由饮食劳倦,渴乏多饮流水,即得蜂毒,流入于脏,其根在脾。出发于颈项,历历三四处,或累累四五处蜂台[1],或发胸前俱肿,以溃生疮,状如痈形,瘥而复移。

[注释]

[1]蜂台:意义不明,待考。

[语译] 蜂瘘,是由于饮食、疲劳过度,口渴时多饮生水,水

中的蜂毒进入内脏而引起。病的根源在脾。此病初起,在颈项部发生结核,有三四处,或四五处,似蜂台,彼此相连,随着病势逐渐发展,或发至胸部皆肿,结核溃烂后如同疮痛一样。这种病,即使治疗确当,病愈之后,还可转移复发。

四、蚁瘘候(4)

[原文] 蚁瘘者,由饮食有蚁精气,毒入于五脏,流出①经络。多著颈项,戢戢[1]然小肿核细,乃遍身体。

[校勘]

①出:据本卷蚍蜉、蛴螬、蛇、蝎等各瘘文例,应作"于"。

[注释]

[1]戢戢(jí 集)然:是形容核子隐伏在皮下有些活动的感觉。

[语译] 蚁瘘,是由饮食不慎,吃了沾染蚁毒的食物,毒邪入于五脏,流于经络所致。大多生着于颈项,开始时局部微肿,有细小的核子,隐伏在皮下,有些活动的感觉,以后逐渐遍及全身。

五、蚍蜉瘘候(5)

[原文] 蚍蜉瘘者,由饮食内有蚍蜉毒气,入于脏,流于经脉,使身寒似伤寒,腹中①胪胀其根在肺。发于颈项,如疥癣,娄娄孔出。初生痒,搔之生疮②。不治,一百日生蚍蜉瘘。

[校勘]

①中:原作"虚",从本卷诸瘘候中蚍蜉瘘候文例改。

②疮:汪本作"痕"。

[语译] 蚍蜉瘘,是由于饮食内有蚍蜉毒气,其毒随饮食入脏,流于经脉所致。患者寒热如伤寒,腹部膨胀。病的根源在肺。瘘发于颈项部,表面像疥癣,且有许多疮孔。但开始之时,仅是局部作痒,用手搔之,就变成疮。若不及时治疗,再经过一

段时间,就发展成为蚍蜉瘘。

六、蝇瘘候(6)

[原文] 此由饮食内有蝇窠子,因误食之,入于肠胃,流注入血脉变化生瘘。发于颈下,初生痒,匝匝如蝇窠子状,使人寒热。久,其中化生蝇也。

[语译] 蝇瘘,是由于饮食中有蝇的卵子,人误食之,蝇毒之气入于肠胃,流入血脉之中,发生变化而成瘘。此瘘多发于颈下,初起皮肤瘙痒,有颗粒匝匝如蝇卵之状,伴有恶寒发热症状。

[按语] 文中"久,其中化生蝇也",存而不译。

七、蝼蛄瘘候(7)

[原文] 蝼蛄瘘者,由食果蓏子,不避有虫,即便啖之,有虫毒气入于腹内,外发于颈,其根在大肠。初生之时,其状如风矢[1],亦如蜗形,瘾胗而痒,搔之则引大如四寸,更其中生孔道,乃有数十。中生蝼蛄,亦有十数。不治,二年杀人。

[注释]
[1]风矢:古病名。即"风疹"。

[语译] 蝼蛄瘘,是由于误吃了有虫的瓜果,虫毒之气入腹,流注于经络,发生于颈部。病的根源在大肠。初起之时,形如风疹,亦似蜗牛,局部有隐疹而痒,用手搔之,则随之扩大,并且出现孔道,有的多达数十个。如不及早治疗,延至两年,能导致死亡。

[按语] 文中"中生蝼蛄,亦有十数",存而不译。

八、蛴螬瘘候(8)

[原文] 此由恐惧、愁忧、思虑、哭泣不止,气毒[1]变化所生,内动于脏,外发颈项,其根在心。又方,根在膀胱。初生之

时,无头尾,肿如枣核,或移动皮内①,使人寒热心满。状似蜂瘘而深坎,蜂瘘则高而圆,蚸蟟瘘方[2]五寸作坑,边有唇畔,而痒,搔之则引大如六寸,更疼痛,日夜令人呻号。三年生孔道,乃有十数。中生蚸蟟,乃有百数。不治,五年杀人。

[校勘]

①内:原作"肉",从本卷诸瘘候改。

[注释]

[1]气毒:作气火理解。即五志化火之意。

[2]方:区域。在此是指面积的大小。

[语译]　蚸蟟瘘,是由于忧、思、悲、恐等情志的刺激,气郁化火,内动于五脏,外发于颈项而成。病的根源在心。也有的方书说,根在膀胱。其病初起之时,局部肿硬,无头无尾,形状如枣核,有时可以在皮内移动,伴见恶寒发热,心中满闷等症。状似蜂瘘,而局部深陷有边缘,蜂瘘的疮形,是高而且圆,蚸蟟瘘则方圆有五寸,深陷有边,觉痒,用手搔之,则范围更大,疼痛亦更甚,日夜呻吟。时间久了,疮上可以发生很多疮孔。若不及早治疗,则五年以后,能导致死亡。

[按语]　文中"中生蚸蟟,乃有百数",存而不译。

九、雕鸟[1]鹤瘘候(9)

[原文]　雕鸟鹤瘘者,初肿如覆手,疼痛,一年生孔道数十处,黄水出。二年化生鹤、水鸟首而生口嘴是也。

[注释]

[1]雕(diāo 彫)鸟:泛指鹰雕、林雕和海雕等各种鸟类。

[语译]　雕鸟鹤瘘,初起肿如手覆按在上面,疼痛,一年以后溃烂,疮口孔道很多,有数十处,且有黄水流出。

[按语]　文中"二年化生鹤、水鸟首而生口嘴是也",存而不译。

十、尸瘘候(10)

[原文] 人皆有五尸,在人腹内,发动令心腹胀,气息喘急,冲击心胸,攻刺胁肋,因而寒热。颈掖之下,结瘰疬,脓溃成瘘,时还冲击,则腹内胀痛,腰脊挛急是也。

[语译] 人皆有五尸虫,在于腹内,其病发作,大都是心腹作胀,气息喘急,上冲心胸,旁攻胁肋,伴见恶寒发热等证。如颈部及腋下,结聚而生瘰疬,并进而化脓溃破而成瘘,但有时毒气还继续冲击,则腹内胀痛,腰脊筋脉挛急不舒,这便是尸瘘病。

十一、风瘘候(11)

[原文] 此由风邪在经脉,经脉结聚所成,或诸疮得风不即瘥,变作其疮。得风者,是因疮遇冷,脓汁不尽乃成也。其风在经脉者,初生之时,其状如肿,有似覆手,搔之则皮脱,赤汁出,乍肿乍减,渐渐生根,结实且附骨间,不知首尾,即溃成瘘。若至五十日,不消不溃,变成石肿,名为石痈。久久不治,令寒热,恶气入腹,绝闷,刺心及咽项悉皆肿,经一年不治者死。

[语译] 风瘘,是风邪袭于经脉,血气结聚所形成,或者因患其它的疮,又伤于风邪不能痊愈,变作此病。所谓受风邪,是指病疮又遇风冷,脓汁经久不尽,因而转为瘘病。风邪袭入经脉后,初起肿如手覆按在上面,肿处作痒,搔之则皮脱,流出红色的汁液,时肿时消,渐渐生根,坚实且附在肌肉深处,粘附骨间,摸不到头尾,时间久了,就溃烂而成为瘘病。如经过一定时间,既不消散,也不溃脓,肿处变得如石头硬,这就称为石痈。长期不治,就会发生寒热,邪气入于腹内,使人烦闷欲绝,上攻于心及咽项,则上部皆肿,经一年后,不治则死。

十二、鞠[1]瘘候(12)

[原文] 肿痛初生,痛如大桃状,亦如瘤,脓溃为疮,不治成

石瘘,化生鞠,作窍傍行。世呼为石鞠瘘。

[注释]

[1]鞠:通"菊"。

[语译] 鞠瘘,初起时疼痛,痛肿像个大桃子,又像个瘤。以后,化脓溃破成疮,如不治就成为石瘘,变成像菊花状,瘘道孔窍向侧面穿通。通俗叫做石鞠瘘。

十三、蜣螂[1]瘘候(13)

[原文] 此由饮食居处,有蜣螂毒气入于脏腑,流于经脉所生也。初生之时,其状如鼠乳①,直下肿如覆手而痒,搔之疼痹,至百日,有十八窍,深三寸。中生蜣螂,乃有一百数,蜣螂成尾,自覆刺人。大如盂升,至三年杀人。

[校勘]

①乳:原作"窍",从《医心方》卷十六第二十六改。

[注释]

[1]蜣螂(qiāngláng 羌郎):俗叫"屎壳郎",一种鞘翅尾昆虫,全身黑色,背有坚甲,触角赤褐,末端膨大,喜食粪,并能转之成丸。亦称"推丸"、"推车客"。

[语译] 蜣螂瘘,是由于饮食居处不洁,有蜣螂毒气,入于脏腑,流注于经脉所致。病初起同鼠乳一样,根部肿起如手覆按在上面,肿处作痒,搔之则有疼痛和麻痹的感觉,经过一段时间,可以出现很多疮孔,而且很深。如病久延,肿势扩大,就有生命的危险。

[按语] 文中"中生蜣螂,乃有一百数,蜣螂成尾,自覆刺人",存而不译。

十四、骨疽瘘候(14)

[原文] 骨疽瘘者,或寒热之气搏经脉所成,或虫蛆之气,因饮食入人腑脏所生。以其脓溃侵食于骨,故名骨疽瘘也。初

肿后乃破,破而还合,边旁更生,如是或六七度,中有脓血,至日
西痛发,如有针刺。

[语译] 骨疽瘘,有由于寒热之邪搏结于经脉所致,亦有因
虫蛆之毒,从饮食入人的脏腑而产生。因其化脓溃破之后,继续
向肌肉的深处发展,侵蚀到骨部,所以称为骨疽瘘。其病初起局
部肿胀,以后即溃破,溃破的疮口愈合以后,旁边又发生新疮口,
如此反复六七次,其中有脓血,到下午的时候,患处即发生针刺
样的疼痛。

十五、蚯蚓瘘候(15)

[原文] 蚯蚓瘘者,由居处饮食,有蚯蚓之气,或饮食入腹
内,流于经脉所生。其根在大肠。其状,肿核溃漏。

[语译] 蚯蚓瘘,是由于居处饮食不洁,感染蚯蚓之类的毒
气,随着饮食入于腹内,流于经脉所致。病根在大肠。局部症
状,表现为肿而结核,溃脓后就成为瘘证。

十六、花瘘候(16)

[原文] 花瘘者,风湿客于皮肤,与血气相搏,因而成疮。
风湿气多,其肉突出,外如花开之状,世谓之反花疮。不瘥,生虫
成瘘,故谓之花瘘也。

[语译] 花瘘,是由风湿毒邪侵袭皮肤,与血气相搏,因而
成疮。由于感受风湿毒邪较重,以致疮内的恶肉突出疮口之外,
其状像花开一样,通俗称之反花疮。如长期不愈,则生虫成瘘,
所以称之为花瘘。

十七、蝎瘘候(17)

[原文] 此由饮食居处,有蝎虫毒气入于腑脏,流于经脉,
或生掖下,或生颈边,肿起如蝎虫之形,寒热而溃成瘘。久则疮
里生细蝎虫也。

[语译]　蝎瘘,是由于饮食居处不洁,感染蝎子之类的毒气,入于腑脏,流于经脉所致。或生于腋下,或生于颈旁,肿起的形状如蝎子,伴有恶寒发热,久则化脓溃破成瘘。

[按语]　文中"久则疮里生细蝎虫也",存而不译。

十八、蚝瘘候(18)

[原文]　蚝瘘者,由饮食居处,有蚝虫毒气入于腑脏,流于经脉,变化而生。著面颊边,即脱肉结肿,初如蚝虫之窠,后溃成瘘。而蚝生是也。

[语译]　蚝瘘,是由于饮食居处不洁,感染蚝虫之类的毒气,入于腑脏,流于经脉,变化所生。多起于面颊旁边,患处肿起,颊肉消瘦,初起像毛虫窠一样,以后溃烂成瘘。

[按语]　文中"而蚝生是也",存而不译。

十九、脑瘘候(19)

[原文]　脑瘘者,头颈逐气,上下疼痛,而后脑瘘。

[语译]　脑瘘,在头颈部位,有气攻逐,上下掣引疼痛,而后形成瘘病。

二十、痈瘘候(20)

[原文]　痈瘘者,是痈溃疮后久不瘥,脓汁不尽,因变生虫成瘘,故为痈瘘也。

[语译]　痈瘘,是由痈脓溃破或诸疮之后,久久不愈,脓汁不尽,因而变生虫、成瘘管,所以称为痈瘘。

二十一、橛[1]瘘候(21)

[原文]　橛瘘者,其疮横阔作头,状如杏子形,亦似瘰疬,出血是也。

[注释]

[1]橛(jué 厥)：即门中竖立以为限隔的短木。

[语译]　橛瘘，其疮横阔像橛头，形状又像杏子，亦像瘰疬，瘘孔出血便是。

二十二、虫瘘候(22)

[原文]　诸瘘皆有虫，而此独以虫为名者，是诸疮初本无虫，经久不瘥，而变生虫，故以为名也。

[语译]　各种瘘证，其疮内都可能生虫，而这里特名"虫瘘"者，是因为诸疮初起时，本来没有虫，如经久不愈，又不注意消毒卫生，所以疮内变化生虫，为了突出这样一个生虫的病理过程，故又另出一个虫瘘名称。

二十三、石瘘候(23)

[原文]　石瘘之状，初起两头如梅李核聊实，按之强如石而寒热，热后溃成瘘是也。

[语译]　石瘘的形状，初起时两头像梅李的核子那样坚实，按之强硬如石，并有寒热，发热后即脓溃成瘘。因为肿处坚硬如石，所以称为石瘘。

二十四、蛙瘘候(24)

[原文]　此由饮食居处，有蛙之毒气，入于腑脏，流于经脉而成瘘。因服药随小便出物，状似蛙形是也。

[语译]　从略。

[按语]　自此以下四候，蛙瘘、虾蟆瘘、蛇瘘和雀瘘，似瘘病又有并发症者，其特点是在瘘证的同时，小便又排出有形之物，如蛙、如虾蟆、如蛇、如雀卵等，皆出于传说象形命名，今存而不论。

二十五、虾蟆瘘候（25）

［原文］　此由饮食有虾蟆之毒气，入于腑脏，流于经脉，结肿寒热，因溃成瘘。服药有物随小便出，如虾蟆之状，故谓之虾蟆瘘也。

［语译］　从略。

二十六、蛇瘘候（26）

［原文］　蛇瘘者，由居处饮食，有蛇毒气，入于腑脏，流于经脉，寒热结肿，出处无定，因溃成瘘。服药有物随小便出，如蛇形状，谓之蛇瘘。

［语译］　从略。

二十七、雀瘘候（30）

［原文］　此由居处饮食，有雀毒气，入于脏，流于脉，发无定处，肿因溃成瘘。服药有物随小便出，状如雀㲉[1]，故谓之雀瘘。

［注释］

[1]㲉（què 确）：鸟卵。

［语译］　从略。

二十八、蛭蝪[1]瘘候（27）

［原文］　蛭蝪瘘者，由居处饮食，有蛭蝪毒气，入于腑脏，流于经脉所生。初得之时，如枣核许戾契[2]，或满百日，或满周年，走不定一处，成窍而脓汁溃瘘也，故谓之蛭蝪瘘。

［注释］

[1]蛭蝪（zhì dāng 室当）：昆虫名。状如蜘蛛，有毒，故又名土蜘蛛。

[2]戾契（lì qì 利企）："戾"，曲也；"契"，与"锲"同。此处形容瘘核之形状扭曲，边缘不整，若有缺刻。

[语译] 蝼蛄瘘,是由于居处饮食不洁,感染了蝼蛄之类的毒气,入于腑脏,流于经脉所致。初得病时,像枣核那样大,形状扭曲,边缘不整,经过一段时间后,肿核部位游走,并不固定在一处,穿孔溃烂流脓,便成为蝼蛄瘘。

二十九、赤白瘘候(28)

[原文] 人有患疮,色赤白分明,因而成瘘,谓之赤白瘘。

[语译] 从略。

三十、内瘘候(29)

[原文] 人有发疮,色黑有结,内有脓,久乃积生①,侵食筋骨,谓之内瘘。

[校勘]
①积生:《医心方》卷十六第三十七作"溃出"。

[语译] 内瘘,是疮的颜色发黑,硬结成块,内有脓汁,久久不愈,长期积脓,向肌肉深层发展,侵蚀筋骨,所以称为内瘘。

三十一、脓瘘候(31)

[原文] 诸瘘皆有脓汁,此瘘独以脓为名者,是诸疮久不瘥成瘘,而重为热毒气停积生脓,常不绝,故谓之脓瘘也。

[语译] 各种瘘证皆有脓,唯独此处瘘证以"脓瘘"为名,这是因为诸疮久而不愈,变成瘘证后,又重受热毒之气,蓄积而化脓,脓汁绵绵不绝,所以称为脓瘘。

三十二、冷瘘候(32)

[原文] 冷瘘者,亦是谓疮得风冷,久不瘥,因成瘘,脓汁不绝,故谓冷瘘也。

[语译] 冷瘘,是因疮而感受风冷,以致延久不愈,变成瘘证,经常流出脓汁,连续不断。因受冷所致,所以称为冷瘘。

三十三、久瘘候(33)

[原文]　久瘘者,是诸瘘连滞,经久不瘥,或暂瘥复发,或移易三两处,更相应通,故为久瘘也。

[语译]　久瘘,是指各种瘘证,连滞缠绵,经久不愈,或者暂愈而又复发,或病灶转移三两处,瘘与瘘之间互相贯通,这种证候,称为久瘘。

三十四、瘰疬瘘候※(34)

[原文]　此由风邪毒气,客于肌肉,随虚处而停结为瘰疬,或如梅、李、枣核等大小,两三相连在皮间,而时发寒热是也。久则变脓,溃成瘘也。

[语译]　瘰疬瘘,是由风邪毒气,侵入肌肉,随着人体的虚处而停留,结聚成为瘰疬。形状像梅、李、枣核等大小,两三个相连在一起,在于皮肤之下,时而伴见寒热。延时较久,则壅积而化脓,溃破而成瘘。

三十五、㿗瘘候※(35)

[原文]　㿗[1]病之状,阴核[2]肿大,有时小歇,歇时终大于常。劳冷阴雨便发,发则胀大,使人腰背挛急,身体恶寒,骨节沉重。此病由于损肾也。足少阴之经,肾之脉也,其气下通于阴。阴,宗脉之所聚,积阴之气也。劳伤举重,伤于少阴之经,其气不卫于阴,气胀不通,故成㿗也。

[注释]

[1]㿗(tuí 颓):指睾丸肿大。

[2]阴核:即睾丸。

[语译]　㿗病的症状,是睾丸肿大,有时或小些,但仍大于正常。这种病,在劳动受冷,或阴雨天气,往往发作,发作时睾丸则胀大使人腰背部挛急不舒,身体恶寒,骨节沉重。此病由于损

伤肾气所致。因为足少阴经,是肾之经脉,其气下通于前阴。前阴,又是诸经筋脉聚会之处,阴气所集中的地方。如因强力劳动,伤及少阴经气,肾气不能固护于阴,气胀不通,所以成为㿗病。

[按语]　本候病名㿗瘘,但文中仅言及㿗,未论及瘘,是否有脱简,存疑待考。

痔病诸候　凡六论

[提要]　本篇论述痔病,主要是指肛门痔漏。由于痔病的病变不同,所以有牡痔、牝痔、脉痔、肠痔、血痔、酒痔及气痔等之称。形成痔病的原因,这里论述感受风冷,饮食不节,以及房室过度等。并指出痔病延久,可以变瘘。

一、诸痔候※(1)

[原文]　诸痔者,谓牡[1]痔、牝[1]痔、脉痔、肠痔、血痔也。其形证各条如后章①。又有酒痔,肛边生疮,亦有血出。又有气痔,大便难而血出,肛亦出外,良久不肯入。

诸痔皆由伤风,房室不慎,醉饱合阴阳,致劳扰血气,而经脉流溢,渗漏肠间,冲发下部。有一方而治之者,名为诸痔,非为诸病共成一痔。痔久不瘥,变为瘘也。

[校勘]

①章:原作"竟",从元本改。

[注释]

[1]牡牝(mǔ pìn 母聘):兽类之属于雄性的叫"牡",雌性的叫"牝"。

[语译]　痔病有多种,如牡痔、牝痔、脉痔、肠痔、血痔等,其形证详述于后。此外,还有酒痔和气痔。酒痔的症状,是肛门旁边生疮,有时出血。气痔,是因大便困难,因而出血,肛门亦脱

出，很久不能回复。

诸痔的成因，都是由于感受风邪，房室不慎，或者醉饱之后合阴阳，以致劳伤扰动血气，血不循经，流溢于外，渗入肠间，下注肛门，因而导致痔病的发生。由于各种痔病，有时可以用同一方药治疗，所以名为诸痔，并不是把各种痔病混而为一。如痔久不愈，即可变成瘘病。

二、牡痔候(2)

[原文] 肛边生鼠乳出在外者，时时出脓血者是也。
[语译] 从略。

三、牝痔候(3)

[原文] 肛边肿生疮而出血者，牝痔也。
[语译] 从略。

四、脉痔候(4)

[原文] 肛边生疮，痒而复痛出血者，脉痔也。
[语译] 从略。

五、肠痔候(5)

[原文] 肛边肿核痛，发寒热而血出者，肠痔也。
[语译] 从略。

六、血痔候(6)

[原文] 因便而清血[1]随出者，血痔也。
[注释]
[1]清血：即大便时出血。"清"，通"圊"。
[语译] 从略。

[**按语**] 痔病诸候所论,证之临床,牡痔相当于肛瘘,牝痔相当于肛门周围脓肿及部分混合痔,脉痔相当于肛裂,肠痔为肛门周围脓肿并伴有全身症状,血痔为以出血为主的内痔,气痔为内痔合并脱肛,酒痔亦似肛门周围脓肿,饮酒后发作。

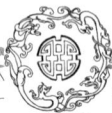

卷三十五

疮病诸候　凡六十五论

[提要]　本篇论述诸疮。文中首先指出,疮疡有两类,即头面身体诸疮和诸恶疮,而且都能变为久疮。其次,罗列各种疮疡,如瘑疮、癣、疥、疽疮、月食疮、浸淫疮、反花疮、漆疮、冻疮、沸烂疮等。其中,瘑疮又分为湿、燥、久三候。癣又分为干、湿、风、白、牛、圆等十一候。疥亦分为干、湿二候。疽疮又分为甲疽、查疽等四候。诸疮又从病理变化分为热疮、冷疮;从症状特点,分为白头疮、蜂窠疮、集疮、王烂疮、雁疮、甋带疮等,并及其变证如疮中风寒水候和瘥后反复等等。这是祖国医学在皮肤病方面的论述,可为临床参考。

一、头面身体诸疮候(1)

[原文]　夫内热外虚,为风湿所乘,则生疮。所以然者,肺主气,候于皮毛,脾主肌肉。气虚则肤腠开,为风湿所乘,内热则脾气温,脾气温则肌肉生热也;湿热相搏,故头面身体皆生疮。其疮初如疱,须臾生汁;热盛者,则变为脓。随瘥随发。

[语译]　疮疡的病机是,内热表虚,又被风湿乘袭所致。因为肺主气,外候皮毛,脾主肌肉。气虚则皮肤腠理松疏,易被风湿所侵袭,而内热则脾气温,脾气温则肌肉生热;因此,湿与热互相搏结,在于皮肤肌肉之间,所以头面及身体各部皆致生疮。疮

病初起,发如颗粒样的疱疹,很快就形成水疱;如内热重者,则变为脓疱。随愈随发。

二、头面身体诸久疮候(2)

[原文] 诸久疮者,内热外虚,为风湿所乘,则头面身体生疮;其脏内热实气盛,热结肌肉,其热留滞不歇,故疮经久不瘥。

[语译] 各种疮疡长期不愈,是因为内热外虚,为风湿乘袭,形成头面身体生疮;而其人脏内热气壅实,热气搏结于肌肉,留滞不散,所以疮疡久久不能痊愈。

三、诸恶疮候※(3)

[原文] 诸疮生身体,皆是体虚受风热,风热与血气相搏,故发疮。若风热挟湿毒之气者,则疮痒痛焮肿,而疮①多汁,身体壮热,谓之恶疮也。

[校勘]
①疮:《医心方》卷十七第四无此字。

[语译] 诸疮发生于身体,都是由于体虚感受风热之邪,风热与血气相搏结而成。如风热兼挟湿毒之气者,则其疮痒痛,而且焮肿,脂水很多,身体壮热,这就称为恶疮。

四、久恶疮候(4)

[原文] 夫体虚受风热湿毒之气,则生疮。痒痛焮肿,多汁壮热,谓之恶疮。而湿毒气盛,体外虚内热,其疮渐增,经久不瘥,为久恶疮。

[语译] 体虚感受风热湿毒之邪,则生疮。其疮痒痛焮肿,脂水多,有壮热,称为恶疮。若湿毒之气过盛,体表虚而又内热,其疮渐渐增多,且又经久不愈的,则称为久恶疮。

五、疿疮候(5)

[原文] 疿疮者,由肤腠虚,风湿之气,折于血气,结聚所生。多著手足间,递相对[1],如新生茱萸子。痛痒抓搔成疮,黄汁出,浸淫[2]生长,拆裂[3],时瘥时剧,变化生虫,故名疿疮。

[注释]

[1]递(dì弟)相对:顺次对称而生。"递",顺次、一个接着一个。

[2]浸(jìn侵)淫:是积渐而扩展。在此形容疮的蔓延。

[3]拆裂:指皮肤开裂。

[语译] 疿疮,是由皮肤腠理虚疏,风湿之邪,侵袭于血气,结聚而成。此疮多发于手足之间,顺次对称而生,形状像新生的茱萸果实。时觉痛痒,抓搔之则成疮,抓破后流出黄水,使疮蔓延发展,有时皮损皲裂,时好时发,变化生虫,所以称为疿疮。

[按语] 疿疮,《医宗金鉴》记载较易理解,录此以供参考,如云疿疮"生于指掌之中,形如茱萸,两手相对而生,亦有成攒者,起黄白脓泡,痒痛无时,破津黄汁水,时好时发,极其疲顽"。

六、燥疿疮候(6)

[原文] 肤腠虚,风湿搏于血气,则生疿疮。若湿气少,风气多者,其病则干燥但痒,搔之白屑出,干枯拆痛[1]。此虫毒气浅在皮肤,故名燥疿疮也。

[注释]

[1]干枯拆痛:指皮损干燥皲裂疼痛。

[语译] 从略。

七、湿疿疮候(7)

[原文] 肤腠虚,风湿搏于血气生疿疮。若风气少,湿气多,其疮痛痒,搔之汁出,常濡湿者。此虫毒气深在于肌肉内

故也。

[语译] 从略。

八、久病疮候(8)

[原文] 病疮积久不瘥者,由肤腠虚,则风湿之气停滞,虫在肌肉之间,则生长,常痒痛,故经久不瘥。

[语译] 从略。

[按语] 病疮多见手掌及足背,对称发作,散在或集簇分布,类似于手足部之湿疹。湿病疮,为粟粒样水疮,自觉瘙痒,抓破则黄水浸淫,似属急性湿疹。燥病疮,疮面干燥而痒,搔之白屑出,皮肤皲裂,似属慢性湿疹。久病疮,是经久不愈,反复发作者。湿病疮与燥病疮,在病因病机上,前者为湿气多,风气少,虫毒气深,在于肌肉内;后者为风气多,湿气少,虫毒气浅,在于皮肤。这种分别,对临床治疗有一定的指导意义。

九、癣候※(9)

[原文] 癣病之状,皮肉隐胗如钱文①,渐渐增长,或圆或斜,痒痛,有匡郭[1],里生虫,搔之有汁。此由风湿邪气,客于腠理,复值寒湿,与血气相搏,则血气否涩,发此疾也。按九虫论云,蛲虫在人肠内,变化多端,发动亦能为癣,而癣内实有虫也。

[校勘]
①文:正保本作"大"。

[注释]
[1]匡郭:指癣的皮疹与正常皮肤有清楚的界限。方正为"匡";外城为"郭"。

[语译] 癣病的形状,初发时皮肉有隐疹,如铜钱大小,以后逐渐扩大,呈圆形或斜形,有痒痛感,四周有清楚的边界,癣里生虫,搔破后有汁渗出。此症的形成,是由于风湿邪气,侵入肤腠肌理,又遇寒湿,与血气相搏,致使局部血气运行痞涩,而致成

癣。按《九虫论》上说,蛲虫在人的肠内,变化多端,发动时亦能成癣,而癣内确实是有虫的。

[**按语**] 本候论述癣病,并未说明发病部位,从文中所述形态来看,近似体癣。癣是霉菌引起的常见皮肤病,古人在当时的历史条件下,认识到癣内有虫,但并不能说当时已看到霉菌。至于《九虫论》云,蛲虫在人肠内,发动亦能为癣。这里的蛲虫,是否为目前所讲的蛲虫,尚待研究,因为蛲虫与癣,其间没有直接联系。

十、干癣候(10)

[**原文**] 干癣但有匡郭,皮枯索[1]痒,搔之白屑出是也。皆是风湿邪气,客于腠理,复值寒湿,与血气相搏所生。若其风毒气多,湿气少,则风沉入深,故无汁,为干癣也。其中亦生虫。

[**注释**]

[1]枯索:即枯萎。

[**语译**] 干癣,但有皮疹界限,而皮肤枯萎,瘙痒,搔之有白屑脱落。它的成因,是由于风湿邪气侵袭,留滞于腠理,又遇寒湿,与血气互相搏结而成。因其风毒气多,湿气少,风邪沉而深入,所以搔后没有脂水。这种证候,称为干癣。癣里也有虫。

十一、湿癣候(11)

[**原文**] 湿癣者,亦有匡郭,如虫行,浸淫赤湿痒,搔之多汁成疮,是其风毒气浅,湿多风少,故为湿癣也。其里亦有虫。

[**语译**] 湿癣,皮疹周围也有清楚的界限,局部皮内有虫行感,皮损不断扩大,色红,渗液,瘙痒,搔后脂水淋漓,甚至糜烂成疮。因其风毒气浅,感受的湿气多,风气少,所以称为湿癣。癣里面也有虫。

十二、风癣候(12)

[原文] 风癣是恶风冷气客于皮,折于血气所生。亦作圆文匡郭,但抓搔顽痹,不知痛痒。其中亦有虫。

[语译] 风癣,是由恶风和冷气,侵袭皮肤,损害血气而成。皮损呈圆形,边界清楚,但搔时皮肤失去知觉,麻痹不知痛痒。风癣里面也有虫。

十三、白癣候(13)

[原文] 白癣之状,白色淀淀①然[1]而痒。此亦是腠理虚受风,风与气并,血涩而不能荣肌肉故也。

[校勘]

①淀淀:原作"硁硁",从《医心方》卷十七第二改。

[注释]

[1]淀淀(diàn diàn 电电)然:形容癣疮的皮损较浅,范围较广。"淀",浅水的湖泊。

[语译] 白癣,呈白色,皮损较浅而范围较广,有痒感。这亦是腠理虚,感受风邪,风邪与气相并,血液运行涩滞,不能营养肌肉所致。

十四、牛癣候(14)

[原文] 俗云以盆器盛水饮牛,用其余水洗手面,即生癣,名牛癣。其状皮厚,抓之靳①强而痒是也。其里亦生虫。

[校勘]

①靳:《医心方》卷十七第二作"靳"。

[语译] 世俗云:以盆器盛水给牛作为饮料,用其余水洗手面,以致感染生癣,称为牛癣。牛癣症状,皮肤粗厚,搔之像皮革一样坚硬,有痒感。里面也有虫。

[按语] 《圣济总录》卷一百三十七诸癣论中说:"状似牛

皮,于诸癣中最为瘙厚,邪毒之甚者,俗谓之牛皮癣"。据此,牛癣即牛皮癣。而牛皮癣的病名和症状记载,当源于此。本病类似现代医学的神经性皮炎。

十五、圆癣候(15)

[原文] 圆癣之状,作圆文隐起,四畔赤,亦痒痛是也。其里亦生虫。

[语译] 圆癣,皮损处呈钱币圆形,微隆起于皮面,四周边际色赤,亦觉痒痛。里面也有虫。

[按语] 圆癣,后世称为铜钱癣,相当于今之体癣。

十六、狗癣候(16)

[原文] 俗云狗舐之水,用洗手面即生癣。其状微白,点缀相连,亦微痒是也。其里亦生虫。

[语译] 世俗云:狗舐过的水,用以洗手面,即能感染生癣。狗癣的症状,皮损处微白色,有斑点互相连在一起,亦有轻微的痒感。里面也有虫。

十七、雀眼癣候(17)

[原文] 雀眼癣亦是风湿所生。其文细似雀眼,故谓之雀眼癣,搔之亦痒。中亦生虫。

[语译] 雀眼癣,也是风湿侵袭所产生。其皮损纹理很细,像雀眼一样,小而圆,所以称为雀眼癣。搔之亦有痒感。里面也有虫。

[按语] 雀眼癣,即小形的圆癣,一名"笔管癣",为体癣的一种。这是从皮疹的形态而象形命名的。

十八、刀癣候(18)

[原文] 俗云以磨刀水,用洗手面而生癣,名为刀癣。其形无匡郭,纵斜无定是也。中亦生虫。

[语译] 世俗云：用磨刀水洗手面,所以感染生癣,称为刀癣。刀癣的形状,皮损境界不清,其形或纵或斜,并不固定。里面也有虫。

十九、久癣候(19)

[原文] 久癣,是诸癣有虫,而经久不瘥者也。癣病之状,皮内①隐胗如钱文,渐渐增长,或圆或斜,痒痛有匡郭,搔之有汁。又有干癣,皮②枯索痒,搔之白屑出。又有湿癣,如虫行,浸淫赤湿痒,搔之多汁。又有风癣,搔抓顽痹,不知痛痒。又有牛癣,因饮牛余水洗手面③得之,其状皮厚,抓之聊强。又有圆癣,作圆文隐起,四面赤。又有狗癣,因以狗舐余水,洗手面得之,其状微白,点缀相连,亦微痒。又有雀眼癣,作细文似雀眼,搔之亦痒痛。又有刀癣,因以磨刀水,洗手面得之,其状无匡郭,纵邪[1]无定。如此之癣,初得或因风湿客于肌肤,折于血气所生;或因用牛狗所饮余水,洗手面得之。至其病成,皆有虫侵食,转深连滞不瘥,故成久癣。

[校勘]
①内:汪本作"肉"。
②皮:原无,从本卷干癣候补。
③洗手面:原无,从本卷牛癣候补。

[注释]
[1]邪:通"斜"。

[语译] 从略。

[按语] 久癣候,是综合以上诸癣而加以复述者,其主旨是,指出诸种癣病,转深连滞不瘥,都可以成为久癣。即由急性而转变为慢性癣病。又,文中缺白癣一候,可能有脱漏。

二十、疥候※(20)

[原文] 疥者,有数种,有大疥、有马疥、有水疥、有干疥、有

湿疥。多生手足,乃至遍体。大疥者,作疮有脓汁,焮赤痒痛是也。马疥者,皮内隐嶙起[1]作根墌[2],搔之不知痛,此二者则重。水疥者,痦瘟如小瘭浆,摘破有水出。此一种小轻。干疥者,但痒,搔之皮起作干痂。湿疥者,小疮皮薄,常有汁出,并皆有虫,人往往以针头挑得,状如水内病虫。此悉由皮肤受风邪热气所致也。按九虫论云:蛲虫多所变化多端,或作病疥痔瘘,无所不为。

[注释]

[1]嶙(lín 凛)起:即高出皮面。"嶙",高的样子。

[2]根墌(zhī 只):即根基。"墌",筑土为基。

[语译] 疥疮,有数种类型,如大疥、马疥、水疥、干疥、湿疥等。一般先发于手足部分,然后蔓延到全身。大疥,疥疮内含有脓液,焮红痛痒。马疥,疥疮的皮内微微高起,并且有根基,搔之无痛感。这两种是疥疮中病情比较重的。水疥,其形如痦瘟,顶部含脓浆,抓破后有脓水流出。这种疥疮,较前两种为轻。干疥,但作痒,搔后皮损处形成干疮痂。湿疥,疮形小,皮损浅薄,经常流着脂水。以上各种疥疮,都是有虫的,人往往用针尖挑得,形状像水内的病虫。这些病症,都是皮肤感受风邪热气,致成诸疥。按《九虫论》云:蛲虫寄生,变化多端,或作病疥痔瘘等证,与此是否有关。

二十一、干疥候(21)

[原文] 干疥但痒,搔之皮起作干痂。此风热气深在肌肉间故也。

[语译] 从略。

二十二、湿疥候(22)

[原文] 湿疥起小疮,皮薄常有水汁出,此风热气浅在皮肤间故也。

[语译] 从略。

[按语] 干疥与湿疥,其因都由风热邪气所客,但客之部位不同,干疥则深入肌肉,湿疥则浅在皮肤,这是二者的异同之点。这里是复述前文,但在病理上作了补充。

二十三、热疮候(23)

[原文] 诸阳气在表,阳气盛则表热,因运动劳役,腠理则虚而开,为风邪所客,风热相搏,留于皮肤,则生疮。初作瘭浆黄汁出,风多则痒,热多则痛,血气乘之,则多脓血,故名热疮也。

[语译] 诸阳气都行于表,阳气盛则表有热,因为劳动汗出,皮肤腠理疏松,风邪乘虚侵入,风邪与表热相搏,逗留于皮肤,蕴结不散,因而生疮。热疮初起,疮头内有浆液,破后流黄色脂水。如风邪偏多,则瘙痒;热气偏多,则疼痛,伤及血气,则多化生脓血。这种证候,称为热疮。

二十四、冷疮候(24)

[原文] 凡身体发疮,皆是风热所为。然血虚者,亦伤于邪,若重触风寒,则冷气入于疮,令血涩不行,其疮则顽,令不知痛痒,亦经久难瘥,名为冷疮。

[语译] 大凡身体生疮,都是风热客于皮肤所致。但是血虚的人,亦容易被外邪侵袭,如患疮后,一再触犯风寒,则冷气侵入疮内,使血液凝涩不行,以致其疮顽钝,不知痛痒,而且亦经久难愈。这种证候,称为冷疮。

二十五、疽疮候(25)

[原文] 此疽疮,是瘑之类也,非痈疽之疽。世云瘑疽,即是此也。多发于支节脚胫间,相对生①,匝匝作细孔如针头,其里有虫痒痛,搔之黄汁出,随瘥随发,皆是风邪客于皮肤血气之所变生。亦有因诸浅疮,经久不瘥,痒痛抓搔之,或衣揩拂之,其

疮则经久不瘥,而变作痟疮者,里皆有细虫。

[校勘]

①生:原脱,从本书卷五十痟疮候补。《医心方》卷十七第十四同。

[语译] 这里讲的痟疮,与病疮相类似,并非痛疽的疽。通称的病疽,即指本病而言。此症多发生于四肢关节或足胫部位,特征是两侧呈对称性发生,呈粟粒状,有针头样的细孔,里面有虫,既痒且痛,搔破后流黄色液体,时好时发。其原因是风邪侵入机体,逗留于皮肤之间,影响血气的正常运行,致使聚而不散,蕴结变化而发生的。但也有原患轻浅之疮,经久不愈,由于痒痛的关系,时常抓搔,或衣服的摩擦,以致疮疡长期没有痊愈,后来变成痟疮,里面均有细虫。

二十六、甲疽候(26)

[原文] 甲疽之状,疮皮厚,甲错剥起是也。其疮亦痒痛,常欲抓搔之汁出。其初皆是风邪折于血气所生。而疮①里亦有虫。

[校勘]

①疮:原脱,从汪本补。

[语译] 甲疽的形状,疮皮很厚,如鳞甲交错剥起,也有痒痛感,常欲抓搔之,抓破后有黏液流出。其病之初,都是由于风邪侵犯血气所产生。疮里也有虫。

二十七、查疽候(27)

[原文] 查疽之状,隐胗赤起,如今查树子[1]形是也。亦是风邪客于皮肤血气之所变生也。其疮内有虫,亦痒痛,时焮肿汁出。

[注释]

[1]查树子:即楂子。“查”,通“楂”。呈球形或梨形,表面深

红色,有光泽。

[语译] 查疱的症状,皮肤发生红色的疹子,好像查树子的形状。也是风邪逗留于皮肤之间,伤及血气变化所生。其疮内有虫,亦感痒痛,局部皮肤常红肿发热,并有脂水渗出。

二十八、顽疽候(28)

[原文] 此由风湿客于皮肤血气所变。隐胗生疮,痒而不痛,故名顽疽。

[语译] 顽疽,是由风湿外袭于皮肤,伤及血气,使血气发生变化所致。此病先发隐疹,搔破成疮,只痒不痛,所以称为顽疽。

二十九、枨疽候(29)

[原文] 枨疽,是诸杂疮带风湿,苦痒,数以手抓搔,枨触[1]便侵食阔,久不瘥,乃变生虫,故名枨疽。

[注释]

[1]枨(chéng 成)触:接触;碰撞。

[语译] 枨疽,是各种杂疮兼感风湿,皮肤苦痒,经常用手抓搔触撞,疮的范围便不断向外侵蚀扩展,所以称为枨疽。久不愈,则变生虫。

三十、月食疮候(30)

[原文] 月食疮,生于两耳及鼻面间,并下部诸孔窍侧,侵食乃至筋骨。月初则疮盛,月末则疮衰,以其随月生,因名之为月食疮也。

又小儿耳下生疮,亦名月食。世云小儿见月,以手指指之,则令病此疮也。其生诸孔窍有虫,久不瘥,则变成瘘也。

[语译] 月食疮,生于两耳及鼻面之间,或靠近前后阴的部

位,向里侵蚀,可以深及筋骨。此疮,月初重,月末轻,因其随着月初月末的变化而时重时轻,所以称为月食疮。

又,小儿耳下生疮,也叫做月食疮。其生于诸孔窍旁边的,里面有虫,经久不愈,可以变成瘘病。

〔按语〕 本候论述月食疮,可分前后两段学习,前者的月食疮,是属于广义范畴,后者的月食疮,仅指小儿耳下生疮。小儿月食疮,类似耳部湿疹。《医宗金鉴》旋耳疮云:"此证生于耳后缝间,延及耳折,上下如刀裂之状,色红,时流黄水"。此条可作本文的补充。因本证沿绕耳后折缝而生,亦可延及耳根上下,故又名"旋耳疮",这是由胆、脾二经湿热蒸腾所致,并非由小儿以手指月而成。

至于月食疮的月初则疮盛,月末则疮衰,可作为反复感染理解,不能拘于字面。同时,这里的"久不瘥,则变成瘘",亦是指时流黄水,延绵难愈而言,与瘘管之"瘘",有所不同。

三十一、天上病候(31)

〔原文〕 天上病者,人神采昏塞,身体沉重,下部生疮,上食五脏,甚者至死,世人隐避其名,故云天上病也。此是腑脏虚,肠胃之间虫动,侵食人五脏故也。

〔语译〕 天上病,是指患者精神昏塞,身体沉重,前阴或后阴生疮,向里侵蚀内脏,严重的可以导致死亡。人们隐讳此病,所以称为天上病。这种病是由脏腑虚弱,肠胃中有虫积,其虫发动,损害人的五脏所致。

〔按语〕 从本条所述的症状与病机来看,似与湿䘌候类同,可以与本书伤寒、时气、热病诸篇有关䘌候条文互参。

三十二、甜疮候(32)

〔原文〕 甜疮生面上,不痒不痛,常有肥汁出,汁所溜处,随即成疮,亦生身上,小儿多患之。亦是风湿搏于血气所生。以其不痒不痛,故名甜疮。

[语译] 甜疮,发生于面部,不痒不痛,经常流肥腻脂水,脂水流到哪里,疮就扩散到哪里,此疮也可以发生于肢体部位。患者以小儿为多。其病因亦是由风湿之邪侵犯血气所致。因为这种疮不痛不痒,所以称为甜疮。

三十三、浸淫疮候(33)

[原文] 浸淫疮,是心家有风热,发于肌肤。初生甚小,先痒后痛而成疮。汁出侵溃①肌肉,浸淫渐阔乃遍体。其疮若从口出,流散四肢则轻;若从四肢生,然后入口者则重。以其渐浙增长,因名浸淫也。

[校勘]
①溃:《医心方》卷十七第七作"淫"。

[语译] 浸淫疮,是心经有风热,发于肌肤所致。初起甚小,先痒后痛而成疮。脂水浸润肌肉,其疮逐渐蔓延扩大,乃至全身。其疮如从口部发生,逐渐流向四肢的,为病轻;从四肢发生,逐渐向口的方向发展的,为病重。因为此疮脂水蔓延浸润,逐步扩大,所以称为浸淫疮。

[按语] 《金匮要略》第十八谓"浸淫疮,从口流向四肢者,可治;从四肢流来入口者,不可治。"《圣济总录》卷第一百三十三谓"其疮自口出,流散四肢者轻,毒已外出故也,从四肢反入于口则重,以毒复入于内故也"。可参考。

三十四、反花疮候(34)

[原文] 反花疮者,由风毒相搏所为。初生如饭粒,其头破则血出,便生恶肉,渐大有根,脓汁出。肉反散如花状,因名反花疮。凡诸恶疮,久不瘥者,亦恶肉反出,如反花形。

[语译] 反花疮,是由风毒与血气相搏所致。初起形如饭粒,疮头抓破则血出,从此便生恶肉,从疮口突出,逐渐扩大,基

底部有根脚,有脓汁流出。因其疮有恶肉翻出如翻花形状,所以称为反花疮。又,诸恶疮,久不愈者,也可以因恶肉突出而呈反花之形。

[按语] 反花疮候,类似鳞状细胞癌。此病好发于皮肤的暴露部位。开始为黄色小结节,扩展较快,中央发生溃疡,基底坚硬,边缘隆起翻卷,表面呈乳头状或菜花状,常合并感染而出现臭液。此外,基底细胞癌亦可由小结节,逐渐扩大形成边缘稍隆起的溃疡。

三十五、疮建候(35)

[原文] 人身上患诸疮,热气盛者,肿焮痛,附畔别结聚,状如瘰疬者,名为疮建。亦名疮根也。

[语译] 人身上患诸疮,如热邪盛者,除局部红肿热痛外,在疮的附近,别有结聚,状如瘰疬的样子,这就称为疮建。亦名为疮根。

[按语] 本候所论,似是因疮引起的附近淋巴结发炎。

三十六、王烂疮[1]候(36)

[原文] 王烂疮者,由腑脏实热,皮肤虚而受风湿,与热相搏,故初起作瘭浆,渐渐王烂,汁流浸渍,故名王烂疮也。亦名王灼疮,其初作瘭浆,如汤火所灼也。又名洪烛疮,初生如沸汤洒,作瘭浆赤烂如火烛,故名洪烛也。

[注释]

[1]王烂疮:谓其疮如火旺那样烂开蔓延。“王”,通“旺”。

[语译] 王烂疮,是由脏腑素有实热,皮肤疏松,感受风湿,与里热相搏结而成。初起时皮肤发生如麻子大的水泡,渐渐地旺盛溃烂,脂水淋漓,所以称做王烂疮。又名王灼疮,因为此疮初起时的水泡,很像汤火灼伤。又名洪烛疮者,因为此疮初起时,如皮肤上洒了沸水,水泡赤烂如火烛那样,故名。

[按语]　本候所论,是一种化脓性皮肤病,多发于小儿,类似脓疱疮。本书卷五十有王灼疮候,内容与本候基本相同,可以前后互参。

三十七、白头疮候(37)

[原文]　白头疮者,由体虚带风热,遍身生疮,疮似大疥痒,渐白头而有脓,四边赤,疼痛是也。

[语译]　白头疮,是由体质虚弱,感受风热所致。其证,遍体生疮,形状似大疥,瘙痒,疮头渐变白色,里面化脓,疮的周围焮红,而且疼痛。

三十八、无名疮候(38)

[原文]　此疮非痈非疽,非癣非疥,状如恶疮,或瘥或剧,人不能名,故名无名疮也。此亦是风热搏于血气所生也。

[语译]　无名疮,既不是痈疽,也不是癣疥,形状有似恶疮,时轻时重,不能肯定它的病名,所以称为无名疮。这也是风热之邪搏结于血气而产生。

三十九、猪灰疮候(39)

[原文]　猪灰疮者,坐处[1]生疮,赤黑有窍,深如大豆许,四边青,中央坼[2]作臼陷而不甚痛,状如猪灰,因以为名。此亦是风热搏于血气所生也。

[注释]

[1]坐处:指臀部。

[2]坼(chè 彻):裂开。

[语译]　猪灰疮,生臀部,疮的表面呈赤黑色,有疮孔,深度约如大豆大些,边缘色青,中间裂开呈白形凹陷,不很疼痛,形象猪灰,因此称做猪灰疮。这也是风热之邪搏结于血气所产生。

四十、不痛疮候（40）

[原文]　诸疮久不瘥，触风冷有恶肉，则搔、针灸不觉痛，因以不痛为名。

[语译]　有些疮疡长期不愈，因受风冷而产生恶肉，抓搔、针灸都没有痛感。因其无痛感，所以名之为不痛疮。

四十一、雁疮候（41）

[原文]　雁疮者，其状生于体上，如湿癣疬疡，多著四支乃遍身，其疮大而热疼痛。得此疮者，常在春秋二月八月雁来时则发，雁去时便瘥[1]，故以为名。亦云：雁过荆汉之域[2]，多有此病。

[注释]

[1]春秋二月八月雁来时则发，雁去时便瘥：雁为候鸟的一种，每年春分后飞去北方，秋分后飞回南方。

[2]荆汉之域：即长江中游地区。"荆"，指古九州之一的荆州。"汉"，指汉水，长江的一个支流。

[语译]　雁疮，发于身体，形状像湿癣和疬疡，多先发于四肢，然后蔓延到全身，疮的面积较大，而且灼热疼痛。凡得此疮，多在二月雁来时便发作，八月雁去时就痊愈，所以称为雁疮。亦有说，雁飞过荆汉之地的时候，多有此病。

四十二、蜂窠疮候（42）

[原文]　其疮如疽瘘之类，有小孔象于蜂窠，因以为名。此亦风湿搏于血气之所生也。

[语译]　蜂窠疮，犹如疽、瘘一类疾患，疮中有许多小孔，很像蜂窠的样子，所以称蜂窠疮。这也是由于风湿之邪搏结于血气所产生。

四十三、断咽疮候(43)

[原文] 此疮绕颈而生，皮伤赤，若匝颈[1]则害人。此亦是风湿搏于血气之所生也。

[注释]

[1]匝颈：环绕或周遍于颈项。

[语译] 断咽疮，环绕颈项而发生，皮破发赤，如其疮环绕颈项周遍，多预后不良。这也是风湿之邪搏结于血气所产生。

四十四、毒疮候(44)

[原文] 此由风气相搏，变成热毒，而生疮于指节或指头，初似疥甚痒，经宿乃紫黑也。

[语译] 毒疮，是由风邪与气相搏，变化成为热毒，而生疮于手指关节或指头上，初起像疥疮一样，很痒，但经过一宿，就变为紫黑色。

[按语] 本候所论，似为手指部化脓性感染，类于脓性指头炎，属于指疔范围。如生于手指尖的，称为蛇头疔；生于手指中节的，称为蛇节疔，也称为蛀节疔。

四十五、瓠[1]毒疮候(45)

[原文] 俗云，人有用瓠花上露水以洗手，遇毒即作疮，因以名之。

[注释]

[1]瓠(hù户)：葫芦科植物。一名瓠瓜。嫩果作蔬菜。

[语译] 从略。

四十六、晦疮候(46)

[原文] 其疮生皆两两相对，头戴白脓。俗云：人有误小便故灶处[1]，即生此疮，小儿多患也。

[注释]

[1]故灶处：即废灶的地方。

[语译]　晦疮，是指其疮两两相对的发生，疮头含白色脓液。小儿患此者较多。

四十七、集疮候(47)

[原文]　此疮十数个集生一处，因以为名。亦是皮肤偏有虚处，风湿搏于血气变生。

[语译]　集疮，是指其疮十多个集中生在一处，所以称做集疮。也是皮肤某一部分有偏虚之处，风湿之邪搏结于血气而产生。

四十八、屋食疮候(48)

[原文]　方云：犯屋亓[1]所为，未详其形状。

[注释]

[1]亓(qí 其)：古代指神祇。也专指地神。这是迷信说法。

[语译]　从略。

四十九、鸟啄疮候(49)

[原文]　鸟啄疮，四畔起，中央空是也。此亦是风湿搏于血气之所变生。以其如乌鸟所啄，因以名之也。

[语译]　鸟啄疮，四边高起，中央是空洞的。这亦是风湿之邪，搏结于血气所产生。因为疮的形状像被乌鸟所啄，所以名为鸟啄疮。

[按语]　本候所论症状，多见于久不愈合的慢性溃疡，如结核性潜行性疮口等。

五十、摄领疮候(50)

[原文]　摄领疮，如癣之类，生于颈上痒痛，衣领拂着即剧。

云是衣领揩所作,故名摄领疮也。

[语译] 摄领疮,与癣相类似,生于颈部,痒而且痛,衣领摩擦则加重。说是衣领揩擦所致,所以称为摄领疮。

[按语] 本候所论,类似神经性皮炎。此病分局限型和播散型两种。局限型大多发于颈后部和颈两侧。衣领局部摩擦刺激,常为诱发原因之一,所以称作摄领疮。

五十一、鸡督[1]疮候(51)

[原文] 鸡督疮生胁傍。此疮亦是风湿搏于血气之所变生,以其形似鸡屎,因以为名也。

[注释]

[1]鸡督:谓鸡屎毒。"督"通"毒"。

[语译] 鸡督疮,生于胁傍。此疮亦是风湿之邪,搏结于血气所产生。因为疮的形状像鸡屎,所以称为鸡督疮。

五十二、断耳疮候(52)

[原文] 断耳疮,生于耳边,久不瘥,耳乃取断,此亦月食之类,但不随月生长为异。此疮亦是风湿搏于血气所生。以其断耳,因以为名也。

[语译] 断耳疮,生于耳部的边缘,久久不愈,耳朵有烂断的危险。此疮和月食疮类似,但并不像月食疮那样随着月初月末而时重时轻。断耳疮的成因,也是风湿搏结于血气而产生。因为它能将耳朵烂断,所以称做断耳疮。

五十三、新妇疮候(53)

[原文] 此疮状绕腰生,如蠼螋[1]尿,但不痛为异耳。此疮亦是风湿搏于血气所生,而世人呼之为新妇疮也。

[注释]

[1]蠼螋(qú sōu 渠搜):"蠼螋",昆虫名。体扁平狭长,黑

褐色,有翅两对,或无翅,腹端有强大铗状之尾须一对,带有毒液,能螫人。

[语译]　新妇疮,环绕腰部发生,形状很像螳螂尿疮,但此疮不痛,可以区别。它的成因,亦是风湿搏结于血气所产生。

五十四、土风疮候(54)

[原文]　土风疮,状如风胗而头破,乍发乍瘥,此由肌腠虚疏,风尘入于皮肤故也,俗呼之为土风疮也。

[语译]　土风疮,形状很像风疹,而疮头破溃,时好时发。这种疮的病因,是出肌腠空疏,风尘侵入皮肤所致,所以俗称为土风疮。

五十五、逸风疮候(55)

[原文]　逸风疮,生则遍体,状如癣疥而痒。此由风气散逸于皮肤,因名逸风疮也。

[语译]　逸风疮,生于遍体,形如癣疥而发痒。这是由于风气散逸皮肤而产生,所以称做逸风疮。

五十六、甑带[1]疮候(56)

[原文]　甑带疮者,绕腰生,此亦风湿搏于血气所生。状如甑带,因以为名。又云:此疮绕腰匝则杀人。

[注释]

[1]甑(zèng 赠)带:是用蒲草编成,作为甑上的衬垫。"甑",古代蒸食炊器。

[语译]　甑带疮,环绕腰部发生,也是风湿之邪,搏结于血气所致。因为疮形好像甑带,所以称做甑带疮。这种疮如果围绕腰部一周,就有死亡的危险。

五十七、兔啮疮候(57)

[原文]　凡疽发于胫,名曰兔啮疮,一名血实疮。又随月生死①,盖月食之类,非胫疮也。寻此疮,亦风湿搏于血气,血气实热所生,故一名血实。又名兔啮者,亦当以其形状似于兔啮,因以为名。

[校勘]

①死:疑衍文,本卷月食疮候有"以其随月生",可参考。

[语译]　大凡疽疮生于足胫部的,名曰兔啮疮,亦名血实疮。这种疮,也随着月初月末的变化而时重时轻,和月食疮有些类似,但月食疮并不是胫部之疮。探讨此疮的成因,也是风湿搏结于血气,血气中有实热所致,所以又名血实疮。称为兔啮者,是因疮的形状像被兔子咬伤一样,故名。

五十八、血疮候(58)

[原文]　血疮者,云诸患风湿搏于血气而生疮。其热气发逸,疮但出血者,名为血疮也。

[语译]　血疮一证,是由于风湿之邪,搏结于血气所生。风湿郁热,热气发逸,迫血妄行,以致疮口出血,因而名为血疮。

五十九、疮中风寒水候(59)

[原文]　凡诸疮生之初,因风湿搏于血气,发于皮肤故生也。若久不瘥,多中风、冷、水气。若中风则噤痉;中冷则难瘥;中水则肿也。

[语译]　一般而论,各种疮病的发病,是由风湿搏于血气,发于皮肤所产生。如其经久不愈,多是又感受了其他邪气,如中风、伤冷、水气等。若生疮而又中风邪,则会出现口噤发痉;伤了寒邪,则又延久难愈;伤了水湿,则变肿胀。

[按语]　本候是论述疮病的几种变证,如:中风则噤痉,可

能为疮口感染了破伤风杆菌,引起破伤风症;中冷则难瘥,盖由寒冷之气,影响疮口局部的血行循环,使疮口难以愈合;中水则肿,则是疮疡护理失当,继发感染所致。

六十、露败疮候(60)

[原文] 凡患诸疮及恶疮,初虽因风湿搏于血气,蕴结生热,蒸发皮肉成疮。若触水露气,动经十数年不瘥,其疮瘀黑作痂,如被霜瓠皮,疮内肉似断,故名露败疮也。

[语译] 凡是各种疮疡及恶疮,开始时虽因风湿侵犯血气,蕴结生热,外发于皮肉而成疮。但是,如果接触了水露的寒气,往往在很长时间内不能痊愈,疮的表面呈瘀黑色,并结有疮痂,好像经霜的瓠瓜皮,疮口里面的肌肉像截断一样,所以称做露败疮。

六十一、疮恶肉候(61)

[原文] 诸疮及痈疽,皆是风湿搏于血气,血气蕴结生热,而发肌肉成疮。久不瘥者,多生恶肉,四边突起,而好肉不生,此由毒热未尽,经络尚壅,血气不到故也。

[语译] 各种疮及痈疽,都是风湿之邪搏于血气,蕴结生热,外发于肌肉而成疮。如其长期不能愈合,疮口会生长恶肉,疮的四边高突起来,新肉迟迟不能生长。这是由于热毒没有完全清除,经络尚壅塞不通,血气的营养不能到达患部的缘故。

六十二、疮瘥复发候(62)

[原文] 诸恶疮,皆因风湿毒所生也。当时虽瘥,其风毒气犹在经络者,后小劳热,或食毒物,则复更发。

[语译] 各种恶疮,都是因为风湿毒气所产生。当时虽然痊愈,但是风毒之气仍羁留在经络之中,以后由于小劳而发热,或者吃了毒物,其病就会复发。

六十三、漆疮候（63）

[原文]　漆有毒，人有禀性畏漆，但见漆便中其毒。喜面痒，然后胸臂胜①腨皆悉瘙痒，面为起肿，绕眼微赤，诸所痒处，以手搔之，随手辇展[1]，起赤瘩瘟；瘩瘟消已，生细粟疮甚微，有中毒轻者，证候如此。其有重者，遍身作疮，小者如麻豆，大者如枣杏，脓焮疼痛，摘破小定或小瘥，随次更生。若火烧漆，其毒气则厉，著人急重；亦有性自耐者，终日烧煮，竟不为害也。

[校勘]
①胜：鄂本作"胫"。

[注释]
[1]辇（niǎn 捻）展：在此作扩散理解。

[语译]　漆有毒，有的人本性就对漆敏感，遇到漆气便会中毒。发病症状，初起面部发痒，然后胸、臂、大小腿等处都瘙痒。面部浮肿，眼眶四周微红，痒处用手搔之，则范围会随手扩散，起红色瘩瘟；瘩瘟消退后，发生细小粟粒样的疮，很是轻微，这是漆中毒的轻症。如中毒重者，则遍体生疮，小的如麻如豆，大的如枣如杏，红肿热痛，有脓，扎破以后，稍为好转，但新的疮又随着生长。如其是因火烧漆而致中毒的，由于毒气重，其中毒症状也急而重；但有的人对漆不敏感，能耐受，遇到漆不会引起中毒，即使终日烧漆，亦竟不为害。

[按语]　漆疮，是漆引起的接触性皮炎，这里叙述中毒的轻重两种症候，很符合临床实际。特别应该指出的是，祖国医学当时已认识到本病的发生与人的"禀性"有关，有的"中其毒"，有的"性自耐者"，这与现代医学所说的机体的过敏性完全一致。

六十四、冻烂肿疮候（64）

[原文]　严冬之月，触冒风雪寒毒之气，伤于肌肤，血气壅涩，因即瘃[1]冻，焮赤疼肿，便成冻疮，乃至皮肉烂溃，重者支节

堕落。

[注释]

[1]瘃(zhú竹)：病名，即冻疮。

[语译]　冻疮，是在严寒冬季，触冒了风雪寒毒之气，肌肤受到损害，局部血气凝滞所致。冻疮的症状，先是局部焮红疼肿，以后发生皮肉溃烂，严重者冻伤血脉，可能会出现手指或足趾的坏死脱落。

六十五、夏日沸烂疮候(65)

[原文]　盛夏之月，人肤腠开，易伤风热，风热毒气，搏于皮肤，则生沸疮。其状，如汤之沸，轻者匝匝如粟粒，重者热汗浸渍成疮，因以为名。世呼为沸子[1]也。

[注释]

[1]沸子：即现在通称的"痱(fèi费)子"。

[语译]　在盛夏季节里，人的皮肤腠理松疏，易为风热之邪所伤，若风热毒气搏结于皮肤，就会发生沸疮。其形状，很像热水沸腾时产生的许多气泡，轻的一如粟粒，重的则因热汗浸渍，皮肤发生疮疡，所以称为沸烂疮。通俗称为沸子。

伤疮病诸候　凡四论

[提要]　本篇论述烫伤、烧伤和灸疮诸病，重点是灸疮。如灸疮急肿痛、灸疮久不瘥及灸疮发洪等。灸疮的感染，现在临床已经少见，但在针灸过程中还是值得注意的问题。

一、汤火疮候(1)

[原文]　凡被汤火烧者，初慎勿以冷物及井下泥、尿泥及蜜淋①拓之，其热气得冷即却，深搏至骨，烂人筋也。所以人中汤火后，喜挛缩者，良由此也。

[校勘]

①淋:《圣惠方》卷六十八治汤火疮诸方作"涂"。

[语译] 凡是被烫伤或烧伤的,初起时切勿用冷物及井底泥、尿泥和蜜等去淋拓涂敷,因为用了这些冷东西,热毒不能向外发散,反而向里侵犯,会损害筋骨。所以有的人受汤火伤后,往往发生筋脉挛缩,就是因为这个原因。

[按语] 本候论述汤火伤后处理上的一些问题。如忌用冷物及井下泥等,有防止感染的积极意义。关于以冷遏热,使病情恶化之说,要分析看待。即汤火伤后的挛缩,每与汤火伤的程度有关,后遗症的成因,亦应作具体分析。

二、灸疮[1]急肿痛候(2)

[原文] 夫灸疮,脓溃已后,更焮肿急痛者,此中风冷故也。

[注释]

[1]灸疮:因灸法不当,或因病所需灼伤皮肤所引起的疮。

[语译] 灸疮,化脓破溃之后,应逐渐痊愈,现反而更加红肿剧痛的,是因疮口伤了风冷所致。

[按语] 本候所论灸疮急肿痛,是灸疮护理不当,继发感染,所以在破溃之后,更加红肿剧痛,文中指出"此中风冷故也",有一定道理。

三、灸疮久不瘥候(3)

[原文] 夫灸之法,中病则止,病已则疮瘥。若病势未除,或中风冷,故久不瘥也。

[语译] 运用灸法,不可太过,达到治疗目的,就应停止使用。如果产生了灸疮,一般情况是,疾病好了,灸疮也就痊愈。如其病情未见好转,或者又感受了风冷,所以灸疮也就长期不愈。

四、针灸疮发洪候(4)

[原文] 夫针灸,皆是节、穴、俞、募[1]之处。若病甚则风气冲击于疮,凡血与气相随而行,故风乘于气,而动于血,血从灸疮处出,气盛则血不止,名为发洪。

[注释]

[1]节、穴、俞、募:"节",关节;"穴",穴位;"俞",即俞穴,位于背部;"募",即募穴,位于胸腹部。

[语译] 针灸治病,均在关节、输穴、俞穴、募穴等处进行。发生灸疮后,如其病甚者,可因风气冲击灸疮,发生出血证候,因为人身的血本来是随气运行的,如风邪搏于气分,扰动血脉,血液就会从灸疮处溢出,气愈盛则血愈不止,这就叫做发洪。

卷三十六

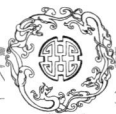

兽毒病诸候　凡四论

[提要]　本篇论述兽毒病,内容有马啮踏人、马毒入疮、猘狗啮及狗啮重发候等。其中,对猘狗啮病的潜伏期和发病情况及马毒入疮的先有疮、后感染成病的论证,都有所阐发。

一、马啮踏人候(1)

[原文]　凡人被马啮踏,及马骨所伤刺,并马缰绊[1]勒[2]所伤,皆为毒疮。若肿痛致烦闷,是毒入腹,亦毙人。

[注释]

[1]绊(bàn 半):套在马后的皮带。

[2]勒(lè 肋):套在马头上带嚼口的笼头。

[语译]　凡是被马咬伤、踩伤、马骨刺伤以及被马缰绳、马笼头、马勒所碰伤的,皆可因此而发生毒疮。如毒疮肿痛,以致心胸烦闷的,是为疮毒入腹,亦可导致生命危险。

二、马毒入疮候(2)

[原文]　凡人先有疮而乘马,汗并马毛垢及马屎尿及坐马皮鞯[1],并能有毒;毒气入疮致焮肿、疼痛、烦热,毒入腹亦毙人。

[注释]

[1]鞯(jiān 笺):衬托马鞍的垫子。

[语译]　凡人先患有疮,而后骑马,马的汗、毛垢、屎尿,及

马的鞍鞯等均能有毒,毒气侵入了疮口,就会引起疮口红肿、疼痛、心烦、发热。假如毒气入腹,亦可导致死亡。

三、猘狗[1]啮候(3)

[原文] 凡猘狗啮人,七日辄一发,过三七日不发,则无苦也;要过百日,方大免耳。当终身禁食犬肉及蚕蛹,食此发,则死不可救矣。疮未愈之间,禁食生鱼、猪、鸡肥①腻,过一年禁之乃佳。但于饭下②蒸鱼,及于肥器[2]中食③便发。若人曾食落葵[3],得犬啮者,自难治。若疮瘥,十数年后,食落葵便发。

[校勘]
①肥:原无,从《医心方》卷十八第二十四补。
②饭下:原作"饮下饭",从《千金方》卷二十第二改。
③食:原无,从《千金方》补。

[注释]
[1]猘(zhì 制)狗:即狂犬。"猘",或作"瘈"。
[2]肥器:指盛过荤菜的器具。
[3]落葵:植物名。

[语译] 人被狂犬咬伤以后,其病发作,大体以七天为期,如过了三个七天不发,则发病的可能性就减少了;但须观察一百天以上,方可免于发病。被狂犬咬伤后,当终身禁食犬肉及蚕蛹,吃了就会引起发病,并有生命危险。同时,在疮口没有愈合之前,也禁食生鱼、猪、鸡等荤腥肥腻食物,最好要忌口一年。如其在饭锅里蒸鱼,或用油腻的器皿,吃了也有引起发作的可能。如果其人先吃过落葵,后被狂犬咬伤的,此病就难于治疗。如被狂犬咬伤,疮口已经愈合,相隔亦有十多年后,如误食落葵,仍有引起发作的可能。

[按语] 狂犬病,是一种发作严重,预后较差的疾病。祖国医学对此病早就有所认识,并且对潜伏期的观察,亦基本上掌握了它的规律,与现代医学的认识亦是相符的。至于狂犬病的症

状,叙述较为简略。

四、狗啮重发候(4)

[原文] 凡被狗啮疮,忌食落葵及狗肉云。虽瘥经一二年,但食此者,必重发。重发者,与初被啮不殊。其猘狗啮疮,重发则令人狂乱,如猘狗之状。

[语译] 凡被犬咬伤,忌吃落葵及狗肉。虽然病愈已经一二年,但只要吃了此物,必然会重新发作。重发时,其症状与初被咬时,没有两样。如其是狂犬咬伤重发者,则使人发狂烦乱,犹如狂犬之状。

蛇毒病诸候 凡五论

[提要] 本篇论述毒蛇咬伤,内容有毒蛇的形态描述,咬伤后的症状变化以及预防急救等,但有些对蛇的记载和禁咒方法,随着学术上的发展,已经被扬弃了。

一、蛇螫候(1)

[原文] 凡中蛇不应言蛇,皆言虫,及云地索,勿正言其名也。恶蛇[1]之类甚多,而毒有瘥剧[2]。时四月、五月,中青蛙①三角、苍虺、白颈大蝎。六月、七月,中竹狩、艾②蝮、黑甲赤目、黄口反钩、白蛙①三角。此皆蛇毒之猛者,中人不即治,多死。又有赤连[3]、黄颔[4]之类,复有六七种,而方不尽记其名。

水中黑色者,名公蛎[5],山中一种亦相似,不常闻螫人。又有钩蛇,尾如钩,能倒牵人兽入水,没而食之。又南方有呴蛇,人忽伤之不死,终身伺觅其主不置③,虽百人众中,亦直来取之,惟远去出百里乃免耳。又有柂④蛇,长七、八尺,如船柂状,毒人必死。即削取船柂,煮汁渍之便瘥。但蛇例虽多,今皆以青条矫尾[6]、白颈艾蝮[7],其毒尤剧。大者中人,若不即治,一日间举体洪肿,皮肉坼烂[8]。中者,尚可得二、三日也。

凡被蛇螫,第一禁[9],第二药。无此二者,有全剂,雄黄、麝香可预办。故山居者,宜令知禁法也。又恶蛇螫者⑤,人即头解散,言此蛇名黑帝,其疮冷如冻凌[10],此大毒恶,不治一日即死;若头不散,此蛇名赤帝,其毒小轻,疮上冷,不治,故得七日死。

凡蛇疮未愈,禁热食,热食便发,治之依初被螫法也。

[校勘]

①蛙:《外台》卷四十辨蛇引《肘后》作"蝰"。

②艾:《外台》作"文"。

③不置:《圣惠方》卷五十七治蛇螫诸方无此二字。

④枙:《圣惠方》作"桅"。

⑤者:《圣惠方》作"著"。

[注释]

[1]恶蛇:即毒蛇。

[2]瘥剧:犹言轻重。

[3]赤连:游蛇科动物。有火赤链、水赤链,均无毒。

[4]黄颔:即游蛇科动物黑眉锦蛇,喜居屋内,无毒。

[5]公蛎:即游蛇科动物水蛇,无毒。

[6]青条矫尾:类似蝮蛇科动物竹叶青,有剧毒。该蛇色青,头三角,尾焦红色。文中所云:"青蛙三角"或单称"青蛙蛇",可能是同一种。

[7]白颈艾腹:类似眼镜蛇科动物眼镜蛇,有剧毒。该蛇颈部有白色镜架样斑纹,腹部灰白色。"艾",苍白的意思。

[8]坼烂:裂开溃烂。

[9]禁:在此是指古代的禁咒法,系迷信活动。

[10]冻凌:疮冷如冻冰。"凌",积冰。

[语译] 旧习惯凡被蛇咬伤时不言蛇,都讲虫,或者说地索,不正呼中蛇。毒蛇的种类很多,但其毒有轻有重。在四五月里,多中青蛙三角、苍虺、白颈大蝎等蛇毒。六七月里,多中竹

狩、艾蝮、黑甲赤目、黄口反钩、白蛭三角等蛇毒。这些都是毒蛇中最猛烈的，中毒以后，如不急治，往往有生命危险。还有赤连、黄颌之类六七种，一般方书不尽记其名称。

又有一种，在水中的黑色蛇，名公蛎，山中一种亦相似，不听说其螫人。又有钩蛇，蛇尾如钩，能倒牵人兽入水，没于水中而食之。又有枙蛇，长七八尺，像船枙形状，能毒人致死。如及时削取船枙，煮汁渍伤口，便瘥。总之，蛇类虽多，现在都以青条矫尾、白颈艾蝮为最毒。大蛇伤人，若不立即治疗，一天之内就全身浮肿，皮肉坏烂。中等蛇伤人的，尚可延迟两三天，才发生上述症状。

凡是被毒蛇咬伤的，必须立即治疗。居住山区的人，可预先准备些雄黄、麝香等解蛇毒的药物，以防不测。被毒蛇咬伤之后，会立刻出现头昏头痛，如解散一样，这是黑帝蛇咬伤，其伤口冰冷，这是中大毒，属危险证候，不及时治疗，一天之内就有生命危险；如头不昏不痛的，这是赤帝蛇咬伤，其中毒较轻，虽见伤口冰冷，亦属不治之症，可延至七日而死。

在蛇伤未愈的时候，禁食热食，热食便会发作，治疗方法和初咬时同。

［按语］　本候论述毒蛇咬伤，其中有些名称已与现在所说的不同，有的亦无从考证。如南方呴蛇，及被蛇咬后，用禁法等，当似涉及迷信，语译从略。

二、蝮蛇螫候(2)

［原文］　凡蝮中人，不治一日死。若不早治之，纵不死者，多残断人手足。蝮蛇形不①乃长，头褊口尖，颈②斑，身亦艾斑，色青黑。人犯之，颈②腹帖著地者是也。江东诸山甚多，其毒最烈，草行不可不慎。

又有一种状如蝮而短，有四脚，能跳来啮人，名曰千岁蝮[1]，中人必死。然其啮人竟，即跳上树，作声云斫木③[2]者，但营[3]

棺具不可救;若云捣蒇④者,犹可治,吴音呼药为蒇故也。

[校勘]

①不:原无,从《医心方》卷十八第三十六补。《外台》卷四十蝮蛇螫方作"不长"。

②颈:《外台》作"头"。

③斫木:《医心方》斫木二字重,作"斫木、斫木"。

④捣蒇:《医心方》作"博叔"。

[注释]

[1]千岁蝮:蜥蜴类动物,形如蛇而有四脚,有的能发出鸣叫声。

[2]斫(zhuó 酌)木:是形容千岁蝮蛇鸣叫的声音。

[3]营:经营;准备。

[语译]　蝮蛇有剧毒,人被咬伤后,如不急治,一日之内就有生命危险,即使不死,也会损伤筋骨,导致四肢残废。蝮蛇的形状不太长,头狭呈三角形,口尖,颈部有斑纹,身上亦有青白斑,体呈青黑色。人触犯之,它把颈腹部贴在地面上。江东各地山区甚多,此蛇的毒性最烈,在野外草地上行走时,不可不谨慎。

又有一种形状像蝮蛇而短,有四只脚,能跳起来咬人,名叫千岁蝮,毒性更大,伤人必死。咬人以后,会跳到树上,叫出"斫木、斫木"或"捣蒇、捣蒇"的声音。

三、虺[1]螫候(3)

[原文]　虺形短而褊,身亦青①黑色,山草自不甚多。每六、七月中,夕时出路上,喜入车辙中[2]。令车辙腹破而子出。人侵晨[3]及冒昏[4]行者,每倾意[5]看之,其螫人亦往往有死者。

[校勘]

①青:原作"赤",从《医心方》卷十八第三十六改。

[注释]

[1]虺(huǐ 毁):蝮蛇的又名。一说蝮大而虺小。

[2]车轹(lì呖)中：即车轮碾轧的路面凹痕中。"轹"，车轮碾过。

[3]侵晨：破晓、黎明，即天刚亮。

[4]冒昏：摸黑。"昏"，黄昏或昏黑。

[5]倾意：注意。

[语译] 虺蛇的形状短而狭窄，身体亦呈青黑色，山草里面不甚多。每在六七月间，傍晚时会出现在路上的车辙里面，当车辆经过时，就会被碾死，腹破而小蛇出来。人们在黎明或黄昏行路时，要注意观看。此蛇咬人，也往往会致人于死。

四、青蛙①蛇螫候(4)

[原文] 青蛙蛇者，正绿色，喜缘树及竹上自挂，与竹树色一种，人看不觉，若入林中行，有落人项背上者，然自不伤②啮人，啮人必死。此蛇无正形，极大者不过四、五尺③，世人皆呼为青条蛇，言其与枝条同色，乍看难觉，其尾二、三寸，色黑④者名蜗尾⑤，毒最猛烈，中人立死。

[校勘]

①蛙：《外台》卷四十青蛙蛇螫方引《肘后》作"蜓"。

②伤：《外台》作"甚"。

③尺：原作"寸"，从《外台》改。

④黑：《外台》作"异"。

⑤蜗尾：《外台》作"熇尾"。前蛇螫候有"矫尾"，可能为同一种蛇。

[语译] 青蛙蛇呈正绿色。喜欢爬在树或竹枝上面，因为它的颜色和竹树之色一样，不易被人察觉，当人们在树、竹林里行走的时候，有时会落在人的项背上，但不一定咬人，如果被咬，就有生命危险。此蛇的大小没有一定，最大的不过四五尺，俗称为青条蛇，因其与树枝同样颜色，粗看难以觉察，其尾二三寸，色黑的叫蜗尾，毒性最猛烈，伤人立即有生命危险。

五、蚖毒候(5)

［原文］ 此是诸毒蛇,夏日毒盛不泄,皆啮草木,及吐毒著草木上,人误犯著此者。其毒如被蛇螫不殊,但疮肿上有物如虫蛇眼状,以此别之,名为蚖毒。

［语译］ 所谓蚖毒,是各种毒蛇,在夏季毒气旺盛之时,不得发泄而咬草木,吐毒汁著其上,人误犯之而中毒,其症状与被蛇咬伤者没有两样,但在疮肿上面,有如虫蛇眼状之物,可以作为鉴别。

杂毒病诸候　凡十四论

［提要］ 本篇论述杂毒,内容有蜂、蝎、蜈蚣、蛭、蚝虫、蠷螋等虫类的螫伤咬伤,以及甘鼠、鱼类等伤害。

一、蜂螫候(1)

［原文］ 蜂类甚多,而方家不具显其名,唯地中大土蜂最有毒,一螫中人,便即倒闷,举体洪肿,诸药治之,皆不能卒止,旧方都无其法,虽然不至①杀人,有禁术[1]封唾亦微效。又有瓠瓠[2]蜂,抑亦其次,余者犹瘥②[3]。

［校勘］
①至:原作"肯",从《圣惠方》卷五十七治蜂螫人诸方改。
②瘥:《圣惠方》作"善"。

［注释］
[1]禁术:即禁咒法。
[2]瓠瓠:即葫芦。
[3]瘥:作"轻"字理解。

［语译］ 蜂的种类很多,有些医生不了解它的名称,但以穴土而居的大土蜂毒性最大,如被它螫伤,就会当即昏倒,全身洪

肿,用各种药物治疗,都不能立即消除其症状,旧方书也没有好的治疗方法,虽然如此,尚不至于发生生命危险。另一种葫芦蜂,毒性要轻些,至于其它的蜂,毒性更轻。

二、蝎螫候(2)

[原文] 此虫五月六月毒最盛,云有八节、九节者弥甚。螫人毒势流行,多至牵引四支皆痛,过一周时始定。

[语译] 蝎子在五六月里,毒力最盛。据说,蝎的尾部有八节或九节的,毒性更大。被蝎螫以后,毒性走窜,往往牵引四肢都疼痛,经过一昼夜后,痛势方始缓解。

三、虿[1]螫候(3)

[原文] 陶隐居[2]云:虿虫方家亦不能的辩正,云是蝘蜓①[3]子,或云是小乌虫,尾有两歧者,然皆恐非也,疑即是蝎,蝎尾歧而曲上。故周诗[4]云:彼都人士,拳发如虿。

[校勘]
①蜓:原作"蜓",从《外台》卷四十虿螫方改。

[注释]
[1]虿(chāi 钗):蝎的古称。
[2]陶隐居:即陶弘景,南朝梁时秣陵人。著有《本草经集注》。
[3]蝘(yán 延)蜓:即守宫,通称壁虎。
[4]周诗:周朝《诗经》。

[语译] 陶隐居说:关于虿虫,方家不能辨别清楚,有的说是蝘蜓子,有的说是小乌虫,其尾有两叉,恐怕都不对,可能就是蝎子,蝎尾刺呈钩状而上曲。所以《诗经》上说:"彼都人士,拳发如虿"。

四、蜈蚣螫候(4)

[原文] 此则百足虫也,虽复有毒,而不甚螫人。人误触之

者,故时有中其毒。

[语译] 蜈蚣一称百足虫,虽然有毒,但不多伤人。人如果误触了它,也能被咬伤而中其毒。

五、蟣蝑[1]著人候(5)

[原文] 江东及岭南无处不有蟣蝑。蟣蝑乃是两种物,蟣者在草里,名为山蟣;在水里,名马蟣。皆长四、五寸许,黑色身滑。人行涉山水,即著人肉,不甚痛而痒,两头皆能嗍[2]人血,血满腹便自脱地,无甚毒害。蝑者,无不背作文理粗涩,多著龟螺壳上。若著人肉,即于肉里生子,乃至十数枚,经日便肿痒隐轸起,久久亦成疮瘘。

[注释]

[1]蟣蝑(qí chú 其除):即蛭类动物,如蚂蟥之类。

[2]嗍(suō 莎):吮吸。

[语译] 在长江下游及岭南一带地方,到处都有蟣蝑。蟣与蝑乃是两种动物。蟣,生在草里的,叫山蟣;生在水里的,叫马蟣。都是四五寸长,身上呈黑色,很光滑。人们在跋山涉水时碰上了它,就会被它吸附在肌肉上面,不甚痛,但有痒感,两头皆能吮吸人血,到血吸饱以后,便自脱落,此虫无甚毒性。蝑的背面,呈粗糙条纹,多叮在龟螺的壳上。假使附着人体肌肉上,就会在肉里生子,多至十数枚,一天以后,便发生瘾疹,痒而且肿。如长期不愈,也可能变成疮瘘。

[按语] 蛭类动物,多数产生在淡水里,但我国南方各省及康藏一带有一种山蛭,生活在草丛中或树上。本文根据生在草里与水里及下文"石蛭"的分类方法,是符合实际的。又,蛭的前后有两个吸盘,文中云"两头皆能嗍人血",亦很正确。

六、石蛭螫人候(6)

[原文] 山中草木及路上、石上,石蛭著人,则穿啮肌皮,行

人肉中,浸淫起疮,灸断其道则愈。凡行山草之中,常以膏[1]和药①涂足胫,则蛭不得著人。

[校勘]

①药:正保本作"盐"。

[注释]

[1]膏:据《千金方》卷二十五,为腊月猪膏。

[语译] 山区里面的草木,以及路上、石上,有一种叫石蛭,著人体后,会伤破肌肤,钻入肌肉中去,逐渐成疮,用灸法截断它的通道,就可以治愈。因此,凡是在山上、草丛里行走的人,应当常用猪脂膏或盐、药等,涂敷足胫,则蛭就不能附着人的肌肤,这是一种预防方法。

七、蚕啮候(7)

[原文] 蚕既是人养之物,性非毒害之虫,然时有啮人者,乃令人增寒壮热,经时不瘥,亦有因此而致毙。斯乃一时之怪异,救解之方愈。

[语译] 蚕是人饲养的昆虫,没有毒性,对人亦无害,但有时也有咬人的,被咬以后,会出现恶寒发热的症状,有的经久不愈,亦有因此而发生生命危险的。这乃是个别现象,及时治疗,可以治愈。

[按语] 蚕咬人致病,甚至危及生命,殊属少见。咬人之蚕,恐不是一般的家蚕。

八、甘鼠啮候(8)

[原文] 此即鼷鼠[1]也。形小而口尖,多食伤牛马,不甚痛。云其口甜,故名甘鼠,时有啮人者。

[注释]

[1]鼷(xī奚)鼠:鼠类最小的一种。

[语译] 甘鼠即是鼷鼠,形小而嘴尖。每咬伤牛、马,而不

甚痛。据说其口甜,所以称甘鼠,这种小鼠有时也会咬人。

九、诸鱼伤人候(9)

[原文] 鱼类甚多,其鲔鮍[1]、鯸鲐[2]之徒[3],髻[4]骨芒刺有毒,伤人则肿痛。

[注释]

[1]鲔鮍(fù pi 甫毗):俗称锅盖鱼。

[2]鯸鲐:即河豚。

[3]徒:作"辈"、"类"字解。

[4]髻(qí 祁):这里指鱼类的胸、背、腹等鳍。

[语译] 从略。

十、恶虬[1]啮候(10)

[原文] 恶虬,一名满[2],大如毒蜱[3],似蝗无尾,前有两角[4]。触后则傍后,触前则却行。生于树皮内,及屋壁间,又喜在纸书内。圆似榆荚,其色赤黑,背横理。二月生,十月蛰。螫人唯以三时,五月、六月、七月尤毒。初如疱状,中央紫黑,大如粟粒,四傍微肿,焮焮色赤,或有青色者,痒喜搔之。若饮酒房室,近不过八、九日,远不过十余日,烂溃为脓汁,亦杀人。

[注释]

[1]恶虬(fēng 风):昆虫名。

[2]满:即"螨"。蛛形动物,体小,种类很多,有的寄生人畜上,吸血传染疾病,此处可能是疥螨。

[3]蜱:与螨相似的小虫。

[4]两角:螨类昆虫体的前端有口器和假头基部组成的假头,状如两角。

[语译] 恶虬一名满,大如毒蜱,似蝗虫而无尾,前有两角。用物触其后面,则向后靠;触其前面,则退却后行。多寄生在树

皮里,屋壁间及纸书里面。形状圆似榆荚,色红黑,背有横纹。二月起生长,十月起蛰伏。咬人多在三时,即夏秋季,五、六、七三个月,其毒最甚。被咬以后,皮肤起泡,当中呈紫黑色,大如粟粒,四边微肿,焮热发红,或青色,有瘙痒感。如饮酒或房事,近不过八九天,远不过十余天,就会引起化脓溃烂,甚至有生命危险。

十一、狐①尿刺候(11)

[原文] 云是野狐尿棘刺头[1],有人犯之者,则多中于人手指足指,肿痛焮热。有端居[2]不出而着此毒者,则不必是狐尿刺也,盖恶毒气耳,故方亦云,恶刺毒者也。

[校勘]
①狐:原作"蚖",从鄂本改。

[注释]
[1]棘(jí级)刺头:是指棘刺树上的刺头。"棘",指多刺的灌木。

[2]端居:正常居住,犹言好好居住在家里。"端",正也。

[语译] 狐尿刺,说是野狐尿在棘刺树的刺头上,有人不慎,被狐尿刺刺破了手指或足趾,就会发生红、肿、热、痛的症状。有时端居在家里,并不外出,亦患此者,则不一定是狐尿刺,而是恶毒之气,所以方书亦称为恶刺毒。

十二、蚝虫螫候(12)

[原文] 此则树上蚝①虫耳,以其毛刺能螫人,故名蚝虫。此毒盖轻,不至深毙,然亦甚痛,螫处作轸起者是也。

[校勘]
①蚝:原作"毛",从汪本改。

[语译] 树上蚝虫,因其毛刺能螫人,所以名为蚝虫。此虫毒性较轻,不至有生命危险,但是也很痛,被螫处有疹子隆起,这

就是蚝虫螫候。

十三、蠼螋尿候(13)

[原文] 蠼螋虫云能尿人影,即令所尿之处,惨痛如芒刺,亦如蚝虫所螫,然后起细痦瘰,作聚如茱萸子状。其痦瘰遍赤,中央有白脓如粟粒,亦令人皮肉拘急,恶寒壮热,极者连起,多着腰胁及胸,若绕腰匝遍者重也。

[语译] 蠼螋虫旧说能射人影,其实是虫的尾端带有毒液,能螫人,被螫之处,就会发生针刺样疼痛,如被蚝虫所螫那样,在被螫处出现小疹子,聚作茱萸子状。其疹色红,中央有脓头,如粟粒,亦使人皮肉紧张拘急,恶寒发热,较严重的患处连成一片,多着在腰胁及胸部,若是围绕腰部一周连着发生的,就更为严重。

[按语] 本候论述蠼螋尿证,文中谓蠼螋"能尿人影,即令所尿之处……"其说不确,实际是蠼螋尾须中有毒液能伤人,着人皮肤,能发生中毒反应,与蚝虫所螫类似而较严重。

十四、入井冢墓毒气候(14)

[原文] 凡古井冢[1]及深坑阱[2]中,多有毒气,不可辄入,五月、六月间最甚,以其郁气盛故也。若事辄必须入者,先下鸡、鸭毛试之,若毛旋转不下,即是有毒,便不可入。

[注释]
[1]井冢(zhǒng 肿):有洞口可入的坟墓。
[2]阱(jǐng 井):陷阱,义同深坑。

[语译] 凡是古井古冢及深坑阱中,每有毒气,不可随便进入,五、六月间,毒气更重,这是郁气太盛的缘故。如因事必须进入的,可先用鸡毛或鸭毛试验一下,如毛旋转不向下沉的,即证明有毒,不能下去,以免中毒。

金疮病诸候　凡二十三论

[提要]　本篇是论述金疮诸病,内容有金刃所伤、毒箭所伤等。在疮伤候中,分别论述出血不止、内漏、肠出、肠断以及中风痉候等。在金疮后的变证中,有筋急相引痛不得屈伸、伤筋断骨、金刃入肉及骨不出、惊肿、成痈肿候等。因为金疮损伤血气,亦见许多并发症,如惊悸、烦、渴、咳以及着风、着风肿候等。其中,对金创的所伤部位,缝合包扎,预后判断以及创伤出血过多宜调补等等,尤为重视,亦是本篇的重点。

一、金疮[1]初伤候(1)

[原文]　夫被金刃所伤,其疮多有变动。若按疮边干急,肌肉不生,青黄汁出;疮边寒清,肉消臭败,前出赤血,后出黑血,如熟烂者①,及血出不止,白汁随出,如是者多凶。若中络脉[2],髀内阴股,天聪②[3]、眉角[4],横断腓肠,乳上、乳下③及与鸠尾[5],攒毛[6]小腹,尿从疮出,气如贲豚,及脑出诸疮,如是者多凶少愈。

诊金疮,血出太多,其脉虚细者生,数实大者死,沉④小者生,浮大者死,所伤在阳处[7]者,去血四五斗,脉微缓而迟者生,急疾者死。

[校勘]
①者:原作"骨",从《医心方》卷十八第五改。
②天聪:《医心方》作"天窗"。
③乳下:原无,从《医心方》补。
④沉:原无,从《圣惠方》卷六十八金疮论补。

[注释]
[1]金疮:指金属器械如刀剑等所造成的创伤。
[2]络脉:这里指血管。

[3]天聪:经外穴名。位于头正中线,入前发际3寸处。

[4]眉角:指眉梢,太阳穴附近。

[5]鸠尾:经穴名。位于胸骨剑突下0.5寸处。

[6]攒毛:即阴毛。"攒",聚集之意。

[7]阳处:阳分部位。

[语译]　凡被刀、枪、剑、戟等金属器械创伤之后,其疮口每有变动。如伤口四边干燥紧缩,肌肉呈枯萎状态,流出青黄色的液体;或疮口周围冷而不温,肌肉萎缩,而疮面腐臭,先流赤血,继流黑血,像烂熟者;或出血不止,并随着流出白色的液体等,这些变化,皆是凶多吉少的现象。如其创伤络脉,伤在大腿阴股,或天聪、眉角穴位,或腓肠部分被截断,或伤在两乳上下,或伤在鸠尾部分,或因少腹部创伤过深,尿从伤口流出,此时病人感觉气向上冲,像奔豚病一样;或因脑部创伤,使头破脑出等,所有这些,都属凶险证候,很少能治愈者。

诊察创伤,如出血太多,脉呈虚细的,预后较好,如脉象实大而数,预后多不良。或沉小者,预后亦佳,浮大者,预后不良。此外,如伤在阳分部位,而出血过多的,其脉象微缓而迟者则生,急疾者则死。

[按语]　本候相当于金创的总论,对创伤的部位,伤口的变化,以及创伤的预后等都加以论述。其中指出,凡是伤在头部、背部、胸前少腹等重要部位,或者创伤较大的血管,都属严重病例;若伤口感染严重,腐臭流脓,肌肉萎缩等,亦属凶候;若创伤后出血过多,或伤于头部,脑浆流出,都属危候。此外,创伤出血多,脉反见实大而数,或浮大急疾的,都是失血太多,或脉证不符的表现,预后较差;若脉虚弱细小,或微缓的,是脉证相符,预后较好。这些资料,都是实践经验的总结,值得重视。

二、金疮血不止候(2)

[原文]　金疮血出不断,其脉大而止者,三七日死。金疮血

出不可止,前赤后黑,或黄或白,肌肉腐臭,寒冷鞕急者,其疮难愈亦死。

[语译] 金疮流血不止,其脉大而有歇止者,预后不良,三七日死。如金疮流血不可止,先红后黑,或者流出黄汁、白汁,肌肉腐臭,伤口寒冷坚硬者难愈,亦可能致死。

三、金疮内漏候(3)

[原文] 凡金疮通内,血多内漏,若腹胀满,两胁胀,不能食者死。瘀血在内,腹胀,脉牢大者生,沉细者死。

[语译] 金刃创伤通破内腔,如胸、腹腔等,血液多向内漏,如其见腹部胀满,两胁下胀而不能食者,预后不良。如瘀血在里,腹胀,脉象坚实而大,是正气尚存,可以挽救;如脉沉而细者,是正气已衰,多属不治。

四、毒箭所伤候(4)

[原文] 夫被弓弩所伤,若箭镞[1]有茵药,入人皮脉,令人短气,须臾命绝。口噤唇干,血为断绝,腹满不言,其人如醉,未死之间,为不可治。若荣卫有①瘀血,应时[2]出,疮边温热,口开能言,其人乃活。

毒箭有三种:岭南夷俚用焦铜作箭镞,次岭北诸处,以诸蛇虫毒螫物汁②,着管中,渍箭镞,此二种才伤皮,便洪肿沸烂而死。唯射猪、犬,虽困得活,以其啖粪故也。人若中之,便即食粪,或饮粪汁,并涂疮即愈;不尔,须臾不可复救。茵箭着宽处[3]者,虽困渐治不必死;若近胸、腹③,便宜速治,小缓毒入内,则不可救。

[校勘]
①有:原作"青",从《圣惠方》卷六十八治毒箭所伤诸方改。
②以诸蛇虫毒螫物汁:原作"以蛇虫毒螫物汁",从《医心方》卷十八第十四改。

③腹：原作"肠"，从《圣惠方》改。

[注释]

[1]箭镞(cù 促)：即箭头。

[2]应时：随时；即刻。

[3]宽处：指不重要的部位。

[语译] 凡被弓弩射伤，如箭头上有莴药毒者，其毒气侵入人的皮肤血脉，就能使人呼吸短促，很快死亡。中毒后的症状是，口噤唇干，血脉不能流通，腹部胀满，不能言语，神志昏沉如醉，虽然还未至死，但已不可救治。若荣卫有瘀血，能及时排出，疮口周围温暖，口开能言的，可以救活。

毒箭有三种：一种是岭南地区用焦铜作箭镞；另一种在岭北一些地方，用各种毒蛇毒虫等物的毒汁，盛在管中，浸渍箭镞。这两种毒性极为猛烈，如一经射伤皮肤，便发生肿胀溃烂而死亡。但是射在猪、狗身上，症状虽然很重，然而不致死亡，因为猪、狗吃粪，而粪便能解毒。人若中毒箭，即食粪或饮粪汁，并用以涂疮口，可以治愈；不然，须臾时间就不可救治。至于莴箭，射着人体不重要的部位，症状虽然严重，即使不及时治疗，也不一定会死亡；若是伤在胸、腹等重要部位，必须及时救治，稍迟则毒气内攻，就不可挽救。

五、金疮肠出候(5)

[原文] 此谓为矛、箭所伤，若中于腹则气激，气激则肠随疮孔出也。

[语译] 金疮肠出，是腹部被矛或箭刺伤所致。因为刺伤腹部，则腹内之气激动，气被激动，肠就能从伤口挤出。

六、金疮肠断候(6)

[原文] 夫金疮肠断者，视病深浅，各有死生。肠一头见者，不可连也。若腹痛短气，不得饮食者，大肠一日半死，小肠三

日死。肠两头见者,可速续之。先以针缕如法,连续断肠,便取鸡血涂其际,勿令气泄,即推内之。肠但出不断者,当作大麦粥,取其汁持洗肠,以水渍内之,当作研米粥饮之。二十余日,稍作强糜[1]食之,百日后乃可进饭①耳,饱食者,令人肠痛决漏[2],常服钱屑散。

若肠腹删[3]从疮出,有死者,有生者,但视病取之,各有吉凶。删出如手,其下牢核,烦满短气,发作有时,不过三日必死。删下不留,安定不烦,喘息如故,但疮痛者,当以生丝缕系绝其血脉,当令一宿,乃可截之,勿闭其口,膏稍导之。

[校勘]

①饭:原作"饮",从《医心方》卷十八第六改。

[注释]

[1]强糜(mí 迷):浓稠的粥。

[2]决漏:决口渗漏,这里指肠段裂开,肠内容物漏出。

[3]删(shān 山):脂肪。

[语译]　因金刃创伤而致肠断者,伤势有轻有重,预后亦有好有坏。如伤口处只露出断肠的一头,那就无法缝合。若见腹痛不能忍,短气不能食,预后不好,伤在大肠的一日半死,伤在小肠的三日死。如伤口处断肠的两头都露出来的,可以迅速缝合。按照外科缝合手法,用针线将断肠缝合起来,在缝合处,涂以鸡血,勿使泄气,然后送进腹腔。如仅是肠出而不断的,可用大麦粥,取其稀汤洗肠,洗后再浸以清水,即送进腹腔。此时,只可进食碎米煮的稀粥,二十天后,才能吃浓稠的粥,待百天以后才可以进食干饭。假如吃得过饱,则使人肠痛,甚则决漏。

如肠或腹部的脂肪从伤口脱出,亦有死有生,但应视病情之轻重,治疗之恰当与否,以决定预后的吉凶。如其脂肪脱出如手掌大,其联系部分有硬块,病人出现心烦腹满、呼吸气短,发作有时的,不过三天,就会死亡。如脂肪下无硬块,病人神安不烦,呼吸正常,仅觉伤口疼痛的,当以生丝线紧扎血管,过一宿后,可以截断,但伤口不可急于缝合,并以药膏稍作引流。

　　[按语]　本候论述腹部金疮,以致肠段脱出体外,运用复位缝合等手术,虽然是粗糙的,还存在消毒、无菌等问题。但是,在当时的历史条件下,有此成就,确属难能可贵,这能反映当时的外科技术水平。

七、金疮筋急相引痛不得屈伸候(7)

　　[原文]　夫金疮愈已后,肌肉充满,不得屈伸者,此由伤绝经筋,荣卫不得循行也。其疮虽愈,筋急不得屈伸也。

　　[语译]　有的金疮已经愈合,肌肉生长也较丰满,但受伤部位不能随意屈伸,这是由于伤断经筋,荣卫不能循经运行的缘故。因此,金疮虽愈,而筋脉拘急,不能屈伸。

八、金疮伤筋断骨候(8)

　　[原文]　夫金疮始伤之时,半伤其筋,荣卫不通,其疮虽愈合后,仍令痹不仁也。若被疮截断诸解身躯,肘中及腕、膝、髀,若踝际,亦可连续,须急及热疗之①,其血气未寒,碎骨便更缝连,其愈后直不屈伸,若碎骨不去,令人痛烦,脓血不绝,不绝者,不得安。诸中伤人神②,十死一生。

　　[校勘]
　　①疗之:原无,从《圣惠方》卷六十八治金疮伤筋断骨诸方补。
　　②神:《圣惠方》作"脏"。

　　[语译]　金刃创伤之时,筋脉受到损伤而未完全断绝者,受伤处荣卫不通,所以在伤口愈合之后,仍有麻痹不仁的感觉。假使被金刃截断身体的关节部分,如肘、腕、膝、髀或踝关节等,皆可以通过适当的接骨法而恢复原状,但是必须及早趁热治疗,在血气未寒时,碎骨易于粘连,假如治疗不当,关节复位不全,亦有关节强直,不能屈伸的。如其金疮碎骨不去,会使人疼痛而烦,

脓血不尽,脓血排不尽,金疮就不好。

[按语] 文中"诸中伤人神"的"神",是否如卷三十二、三十三所谓人年××,神皆在额在䯏之类,见血者死。其理难明,存以待考。

九、箭镞金刃入肉及骨不出候(9)

[原文] 箭镞金刃中骨,骨破碎者,须令箭镞出,仍应除碎骨尽,乃傅药,不尔,疮永不合,纵合常疼痛。若更犯触损伤,便惊血沸溃①有死者。

[校勘]

①溃:原作"渍",从《医心方》卷十八第十六改。

[语译] 凡是箭镞金刃伤骨,以致骨头破碎者,急需将箭头取出,同时把碎骨去尽,然后在疮口上敷药。不然伤口很难愈合,即使愈合,亦会经常疼痛。如其再犯触损伤之处,便能惊动血脉,使血液如沸如溃的溢出,甚至有生命危险。

十、金疮中风痉候(10)

[原文] 夫金疮痉①者,此由血脉虚竭,饮食未复,未满月日,荣卫伤穿②,风气得入③,五脏受寒则痉。其状,口急背直,摇头马鸣,腰为反折,须臾十④发,气息如绝,汗出如雨,不及时救者皆死。

凡金疮卒无汗者,中风也;疮⑤边自出黄汁者,中水也。并欲作痉,急治之。又痛不在疮处者,伤经络亦死。

[校勘]

①痉:此前《圣惠方》卷六十八治金疮中风痉诸方有"风"字。

②穿:《圣惠方》作"损"。

③得入:此后本书卷四十三产后中风痉候有"五脏"二字。《圣惠方》同。

④十:原作"大",从本书卷四十三产后中风痉候改。

⑤疮:原无,从《圣惠方》补。

[语译] 因金疮而发生痓病者,是由于创伤以后,血脉虚竭,饮食尚未恢复正常,在没有多长时间之内,荣卫伤穿,风邪因而侵入,五脏受寒所致。其状常见牙关紧急,项背强直,摇头呼叫,腰部如弓反张,发作频繁,呼吸似乎停止,汗出如雨,如不及时抢救,每至死亡。

凡是金疮猝然无汗者,是中风征象;疮边有黄色脂水流出者,是为中水。这些都能发作痓病,宜急治之。另外,疼痛不在疮伤的局部,是伤了经络,也可能导致死亡。

[按语] 本候论述金创破伤风的成因,症状及其预后。虽然当时还没有"破伤风"这一病名,但从内容来看,是完全符合的。再联系到妇人产后中风痓候及小儿中风痓候,可以了解,当时已经认识到此病可发生于外伤、妇人产后及初生婴儿,在婴儿方面,还特别提到"脐疮未合"的问题,这种观察是很细致的,亦是很正确的。

十一、金疮惊肿①候(11)

[原文] 夫金疮愈闭后,忽惊肿,动起糜沸[1]跳手,大者如盂,小者如杯,名为盗血。此由肌未定,里不满,因作劳起早,故令盗血涌出。在人皮中,不肯自消,亦不成脓,反牢核,又有加血;加血者,盗血之满也。其血凝深,不可妄破,破之者盗血前出,不可禁止,加血追之出,即满疮中,便留止,令人短气,须臾命绝。

[校勘]
①肿:原作"痓",从本书目录改。元本亦同。

[注释]
[1]糜沸:像锅里的热粥沸腾。

[语译] 金疮愈合以后,伤处忽然受震动肿起,病人自觉在肿的部位,有跳动感,用手抚之,好像米粥在锅里沸腾一样,跳动

应手。其范围不等,大的像盂,小的像杯,这就称为盗血。引起盗血的原因,是由于伤处肌肉尚未复原,劳动过早,以致伤口的深处出血。此种出血,留在皮肉中,既不能自消,也不会化脓,反而肿起坚硬,如皮肉里面继续出血,肿块加大,称为加血。因为这种出血凝蓄于深部,不可妄予刺破,刺破则盗血从外出,不可制止,加血随之而出,充满其处,在疮中停留,可使病人呼吸短促,很快导致死亡。

[按语] 金疮惊肿是金疮愈合以后,突然伤处肿起,大者如盂,小者如杯,似乎是血肿。所谓"盗血"和"加血",可能是指局部的内出血。文中指出不可妄破,破之出血不能禁止,可能造成不良后果,这是值得临床注意的。

十二、金疮因交接血惊出候(12)

[原文] 夫金疮多伤经络,去血损气,其疮未瘥,则血气尚虚,若因而房室,致情意感动,阴阳发泄,惊触于疮,故血汁重出。

[语译] 金刃创伤,大多伤及经络,耗气损血,在其疮口尚未愈合之时,血气还未复原,此时如果进行房事,则因情性的冲动,阴阳之气发泄,惊及创伤,可使伤口重新出血。

十三、金疮惊悸候(13)

[原文] 金疮失血多者必惊悸,以其损于心故也。心主血,血虚则心守不安,心守不安,则喜惊悸。悸者,心动也。

[语译] 金疮出血多的,就会发生惊慌心跳,因为金疮损伤于心所致。心主血,血虚则心神不安,心神不安,所以发生惊悸。悸,就是心脏过于跳动。

十四、金疮烦候(14)

[原文] 金疮损伤血气,经络空虚则生热,热则烦痛不安也。

［语译］ 金疮损伤血气,血气亏损则经络空虚,血虚则生热,热气上熏,则金疮兼见烦痛不安之证。

十五、金疮咳候(15)

［原文］ 金疮伤血损气,气者肺之所主,风邪中于肺,故咳也。

［语译］ 金疮损伤血气,气为肺之所主,气虚肺弱,为风邪所中,便会并发咳嗽。

十六、金疮渴候(16)

［原文］ 夫金疮失血,则经络空竭,津液不足,肾脏虚燥,故渴也。

［语译］ 金疮出血,血去则经络空竭,津液因而不足,引起肾脏虚燥,所以金疮并见口渴。

十七、金疮虫出候(17)

［原文］ 夫金疮久不瘥,及裹缚不如法,疮内败坏,故生虫也。

［语译］ 金疮久久不愈,加之包扎不注意卫生清洁,因致疮口腐败,所以发生蛆虫。

十八、金疮着风候(18)

［原文］ 夫金疮干无汁,亦不大肿者,中风也。寒气得大深者,至藏便发作痓,多凶少愈。中水者则肿,多汁或成脓。

［语译］ 金疮有几种变证,如疮口干燥无脂水,也不十分肿的,是感受风邪。如受寒太重太深,影响五脏的,就会发生痓病,这样就凶多吉少。如感受水湿的,伤口多浮肿,而且经常流出脂水,或者化脓。

十九、金疮着风肿候(19)

[原文] 此由疮着于风,风气相搏,故肿也。

[语译] 金疮生肿者,这是由于疮口感受风邪,风邪与气相搏,影响血脉的循行,所以生肿。这种证候,称为金疮着风肿。

二十、金疮成痈肿候(20)

[原文] 夫金疮冬月之时,衣厚絮温,故裹[1]欲薄;夏月之时,衣单日凉[2],故裹欲厚。重寒伤荣,重热伤卫;筋劳结急,肉劳惊肿,骨劳折①沸[3],难可屈伸,血脉劳者,变化作脓,荣卫不通,留结成痈。

凡始缝其疮,各有纵横;鸡舌隔角,横不相当[4];缝亦有法,当次阴阳;上下逆顺,急缓相望[5];阳者附阴,阴者附阳;腠理皮脉,复令复常。但亦不晓,略作一行;阴阳闭塞,不必作脓;荣卫不通,留为痈。昼夜不卧,语言不同;碎骨不去,其人必凶。鸡舌隔角,房不相当;头毛解脱,忘失故常;疮不再缝,膏不再浆。

[校勘]
①折:正保本作"者"。

[注释]
[1]故裹:即包扎。
[2]衣单日凉:即衣服单薄,日暮夜凉的意思。
[3]折沸:骨折溃坏。"沸"通"溃"。
[4]鸡舌隔角,横不相当:这是对创口缝合提出的要求,作连续缝合,或8字缝合。
[5]急缓相望:缝合时松紧适当。"望",即适当的意思。

[语译] 金刃创伤的包扎,应根据不同季节而分别处理。如冬季天寒,衣厚絮温,疮口的包扎就要薄一些;夏天衣着单薄,疮口的包扎可适当厚一些。因为过寒则伤荣,过热则伤卫,创伤可以引起变化。如筋伤则拘急,肉伤则惊肿,骨创则折断溃坏,

难以屈伸,血脉伤则变化成脓,荣卫因而不通,可以留结成为痈肿。

创伤初起,缝合疮口,各有交错,要求鸡舌隔角,横不相当;缝合的方法,要求层次浅深,分上、下,别逆顺,松紧适当;针角要整齐相望,使皮肤肌肉和筋脉,都能恢复到原来正常的位置。有人不晓得这个方法,粗枝大叶的把疮口缝合一下,以致阴阳闭塞,虽不一定化脓,亦可由荣卫不通,留结而为痈肿。严重的,可以使人昼夜不得安卧,语言失常,有的碎骨留在里面,这是凶险的症候。鸡舌隔角,房不相当,毛发脱落,神志失常,在这种情况下,疮口不可再缝,膏药又不能再敷,事情就较难办。

[按语] 本候论述金疮的包扎缝合,对如何做手术,说得十分清楚,同时亦指出,做错手术以后,能遗留不良后果等。这些内容,就现代医学来讲,亦是外科医生的基本功。在公元六一〇年的著作里,已经讲得这样详细,这是很可贵的。

又,此候文字押韵,是歌诀体裁,可能为课徒心得,便于诵记者。

二十一、金疮中风水候(21)

[原文] 夫金疮裹缚不密,为风水气所中,则疼痛不止,而肿痛,内生青黄汁。

[语译] 金疮包扎不严密,被风水之气所侵入,就会引起创口疼痛不止,痛而且肿,流出青黄色的液体,这种证候,称为金疮中风水。

二十二、金疮下血虚竭候(22)

[原文] 金刃中于经络者,下血必多,腑脏空虚,津液竭少,无血气荣养,故须补之。

[语译] 金刃伤于血络者,出血必多,出血多则腑脏空虚,津液因而竭少,身体得不到血气的荣养,因此,必须及时给予

调补。

二十三、金疮久不瘥候(23)

[原文]　夫金疮有久不瘥者,脓汁不绝,肌肉不生者,其疮内有破骨断筋,伏血[1]腐肉,缺刃[2]竹刺,久而不出,令疮不愈,喜出青汁,当破出之,疮则愈。

[注释]

[1]伏血:当指瘀血。

[2]缺刃:指金刃的断片留在疮伤处者。

[语译]　金疮有经久不愈者,脓汁不尽,新肉不长,其原因大都是在伤口里面有异物,如碎骨、断筋、瘀血、烂肉、断刃或竹刺等,久而不出,所以金疮亦长期不愈,常常流出青色的脂水。应当再切开创口,把里面的残留物取出,加以消毒清疮,疮口就会痊愈。

腕伤病诸候　凡九论

[提要]　本篇论述腕伤诸病,其内容包括扭伤、挫伤、跌打损伤以及竹木刺伤等。文中对脑外伤引起的症状,外伤所致的瘀血症、压伤、跌伤等引起的内出血,以及疮后感染,发生中风痉、中风肿、中风水等,是为重点。

又,各候排列次序,依腕伤病情作了调整。

一、腕[1]折破骨伤筋候(2)

[原文]　凡人伤折之法,即夜盗汗者,此髓断也,七日死;不汗者不死。

[注释]

[1]腕(wān 剜):亦作"捥"。扭伤、挫伤的意思。

[语译]　凡人被折伤的一般见证,如其夜间见盗汗者,这是

骨髓已经伤断,预后不良;若没有盗汗的,预后较好。

二、腕伤初系缚候(5)

［原文］ 夫腕伤重者,为断皮肉、骨髓,伤筋脉。皆是卒然致损,故血气隔绝,不能周荣,所以须善系缚,按摩导引,令其血气复也。

［语译］ 扭伤掫伤重者,为损断皮肉、骨髓,以及筋脉。这都是突然受到的外伤,以致气血不通,运行发生障碍。因此,必须及时进行包扎、固定或挂起,同时使用按摩导引方法,促进血气的运行,使其恢复正常。

［按语］ 本候说明扭伤掫伤,是由于气血运行的突然受阻,要求及时进行包扎、固定或挂起,使伤势得到稳定。还指出同时进行按摩导引,动静结合,促进血液循环,这完全符合骨科的要求。在当时的历史条件下,已有这样的成就,是能反映骨伤科的学术水平的。

三、腕折中风痉候(7)

［原文］ 夫腕折伤皮肉作疮者,慎不可当风及自扇,若风入疮内,犯诸经络,即致痉。痉者,脊背强直,口噤不能言也。

［语译］ 扭伤掫伤后在皮肉有疮伤,此时慎不可当风,或用扇取风,如其风邪侵入疮内,内犯经络,就会发生痉病。痉病见症为背脊强直,牙关紧闭,舌蹇不能言语等。

四、腕折中风肿候(8)

［原文］ 此为风入疮内,而不入经络,其搏于气,故但肿也。
［语译］ 从略。
［按语］ 本候是风邪侵入疮内所致,但风邪不入经络,仅搏于气,所以但肿而不发痉。于此可知,对伤口的消毒护理,十分重要,可以避免许多变证。

五、被打头破脑出候(1)

[原文]　夫被打陷骨伤脑,头眩不举,戴眼直视,口不能语,咽中沸声如㹠子[1]喘,口急,手为妄取[2],一日不死,三日小愈。

[注释]

[1]㹠(tún 屯)子:即猪子。"㹠"同"豚"。

[2]妄取:义同"撮空",是形容患者在意识模糊时,两手伸向空间,似乎要取东西之状。这是风动之象。

[语译]　打破头骨以致伤脑,见头眩不能抬举,眼向上视,或两眼直视,口不能语,喉咙里有沸声,好象猪子在喘息一样,牙关紧急,时而两手撮空妄取等症,这是极端危险的证候。但如经过一天不死,三天稍见好转的,可能不致于死亡。

六、压迮[1]坠堕内损候(4)

[原文]　此为人卒被重物压迮,或从高坠下,致吐下血,此伤五内[2]故也。

[注释]

[1]压迮(zé 责):义同压挤。"迮",指逼迫。

[2]五内:在此指内脏。

[语译]　压迮坠堕内损,是指其人突然被重物压挤,或者从高处坠下,以致发生吐血或下血,这是损伤内脏的缘故。

七、卒被损瘀血候※(3)

[原文]　夫有瘀血者,其人喜忘,不欲闻物声。病人胸满唇萎,舌青口燥,但欲漱水不欲咽。无寒①热,脉微大来迟。腹不满,其人言我腹满,为有瘀血。汗当出不出,内结亦为瘀。病人胸满口干,髀痛,渴无寒热,为有瘀血。腹满,口燥不渴,唾如浆状,此有留血尔。

从高顿仆,内有血,腹胀满,其脉牢强者生,小弱者死。得答掠[1]内有结血,脉实大者生,虚小者死。

[校勘]

①寒:原无,从《金匮要略》第十六补。

[注释]

[1]笞(chì 痴)掠:用竹板子鞭打。是古时一种杖刑。

[语译] 因外被损伤而内有瘀血者,其人记忆力减退,怕听到器物击动的声响,胸部满闷,唇口萎而无华,舌色青紫,口中干燥,但只想漱口,不欲下咽。无寒热,脉象微大而来迟。从外表看,病人腹部并不胀满,可是病人却感觉胀满,这是瘀血的象征。又应该有汗,反而汗不出,其邪内结,也可以有瘀血。病人自觉胸满口干,肩背痛,口渴,没有寒热,亦是内有瘀血。又如腹满,口燥不渴,唾沫粘如浆状,这亦是内有瘀血。

如从高处突然坠下,引起内出血,留瘀而使腹部胀满者,其脉象坚实有力,为正气未衰,预后较好;如小而且弱者,正气已经虚竭,预后不良。如因受竹板拷打,内有瘀血者,同样是脉象大者生,虚小者危险。

[按语] 本候论述瘀血见症,如舌青善忘,口干不欲饮,病人自诉腹满等,皆是临床上所常见的。瘀血在上半身者,多见胸满,在下半身者,多见腹满。又文中论及"无寒热"三字,提出与邪热所致的口渴、口干、口燥相鉴别,瘀血证的口干、口燥,不仅无寒热,且有"但欲漱水,不欲咽"的特点。但须注意,瘀血证往往下午有低热,手足心灼热之证。

八、被损久瘀血候(6)

[原文] 此为被损伤,仍为风冷搏,故令血瘀结在内,久不瘥也。

[语译] 被损伤后有瘀血久留不消者,这是受伤以后,又被风冷之邪所侵,风冷搏结于血,所以瘀血内结,久久不愈。

九、刺伤中风水候(9)

[原文] 此为竹木所刺伤,其疮中风水者,则肿痛,乃至成脓。

[语译] 刺伤中风水,是指被竹、木所刺伤以后,创口感受了风邪水湿,引起局部肿痛,有的甚至化脓。

卷三十七

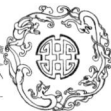

妇人杂病诸候一　凡三十二论

[提要]　本篇论述妇人杂病诸候,包括卷三十七、三十八、三十九和四十,共四卷。其内容主要有:①内科病之常见于妇科者,虽然大部分病候已散见于以前各卷,但根据妇女的生理特点,因此本篇有重点地进行复述。②月经病,有月水不调、月水不利、月水不断、痛经、闭经等。③带下病,有青、黄、赤、白、黑五种带下,以及由带下导致月经病变诸候。④漏下、崩中及其五色俱下候。以上三类,是妇人杂病诸候中的重点,在论述中,着重提出冲、任脉和心、小肠经,与经、带、崩、漏的关系,对后世妇科学的发展,有着深远的影响。⑤癥瘕积聚,在论述病源中,强调与胎产月经有关。⑥无子候,详论月经、带下、子脏虚冷和结积等与无子的关系。⑦前阴及乳房诸病,有阴肿、阴痛、阴挺出下脱和乳肿、乳痈及发乳后诸症,大多属于常见病和多发病。

一、风虚劳冷候(1)

[原文]　风虚劳冷者,是人体虚劳,而受于冷也。夫人将摄顺理,则血气调和,风寒暑湿,不能为害。若劳伤血气,便致虚损,则风冷乘虚而干之,或客于经络,或入于腹内。其经络得风冷,则气血冷涩①,不能自温于肌肤也。腹内得风冷,则脾胃弱②,不消饮食也。随其所伤而变成病,若大肠虚者,则变下利;若风冷入于子脏[1],则令脏冷,致使无儿;若搏于血,则血涩壅,

亦令经水不利,断绝不通。

[校勘]

①冷涩:《圣惠方》卷七十治妇人风虚劳冷诸方作"涩滞"。

②弱:此前《圣惠方》有"气"字。

[注释]

[1]子脏:即子宫。

[语译]　风虚劳冷之病,是指人体虚劳,又感受风冷之邪。凡是注意摄养顺理的人,则血气调和,正气充足,风寒暑湿之邪,不能侵害人体。如其劳伤过度,血气受损,风冷之邪就会乘虚侵袭,或者侵袭经络,或者深入内脏。若经络受到风冷之邪,则气血凝滞不行,不能温养皮肤、肌肉。若风冷之邪侵入内脏,伤及脾胃,则脾胃虚弱,不能消化饮食。总之,随着风冷邪气所损伤的部位不同,可出现各种病变,例如大肠虚弱者,风冷之邪侵袭,则可能变成下利;如风冷之邪侵入子宫,就会使子宫寒冷,形成不孕证;如风冷之邪搏结血分,则使血行凝滞不行,引起月经不调,甚至经闭不通。

[按语]　本候论述风虚劳冷证,强调"人体虚劳",因劳而受风冷,即虚劳是致病的根据,风与冷是发病的条件,风冷通过肌体之虚而发病。何处最虚,风冷就在何处发病,如侵犯子宫,可以成为宫寒不孕;搏于经血,可以成为月经不调,甚至产生血瘕性的闭经等等。风冷在妇产科方面,是一个重要的发病因素,特别是经期和产后,更要注意防止风冷的侵袭。本书在妇人杂病第一候就提出虚劳与风冷这个问题,是有其实践意义的。

二、风邪惊悸①候(2)

[原文]　风邪惊悸者,是为②乘于心故也。心藏神,为诸脏之主。若血气调和,则心神安定。若虚损,则心神虚弱,致风邪乘虚干之,故惊而悸动不定也。其惊悸不止,则变恍惚而忧惧。

[校勘]

①风邪惊悸:《圣惠方》卷六十九作"血风心神惊悸"。

②为:《圣惠方》作"风"。

[语译]　风邪惊悸证候,是由于风邪侵犯心脏所致。心主藏神,为诸脏之主宰。如血气调和,则心有所养,心神安定。如其血气虚损,则心失所养,心神虚弱,以致风邪得以乘虚侵袭,而出现惊惕不安、心悸不定的病症。如惊悸不止,则出现神志恍惚、忧愁恐惧等病症。

[按语]　本候论述妇人风惊悸证,指出妇人血虚风乘。可以发为惊悸恍惚等病。这些病证,虽非妇人所特有,但血虚不能养心,心神虚弱,在妇人是有其特殊意义的。至于"风邪",不能仅作外感风邪理解,应包括情志刺激等。本书卷一有风惊候、风惊邪候、风惊悸候、风惊恐候等,在病理的论证上有其共通之处,可以结合研究。

三、虚汗候(3)

[原文]　人以水谷之精,化为血气津液,津液行于腠理。若劳伤损动,阳气外虚,腠理开,血气衰弱,故津液泄越,令多汗也。其虚汗不止,则变短气、柴瘦而羸瘠[1]也。亦令血脉减损,经水否涩,甚者闭断不通也。

[注释]

[1]羸瘠(jí脊):即羸弱多病。"瘠",是病的意思。

[语译]　人体摄取水谷的精微,转化为血气津液,津液运行于腠理。如其劳伤而受损者,则阳气的卫外功能减退,腠理失其固护而开疏,血气衰弱,致津液向外泄越,而使多汗。这种虚汗不止,就会变见短气、消瘦而虚弱为病。也可使血脉减少损伤,经血痞涩枯少,甚至闭断不通。

[按语]　本候论述虚汗过多,既能耗气,亦能伤血,临床除引起短气,形体消瘦外,在妇科方面,可成为经水涩少,或经闭不行的原因之一。《灵枢》营卫生会篇说:"夺血者无汗,夺汗者无

血",因此,对虚汗一症,在妇科又有其特殊意义。

四、中风候(4)

[原文] 中风者,虚风中于人也。风是四时八方之气,常以冬至之日,候其八方之风,从其乡来者,生长养万物,若不从其乡来,名为虚风,则害万物。人体虚者则中之,当时虽不即发,停在肌肤,后或重伤于风,前后重沓,因体虚则发。人腑脏俞皆在背,中风多从俞入,随所中之俞而发病。

若心中风,但得偃卧,不得倾侧,汗出。若唇赤汗流者可治,急灸心俞百壮。若唇或青或白,或黄或黑,此是心坏为水,面目亭亭,时悚动,皆不可复治,五六日而死。

若肝中风,踞坐不得低头,若绕两目连额上色微有青者,唇青而面黄可治,急灸肝俞百壮。若大青黑,面一黄一白者,是肝已伤,不可复治,数日而死。

若脾中风,踞而腹满,身通黄,吐咸水,汗出者可治,急灸脾俞百壮。若手足青者,不可复治。

肾中风,踞而腰痛,视胁左右未有黄色如饼粞大者可治,急灸肾俞百壮。若齿黄赤,鬓发直,面土色,不可复治。

肺中风,侧卧而胸满短气,冒闷汗出,视目下鼻上下两边下行至口,色白可治,急灸肺俞百壮。若色黄,为肺已伤,化为血,而不可复治。其人当妄,掇空自拈衣,此亦数日而死。

[语译] 从略。

[按语] 本候内容,与本书卷一风病诸候的中风候基本相同,有关校勘、注释和语译均详前条,可以参阅。

五、中风口噤候(5)

[原文] 中风口噤,是体虚受风,风入颔颊夹口之筋也。手三阳之筋络①入于颔颊,足阳明之筋上夹于口,而风挟冷,乘虚而入其筋,则筋挛,故引牙关急而口噤。

[校勘]

①络：原作"结"，从本书卷一中风口噤候改。

[语译] 中风口噤的病变，是由于人体虚弱，风邪乘虚侵入颔颊夹口之筋所致。因为手三阳之筋络于颔颊，足阳明之筋上夹于口，其风挟寒冷之邪，乘虚侵袭于手三阳和足阳明的筋脉，就能引起筋脉拘急，所以出现牙关拘急、口噤不开等症。

六、角弓反张候(6)

[原文] 角弓反张，是体虚受风，风入诸阳之经也。人①阴阳经络，周环于身。风邪乘虚入诸阳之经，则腰背反折，挛急如角弓之状。

[校勘]

①人：原作"人"，从汪本改。

[语译] 角弓反张，是因为身体亏虚，风邪侵入诸阳经络所致。人体的阴阳诸经络，环绕周身。如风邪乘虚侵袭诸阳之经，就能引起腰背反折，挛急如角弓反张的形状。

[按语] 中风口噤和角弓反张，在妇科方面，要注意是否与经期和产后有关。本书卷一有"风口噤候"、"角弓反张候"，内容相同，可以参阅。

七、偏风口㖞候(7)

[原文] 偏风口㖞，是体虚受风，风入于夹口之筋也。足阳明之筋上夹于口，其筋偏虚，而风因乘之，使其经筋偏急不调，故令口㖞僻也。

[语译] 偏风口㖞，是由于体虚感受风邪，风邪乘虚侵犯夹口之筋所致。因为足阳明经筋上夹于口，其经筋偏虚，风邪乘虚袭入，使筋脉偏急不调，所以发生口角㖞斜。

[按语] 本候所论口㖞，仅责之于足阳明之筋，病情较轻。本书卷一风病诸候中有风口㖞候，在论述口㖞僻外，尚有"言语

不正,而目不能平视",以及脉诊等,病情较此为复杂,可以参阅。

八、贼风偏枯候(8)

[原文] 贼风偏枯,是体偏受风,风客于半身也。人有劳伤血气,半身偏虚者,风乘虚入客,为偏风也。其风邪入深,真气去,邪气留①,则为偏枯。此由血气衰损,为风所客,令血气不相周荣于肌肉,故令偏枯也。

[校勘]
①留:原作"生",从本书卷一风偏枯候及鄂本改。

[语译] 贼风偏枯,是指人体的一侧,受风邪侵袭之病。因为其人劳伤血气,半身偏虚,所以风邪乘虚侵入,成为偏风。如其风邪进一步深入,正气虚损,邪气留着,便成为偏枯。这是由于气血衰损,为风邪客袭,使血气不能周流和营养于肌肉所致。

[按语] 本候论贼风偏枯,是由偏风进一步发展而成。本书卷一有风偏枯候,对偏枯的成因论述较详,并有脉诊。可以互参。

九、风眩候(9)

[原文] 风眩,是体虚受风,风入于脑也。诸腑脏之精,皆上注于目,其血气与脉,并上属于脑,循脉引于目系,目系急,故令眩也。其眩不止,风邪甚者,变颠倒①为癫疾。

[校勘]
①颠倒:《圣惠方》卷六十九治妇人风眩头疼诸方无此二字。

[语译] 从略。

[按语] 本候内容,与本书卷二风头眩候相同,有关注释、语译可以参看。

十、癫狂候(10)

[原文] 癫者,卒发仆地,吐涎沫,口㖞目急,手足缭戾[1],

无所觉知,良久乃苏。狂者或言语倒错,或自高贤,或骂詈不避亲疏,亦有自定之时。皆由血气虚,受风邪所为。人禀阴阳之气而生,风邪入并于阴则为癫,入并于阳则为狂。阴之与阳,更有虚有实,随其虚时,为邪所并则发,故发癫又发狂。

又在胎之时,其母卒大惊动,精气并居,亦令子发癫,此则小儿而发癫者,是非关长因血气虚损,受风邪所为。

又有五癫:一曰阳癫,二曰阴癫,三曰风癫,四曰湿癫,五曰劳癫,此盖随其感处之由立名。又有牛、马、猪、鸡、狗之癫,皆以①其癫发之时,声形状似于牛、马等,故以为名也。俗云:病癫人忌食六畜之肉,食者癫发之状皆悉象之。

[校勘]

①以:原作"死",从正保本改。

[注释]

[1]缭戾(liáo lì 聊利):曲折转戾,指手足拘急引缩。"戾",即扭转。

[语译] 癫病的发作,为突然仆倒在地,口吐涎沫,口眼㖞斜,手足反戾,失去知觉,过一段时间才复苏醒。狂病的症状,或时言语颠倒错乱,或时自高自大,或打人骂人,不避亲疏,但亦有神志清楚,并不发作的时候。这些或癫或狂的病证,皆是由于血气虚弱,感受风邪所致。人体禀受阴阳之气而生,阴阳平和,则气机正常。如风邪与阴阳之气相并,则气机逆乱而发病。风邪并于阴,则发为癫病;并于阳,则发为狂病。阴阳之气,有虚有实,所以风邪乘虚发病,亦可以发为癫又为狂。

另有一种癫病,是在母胎时致病的,因其母突然受到大惊恐,使精气并居而影响了胎儿,胎儿出生后亦发此病。但这是小儿先天性发癫,与长大后因血气虚损,而感受风邪致癫不同。应与鉴别。

又有五癫之分,即阳癫、阴癫、风癫、湿癫、劳癫等,这是根据感受的病邪不同,以及发病的部位而定名的。此外,还有牛、马、猪、鸡、狗等癫病之名,这是因癫病发作之时,发出的声音,类似于诸动物的叫声而命名的。

[按语] 本候所论癫病,即癫痫病。其中五种癫病,可参阅本书卷二风癫候和五癫病候。狂症可参阅本书卷二风狂病候,论述较此为详。在妇科方面,或癫或狂,须注意与产后眩晕,经行癫狂,热入血室,以及经绝期症状和妇女老年性精神病等相区别。

又,这里论述了胎儿时期,因其母突然受惊恐,出生后可患癫痫。指出了与先天遗传因素有关,这是很可贵的。至于食六畜之肉,癫发之状悉象之之说,但存不译。

十一、风瘙痒候(11)

[原文] 风瘙痒者,是体虚受风,风入腠理,与血气相搏,而俱往来在于皮肤之间。邪气微,不能冲击为痛,故但瘙痒也。

[语译] 风瘙痒证,是由于体质虚弱,感受了风邪,风邪入于腠理,与血气互相搏结,而往来于皮肤之间。因为邪气轻微,冲击血气不甚,所以并不疼痛,仅是发生瘙痒的症状。

[按语] 风瘙痒证,可以发生于男妇老少,但在妇科,则更年后期妇女,较为多见,而且多属阴血亏虚,血燥生风之变。

十二、风蛊候(124)

[原文] 风蛊者,由体虚受风,风在皮肤之间,其状,淫淫跃跃,若蛊物刺,一身尽痛,侵伤血气,动作如蛊毒之状,谓之风蛊。

[语译] 从略。

[按语] 本候内容,与本书卷二蛊风候相同,注释语译可参前条。

十三、癫候(13)

[原文] 癫病,是贼风入百脉,伤五脏,连注骨髓俱伤,而发

于外,使眉睫堕落,皮肉生疮,筋烂节断,语声嘶破。而毒风之变,冷热不同,故腠理发癞,形状亦异。

[语译] 癞病,是由于贼风侵入百脉,伤于五脏,连及骨髓,俱受损害所致。其发于外者,可见眉毛睫毛脱落,皮肉生疮,筋烂,骨节断裂,语音嘶哑等症。因为毒风引起的证候,有寒有热,因此皮肤的损害,其形状也有多种多样。

[按语] 本候似属麻风病。本书卷二有恶风须眉堕落候、恶风候、诸癞候等,论述癞病的病因、病机及其证候变化,均较详细,可以联系研究。

十四、气病①候(14)

[原文] 气病,是肺虚所为。肺主气,五脏六腑皆禀气于肺。忧思恐怒,居处饮食不节,伤动肺气者,并成病。其气之病,有虚有实。其肺气实,谓之有余,则喘逆上气;其肺气虚,谓之不足,则短乏少气。而有冷有热,热则四肢烦热也,冷则手足逆冷也。

[校勘]
①病:原脱,从本候文例补。

[语译] 气病的发生,多与肺脏受损有关。肺主气,五脏六腑皆受气于肺。如其忧、思、恐、怒等情志变动太过,或者起居、饮食等生活不正常,皆可伤动肺气,导致气病。气病的证候,有虚有实。肺气实则有余,其症状为喘逆上气;肺气虚则不足,其症状为气短、呼吸无力或少气不足以息。同时,气病又有冷热之分,属热者,多见四肢烦热;属冷者,则见手足逆冷。

十五、心痛候(15)

[原文] 心痛,是脏虚受风,风冷邪气乘于心也。其痛发有死者,有不死成疹者。心为诸脏主而藏神,其正经不可伤,伤之而痛者,名为真心痛,朝发夕死,夕发朝死①。心之支别络,为风

冷所乘而痛者,故痛发乍间乍甚,而成疹也。

[校勘]

①夕发朝死:原脱,从本书卷十六心痛候补。鄂本同。

[语译] 从略。

[按语] 本候论述心痛有两种病候,一是真心痛,危在旦夕;一是久心痛,成疹不死。本书卷十六有心痛候、久心痛候,内容较此为详,可以参阅。

十六、心腹痛候(16)

[原文] 心腹痛者,腑脏虚弱,风邪①客于其间,与真气相击,故痛。其痛随气下上,或上冲于心,或下攻于腹,故心腹痛。

[校勘]

①风邪:本书卷十六心腹痛候作"风寒"。

[语译] 心腹疼痛证候,是因为腑脏虚弱,风邪乘虚侵袭其间,与正气相搏击,邪正相争,因而疼痛。其疼痛的发作,随着邪气与正气的交争,上下转移,或上冲于心,或下攻于腹,所以见心腹疼痛。

十七、腹中痛候(17)

[原文] 腹痛者,由脏腑虚弱,风冷邪气乘之,邪气与正气相击,则腹痛也。

[语译] 腹痛,是由于脏腑虚弱,风冷邪气乘虚侵袭,邪气与正气相搏击,而发生腹痛。

十八、小腹痛候(18)

[原文] 小腹痛者,此由胞络[1]之间,宿有风冷,搏于血气,停结小腹,因风虚①发动,与血相击故痛。

[校勘]

①虚:正保本无此字。

[注释]

[1]胞络:在此指女子的胞宫和与之有关的络脉。

[语译] 妇女小腹疼痛,这是由于胞宫脉络之间,素有风冷之气,与血气相互搏击,停留结聚于小腹部位,以后又因风邪乘虚发动,与血相搏击,血涩气滞,所以发生疼痛。

十九、月水[1]不调候※(19)

[原文] 妇人月水不调,由劳伤气血,致体虚受风冷,风冷之气客于胞内,伤冲脉、任脉,损手太阳、少阴之经也。冲任之脉,皆起于胞内,为经络之海。手太阳小肠之经,手少阴心之经,此二经为表里,主上为乳汁,下为月水。然则月水是经络之余,若冷热调和,则冲脉、任脉气盛,太阳、少阴所主之血宣流,以时而下。若寒温乖适[2],经脉则虚,有风冷乘之,邪搏于血,或寒或温,寒则血结,温则血消[3],故月水乍多乍少,为不调也。

诊其脾脉,沉之而濡①,浮之而虚,苦②腹胀烦满,胃中有热,不嗜食,食不化,大便难,四肢苦痹,时不仁,得之房内[4]。月事不来,来而频③并。

又,少阴脉涩,则血不来,此为居经[5],三月一来。又,脉微,血气俱虚,年少者,亡血之脉也,乳子[6]下利为可,不尔者,此为居经,亦三月一来。又,经水一月再来者,经来时,其脉欲自如常,而反微者,不利不汗出者,其经二月必来。

[校勘]

①濡:原作"喘",从《脉经》卷六第五改。

②苦:原作"若",从《脉经》改。

③频:原无,从《脉经》补。

[注释]

[1]月水:即月经。

[2]乖适:乖常;失调。

[3]消:流散的意思。

[4]房内:指房事。

[5]居经:指月经每三个月来潮一次。

[6]乳子:即哺乳期。

[语译] 妇人月经不调的原因,大多由于劳伤气血,以致体虚感受风冷之邪,邪气侵入胞宫,损伤冲脉、任脉和手太阳、手少阴之经脉所致。冲脉、任脉皆起于胞中,为经络之海。手太阳小肠经与手少阴心经为表里,主上为乳汁,下为月经。月经按时而下,是经络之余气。如阴阳冷热和调,则冲脉、任脉之气旺盛,手太阳、手少阴之血亦宣通流行,则月经正常,以时而下。如其阴阳失调,寒温不适,则经脉气血虚弱,风冷之邪便乘虚侵袭,邪气搏结于血分,或从寒化,或从热化,寒则血凝结,热则血流散,血凝结则月水少,血流散则月水多,故月经亦时多时少,这就称为月经不调。

诊其脾脉,沉取而濡,浮取而虚,这是脾虚不能运化之象,病人苦于腹胀烦满,胃脘有热,不喜饮食,食而不化,大便困难,四肢痹痛,时而不仁。这些证候是由于得之房事过度所致,月经不至,或行经频繁,或几个月一至,出现经行错乱之证。

又,手少阴经脉涩滞,则血少经行亦迟,月经三个月一至,称为居经。又,手少阴经脉微,是血气皆虚,青、壮妇女见此脉象,是属于亡血之脉。如果其人在哺乳期间,或者下利之后,见此脉象,是脉证相应,反之是属于居经之象,月经亦三个月一至。又如,月经一个月来二次的,若不属病证,脉象应该正常,现在反微而无力,也不是因为下利或者汗出,可知其人体虚,下次月经可能要两月一至。

[按语] 本候论述月经不调,相当于经病的总论。文中重视以下几点,如冲脉、任脉和手少阴心经、手太阳小肠经等,这是月经来潮的基础。故以下凡论及月经者,都很重视这些经脉的虚实冷热。冲、任与月经,关系密切,易于理解。手少阴心经之所以重要,约有三点,一为心主血脉,主管一身血脉的运行;二为

心藏神，五志七情与月经亦有密切关系；三为心与胞脉有直接的联系，正如《素问》评热病论说："胞脉者，属心而络于胞中"。

关于脾脉一节，是补充上述四经的论述，除脾经本身有统血作用外，脾胃又是气血生化之源，所以月经与脾胃亦是密切相关的。

关于居经与并月，这里重点论述血虚，但也有属于特殊生理表现者，不能一概视为病态。

二十、月水不利候(20)

[原文] 妇人月水不利者，由劳伤血气，致令体虚而受风冷，风冷客于胞内，损伤冲、任之脉，手太阳、少阴之经故也。冲脉、任脉为经[1]之海，皆起于胞内。手太阳小肠之经也，手少阴心之经也，此二经为表里，主下为月水。风冷客于经络，搏于血气，血得冷则壅滞，故令月水来不宣利也。

诊其脉，从寸口邪[1]入上者，名曰解脉[2]，来至状如琴弦，苦小腹痛，经月不利，孔窍[3]生疮。又，左手关上脉，足厥阴经也，沉为阴，阴虚者，主月经不利，腰腹痛。尺脉滑，血气实，经绝[4]不利。又，脉左手尺来而断绝者，月水不利也。又，脉寸关调如故，而尺脉绝而不至者，月经不利，当患小腹引腰绞痛，气积聚上叉胸胁[2]。

[校勘]
①为经脉：原无，从本书文例及《圣惠方》卷七十二治妇女月水不利诸方补。
②气积聚上叉胸胁：《圣惠方》作"气滞上攻胸膈也"。
[注释]
[1]邪：通"斜"。
[2]解脉：散行之脉。
[3]孔窍：指阴道。
[4]经绝：在此指经闭。

[语译] 妇女月经不通利,是由于劳伤血气,致身体亏虚,风冷之邪乘虚客于胞内,损伤冲脉、任脉和手太阳、手少阴经脉所致。冲脉、任脉是经脉之海,都起于胞中。手太阳小肠经与手少阴心经为表里,主上为乳汁,下为月经。如风冷之邪侵袭于经络,搏结于血气,血得寒则凝滞不通,所以月经来潮不得通利。

诊察脉象,从寸口斜入上行的,名为解脉,其状如琴弦的,主妇人小腹痛,月经不利,孔窍生疮。又,左手关上脉,是足厥阴肝经脉,脉沉者,病在阴,阴虚者,主月经不利,腰腹痛。若尺脉滑者,为血气实,主经闭不通。又,左手尺脉来而断绝者,主月经不利。又,寸关脉正常,而尺脉如绝者,亦主月经不利,并见少腹牵引腰部绞痛,气滞于里,上攻胸胁等证。

[按语] 本候重点论述月水不利是由于劳伤血气,风冷客于胞内所致,这在临床上是常见的。但引起月经不利的原因很多,诸如肝郁、痰湿、肾虚、血少等,亦为多见,临证时必须脉证合参,才能诊断正确,从而获得较好的治疗效果。

二十一、月水来腹痛候(21)

[原文] 妇人月水来腹痛者,由劳伤血气,以致体虚,受风冷之气,客于胞络,损冲、任之脉,手太阳、少阴之经。冲脉、任脉皆起于胞内,为经脉之海也。手太阳小肠之经,手少阴心之经也,此二经共为表里,主下为月水。其经血虚,受风冷,故月水将下之际,血气动于风冷,风冷与血气相击,故令痛也。

[语译] 妇女经来腹痛,是由于劳伤血气,以致体虚感受风冷邪气,邪气客于胞宫,损伤冲、任之脉,手太阳与手少阴经脉所致。冲脉、任脉皆起于胞中,为经脉之海。手太阳小肠经与手少阴心经互为表里,主下为月经。如其经血虚弱,感受风冷之邪,则在月经将来时,血气发动,触动风冷,而风冷搏击于血气,邪正相争,所以发生少腹疼痛。

[按语] 本候论述痛经,主要责之血虚感受风冷之邪。但

形成痛经的原因很多,有气滞、血瘀、寒湿凝滞、气血虚弱、肝肾不足等。原发性痛经,还应考虑到先天发育上的问题。如痛经十分剧烈,还应考虑是否为子宫内膜异位症、膜性痛经等,而这些痛经,又非同一般性的瘀血、寒凝。因此,对待痛经,须详为诊察,区别对待。

二十二、月水不断候(22)

[原文] 妇人月水不断者,由损伤经血,冲脉、任脉虚损故也。冲、任之脉,为经脉之海,手太阳小肠之经也,手少阴心之经也,此二经为表里,主下为月水。劳伤经脉,冲、任之气虚损,故不能制其经血,故令月水不断也。凡月水不止,而合阴阳,冷气上入脏,令人身体面目痿黄,亦令绝子不产也。

[语译] 妇女月经淋漓不断,是由于劳伤经脉,冲、任之脉虚损所致。冲、任之脉,为经脉之海,手太阳小肠经与手少阴心经互为表里,主下为月水。如劳伤经脉,冲任之气虚损,不能制约经血,所以使月经淋漓不断。如月经未止而行房事,寒冷之气侵入胞宫,可使妇人身体虚弱,面目萎黄,并能影响生育。

二十三、月水不通候(23)

[原文] 妇人月水不通者,由劳损血气,致令体虚受风冷,风冷邪气客于胞内,伤损冲、任之脉,并手太阳、少阴之经,致胞络内绝,血气不通故也。冲任之脉,起于胞内,为经脉之海,手太阳小肠之经也,手少阴心之经也,此二经为表里,主下为月水。风冷伤其经血,血性得温则宣流,得寒则涩闭,既为冷所结搏,血结在内,故令月水不通。

又云:肠中鸣,则月事不来,病本于胃。所以然者,风冷干于胃气,胃气虚,不能分别①水谷,使津液不生,血气不成故也。

又云:醉以入房,则内气竭绝,伤肝,使月事衰少不来也。所以尔者,肝藏于血,劳伤过度,血气枯竭于内也。

又先经唾血及吐血、下血,谓之脱血,使血枯,亦月事不来也。又利血,经水亦断,所以尔者,津液减耗故也。须利止,津液生,其经自下。

诊其肾脉微涩,不下利者,是月水不来也。又,左手关后尺内浮为阳,阳绝者,无膀胱②脉[1]也,月事则闭。又,肝脉沉之而急,浮之亦然③,时小便难,苦头眩痛④,腰背痛,足为寒时疼⑤,月事不来时⑥,恐得之少时有所堕坠也。

月水不通,久则血结于内生块,变为血瘕[2],亦作血癥[3]。血水相并,壅涩不宣通,脾胃虚弱,变为水肿也。所以然者,脾候身之肌肉,象于土,土主能克消于水,水血既并,脾气衰弱,不能克消,故水气流溢,浸渍肌肉,故肿满也。

[校勘]

①分别:《圣惠方》卷七十二治妇人月水不通诸方作“消化”。

②膀胱:原作“胱膀”,从汪本改。

③然:此后《脉经》卷六第一有“苦胁下痛、气支满、引少腹而痛”十二字。

④苦头眩痛:《脉经》作“苦目眩头痛”。

⑤足为寒时疼:《脉经》作“足为逆寒,时癃”。

⑥月事不来时:《脉经》作“月使不来,时无时有”。

[注释]

[1]无膀胱脉:作下焦血脉虚衰理解。

[2]血瘕:为妇科“八瘕”之一,详此后卷三十八八瘕候。

[3]血癥:指血瘀形成的癥块。

[语译] 妇人月经不通,是由于劳伤血气,以致体虚感受风冷之邪,邪气客于胞内,损伤冲、任之脉以及手太阳小肠经、手少阴心经,导致胞络内绝,气血不通的缘故。冲任之脉,起于胞中,为经脉之海,手太阳小肠经与手少阴心经互为表里,主下为月经。如风冷伤其经血,则血液的运行发生变化,一般情况血脉是得温则流通,得寒则闭涩,现在为风冷所搏结,则血结闭涩,所以

月经不通。

又云：肠鸣则月经不至，病的根源在胃。因为风冷侵犯于胃，则胃气虚弱，不能消化水谷，水谷之精微不生，则津液气血不能生成，所以经闭不通。

又云：酒醉行房，则耗损元气，伤及于肝，亦引起月经量少，或月经不至。这是因为肝为藏血之脏，如劳伤过度，血气枯竭于内，所以月经减少，或月经不至。

又，经前唾血及吐血、下血，耗损血气，谓之脱血，致使血气枯竭，亦能引起闭经。又如下利便血，亦能引起闭经，这是因为下利便血耗损津液，必须待下利止，津液来复，则月经方能来潮。

诊其肾脉，脉来微涩，并没有见下利之病，这是下焦血气虚衰，使月经不至。又，左手尺脉应沉而反浮，是为阳虚，阳虚者下焦血气亦虚，亦使月经停闭。又，肝部脉浮取沉取俱急，常有小便困难，头痛目眩，腰背痠痛，两足寒冷而痛，同时月经闭止，这是由于过去有堕坠内伤，损及血脉所致。

月经不通，日久则血结于内，形成包块，能产生血瘕或血癥之病。若进一步发展，瘀血内结，水液不行，血水相并，壅涩不通，又脾胃虚弱，还能变为水肿。因为脾候肌肉，五行象土，土能够制约水，现在水与血相并，脾气又弱，不能运化水液，所以水气流溢，浸润肌肉，产生水肿。

[按语]　本候论述月经不通的病源，有由于血枯肝郁者，有由于脾胃有病者，有由于患有血证者，有由于下利津伤者，有由于下焦阴阳虚损者，以及堕坠损伤等等，均为临床所常见。辨证治疗应重视肾虚、血少、气郁、瘀血、痰湿等病因，尤以心、脾、肝、肾，在病变的发生和发展过程中，起着重要的作用。月经不通进一步发展，可变为血瘕、血癥，甚至并发水肿，因为闭经多由血虚发展至血枯，血枯导致脾肾阳气大虚，即能出现浮肿，如不及时治疗，预后很差。

二十四、带下[1]候（24）

[原文] 带下者,由劳伤过度,损动经血,致令体虚受风冷,风冷入于胞络,搏其血之所成也。冲脉、任脉为经络之海。任之为病,女子则带下。而手太阳为小肠之经也,手少阴心之经也;心为脏,主于里,小肠为腑,主于表,此二经之血①,在于妇人,上为乳汁,下为月水,冲、任之所统也。冲、任之脉,既起于胞内,阴阳过度则伤胞络,故风邪乘虚而入于胞,损冲、任之经,伤太阳、少阴之血,致令胞络之间,秽液与血相兼,连带而下。冷则多白,热则多赤,故名带下。

又,带下②有三门:一曰胞门,二曰龙门,三曰玉门。已产属胞门,未产属龙门,未嫁属玉门。

又,未嫁女亦有三病:一者经水初下,阴内热,或当风,或因扇得冷;二者或因以寒水洗之得病;三者或见月水初下,惊恐得病,皆属带下也。

又,妇人年五十所[2],病下利[3],数十日不止,暮发热,小腹里急痛,腹满,手掌烦热③,唇口干燥,此因曾经半产,瘀血在小腹不去,此疾必带下。所以知瘀血者,唇口燥,即是其证。

又,妇人年五十所,病但苦背痛,时时腹中痛,少食多厌,诊其脉阳微,关尺小紧,形脉不相应,病如此,在下焦,此必带下。

又,妇人带下、六极之病,脉浮即肠鸣腹满;脉紧即肠中痛;脉数则阴中痒痛生疮;脉弦即阴疼掣痛。

[校勘]
①血:鄂本作"脉"。
②下:原无,从《脉经》卷九第四补。
③烦热:原作"热烦",从《金匮》第二十二改。

[注释]
[1]带下:有广义和狭义两种含义。广义的带下,泛指妇科的经、带、胎、产诸病症。狭义的带下,是指妇女阴道内流出的一

种黏性的液体,绵绵不断,其状如带。在此兼而有之,重点是后者。

[2]所:通"许"字。

[3]下利:《医宗金鉴》认为"利"是"血"字之误。这里可作漏下理解。

[语译] 带下的成因,是由于劳伤过度,损伤经血,致使体虚感受风冷之邪,风冷邪气乘虚侵入胞络,搏结于经血所致。冲、任之脉起于胞中,为经络之海。任脉为病,女子则病带下。而手太阳小肠经和手少阴心经,脏腑表里相应。这二经之血,在妇人则上为乳汁,下为月水,由冲、任所统属。假如房事过度,则胞络受损,所以风冷之邪得以乘虚侵入,损伤冲、任、手太阳、手少阴之经血,以致胞络之间,秽浊黏液与血相兼,连绵如带而下。如挟寒冷者,多为白色,属热者,多为赤色,所以称为带下。

又,妇人带下有三门的名称:一曰胞门,二曰龙门,三曰玉门。已产的称胞门,已婚未产的称龙门,未曾出嫁的称玉门。

又,未婚妇女的带下,亦有三种常见的病因:一是月经刚来,阴道有热感,当风或扇风受冷致病;二是用不清洁的冷水外洗致病;三是因月经刚来,受了惊恐致病,这些亦都属带下病。

又,妇人年龄五十多岁,见下血数十日不止,临暮发热,小腹里急疼痛,腹部胀满,手掌烦热,唇口干燥,这是因为曾经有过小产,瘀血留在小腹不去,这种病症,久必导致带下。所以知道内有瘀血,是因患者有唇口干燥的症状,这是内有瘀血的反映。

又,妇人年龄五十多岁,病苦于背痛,时常腹部疼痛,少食厌食。诊其寸口脉微,关尺小紧,形体和脉诊不相称,病亦属在下焦,必致带下。

又,妇人带下、六极之病,如脉浮者为阳虚,即见肠鸣腹满;脉紧者为寒盛,即见腹中痛;脉数者为有热,即见阴中痒痛生疮;脉弦者为风寒,即见阴中抽掣疼痛。

[按语] 本候所论,相当于带下病的总论。文中首先指

出,带下的总的病机是,风邪乘虚入于胞络,损伤冲、任、太阳、少阴之血,致令胞络之间,秽液与血相兼,连带而下。其次,举例说明,未婚妇女与更年期妇女带下,有不同的病情。第三,从脉诊上申述,带下六极之病,有阴阳寒热虚实的各种变化,应分析而论。但文中所说"秽液与血相兼,连带而下",则杂有血液的带下,似非一般病情,必须提高警惕,定期检查,排除恶性病变。

二十五、带五色俱下候(25)

[原文] 带下病者,由劳伤血气,损动冲脉、任脉,致令其血与秽液兼带而下也。冲、任之脉,为经脉之海。经血之行,内荣五脏,五脏之色[1],随脏不同。伤损经血,或冷或热,而五脏俱虚损者,故其色随秽液而下,为带五色俱下。

[注释]

[1]五脏之色:按照五行学说,青属木属肝,黄属土属脾,赤属火属心,白属金属肺,黑属水属肾。以此诊断疾病,则青色为肝病,黄色为脾病,赤色为心病,白色为肺病,黑色为肾病。详见卷十五,五脏六腑诸病候。

[语译] 带下之病,是由于劳伤血气,损动冲脉、任脉所致。冲脉、任脉,为经血之海。经血之运行,内而荣养五脏。五脏有五色,随其脏腑而不同。如劳伤有损冲、任经血,或受冷、热,以致五脏俱虚损者,则各种颜色随着秽液而下,便成为五色带下。

二十六、带下青候(26)

[原文] 此由劳伤血气,损动冲脉、任脉。冲、任之脉,皆起于胞内,为经脉之海。手太阳小肠之经也,手少阴心之经也,此二经主下为月水。若经脉伤损,冲、任气虚,不能约制经血,则与秽液相兼而成带下。然五脏皆禀血气,其色则随脏而不同,肝脏之色青,带下青者,是肝脏虚损,故带下而挟青色。

[语译] 从略。

二十七、带下黄候(27)

[原文] 劳伤血气,损动冲脉、任脉。冲、任之脉,皆起于胞内,为经脉之海。手太阳小肠之经也,手少阴心之经也,此二经主下为月水。若经脉伤损,冲、任气虚,不能约制经血,则血与秽液相兼而成带下。然五脏皆禀血气,其色则随脏不同,脾脏之色黄,带下黄者,是脾脏虚损,故带下而挟黄色。

[语译] 从略。

二十八、带下赤候(28)

[原文] 劳伤血气,损动冲脉、任脉。冲、任之脉,皆起胞内,为经脉之海。手太阳小肠之经也,手少阴心之经也,此二经主下为月水,若经脉伤损,冲、任气虚,不能约制经血,则与秽液相兼而成带下。然五脏皆禀血气,其色则随脏不同,心脏之色赤,带下赤者,是心脏虚损,故带下而挟赤色。

[语译] 从略。

二十九、带下白候(29)

[原文] 劳伤血气,损动冲脉、任脉。冲、任之脉,皆起于胞内,为经脉之海。手太阳小肠之经也,手少阴心之经也,此二经主下为月水。若经脉伤损,冲、任气虚,不能约制经血,则血与秽液相兼而成带下。然五脏皆禀血气,其色则随脏不同,肺脏之色白,带下白者,肺脏虚损,故带下而挟白色。

[语译] 从略。

三十、带下黑候(30)

[原文] 劳伤血气,损动冲脉、任脉。冲、任之脉,皆起于胞内,为经脉之海。手太阳小肠之经也,手少阴心之经也,此二经主下为月水。若经脉伤损,冲、任气虚,不能约制经血,则血与秽

液相兼而成带下。然五脏皆禀血气,其色则随脏不同。肾脏之色黑,带下黑者,是肾脏虚损,故带下而挟黑色也。

[语译] 从略。

[按语] 以上五候,分别论述五色带下。在临床上,带下病以白、黄、赤三者较为多见,青带和黑带则极少。黑带在《傅青主女科》中有记载,是属火热之候。但不能拘泥于五色配五脏,见某色即为某脏虚损之说。

三十一、带下月水不利候(31)

[原文] 带下之病,由劳伤血气,损动冲脉、任脉。冲、任之脉,起于胞内,为经脉之海。经血伤损,故血与秽液相兼而成带下。带下输泻[1]则脏虚,而重被风冷乘之,入伤手太阳、少阴之经,则使月水不利。所以尔者,手太阳小肠之经也,为腑主表,手少阴心之经也,为脏主里,此二经共合,其经①血上为乳汁,下为月水,血性得寒则涩,既为风冷所乘,故带下而血涩,所以月水不利也。

[校勘]
①经:原作"在",从汪本改。

[注释]
[1]输泻:排泻;注泻。

[语译] 带下病,是由劳伤血气,损伤冲、任经脉所致。冲、任之脉,皆起于胞中,为经脉之海。经血损伤,则血与秽液杂下,成为带下。带下如注泻,连绵不止,则内脏亏虚,如又受风冷之邪侵袭,手太阳、手少阴二经受伤,此二经共主乳汁和月水,血性得寒则凝涩,既为风冷所侵,所以带下而兼见月水不利之证。

三十二、带下月水不通候(32)

[原文] 带下之病,由劳伤血气,损动冲脉、任脉。冲脉、任脉起于胞内,为经脉之海。经血伤损,故血与秽液相兼而成带

下。带下输泻则脏虚,而重被风冷乘之,入伤手太阳、少阴之经,则使月水不通。所以尔者,手太阳小肠之经也,为腑主表,手少阴心之经也,为脏主里,此二经共合,其经血上为乳汁,下为月水,血性得寒则涩,既为风冷所乘,冷气沉积,故血结壅,所以带下月水不通。凡月水不通,血结积聚,变成血瘕,亦变面目浮肿也。

[语译] 带下病,是由于劳伤血气,损及冲、任所致。如带下不止,则内脏亏虚,又被风冷之邪侵袭,则伤及手太阳、手少阴二经,此二经之血,上为乳汁,下为月经,血性得寒则凝涩不通,因此就会导致带下兼见闭经。假如月经不通,血液凝结,可以变成血瘕。血瘕形成之后,阻滞水液的运行,又可变成面目浮肿。

卷三十八

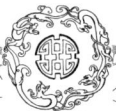

妇人杂病诸候二　凡一十九论

三十三、漏下候※（33）

[原文]　漏下者,由劳伤血气,冲任之脉虚损故也。冲脉、任脉为十二经脉之海,皆起于胞内。而手太阳小肠之经也,手少阴心之经也,此二经主上为乳汁,下为月水。妇人经脉调适,则月下①以时,若劳伤者,以冲任之气虚损,不能制其经脉②,故血非时而下,淋沥不断,谓之漏下也。

诊其寸口脉弦而大,弦则为减,大则为芤,减即③为寒,芤即③为虚[1],寒虚④相搏,其脉为革⑤。妇人即半产而漏下⑥。又尺寸脉虚者漏血,漏血脉浮,不可治也。

[校勘]

①下:汪本、鄂本均作"水"。

②经脉:原作"脉经",从元本改。

③即:《金匮要略》第二十二作"则"。

④虚:原作"芤",从《金匮要略》改。

⑤革:原作"牢",从《金匮要略》改。

⑥漏下:原作"下漏",从《金匮要略》改。

[注释]

[1]弦则为减,大则为芤,减即为寒,芤即为虚:"减",是阳气衰减,"芤",为脉大中空。

[语译] 漏下病,是由于劳伤血气,冲脉和任脉虚损所致。冲脉和任脉,为十二经脉之海,皆起于胞中。而手太阳小肠经和手少阴心经,互为表里。在妇女,此二经之血,上行则化为乳汁,下行则成为月经,但均受冲任二脉的统摄。如妇人冲脉、任脉、手太阳、手少阴经脉调和,则月经按时来潮;如因于劳伤者,则冲任之气亦就虚损,不能制约经脉,以致经期错乱,经血非时而下,而淋沥不断。这种病情,即称为漏下。

诊其脉,如见寸口脉弦而大,脉弦为阳气衰减,是寒的征象;脉大是阴血不足,按之中空,是虚的征象。既寒且虚,弦大而中空,就成为革脉。这种脉象,多见于流产及漏下,亡血过多的妇女。又如脉象尺部寸部都虚弱无力,亦为漏下之征。漏下病如出现浮脉,则是血虚阳浮之象,治疗就比较困难。

[按语] 本候所论,相当于漏下的总论。从月经的正常生理,论证到月经的错乱,以致淋沥不断,成为漏下。其中要点,是劳伤气血,冲任之脉虚损,不能制其经脉。但须注意,妇女的漏下,对年龄、经产史,以及有无其它疾病影响月经等等,关系很大,要作出具体分析。

三十四、漏下①五色俱下候※(34)

[原文] 漏下之病,由劳伤血气,冲任之脉虚损故也。冲脉任脉为经脉之海,起于胞内。手太阳小肠之经也,手少阴心之经也,此二经之血,主上为乳汁,下为月水。冲任之脉虚损,不能约制其经血,故血非时而下,淋沥成漏也。五脏皆禀血气,虚则淋沥成漏,五脏伤损。五脏之色随脏不同,若五脏皆虚损者,则漏五色,随血而下。

诊其尺脉急而弦大者,风邪入少阴,女子漏下赤白。又漏下赤白不止,脉小虚滑者生,脉大紧实数者死也。又,漏血下赤白,日下血数升②,脉急疾者死,迟者生。

[校勘]
①下:原脱,从元本补。

②升:原作"斗",从《圣惠方》卷七十三治妇人漏下五色诸方改。

[语译] 漏下之病,是由于劳伤血气,冲任之脉虚损所致。冲脉任脉为十二经脉之海,都起于胞中。手太阳是小肠经,手少阴是心经,这二经之血,在上化为乳汁,在下成为月经。冲、任之脉虚损,不能制约经血,因而经期错乱,非时而下,淋沥不断,成为漏下。五脏皆禀受血气的营养,冲任虚损,漏下不止,则五脏损伤。五脏之色随各脏而不同,若五脏都虚损,则漏下亦呈五色。

诊其脉,尺部急而弦大者,是风邪入于少阴的征象,在女子多患漏下赤白。如漏下赤白不止,其脉小虚而滑者,预后较好;脉紧大实数者,预后不良。又,若漏下赤白,血量很多,日下数升,脉象急疾者,有气随血脱的危险;若脉迟者,是脉诊与病症相应,气血尚能维持,预后尚可。

[按语] 漏下五色杂下,不多见。如漏下日久不止,且有臭气者,非善候,必须提高警惕。前卷有带五色俱下候,病情与此有其共通之处,可以联系研究。

三十五、漏下青候(35)

[原文] 劳伤血气,冲脉任脉虚损。冲任之脉,皆起于胞内,为经脉之海。手太阳小肠之经也,手少阴心之经也,此二经主下为月水。伤损经血,冲任之气虚,故血非时而下,淋沥不断,而成漏下。五脏皆禀血气,肝脏之色青,漏下青者,是肝脏之虚损,故漏下而挟青色也。

[语译] 从略。

三十六、漏下黄候(36)

[原文] 劳伤血气,冲任之脉,皆起于胞内,为经脉之海。手太阳小肠之经也,手少阴心之经也,此二经主下为月水。伤损

经血,冲任之气虚,故血非时而下,淋沥不断,而成漏下。五脏皆禀血气,脾脏之色黄,漏下黄者,是脾脏之虚损,故漏下而挟黄色也。

[语译] 从略。

三十七、漏下赤候(37)

[原文] 劳伤血气,冲脉任脉皆起于胞内,为经脉之海。手太阳小肠之经也,手少阴心之经也,此二经者,主下为月水。伤损经血,冲任之气虚,故血非时而下,淋沥不止,而成漏下。五脏皆禀血气,心脏之色赤,漏下赤者,是心脏之虚损,故漏下而挟赤色也。

[语译] 从略。

三十八、漏下白候(38)

[原文] 劳伤血气,冲任之脉,皆起于胞内,为经脉之海。手太阳少阴二经,主下为月水。伤损经血,冲任之气虚,故血非时而下,淋沥不断,而成漏下。五脏皆禀血气,肺脏之色白,漏下白者,是肺脏之虚损,故漏下而挟白色也。

[语译] 从略。

三十九、漏下黑候(39)

[原文] 劳伤血气,冲任之脉,皆起于胞内,为经脉之海。手太阳小肠之经也,手少阴心之经也,此二经,主下为月水。伤损经血,冲任之气虚,故血非时而下,淋沥不断,而成漏下。五脏皆禀血气,肾脏之色黑,漏下黑者,是肾脏之虚损,故漏下而挟黑色也。

[语译] 从略。

[按语] 以上五候,是根据漏下的不同颜色,分析五脏病变。如青色属肝病,黄色属脾病,赤色属心病,白色属肺病,黑色

属肾病等,这是五脏五色的一般辨证方法。临床应用,尚需结合患者病情的寒热虚实等病症,方能作出恰当的治疗。

四十、崩中候(40)

[原文] 崩中[1]者,腑脏伤损,冲脉、任脉血气俱虚故也。冲任之脉,为经脉之海。血气之行,外循经络,内荣腑脏。若无伤则腑脏平和而气调适,经下以时;若劳动过度,致腑脏俱伤,而冲任之气虚,不能约制其经血,故忽然暴下,谓之崩中。

诊其寸口脉微迟,尺脉微于寸①,寸迟为寒在上焦,但吐耳,今尺脉迟而弦,如此小腹②痛,腰脊痛者,必下血也。

[校勘]

①于寸:《圣惠方》卷七十三治妇人崩中下血不止诸方作"弦"。

②腹:原作"肠",从汪本改。

[注释]

[1]崩中:病候名。指妇人忽然阴道出血,来势急,血量多,犹如堤防崩溃溢出于外。

[语译] 崩中病,是由于腑脏损伤,冲脉任脉血气俱虚所致。冲脉任脉,为十二经脉之海。血气的运行,外循经络,内荣腑脏。如果没有受到一定的伤害,则腑脏功能正常,血气调和,月经按时来潮;如其劳动过度,以致腑脏俱伤,冲任之气亦虚,不能制约经血,就会突然出血不止。这种病情,称为崩中。

诊其脉,寸口微迟,尺脉较寸口更微。寸口脉迟,为寒在上焦,是发生呕吐之征,现在尺脉迟而弦,为下焦阳虚有寒,阳虚则不能固阴,可见小腹痛,腰脊疼痛,必然发生崩中下血。

[按语] 本候从腑脏伤损,冲任失调,论证血崩的病源,其中特别重视肾虚与崩中的关系,证之目前临床,仍有它的现实意义。脾不统血,肝不藏血,肾虚不固等,是导致崩中漏下的主要原因,脾、肝、肾三脏是与血液相密切的重要脏器。

四十一、白崩候(41)

[原文] 白崩[1]者,是劳伤胞络,而气极[2]所为。肺主气,气极则肺虚冷也。肺脏之色白,虚冷劳极,其色与胞络之间秽液相挟,崩伤而下,为白崩也。

[注释]

[1]白崩:指妇女阴道流出白色的象米泔水或粘胶状的液体,其量很多,故名。

[2]气极:病证名。六极之一,为肺气极度劳损之候。详见本书卷三虚劳候。

[语译] 白崩,是因劳伤胞络,而又气极所致。肺主气,气极则肺气虚冷。肺脏色白,所以当肺气虚冷劳极之时,肺之白色与胞络之间的秽浊液体相互挟杂,崩中而下,成为白崩。

四十二、崩中五色俱下候(42)

[原文] 崩中之病,是伤损冲任之脉,冲任之脉皆起于胞内,为经脉之海。劳伤过度,冲任气虚,不能统制经血,故忽然崩下,谓之崩中。五脏皆禀血气,五脏之色,随脏不同,伤损之人,五脏皆虚者,故五色随崩俱下。其状,白崩形如涕,赤崩形如红汁①,黄崩形如烂瓜汁,青崩形如蓝色,黑崩形如干血②色。

[校勘]

①红汁:《圣惠方》卷七十三治妇人崩下五色诸方作"红蓝汁"。

②干血:《圣惠方》作"豆汁"。

[语译] 崩中之病,是由于妇人劳伤过度,损及冲任之脉。冲脉任脉皆起于胞中,为经脉之海。如劳伤过度,则冲任气虚,不能统制经血,所以突然大量下血,称为崩中。五脏皆禀受血气,五脏之色各有不同,五脏都虚损者,五脏之色即随着崩中而下。其症状,白崩形如鼻涕,赤崩形如红蓝汁,黄崩形如烂瓜汁,

青崩形如蓝色,黑崩形如干血的颜色。

四十三、崩中漏下候(43)

[原文] 崩中之病^①,是伤损冲任之脉。冲任之脉,皆起于胞内,为经脉之海。劳伤过度,冲任气虚,不能约制经血,故忽然崩下,谓之崩中。崩而内有瘀血,故时崩时止,淋沥不断,名曰崩中漏下。

[校勘]
①病:原作"状",从元本改。《医心方》卷二十一第二十三亦同。

[语译] 崩中病,是由于劳伤过度,损伤冲任之脉所致。冲脉任脉皆起于胞中,为经脉之海。如劳伤过度,则冲任气虚,不能制约经血,所以突然子宫大量出血,称为崩中。如崩中而内有瘀血,时崩时止,淋沥不断的,称为崩中漏下。

四十四、崩中漏下五色候(44)

[原文] 崩中之病,是劳伤冲任之脉。冲任之脉,起于胞内,为经脉之海。劳伤过度,冲任气虚,不能统制经血,故忽然崩下,谓之崩中。而有瘀血在内,遂淋沥不断,谓之漏下。漏下不止,致损于五脏,五脏之色,随脏不同,因虚而五色与血俱下。其状,白者如涕,赤者如红汁,黄者如烂瓜汁,青者如蓝色,黑者如干血色,相杂而下也。

[语译] 从略。

[按语] 本候内容,是崩中五色俱下和崩中漏下二候的综合,亦是两种证候的合病,当是崩中病的继续发展和恶化。

四十五、积聚候(45)

[原文] 积者,五脏所生。聚者,六腑所成。五脏之气积,名曰积;六腑之气聚,名曰聚也。积者,其^①痛不离其部;聚者,

其痛无有常处。皆由阴阳不和,风冷搏于脏腑,而生积聚也。妇人病积,经久则令无子,亦令月水不通。所以然者,积聚起于冷②结,入子脏,故令无子；若冷气入于胞络,冷搏于血,血冷则涩结,故令月水不通。

[校勘]

①者,其:原无,从《圣惠方》卷七十一治妇人积聚诸方补。

②冷:此后《圣惠方》有"气"字。

[语译] 积,是五脏所生。聚,是六腑所成。五脏之气,积结固定,称为积；六腑之气,聚散无常,称为聚。积的疼痛部位不移；聚的疼痛并无定处。积聚的形成,多由于阴阳二气不和,风冷留滞于脏腑所致。妇人病积聚,经久不愈,则影响生育,也可以引起经闭。之所以这样,是因为积聚之病,多起于冷气凝结,侵入子宫,所以影响生育；如冷气侵入胞络,留滞于血分,血脉得寒则凝滞,所以使经闭不下。

[按语] 关于积聚的病源,本书卷十九积聚候有详细论述,此处主要是说明妇人积聚,可以引起月经不调或闭经,影响生育等。

四十六、癖病候(46)

[原文] 癖病者,由冷气结聚,饮食不消,停积于胁下,则成癖病。其状,弦急刺痛,得冷则发作也。

[语译] 癖病,是由于冷气结聚于里,饮食不能消化,停积于胁下所致。其症状为,胁下局部有癖块,拘急疼痛如刺,受冷就会发作。

四十七、疝瘕候(47)

[原文] 疝瘕之病,由饮食不节,寒温不调,气血劳伤,脏腑虚弱,受于风冷,令人腹内与血气相结所生。疝者,痛也；瘕者,假也。其结聚浮假而痛,推移而动。妇人病之,有异于丈夫者,

或因产后脏虚受寒,或因经水往来[1],取冷过度,非独关饮食失节,多挟有血气所成也。

诊妇人疝瘕,其脉弦急者生,虚弱小者死。又,尺脉涩而浮牢,为血实气虚也,其发腹痛逆满,气上行。此为妇人胞中绝伤,有恶血久成结瘕,得病以冬时来,其鼻则赤。

[注释]

[1]经水往来:指经期前后。"往来",作结束与开始解。

[语译]　疝瘕病,是由于饮食不节,寒温失调,劳伤气血,脏腑虚弱,感受风冷之邪,与腹内血气相互搏结而成。疝,是指腹痛;瘕,是指有形虚假的意思。疝瘕的结聚,浮假而疼痛无定处,推之可以移动。妇人患疝瘕病,在发病原因上和男子有些不同,或者因产后脏虚受寒,或者因经期前后,贪凉太过,不仅仅是饮食不节的关系,而更多的是挟杂着血气失调所形成的。

诊其脉,弦急者,正气尚能御邪,预后较好;若虚弱小者,是正气已虚,预后就差。又如,尺脉涩,浮取坚实,这是血实而气虚的表现,其症候,发作时腹痛胀满,气逆向上。这是胞络损伤,瘀血久积,结成的疝瘕。如在冬天得病,则鼻部呈现赤色。

[按语]　本候论述妇人疝瘕的特点。这种疝瘕,大都与盆腔感染性疾患,尤其是慢性盆腔炎症有关,文中指出"胞中绝伤,有恶血久成结瘕",很有启发。

四十八、癥痞候(48)

[原文]　癥痞者,由冷热不调,饮食不节,积在腹内,或肠胃之间,与脏相结搏。其牢强推之不移,名曰癥,言其病形征[1]可验也;气壅塞为痞,言其气痞涩不宣畅也。皆得冷则发动刺痛。癥痞之病,其形冷结,若冷气入于子脏,则使无子;若冷气入于胞络,搏于血气,血得冷则涩,令月水不通也。

[注释]

[1]形征:形体和征象。

[语译]　瘕与痞，都是由于冷热不调，饮食失节，积聚于腹内，或肠胃之间，与脏气相搏结而成。如触之坚硬、推之不移的，称为瘕，就是说这种病是有形征可以检验的；如为无形之气壅滞，称为痞，就是说这是气机痞塞，不能宣畅所致的。这两者皆是遇冷即发，发时疼痛如刺。瘕痞之病，冷结成形，如冷气入侵于子宫，则影响生育；若伤及胞络，搏于血气，血得冷则凝涩，就会引起经闭不通。

四十九、八瘕候(49)

[原文]　八瘕者，皆胞胎生产，月水往来，血脉精气不调之所生也。肾为阴，主开闭，左为胞门[1]，右为子户[1]，主定月水生子之道。胞门子户，主子精神气所出入，合于中黄门、玉门四边，主持关元，禁闭子精。脐下三寸，名曰关元，主藏魂魄，妇人之胞，三焦之腑，常所从止。然妇人经脉俞络合调，则月水以时来至，故能生子而无病；妇人荣卫经络，断绝不通，邪气便得往入，合于子①脏②。若经血未尽而合阴阳，即令妇人血②脉挛急，小腹重急③，支满，胸胁腰背相引④，四肢酸痛⑤，饮食不调。结牢恶血不除，月水不时，或月前月后，因生积聚，如怀胎状。邪气甚盛者，令人恍惚多梦，寒热，四肢不欲动，阴中生气，肿内生风⑥，甚者害⑦[2]小便涩，涩而痛，淋沥，面黄黑，成病，则不复生子。

其八瘕者，黄瘕、青瘕、燥瘕、血瘕、脂瘕、狐瘕、蛇瘕、鳖瘕也。

[校勘]
①子：原无，从《外台》卷三十四八瘕方引《素女经》补。
②血：《外台》引《素女经》作"经"。
③重急：《外台》引《素女经》作"里急"，《圣惠方》卷七十一治妇人八瘕诸方作"重疼"。
④相引：此后《外台》引《素女经》有"痛苦"二字。
⑤痛：《外台》引《素女经》作"削"。

⑥内生风:《圣惠方》无此三字。

⑦害:《外台》引《素女经》无此字。

[注释]

[1]胞门、子户:经穴名。属足少阴肾经,气穴之别名,左为胞门,右为子户。

[2]害:"患"的意思。

[语译] 八瘕,多由于胞胎生产,经期前后,血脉精气失调所致。肾为阴,主前后二阴的开阖。在经脉上,左有胞门,右有子户,主月经来潮和生育等生理功能,又为子精神气之所出入,合于中黄门,玉门四边,主持关元、禁闭子精。关元穴在脐下三寸,主藏魂魄,是妇人的胞络,三焦之腑,常所起止循行的地方。如妇人肾气旺盛,经脉和调,则月经按时来潮,身体无病而能生育;反之,如肾气不足,冲任虚损,荣卫经络断绝不通,邪气就容易侵入子宫,而发生各种病变。如月经未尽而行房事,则使妇人血脉拘挛,少腹重急,支撑胀满,胸胁和腰背部牵引疼痛,四肢酸痛,食欲不振。如其内有瘀血未除,导致月经不调,或前或后,在少腹部逐渐结成包块,类似怀孕之状。如邪气甚者,能使人心神恍惚不安,睡眠多梦,忽寒忽热,四肢懒动,阴道有气滞肿胀感,甚者小便涩痛,淋沥不爽,面色黄黑。病情发展到这种时候,就没有受孕的可能。

所谓八瘕即是黄瘕、青瘕、燥瘕、血瘕、脂瘕、蛇瘕、狐瘕、鳖瘕。

[原文] 黄瘕者,妇人月水始下,若新伤堕,血气未止,卧寤①未定,五脏六腑虚羸,精神不治。因以当②向大风便利,阴阳开阖,关③节四边,中于风湿④,气从下上入阴里,稽留不去,名为阴阳⑤虚,则生黄瘕。瘕之聚,令人苦四肢寒热,身重淋露[1],不欲食,左胁下有血气结牢,不可得抑⑥,苦腰背相引痛,月水不利,令人不产。小腹急⑦,下引⑧阴中如刀刺,不得小便,时苦寒热,下赤黄汁⑨,病苦如此⑩,令人无子。

[校勘]

①寤:《外台》卷三十四八瘕方引《素女经》作"寝"。

②以当:《外台》引《素女经》无此二字。

③关:原无,从《外台》引《素女经》补。

④风湿:原作"湿风",从《外台》引《素女经》改。

⑤阳:《外台》引《素女经》无此字。

⑥抑:此前原有"而"字,从元本删。

⑦急:原无,从《外台》引《素女经》补。

⑧引:原无,从《外台》引《素女经》补。

⑨汁:原无,从《外台》引《素女经》补。

⑩苦如此:原无,从《外台》引《素女经》补。

[注释]

[1]淋露:作疲劳困乏解。"淋",通"癃",罢病。"露",羸。

[语译] 黄瘕,是在妇人月经刚来之时,遭受跌伤,血气未止,卧寤未定,致脏腑极度虚弱,精神不安,又因当风大小便,阴阳开阖,关节四边,被风湿所侵,邪气乘虚从下上入阴里,稽留不去,以致成病,名为阴阳虚,就会产生黄瘕。黄瘕结聚的症状,使人苦于四肢时寒时热,身体沉重,疲劳困乏,食欲不振,在左胁下血气结成硬块,不可按之,按之则疼痛,甚至牵引到腰背部,月经不利,不能生育。少腹拘急,下引前阴如刀割刺痛,小便困难,时有寒热,下黄赤色汁等。病情发展到这时候,就使人不能生育。

[原文] 青瘕者,妇人新产,未满十日起行,以浣洗太早,阴阳虚,玉门四边皆解散[1],子户未安,骨肉皆痛,手臂不举,饮食未复,内脏吸吸。又当风卧,不自隐蔽,若居湿席,令人苦寒洒洒,入腹烦闷沉淖[2]。恶血不除,结热不得前后①,便化生青瘕。瘕聚在②右胁,藏于背膂,上与髀,髀腰下挛,两足肿,面目黄,大小便难。其后月水为之不通利,或不复禁,状如崩中。此自其③过所致,令人少子。

[校勘]

①前后:《外台》卷三十四八瘕方引《素女经》作"散"。

②在:元本作"左"。

③其:《外台》引《素女经》无"其"字,《圣惠方》卷七十一治妇人八瘕方同。

[注释]

[1]解散:松弛之意。

[2]烦闷沉淖(zhuó 浊):心中烦闷很甚。"沉淖",沉溺之意,在此形容闷瞀之甚。

[语译] 青瘕,多发生于新产妇,产后未满十天,过早起床活动,以及浣洗太早,使阴阳虚损,产门和子宫皆未能很好恢复,以致骨肉疼痛,手臂无力,不能举动,食欲不振,内脏吸吸少气。又因为当风睡眠,不注意遮蔽;或居住潮湿地方,以至风寒水湿之气乘虚侵入,病人苦于洒洒恶寒,邪入于腹,心里非常烦闷。同时,由于新产妇恶血不除,瘀血内结,邪热未能从大小便宣泄,因而形成青瘕。青瘕多发生在右胁,藏于背膂之间,上引肩胛部,腰髀以下有拘挛感,两足浮肿,面目发黄,大小便困难。以后又见月经不通利,或者月经过多,类似血崩。这种病情,主要是由于自己未能调摄所引起的,使人不易生育。

[原文] 燥瘕者,妇人月水下,恶血未尽,其人虚惫,而以夏月热行疾走,若举重移轻,汗出交流,气力未平,而率①以急怒[1]甚喜,致②猥咽不泄[2],经脉挛急,内结不舒,烦满少气,上达胸鬲背膂,小腹为急③,月水与气俱不通,而反以饮清水快心,月水横流,衍④[3]入他脏不去,有热因生燥瘕之聚。大如半杯⑤,上下腹中苦痛,还⑥两胁下,上引心而烦,害[4]饮食,欲吐,胸及腹中不得太息,腰背重,喜卧盗汗,足酸疼痛⑦,久立而痛,小便失时,居然自出,若失精,月水闭塞,大便难,病如此者,其人少子。

[校勘]

①率:《外台》卷三十四八瘕方引《素女经》作"卒"。

②致:此后《外台》引《素女经》有"腹中"两字。

③小腹为急:《外台》引《素女经》作"少腹壅急"。

④衍:《外台》引《素女经》作"溢"。

⑤杯:《外台》引《素女经》作"柸"。

⑥还:《外台》引《素女经》作"在"。

⑦疼痛:《外台》引《素女经》作"削"。

[注释]

[1]急怒:暴怒。

[2]猥咽不泄:可作胸腹之气壅塞不能宣泄理解。

[3]衍:满溢之意。

[4]害:妨碍。

[语译] 燥瘕,是由于妇人月经来潮时,恶血未净,身体虚弱,而夏月走路过疾或用力过度,出汗太多,体力未能平复,又因喜怒异常,以致气机郁结不畅,筋脉拘挛,气郁于内,烦闷胀满少气,向上牵引胸膈背脊,尤其是少腹部拘急,同时,月经与气机都不通利,而反饮凉水以求得舒适,以致月水横流,溢入他脏不去,郁而生热,逐渐形成燥瘕。燥瘕的结块,在两胁之下,约半个茶杯大小,或上或下在腹内疼痛,还攻两胁下,上引心中烦闷,妨碍饮食,有时想吐,胸、腹部郁闷,叹息困难,腰背部有沉重感,喜卧,经常有盗汗,两足酸痛,久立更痛,小便频数,不时自出,如同男子失精一样,月经闭止,大便困难。病情发展到这时,其人很少能受孕的。

[原文] 血瘕病,妇人月水新下,未满日数而中止,饮食过度,五谷气盛,溢入他脏;若大饥寒,汲汲[1]不足,呼吸未调而自劳,血下未定,左右①走肠胃之间,留结不去,内有寒热,与月水合会,为血瘕之聚。令人腰痛,不可以俯仰,横骨②[2]下有积气,牢如石,小腹里急苦痛,背膂疼,深达腰腹下挛③,阴里若生风冷,子门辟[3],月水不时,乍来乍不来④,此病令人无子。

[校勘]

①未定,左右:《外台》卷三十四八瘕方引《素女经》无此四字。

②骨:《外台》引《素女经》作"胁"。

③深达腰腹下挛:《外台》引《素女经》作"腰股下痛",《圣惠方》卷七十一治妇人八瘕诸方作"腰胯下挛痛"。

④不来:《外台》引《素女经》作"去"。

[注释]

[1]汲汲:一作"吸吸",参阅卷三虚劳候。

[2]横骨:经穴名。位于耻骨联合上缘中点旁开 0.5 寸处。在此作横骨穴部位解。

[3]子门擗(pì霹):子宫颈口不闭之意。子门,《类经》:"子门,即子宫之门。""擗",通"擘",即分开。

[语译]　血瘕,是由于妇人月经来潮后,未满日数而中途停止,加以因饮食过饱,不能消化吸收,影响他脏;或因忍饥受寒,以致身体虚弱,呼吸无力,而又勉强劳动,使血下尚未安定,其气左右走窜于肠胃之间,留结不去,内生寒热,与经水相搏结,成为血瘕。血瘕的症状,是腰痛不能俯仰,横骨下有一包块,坚硬不移,如石头一样,少腹疼痛,有拘急感,背脊也疼痛,甚则引及腰部以下挛痛,前阴觉冷,有如阴中生风,子门不闭,月经不调,忽来忽止。病情至此,使人不能生育。

[原文]　脂瘕者,妇人月水新来,若生[1]未满三十日,以合阴阳,络脉分,胞门伤,子户失禁,关节散,五脏六腑津液流行,阴道睏动[2],百脉关枢四解,外不见其形,子精与血气相遇,犯禁,子精化,不足成子,则为脂瘕之聚。令人支满里急痛,疾①痹引小腹重,腰背如刺状,四肢不举,饮食不甘,卧不安席,左右走腹中切痛,时瘥时甚,或时②少气头眩,身体解堕,苦寒恶风,膀胱胀,月水乍来乍去不如常,大小便血不止。如此者,令人无子。

[校勘]

①疾:《外台》卷三十四八瘕方引《素女经》无"疾"字。

②或时:原作"作者",从《外台》引《素女经》改。

[注释]

[1]生:指妇人生产。

[2]瞤动:抽掣跳动。

[语译]　脂瘕,是由于妇人月经初来,或者生产尚未满月,便进行房事,以致冲任络脉分解,胞门损伤,子户失禁,关节松散,脏腑津液流行,阴道有抽掣跳动感,全身经脉和重要关节像散离一样。这些病情,在外形上是看不出来的。由于犯了房事的禁忌,男性之精与女性血气相遇之时,精子损伤,不能受孕,而结成脂瘕。脂瘕的症状,使人胸胁胀满,里急疼痛,疼痛牵引少腹,并有沉重感,腰背疼痛如刺,四肢懒于举动,饮食无味,睡眠不安,少腹剧烈疼痛,左右走窜,时轻时重,或者气短头眩,身体疲乏不支,怕冷恶风,膀胱有胀满感,月经失常,时来时止,大小便经常下血。病情至此,使人不能生育。

[原文]　狐瘕者,妇人月水当月①数来,而反悲哀忧恐,或远行逢暴风疾雨,雷电惊恐,衣被沈湿[1],疲倦少气,心中恍恍未定,四肢懈惰,振寒,脉②气绝,精神游亡,邪③气入于阴里不去,生狐瘕之聚。食人脏④,令人月水闭不通,小腹⑤瘀血⑥,胸胁腰背痛,阴中肿,小便难,胞门子户不受男精。五脏气盛,令嗜食欲呕,若睡⑦多所思,如有娠状,四肢不举。有此病者,终身无子。其瘕有手足成形者,杀人也,未成者可治。

[校勘]

①月:原作"日",从《圣惠方》卷七十一治妇人八瘕诸方改。

②脉:此前《外台》卷三十四八瘕方引《素女经》有"若窳寐"三字。

③邪:原作"胞",从《外台》引《素女经》改。

④脏:《外台》引《素女经》作"子脏"。

⑤腹:原作"便",从元本改。

⑥血:原作"与",从正保本改。

⑦若睡:《外台》引《素女经》作"喜唾"。

[注释]

[1]沈湿:即潮湿之意。"沈",汁。

[语译]　狐瘕,是因为妇人月经一月数至,而受到悲哀忧恐的精神刺激;或因外出时遭遇暴风骤雨,雷电惊恐,衣服淋湿,以致身体疲倦少气,心中神思不定,四肢无力,寒战,脉气虚极,精神涣散而多梦。这是邪气乘虚深入经络不去,以致结成狐瘕。狐瘕能伤害子宫,使人月经闭止,少腹瘀滞,发生胸胁腰背疼痛,前阴肿,小便困难,子宫不能受孕。假使五脏气盛,使人嗜食欲呕,或欲睡而有所思,犹如妊娠之状,四肢乏力,懒于举动。患有这种病症,就终生不能生育。如其瘕聚,似有手足成形者,预后不良,未成形者,尚可治疗。

[原文]　蛇瘕者,妇人月水已下新止,适闭未复,胞门子户劳伤,阴阳未平复,荣卫分行,若其中风暴病羸劣,饮食未调;若起行当风①,及②度泥涂,用清寒③太早。若坐湿地,名阴阳乱。腹中虚,且未饮食,若远道之余,饮④污井之水,不洁之食,吞蛇鼠之精,留结⑤不去,因生蛇瘕之聚。上食心肝,长大其形若漆在脐上下⑥,还疗左右胁不得吐⑦气,两股胫间若漆疾⑧,小腹急⑨,小便赤黄,膀胱引阴中挛,腰背痛,难以动作,苦寒热,月水或多或少。有此病者,不复生子。其瘕⑩手足成形者杀人,未成者可治。

[校勘]

①若起行当风:原作"若已起当风行",从《外台》卷三十四八瘕方引《素女经》改。

②及:原作"厥",从《外台》引《素女经》改。

③用清寒:《外台》引《素女经》作"因冲寒"。

④饮:原无,从《圣惠方》卷七十一治妇人八瘕诸方补。

⑤结:汪本作"络"。

⑥长大其形若漆在脐上下:《外台》引《素女经》作"若病长大,条条在脐下"。

⑦吐:原无,从《外台》引《素女经》补。

⑧若漆疾:《外台》引《素女经》作"苦疼"。

⑨小腹急:《外台》引《素女经》作"少腹多热"。

⑩瘕:原无,从《外台》引《素女经》补。

[语译] 蛇瘕,是因妇人月经刚刚停止,胞门适闭,还未平复,胞门子户劳伤,阴阳尚虚,荣卫未调,此时如感受外邪,身体更加衰弱,饮食也没有调适;或因起行当风,及行走泥泞道路,感受了风寒。或者坐卧湿地,名阴阳乱。如其腹中饥时,还未饮食,或者远道跋涉,饮了污井之水,不洁和有毒的食物,留结不去,因而结成蛇瘕。蛇瘕的症状,是在脐之上下有条状硬块,两胁疠痛,甚则呼吸不利,股胫之间疼痛,少腹拘急,小便赤黄,膀胱至前阴部牵引拘挛,腰背疼痛,难以活动,常发寒热,月经或多或少。患有这种病证,即不复能够生育。如其瘕聚,似有手足成形者,预后不良,未成形者,尚可治疗。

[原文] 鳖瘕者,妇人月水新至,其人剧吐疲劳①,衣服沈②湿,不以时去;若当风睡,两足践湿地,恍惚觉悟,跖立未安[1],颜色未平,复见所好,心为开荡③,魂魄感动,五内脱消[2];若以入水浣洗沐浴,不以时出,神不守,水精④与邪气俱入,至上三焦之中募⑤,玉门先闭,津液妄行,留结不去,因生鳖瘕之聚。大如小盘,令人小腹切痛,恶气走上下,腹中苦痛,若存若亡,持之跃手,下引⑥阴里,腰背亦痛,不可以息,月水⑦不通,面目黄黑,脱声少气。有此病者,令人绝子。其瘕有手足成形者杀人,未成者可治。

[校勘]

①剧吐疲劳:《外台》卷三十四八瘕方引《素女经》作"剧作疲劳汗出"。

②沈：《外台》引《素女经》作"润"。

③荡：原无，从《外台》引《素女经》补。

④精：《外台》引《素女经》作"气"。

⑤至上三焦之中募：《外台》引《素女经》作"至三焦之中"。

⑥下引：原作"不利"，从《外台》引《素女经》改。

⑦月水：此后原有"喜败"二字，从《外台》引《素女经》删。

[注释]

[1]跱立未安：站立未稳的意思。

[2]脱消：脱失，消耗，作空虚理解。

[语译] 鳖瘕，是因妇人月经刚来，其人剧烈呕吐，身体疲劳，衣服潮湿，没有及时更换；或当风睡觉，两足践踏湿地，恍惚间睡醒起身，站立未平，神态尚未完全恢复时，又看到平时所爱好的事物，以神为之荡漾，魂魄感动，五脏之气空虚；或沐浴的时间太长，神气不守，水气乘虚侵入三焦，玉门先闭，津液妄行，留结不去，因而形成鳖瘕。鳖瘕的症状，是少腹部结有硬块，如同小盘子一样，使人小腹切痛，自觉有恶气上下走窜，腹中苦痛，有时又似痛非痛，按之有跳动感应手，牵引到阴道，腰背亦痛，甚至痛剧不利呼吸，同时月经不通，面目呈黄黑色，语声低微，呼吸少气。得了这种病证，就不再能够生育。如其瘕聚似有手足成形者，预后不良，未成形者，尚可治疗。

五十、带下三十六疾候(50)

[原文] 诸方说，三十六疾者，是十二癥、九痛、七害、五伤、三固①，谓之三十六疾也。十二癥者，是所下之物，一者如膏②，二者如青③血，三者如紫汁，四者如赤肉④，五者如脓痂，六者如豆汁，七者如葵羹[1]，八者如凝血，九者如清血，血似水，十者如米汁，十一者如月浣⑤[2]，十二者经度不应期也。

九痛者，一者阴中痛伤，二者阴中淋痛，三者小便即痛，四者寒冷痛，五者月水来腹痛，六者气满并⑥痛，七者汁出，阴中如啮痛,八者胁下皮⑦痛,九者腰痛。

七害⑧者,一者害食,二者害气,三者害冷,四者害劳,五者害房,六者害妊,七者害睡。

五伤⑨者,一者穷孔[3]痛,二者中寒热痛,三者小腹急牢痛,四者脏不仁,五者子门不正引背痛。

三固⑩者,一者月水闭塞不通,其余二固者,文阙不载。而张仲景所说三十六种疾,皆由子脏冷,热劳损而挟带下,起于阴内。条目混漫,与诸方不同,但仲景义最玄深,非愚浅能解,恐其文虽异,其义理实同也。

[校勘]

①固:《千金方》卷四第三作"痼"。

②膏:《医心方》卷二十一第二十四作"膏白"。

③青:《千金方》作"黑"。

④肉:原作"皮",从《千金方》改。

⑤月浣:此后《千金方》有"乍前乍却"四字。

⑥并:《千金方》无"并"字,《医心方》作"崩"。

⑦皮:《医心方》作"引"。

⑧七害:《千金方》七害的内容为:"一曰穷孔痛不利,二曰中寒热痛,三曰小腹急坚痛,四曰脏不仁,五曰子门不端,引背痛,六曰月浣乍多乍少,七曰害吐"。

⑨五伤:《千金方》五伤的内容为:"一曰两胁支满痛,二曰心痛引胁,三曰气结不通,四曰邪思泄利,五曰前后痼寒"。

⑩三固:《千金方》作"三痼",内容为:"一曰羸瘦不生肌肤,二曰绝产乳,三曰经水闭塞"。

[注释]

[1]葵羹:"葵",为锦葵科植物冬葵,一名葵菜,又名滑菜。古代取其茎叶作菜食之,故称"葵羹"。

[2]浣:浣濯衣垢。

[3]穷孔:指阴道口。"穷",作"隐僻"解。

[语译] 方书中所说的妇人三十六疾,是指十二癥、九痛、七害、五伤和三痼等疾病。十二癥是指阴道排出的多种液体,一者如脂膏,二者如青血,三者如紫汁,四者如赤肉,五者如脓痂,六者如豆汁,七者如葵羹,八者如凝血,九者如淡红色血水,十者如米泔水,十一者月水如浣洗衣服的垢水,十二者经期不应期来潮。

九痛是:一者阴中如创伤样痛,二者阴中淋痛,三者小便时疼痛,四者前阴寒冷而痛,五者月经来时腹痛,六者少腹气满疼痛,七者阴道内有液汁出,如虫咬样疼痛,八者胁下引痛,九者腰痛。

七害是指致病因素:一伤饮食,二伤气郁,三伤寒冷,四伤劳役,五伤房事,六因妊娠,七因睡眠。

五伤是:一者穷孔痛,二者阴中寒热痛,三者小腹拘急坚痛,四者子脏不仁,五者子门不正,牵引腰背痛。

三固是:一者月经闭塞不通。其余两固,文献残缺未见记载。而张仲景所说的妇人三十六疾,大都因子宫寒热失调,久延成为劳损,同时兼有带脉以下的一些病证,起于阴中。但书中条目写得较为含糊,与其它方书有所不同之处。但仲景的学说非常深奥,不是初学者所能理解,恐其文字上虽有某些差异,则所讲的道理,仍是一致的。

五十一、无子候※(51)

[原文] 妇人无子者……若夫病妇疹,须将饵,故得有效也。然妇人挟疾无子,皆由劳伤血气,冷热不调,而受风寒,客于子宫,致使胞内生病,或月经涩闭,或崩血带下,致阴阳之气不和,经血之行乖候,故无子也。

诊其右手关后尺脉,浮则为阳,阴脉绝,无子也。又脉微涩,中年得此,为绝产也。少阴脉如浮紧则绝产。恶寒脉尺寸俱微弱,则绝嗣不产也。

[语译] 妇人不生育的原因很多。在男女双方都有病的时候，须分别加以治疗，才有效果。若妇女有病不能生育者，大都由于劳伤血气，冷热失调，而感受风寒，风寒客于子宫，致使胞内生病，或月水涩滞不通，或者血崩、带下，致使阴阳之气不和，经血之行乖常，所以不能生育。

诊其脉，右手关后尺脉见浮，浮则为阳气外浮，下焦寒甚，下焦寒甚则不能生育。又，脉微而涩，是血气虚损的表现，中年人见到这种脉象，也失去生育能力。又如少阴肾脉如浮而紧，浮为阳浮，紧主下焦有寒，亦属不育之征。又如恶寒而尺寸脉皆微弱无力，则是阴阳气血俱虚，亦不能生育。

[按语] 本候指出不孕的原因，不单是女性一方问题，也有男性的因素；女性的不孕，与气血阴阳失调有关。这是扼要地指出了问题的关键。至于凭脉辨证，临床可以参考，但能结合妇科检查，则对病情的了解就更清楚。

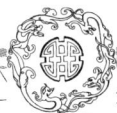

卷三十九

五十二、月水不利无子候（52）

[原文]　月水不利而无子者，由风寒邪气客于经血，则令月水否涩，血结子脏，阴阳之气不能施化[1]，所以无子也。

[注释]

[1]施化：即阳施阴化。谓阳气蒸腾温煦，阴液团聚化育。

[语译]　月经不利而导致不孕的，是由于风寒之邪乘袭经血，使月经涩滞不畅，瘀血凝结于子宫，以致阴阳之气失调，阳气不能蒸腾温煦，阴液不能团聚化育，所以不能受孕。

五十三、月水不通无子候※（53）

[原文]　月水不通而无子者，由风寒邪气客于经血。夫血得温则宣流，得寒则凝结，故月水不通。冷热血结，搏子脏而成病，致阴阳之气不调和，月水不通而无子也。

月水久不通，非止令无子，血结聚不消，则变为血瘕；经久盘结成块，亦作血癥①。血水相并，津液壅涩，脾胃衰弱者，水气流溢，变为水肿。如此难可复治，多致毙人。

[校勘]

①血癥：原作"血瘕"，从《圣惠方》卷七十二治妇人月水不通无子诸方改。

[语译]　月经停闭而不孕的,是由于风寒之邪乘袭于经血所致。因为经血之性,得温则宣泄流畅,受寒则凝结不行,风寒之邪乘袭于经血,所以月经不通。冷热之气,均能与血搏结,搏于子宫而成病,就会导致阴阳二气不相调和,因而月经停闭,不能受孕。

经闭日久不愈,非但使人不孕,而且经血结聚不散,可以变为血瘕;血瘕经久,盘结成块,也可成为血癥。如果再加上脾胃虚弱,不能运化,则津液壅塞,反成水气,与血相并,水气泛溢于肌肤,就能变为水肿。病情到这时,治疗就困难了,甚至有生命的危险。

五十四、子脏冷无子候(54)

[原文]　子脏冷无子者,由将摄失宜,饮食不节,乘风取冷,或劳伤过度,致风冷之气,乘其经血,结于子脏。子脏则冷,故无子。

[语译]　子宫寒冷而致不孕的,是由于调摄不当,饮食不节,乘风贪凉,或者劳伤过度,以致风冷之邪,侵袭经血,结于子宫。子宫寒冷,失于温煦,所以不能受孕。

[按语]　子宫寒冷而致不孕,是不孕证的主要病变。本候论述子宫寒冷,责之于风冷乘袭经血,但在临床上多见者,往往与肾阳虚衰有关。

五十五、带下无子候(55)

[原文]　带下无子者,由劳伤于经血,经血受风邪则成带下,带下之病,曰①沃[1]与血相兼带而下也。病在子脏,胞内受邪,故令无子也。

诊其右手关后尺中脉,浮为阳,阳绝者,无子脉也。苦足逆冷,带下故也②。

[校勘]
①曰:疑是"白"字之误。

②带下故也:《脉经》卷二第一作"绝产,带下,无子,阴中寒"。

[注释]

[1]沃(wò 握):沫也,即粘液。

[语译] 因带下而不孕的,是由于劳伤经血,又受风邪的侵袭,而成带下。带下病,即粘液与血液相杂,绵绵而下,因病在子宫,胞络受邪,所以使人无子。

诊其脉,右手尺脉见浮象者,浮为虚阳外浮,阳浮的原因由于下焦虚寒,阴盛于下,阳浮于上,所以常苦两足逆冷,带下而无子。

[按语] 本候论述带下病能导致不孕。但妇女白带有寒热虚实之分,不一定都能导致不孕。文中所说的带下,"曰沃与血相兼带而下",这是血性白带,不同于一般的带下病情,因而无子,便易于理解。

五十六、结积无子候※(56)

[原文] 五脏之气积,名曰积。脏积之生,皆因饮食不节,当风取冷过度。其子脏劳伤者,积气结搏于子脏,致阴阳血气不调和,故病结积而无子。

[语译] 五脏之气结积不散的病证,称为积病。五脏积病的产生,多由于饮食不节,当风贪冷太过所致。在妇女患积病而不孕的,这是因为子宫受到劳伤,积气搏结在子宫,以致阴阳气血不能调和,所以既病积而又不能受孕。

五十七、数失子候(57)

[原文] 妇人数失子者,或由乖阴阳之理,或由触犯禁忌,既产之后,而数失儿,乃非腑脏生病,故可以方术防断之也。

[语译] 从略。

[按语] 数失子候,是指多次流产及婴儿早夭,在临床上是

可以见到的,原因较多,但这里所论,有存疑待考的必要。

五十八、腹满少气候(58)

［原文］ 腹满少气者,由脏虚而触风冷,风冷搏于血气,故腹满。腹满则气壅在内,而呼吸不足,常如少气之状,故云少气腹满也。

［语译］ 妇人腹满少气,是由于脏气虚弱而触冒风冷,风冷之邪搏结于血气所致。腹满是气机壅滞于里,以致呼吸不足,常如少气之状,因此称为腹满少气。

五十九、胸胁胀满候(59)

［原文］ 胸胁胀满者,由劳伤体虚,而风冷之气乘之,客于脏腑肠胃之间,搏于血气,血气壅之不宣。气得冷则逆,与血饮①相搏,上抢胸胁,所以令胸胁胀满也。

［校勘］

①饮:《圣惠方》卷七十一治妇人胸胁胀满诸方无此字。

［语译］ 妇人胸胁胀满,是由于劳伤体虚,而风冷之邪乘虚侵袭,停留在脏腑和胃肠之间,与血气相搏结,因而血气壅塞,不得宣通。气分遇冷则上逆,与血饮相搏结,上冲于胸胁部,所以使人胸胁胀满。

六十、客热候(60)

［原文］ 人血气有阴阳,脏腑有虚实。实则生热,虚则受寒[1],互相乘加①,此人身内阴阳冷热,自相乘也。此云客热者,是体虚而将温过度[2],外热加之,非腑脏自生,故云客热也。其状,上焦胸膈之间虚热,口燥,或手足烦热,肠胃之内无实热也。

［校勘］

①加:原作"如",从元本改。

[注释]
[1]受寒:这里作"生寒"解。
[2]将温过度:即保暖太过。

[语译] 人的血气有阴阳之分,脏腑有虚实之异。如为阳属实则生热,为阴属虚则生寒,寒热互相乘加,这是人体的阴阳寒热,自相胜负产生的病证。这里所谓客热,是指身体虚弱的患者,由于保暖太过,外热加之,不是由于腑脏本身所产生的热病,所以称为客热。其症状是,上焦胸膈之间有虚热,口中干燥,或者手足心烦热,但胃肠之间,并没有实热。

六十一、烦满候(61)

[原文] 烦满者,由体虚受邪,使气血相搏而气逆,上乘于心胸,气否不宣,故令烦满。烦满者,心烦,胸间气满急也。

[语译] 妇人烦满,是由于体虚受邪,与气血相互搏结,气机上逆所致。逆气上乘于心胸,气机痞塞不得宣畅,所以出现烦满病症。所谓烦满,即是心烦,胸间气闷满急。

六十二、身体卒痛候(62)

[原文] 身体卒痛者,由劳动血气而体虚,受于风冷,客其经络。邪气与正气交击于肌肉之间,故身体卒痛也。

[语译] 妇人身体突然疼痛,是由于劳伤血气而身体虚弱,风冷乘虚侵袭经络所致。邪气与正气交争于肌肉之间,所以身体突然疼痛。

[按语] 妇女突然身痛,除本候所述,邪正交争于肌肉之间者外,更年期妇女尤为多见。

六十三、左胁痛如刀刺候(63)

[原文] 左胁偏痛者,由经络偏虚受风①邪故也。人之经络,循环于身,左右表里皆周遍。若气血调和,不生虚实,邪不能

伤。偏虚者,偏受风邪。今此左胁痛者,左边偏受病也。但风邪在于经络,与血气相乘,交争冲击,故痛发如刀刺。

[校勘]

①受风:原无,从正保本补。

[语译] 左胁疼痛,是由于左侧的经络偏虚,感受风邪所致。人体的经络,循环全身,上下左右,表里内外都周遍。如气血调和,经络循行畅通,身体无偏虚偏实,外邪也就不能侵袭。如有偏虚,就会偏受风邪。现在左胁疼痛,这是左侧经络偏虚,而受外邪侵袭的缘故。由于风邪在经络,与血气相冲击,邪正相交,所以疼痛发作如刀刺一样。

六十四、痰候(64)

[原文] 痰者,由水饮停积在于胸膈所成。人皆有痰,少者不能为害,多则成患。但胸膈饮渍于五脏,则变令①目眩头痛也。

[校勘]

①令:此后元本有"眼痛亦令"四字。

[语译] 痰,是由于水饮积于胸膈所形成的。人人都可以有痰,痰少者,并不会成病;如果痰饮停积过多,便能为患。痰如果从胸膈而侵渍于五脏,就会发生目眩、头痛等证。

六十五、嗽候(65)

[原文] 嗽者,肺伤微寒故也。寒之伤人,先伤肺者,肺主气,候皮毛,故寒客皮毛,先伤肺也。其或寒微者,则咳嗽也。

[语译] 咳嗽的原因,是由于肺部感受微寒所致。因为肺主气,外合皮毛,所以寒邪侵犯皮毛,先影响肺脏。受寒轻微的,则引起咳嗽。

六十六、咽中如炙肉脔[1]候(66)

[原文] 咽中如炙肉脔者,此是胸膈痰结,与气相搏,逆上

咽喉之间,结聚状如炙肉之脔也。

[注释]

[1]炙肉脔(luán 峦):即烤肉块。切肉成块称脔。

[语译] 病人感觉在咽中似乎有块烤肉鲠阻,咽之不下,吐之不出,这是由于胸膈间有痰涎结聚,与气机相搏结,上逆于咽喉之间,结聚不散,所以在咽喉之间,感觉有一块炙肉脔鲠在那里。

[按语] 本候所论,即梅核气,妇人比较多见。一般病因是由于情志郁结,以致肝气挟痰浊上逆,阻结咽中,咽之不下,吐之不出,咽中常有异物感。《金匮要略》妇人杂病篇早有记载。但此病成因和证候类型不尽一致,可以参考后世医家的有关论述。

六十七、喉痛候(67)

[原文] 喉痛者,风热毒客于其间故也。十二经脉,有循颊喉者。五脏在内,而经脉循于外。脏气虚则经络受邪,邪气搏于脏气则生热,热乘其脉而①搏咽喉,故令喉痛也。

[校勘]

①而:元本作"热"。

[语译] 喉痛,是由于风热毒邪侵袭咽喉所致。十二经脉中,有的经脉循行至面颊和咽喉部分。经脉与脏腑是密切相连的,五脏主乎内,经脉循于外。如脏气虚弱,经脉就容易感受风邪,邪气从经脉侵入,和脏气相搏结则产生内热,风热毒邪循经脉上乘于咽喉,所以引起咽喉疼痛。

六十八、瘿候(68)

[原文] 瘿病者,是气结所成。其状,颈下及皮宽臌臌然①,忧恚思虑,动于肾气,肾气逆,结实②所生。

又,诸山州县人,饮沙③水多者,沙搏于气结颈下,亦成瘿也。

[校勘]

①臌臌然:本书卷三十一瘿候作"捶捶然"。"臌臌然"通"捶

捶然"。

②实：原作"宕"，从正保本改。

③沙：原无，从本书卷三十一瘿候补。

[语译] 瘿病，是由于气机郁结所形成。它的症状是，颈下部皮宽肿大膇膇然，这是因为忧愤思虑过度，损伤肾气，肾气上逆，结实于颈下所致。

又，有些山区的人，饮沙水过多，沙与逆气搏结于颈下，也能成为瘿。

[按语] 本候论瘿，与卷三十一瘿候略同。但这里提及"肾气"，为前条所未备。从临床看，瘿与肾气的联系，一般较少，这个论点，可作进一步研究。

六十九、吐血候(69)

[原文] 吐血者，皆由伤损腑脏所为。夫血外行经络，内荣腑脏，若伤损经络，脏腑则虚，血行失其常理，气逆者吐血。又，怒则气逆，甚则呕血。然忧思惊怒，内伤腑脏，气逆上者，皆吐血也。

[语译] 吐血，皆由腑脏损伤所致。人体的血液，外行于经络，内荣于腑脏，如经络损伤，则脏腑虚弱，血气的运行就会失去常度，气机上逆，血随气逆，就会产生吐血。又，大怒伤肝，肝气上逆，甚则气载血升，亦会出现呕血。总之，忧思惊怒，都能损伤腑脏，使气机上逆，血随气逆，导致吐血。

七十、口舌出血候(70)

[原文] 口舌出血者，心脾伤损故也。脾气通于口，心气通于舌。而心主血脉，血荣于脏腑，通于经络。若劳损脏腑，伤动经脉，随其所伤之经，虚者血则妄行。然口舌出血，心脾二脏之经伤也。

[语译] 口腔和舌上出血，是心脾两经损伤所致。因为，脾

气通于口,心气通于舌。而心主血脉,脾主统血。血液内荣于脏腑,外通于经络。如果劳伤脏腑,则伤动经脉,随着所伤的经脉,就会产生血溢。因而口舌出血,是心脾两经损伤所引起的。

七十一、汗血候(71)

[原文] 汗血者,肝心二脏虚故也。肝藏血,而心主血脉,心之液为汗。肝是木,心是火,母子也。血之行,内在腑脏,外通经络。劳伤肝心,其血脉虚者,随液发为汗而出也。

[语译] 汗血,是肝心两脏虚损所致。因肝为藏血之脏,而心主血脉,心之液又为汗。从五行学说来讲,肝属木,心属火,是母子的关系。血液的运行,在内则荣养脏腑,在外则循行经络。如果劳伤肝心,其血脉虚损,则血液的运行失常,就会随着汗液的排泄,成为汗血。

[按语] 吐血、口舌出血、汗血等症,男女均可出现。若在妇人,必须注意与月经的关系,如出血有周期性,在经前出现,就要考虑可能由月经失常所引起。

七十二、金疮败坏候(72)

[原文] 妇人金疮未瘥而交会,动于血气,故令疮败坏。

[语译] 妇人金疮败坏候,是由于金疮未愈,进行房事,因而冲动血气,所以变成金疮坏病。

七十三、耳聋候(73)

[原文] 耳聋者,风冷伤于肾。肾气通于耳,劳伤肾气,风冷客之,邪与正气相搏,使经气不通,故耳聋也。

[语译] 妇人耳聋,是由于风冷伤害肾气所致。因为肾气通于耳,如劳伤肾气,风冷就乘虚侵袭,与正气相搏,使经气不通,所以引起耳聋。

七十四、耳聋风肿候(74)

[原文] 耳聋风肿者,风邪搏于肾气故也。肾气通于耳,邪搏其经,血气壅涩,不得宣发,故结肿也。

[语译] 耳聋风肿,是因为风邪搏于肾气的缘故。肾气通于耳,风邪搏于肾经,则经脉血气壅涩,不得宣通发泄,所以形成耳聋而且结肿。

七十五、眼赤候(75)

[原文] 眼眦赤者,风冷客于眦间,与血气相搏,而泪液乘之,挟热者,则令眦赤。

[语译] 妇人眼眦发红,是因为风冷侵袭于眼眦之间,与血气相搏结,病邪化热,所以频频渗出泪液,而且眼眦发红。

七十六、风眩鼻塞候(76)

[原文] 风眩而鼻塞者,风邪乘腑脏入于脑也。五脏六腑之精气,皆上注于目,血与气并属于脑。体虚为风邪入脑,则引目,目系急,故令头眩。而腑脏皆受气于肺,肺主气,外候于鼻。风邪入脑,又搏肺气,故头眩而鼻塞。

[语译] 风眩而又鼻塞,是由于风邪乘袭腑脏,上犯脑部所致。人体五脏六腑的精气,皆上注于目,而血气又皆上属于脑。如体虚风邪袭脑,则牵引两目,目系紧急,因而感到头晕目眩。又五脏六腑,皆受气于肺。肺主气,开窍于鼻。风邪侵袭脑部,又与肺气相搏结,所以引起头眩而又鼻塞。

七十七、鼻衄候(77)

[原文] 鼻衄者,由伤动血气所为。五脏皆禀血气,血气和调,则循环经络,不涩不散。若劳伤损动,因而生热,气逆流溢入鼻者,则成鼻衄也。

[语译] 鼻衄,是由于劳累过度,伤动血气所致。人体脏腑,都是依靠气血的温煦与濡养,如气血和调,则循环于经络之中,既不涩滞,又不散溢。倘因劳伤损动,引起内热,血随气逆而妄行,溢入鼻腔,便成为鼻衄。

[按语] 本候论述妇人鼻衄,指出"气逆流溢入鼻",即血随气逆之证,与倒经有近似之处。如其衄血发作与月经周期有关者,应考虑倒经的病症。

七十八、面黑皯候(78)

[原文] 面黑皯者,或脏腑有痰饮,或皮肤受风邪,皆令血气不调,致生黑皯。五脏六腑十二经血,皆上于面。夫血之行,俱荣表里,人或痰饮渍脏,或腠理受风,致血气不和,或涩或浊,不能荣于皮肤,故变生黑皯。若皮肤受风,外治则瘥,腑脏有饮,内疗方愈也。

[语译] 面部发生黑皯,有多种原因,或由于脏腑有痰饮,或由于皮肤受风邪,都可导致血气不调,致使面部发生黑皯。人体五脏六腑以及十二经脉的血,都上注于面。血液的运行,都荣养表里,如果脏腑有痰饮浸渍,或皮肤肌腠受风邪侵袭,以致血气不和,或运行不畅,或成为瘀滞,不能荣泽皮肤,就会变生黑皯。如因皮肤感受风邪生黑皯者,可用外治法;如脏腑有痰饮而致者,必须内服方药,才能痊愈。

[按语] 面黑皯,通称为雀斑。本书卷二十七面皯皰候有具体描述,如云"人面皮上,或有如乌麻,或如雀卵上之色",这在妇人尤为多见。面黑皯的成因,除上述外,有些记载,认为与月经不调有关,亦有认为腹中有死胎亦能出现,似为血瘀气滞,不能营养皮肤所致。

七十九、面黑子候(79)

[原文] 面黑子者,风邪搏血气变化所生。夫人血气充盛,

则皮肤润悦。若虚损疵点变生黑子者,是风邪变其血气所生。若生而有之者,非药可治也。

［语译］ 从略。

［按语］ 本候论述的病因、病机与卷三十一黑痣候相同,可以参阅。

八十、蛇皮候(80)

［原文］ 蛇皮者,由风邪客于腠理也。人腠理受于风则闭密,使血气涩浊,不能荣润,皮肤斑剥,其状如蛇鳞,世呼蛇体也。亦谓之蛇皮也。

［语译］ 蛇皮候,是由风邪客于皮肤肌腠所致。因为人体感受风邪,腠理闭密,使血气的运行涩滞瘀凝,不能荣养濡润肌腠,所以皮肤干燥斑剥,状如蛇鳞,俗称为蛇体,又称作蛇皮。

八十一、手逆胪候(81)

［原文］ 手逆胪者,经脉受风邪,血气否涩也。十二经筋脉,有起手指者,其经虚,风邪客之,使血气否涩,皮胪枯剥逆起,谓之逆胪。

［语译］ 妇人手指逆胪者,是经脉感受风邪,血气运行涩滞所致。因为十二经之筋脉,有的起于手指,其经脉空虚,风邪便乘虚侵袭,使血气运行痞涩,皮肤缺乏濡养,所以手指爪甲际的皮肤,枯剥倒逆而翘起,称为逆胪。

八十二、白秃候(82)

［原文］ 头疮有虫,痂白而发秃落,谓之白秃。云是人腹内九虫内蛲虫,值血气虚发动所作也。

［语译］ 从略。

［按语］ 白秃候,卷二十七白秃候较此为详,可参阅。

八十三、耳后附骨痈候(83)

[原文] 附骨痈,是风寒搏血脉,入深近附于骨也。十二经之筋脉,有络耳后完骨[1]者,虚则风寒客之,寒气折血,血否涩不通,深附于骨,而成痈也。其状,无头但肿痛。

[注释]

[1]完骨:耳廓后隆起的骨部,即乳突。

[语译] 耳后附骨痈,是风寒外邪搏于血脉,深附于完骨而形成的。在十二经之筋脉中,如手少阳三焦、足少阳胆等的筋脉,都经过耳后的完骨。如果风寒外邪,乘虚入络,与血气相搏结,使循行于完骨部位的筋脉血液痞涩不通,病邪深附于完骨附近,形成痈肿,则为耳后附骨痈。其症状,局部漫肿无头,但觉肿胀疼痛。

八十四、肿满水气候(84)

[原文] 水病,由体虚受风湿,入皮肤,搏津液,津液否涩,壅滞在内不消,而流溢皮肤。所以然者,肾主水,与膀胱合。膀胱为津液之府,津液不消,则水停蓄。其外候,目下如卧蚕,颈边人迎脉动甚也。脾为土,主克水,而脾候肌肉。肾水停积,脾土衰微,不能消,令水气流溢,浸渍皮肤而肿满。

[语译] 水肿病,是由于体虚感受风湿,侵入皮肤,与津液相搏结,以致津液痞涩,壅滞在内,不能运化,而流溢于皮肤肌肉之间,形成水肿。所以如此,是因为肾主水,与膀胱相合。膀胱为津液之府,肾气的气化功能正常,则津液才能输布和排泄;如气化功能失常,则津液不能运化,水液停积。它的外候是,目胞下微微肿起,象卧蚕一样,颈两旁的人迎脉跳动很甚。脾为土,可以制水,外候肌肉。现在肾阳不足而水气停积,脾土衰弱而不能运化水湿,以致水气泛滥,浸渍皮肤,便为肿满。

八十五、血分候(85)

［原文］ 血分病者,是经血先断,而后成水病。以其月水壅塞不通,经血分而为水,故曰血分。妇人月经通流,则水血消化,若风寒搏于经脉,血结不通,则血水蓄积,成水肿病也。

［语译］ 血分病,是先有月经停闭,而后发生水肿。因为月经壅滞不通,经血分而为水,所以称为血分。如果妇人月经通调,则血气和水液运行正常。如果风寒搏结经脉,经血结滞不通,则阻碍水液的运行,水与血相并蓄积,成为水肿病。

［按语］ 妇人经闭而发生的水肿,一般多称为"血分",大多见于妇人更年期,或者因虚劳病发展至此。《金匮要略》《脉经》早有记载,可以参阅。

八十六、卒肿候(86)

［原文］ 夫肿,或风冷,或水气,或热毒。此卒肿由腠理虚而风冷搏于血气,壅结不宣,故卒然而肿。其状,但结肿而不热是也。

［语译］ 诸肿的原因,或由风冷,或由水气,或由热毒等。这里所说的卒肿,是由于患者腠理空虚,风冷乘虚侵袭,与血气相搏结,壅结不散,所以突然肿起。其症状特点为,但见结肿,并不发热。

［按语］ 本候所论的卒肿,与卷三十一肿病诸候中的卒风肿候类同,不是指水肿,而是肿病,前后两条,可以互参。

八十七、赤流肿候(87)

［原文］ 赤流肿者,由体虚腠理开,而风热之气客之。风热与血气相搏,挟热毒。其状,肿起色赤,随气流行移易,故云流肿。

［语译］ 赤流肿,是由于体虚腠理空疏,感受风热所引起

的。风热之邪乘虚袭入,与血气相互搏结,更兼热毒,因而形成赤流肿。其症状为,皮肤红肿,随气游移不定,所以称为流肿。

[按语] 本候论述的赤流肿,与卷三十一流肿候中的热肿候近似,可以互参。

八十八、瘀血候(88)

[原文] 此或月经否涩不通,或产后余秽[1]未尽,因而乘风取凉,为风冷所乘,血得冷则结成瘀也。血瘀在内,则时时体热面黄;瘀久不消,则变成积聚癥瘕也。

[注释]

[1]余秽:指恶露。

[语译] 妇人腹中瘀血的形成,或由于月经闭塞不通,或由于产后恶露未尽,而乘风取凉,风冷乘虚侵袭,血遇冷则凝结不行,因而成为瘀血。由于瘀血在内,病人常常感到肌肤发热,面色黄而不泽;瘀血久不消散,可变成积聚癥瘕等疾患。

八十九、伤寒候(89)

[原文] 此谓人触冒于寒气而成病。冬时严寒,摄卫周密者,则寒不能伤人。若辛苦劳役,汗出触冒寒气,即发成病,谓之伤寒也。其轻者,微咳嗽鼻塞,啬啬小寒,噏噏微热,数日而歇。重者,头痛体疼,恶寒壮热。而膏腴[1]之人,肌肤脆弱,虽不大触冒,其居处小有失宜,则易伤于寒也。自有四时节内,忽有暴寒伤于人成病者,亦名伤寒,谓之时行伤寒,非触冒所致,言此时通行此气,故为时行也。

[注释]

[1]膏腴(yú 于):即肥胖。"腴",指腹下部肥肉。

[语译] 伤寒,是感受寒邪而发生的疾病。冬寒季节,注意保养身体的人,腠理致密,就不会感受寒邪。如果劳累太过,汗出太多,腠理疏松,触冒寒气,便能发生疾病,称为伤寒。感寒较

轻的,仅有轻度咳嗽和鼻塞,啬啬恶寒,翕翕发热,几天后就会痊愈。感寒较重的,可出现头痛身痛,恶寒壮热。有些肥胖的人,肌肤脆弱,虽然未曾触冒大寒,但起居稍不注意,也很容易感受寒邪。此外,在四时季节内,如果气候突然寒冷,由于寒邪伤人而生病的,也叫伤寒,称为时行伤寒。所谓时行伤寒,并不是触冒寒气所致,而是说这一时期流行着这种邪气,所以称为时行。

九十、时气候(90)

[原文] 此谓四时之间,忽有非节之气[1],伤人而成病也。如春时应暖而寒,夏时应热而冷,秋时应凉而热,冬时应寒而温,言此四时通行此气。一气之至,无问少长,病皆相似,故名为时气也。但言其病,若风寒所伤则轻,状犹如伤寒,少①头痛壮热也。若挟毒厉之气则重,壮热烦毒,或心腹胀满,多死也。

[校勘]
①少:汪本作"小"。

[注释]
[1]非节之气:不合时令的反常气候。"节",节令、节气。

[语译] 时气,是指感受四时反常之气,而发生的疾患。如春时应温而反寒,夏时应热而反冷,秋时应凉而反热,冬时应寒而反温等,皆可导致本病的发生。因为受到同一种病气的侵袭,不论年龄大小,发病的症状亦基本相同,所以称为时气。至于它的病症,如属于风寒所伤,则病情较轻,症状表现类似伤寒,很少见头痛壮热的症状。假使挟毒厉之气而发病的,病情较重,表现有壮热心烦,或心腹胀满等症,预后很坏。

九十一、疟候(91)

[原文] 夫疟病者,由夏伤于暑,客在皮肤,至秋因劳动血气,腠理虚而风邪乘之,动前暑热,正邪相击,阴阳交争,阳盛则

热,阴盛则寒,阴阳更虚更盛,故发寒热,阴阳相离[1],则寒热俱歇。若邪动气至,交争复发[2],故疟休作有时。

其发时节[3]渐晏者,此由邪客于风府,邪循膂而下,卫气一日一夜常大会于风府。其明日日下一节,故其作日晏。其发日早者,卫气之行风府,日下一节,二十一日下至尾骶。二十二日入脊内,上注于伏冲之脉,其行九日,出于缺盆之内,其气既上,故其病发更早。

其间日发者,由邪气内薄五脏,横连募原,其道远,其气深,其行迟,不能日作,故间日作,蓄积乃发。

凡病疟多渴引饮,饮不消,乃变为癖。大肠虚引饮,水入肠胃,则变为利也。

[注释]

[1]阴阳相离:在此指阴阳二气平复,不相交争之意。

[2]交争复发:谓邪气发动,与正气交争,则疟病又复发作。

[3]时节:在此指发作时间。

[语译]从略。

[按语]本候论述妇人疟疾,其内容与卷十一疟病诸候基本相同,可以参阅。

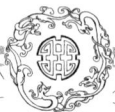

卷四十

九十二、霍乱候(92)

[原文]　阴阳清浊相干,谓之气乱。气乱在肠胃,为霍乱也。多因饮食过度,冒触风冷,冷气入于腹内,脾气得冷则不消水谷,胃气得冷则吐逆,肠气得冷则下利。其心痛者先吐,腹痛者先利,心腹俱痛,吐利并发。其有头痛壮热而吐利者,由体盛而挟风之气搏之外,与血气交争,故头痛发热也,内乘肠胃,故霍乱吐利也。

[语译]　阴阳清浊二气相干而紊乱,称为气乱。气乱在肠胃,即为霍乱病。本病多因饮食过度,感受风冷,风冷之邪入于腹里,脾脏受邪,则不能消化饮食,胃腑受冷则吐逆,肠腑受冷则泻下。其先见心下疼痛者则先吐,先见腹痛者则先泻下,心腹同时作痛则吐泻并作。若兼有头痛发热而吐泻的,是由于兼挟风邪表实,表邪外搏,与血气相交争,所以头痛发热;病邪入里,乘于肠胃,因作霍乱吐泻。

九十三、呕吐候(93)

[原文]　胃气逆则呕吐。胃为水谷之海,其气不调,而有风冷乘之,冷搏于胃气,胃气逆则呕吐也。

[语译]　胃气上逆则呕吐。因为胃为水谷之海,其气以下行为顺。如胃气不调,且受风冷之邪侵袭,则风冷搏结于胃气,

胃气上逆,所以发生呕吐。

九十四、嬖子[1]小儿注车船候(94)

[原文] 无问男子女人,乘车船则心闷乱,头痛吐逆,谓之注车、注船,特由质性自然,非关宿挟病也。

[注释]

[1]嬖(bì 闭)子:旧社会指婢妾等受宠爱的人。"嬖",即宠爱。

[语译] 无论男子妇人,凡是乘坐车船,发生心中闷乱,头痛头晕,以致呕吐等症的,称为注车或注船。这同体质有关,并非由于挟有宿疾。

九十五、与鬼交通[1]候(95)

[原文] 人禀五行秀气而生,承五脏神气而养。若阴阳调和,则脏腑强盛,风邪鬼魅不能伤之。若摄卫失节,而血气虚衰,则风邪乘其虚,鬼干其正。然妇人与鬼交通者,脏腑虚,神守弱①,故鬼气得病之也。其状,不欲见人,如有对忤②,独言笑,或时悲泣是。脉来迟伏,或如鸟啄[2],皆邪物病也。又,脉来绵绵,不知度数,而颜色不变,此亦病也③。

[校勘]

①神守弱:《圣惠方》卷七十治妇人与鬼交通诸方作"神不守"。

②忤:《圣惠方》作"晤"。

③此亦病也:《圣惠方》作"亦皆此候也"。

[注释]

[1]与鬼交通:古病名。相当于癔症。

[2]鸟啄:即雀啄,为怪脉之一。脉来急促,节律不调,忽然停止,止而复来,如鸟啄食一样。本书卷二鬼邪候作"鸡啄"。

[语译] 人体承受五行之秀气而生,同时也得到五脏神气

的长养。如果阴阳调和,则脏腑气血旺盛,精神充沛,虽有外邪,不能侵袭。假使不注意保养,血气虚衰,就容易感受外邪,引起各种疾病。如妇人患癔病,就是由于脏腑气血不足,神气衰弱引起的。这种病的特点,主要是精神失常,喜欢独处,不愿意和人接触,有时自言自语,好像在和人对话,时而喜笑,时而悲泣。脉来迟而伏,或如鸟啄,或绵绵不断,至数不清,但病人脸上的气色却和常人一样,这些都是本病的特点。

九十六、梦与鬼交通[1]候(96)

[原文] 夫脏虚者喜梦。妇人梦与鬼交,亦由腑脏气弱,神守虚衰,故乘虚因梦与鬼交通也。

[注释]

[1]梦与鬼交通:指做性交的梦,一般称为"梦交"。

[语译] 从略。

[按语] 与鬼交通候未言梦,属于妇人精神失常的疾病,相当于癔症。本候梦与鬼交通,即所谓梦交。虽然两者皆由于脏腑气弱,神守虚衰,但病情轻重大异。

九十七、脚气缓①弱候(97)

[原文] 脚气之病,由人体虚,温湿风毒之气,先客于脚,从下而上,动于气,故名脚气也。江东岭南土地卑下,风湿之气伤于人。初得此病,多不即觉,或先无他疾而忽得之,或因众病后得之。此病初甚微,饮食嬉戏,气力如故,当熟察之。其状,从膝至脚有不仁,或若痹,或淫淫如虫行,或微肿,或酷冷,或疼痛,或缓纵不随,或有挛急。或有至困能饮食,或有不能食者,或有见饮食而呕吐者,恶闻食臭者。或有物如指②,发于踹肠,逆上冲心气上者,或有举体转筋者,或壮热头痛者,或心胸冲悸,寝处不欲见明,或腹内苦痛而兼下者。或言语错乱,喜忘误者。或眼浊,精神昏愤者,此皆其证候也。治之缓者,便上入腹,腹或肿,

胸胁满,上气贲[1]便死,急者不全日③,缓者二三日④也。其病既入脏,证皆相似。但脉有三品,若脉浮大而缓,宜服续命汤两剂;若风盛者,宜作越婢汤加术四两;若脉转驶而紧,宜服竹沥汤;若脉微,宜服风引汤二三剂。其紧驶之脉,是三品之最恶脉也。脉浮大者,病在外,沉细者,病在内,皆当急治之,治之缓慢,则上气便死也。

[校勘]

①缓:原作"痛",从本书卷十三脚气缓弱候改。

②指:原作"脂",从本书卷十三改。

③日:鄂本作"月"。

④二三日:本书卷十三作"一、二、三月"。

[注释]

[1]上气贲(bēn 奔):指呼吸急促如奔。"贲"通"奔"。

[语译] 从略。

九十八、脚气肿满候(98)

[原文] 温湿风毒,从脚而上,故令四肢懈惰,缓弱疼痹,甚则上攻,名脚气。而津液为风湿所折,则津液否涩,而蓄积成水,内则浸渍脏腑,外则流溢皮肤,故令腠理胀密[1],水气积不散,故肿也。

[注释]

[1]胀密:指腠理肿胀而致密。

[语译] 从略。

[按语] 脚气缓弱候及脚气肿满候,与本书卷十三脚气病诸候同,可参阅。

九十九、淋候(99)

[原文] 淋者,肾虚而膀胱热也,膀胱与肾为表里,俱主水,行于胞者,为小便也。腑脏不调,为邪所乘,肾虚则小便数,膀胱

热则小便涩。其状,小便痛疼涩数,淋沥不宣,故谓之淋也。

[语译] 从略。

一〇〇、石淋候(100)

[原文] 淋而出石,谓之石淋。肾主水,水结则化为石,故肾客沙石。肾为热所乘则成淋,肾虚则不能制石,故淋而出石,细者如麻如豆,大者亦有结如皂荚核状者,发则塞①痛闷绝,石出乃歇。

[校勘]

①塞:原作"燥",从本书卷十四石淋候改。

[语译] 从略。

[按语] 淋候及石淋候,与本书卷十四诸淋候、石淋候内容基本相同,可参阅。但这里论述的石淋候,对发病时的症状,以及结石的大小、形状,描述得更为具体,前后两条结合起来看,则更为全面。

一〇一、胞转候(101)

[原文] 胞转之病,由胞为热①所迫,或忍小便,俱令水气还迫于胞,屈辟不得充张,外水应入不得入,内溲应出不得出,内外壅胀②不通,故为胞转。其状小腹急痛,不得小便,甚者至死。

张仲景云:妇人本肥盛,头举身满,今羸瘦,头举中空减③,胞系了戾,亦致胞转。

[校勘]

①热:本书卷十四胞转候有"寒"字。

②胀:鄂本作"涩"。

③妇人本肥盛,头举身满,今羸瘦,头举中空减:《脉经》卷九第七作"此人故肌盛,头举身满,今反羸瘦,头举中空感"。

[语译] 胞转病候,是由于膀胱受热,或者强忍小便,使水

气回迫于膀胱,不能充盈扩张。如此,则外面的水液不能进入膀胱,内存的小便又不能排泄外出,内外壅塞不通,便成为胞转。其症状是,小腹急痛,小便不通,严重的可致死亡。

张仲景说:妇人平素肥盛,头举身满,现在消瘦了,头虽能举而腹腔内虚空,以致胞系扭曲,也能发生胞转。

[按语]　本候与卷十四胞转候内容相同,可以互参。又,本候张仲景之说,在现存的《金匮要略》里,虽有胞转的记载,但无这部分内容。

一〇二、小便不利候(102)

[原文]　肾与膀胱为表里,俱主水。水行小肠,入胞为小便。热搏其脏,热气蕴积,水行则涩,故小便不利也。

[语译]　肾与膀胱是表里关系,俱主水液。水液行于小肠,经吸收而进入膀胱,则为小便。如邪热搏于肾、膀胱、小肠等脏腑,则热气蕴积,水液运行涩滞,所以小便不利。

一〇三、小便不通候(103)

[原文]　水行于小肠,入胞为小便。肾与膀胱俱主水,此二经为脏腑,若内生大热,热气入小肠及胞,胞内热,故小便不通,令小腹胀满,气喘急也。

[语译]　水液行于小肠,经吸收而进入膀胱,则为小便。肾与膀胱俱主水液,此二经一为脏,一为腑。如果体内有大热,入小肠及膀胱,膀胱内其热蕴结,则小便不通;由于小便不通,则使人小腹胀满,气逆喘急。

一〇四、大便不通候(104)

[原文]　三焦五脏不调和,冷热之气结于肠胃①,津液竭燥,大肠壅涩,故大便不通。张仲景云:妇人经水过多,亡津液者,亦大便难也。

[校勘]

①三焦五脏不调和,冷热之气结于肠胃:本书卷十四大便不通候作"三焦五脏不和,冷热之气不调,热气偏入肠胃",义较长。

[语译] 大便不通,是由于三焦五脏不调,冷热之气不和,热气偏结于肠胃,津液竭燥,大肠传导之气壅涩,所以大便不通。张仲景云:妇人经水过多,亡津液者,亦能致大便困难。

[按语] 大便困难、大便不通,在妇女较为多见,月经带下过多者,血气津液耗损亦多,导致大便难的,更属常见,这些病证,在妇科有其一定的特殊性。

本候张仲景之说,在现存的《伤寒论》、《金匮要略》里均无这部分内容。《金匮要略》妇人产后病中,有大便难一说,病情与此基本相同,但彼在新产血虚,此在经水过多,略有不同。

一〇五、大小便不利候(105)

[原文] 冷热不调,大小肠有游气,壅在不小肠,不得宣散,蓄积结生热,故大小便涩,不流利也。

[语译] 大小便不利,是由于冷热之气不调,在大小肠之间有游气,肠道气机壅滞,不得宣散,日久蓄积生热,因而大小便涩滞不利。

一〇六、大小便不通候(106)

[原文] 腑脏不和,荣卫不调,阴阳不相通,大小肠否结,名曰关格。关格,故大小便不通。自有热结于大肠,则大便不通,热结于小肠,则小便不通。今大小便不通者,是大小二肠受客热结聚,则大小便不通。此止客热暴结,非阴阳不通流,故不称关格,而直云大小便不通。

[语译] 凡由于脏腑功能失常,荣卫之气不调,阴阳不相流通,以致大小肠痞塞的,称为关格。关格,就是大小便不通。因为有热气结于大肠,则大便不通,热气结于小肠,则小肠不通。

另有一种,因邪热结聚在大小肠所引起的大小便不通,则仅是客热暴结,不属于阴阳不通的关格病,因而直称为大小便不通。

一〇七、小便数候(108)

[原文] 肾与膀胱为表里,俱主于水。肾气通于阴,此二经虚,而有热乘之,热则小便涩,虚则小便数,热涩数也。

[语译] 肾与膀胱为表里,都主水液的代谢。同时,肾气又下通于前阴。如果此二经虚弱,并有邪热乘虚侵袭,热邪蕴积则小便淋涩,本虚失固则又小便频数,所以尿涩而频数。

[按语] 本候原在遗尿候之下,为了便于与上文联系分析,故移此。

一〇八、遗尿候(107)

[原文] 肾与膀胱为表里,而俱主水。肾气通于阴,而小便水液之下行者也。肾虚冷,冷气入胞,胞虚冷,不能制小便,故遗尿。

[语译] 肾与膀胱为表里,都主水。肾气又下通于前阴,为水液下行小便的通道。如肾脏虚冷,冷气入于胞内,胞内虚冷,阳虚气怯,不能制约小便,所以遗尿。

一〇九、尿血候(124)

[原文] 血性得寒则凝①,得热则流散,若劳伤经络,其血虚,热渗入胞,故尿血也。

[校勘]

①凝:此后《圣惠方》卷七十二治妇人小便出血诸方有"涩"字。

[语译] 血液之性,得寒则凝涩,得热则流散,如劳累过度损伤经络,其血则虚,热邪乘虚而下渗膀胱,血液得热则妄行,所以尿血。

一一〇、大便血候(125)

[原文] 劳伤经脉则生热。热乘于血,血得热则流散,渗入于大肠,故大便血也。

[语译] 劳累过度,损伤经脉则生内热。如热气乘袭于血,血得热则妄行,流溢脉外,渗入大肠,所以便血。

[按语] 尿血候及大便血候,原书次于阴臭与失精候之间,上下不连属,今移于此,可与大小便病相联系。

一一一、下利候(109)

[原文] 肠胃虚弱,为风邪冷热之气所乘,肠虚则泄,故变为利也。此下利是水谷利也,热色黄,冷色白。

[语译] 肠胃虚弱,被风邪冷热等邪气所乘,肠虚则泄,因此变成下利。这种下利是水谷利,属热的大便色黄,属寒的大便色白。

一一二、带利候(110)

[原文] 带利,由冷热不调,大肠虚,冷热气客于肠间。热气乘之则变赤,冷气乘之则变白,冷热相交,则赤白相杂而连带不止,名为带利也。其状,白脓①如涕,而有血杂;亦有少血者,如白脓涕而有赤脉如鱼脑,又名鱼脑利。

[校勘]

①脓:原作"浓",从汪本改。下同。

[语译] 带利,是由于冷热之气不调,大肠本虚,冷热之邪侵犯于肠间所致。热邪侵犯而致的,则变为赤利;寒邪侵犯而致的,则变为白利;冷热之邪兼挟而成的,则赤白相杂,利下连绵如带不止,所以名带利。其症状是,大便有白色脓液如涕,而夹杂血液;亦有少血的,如白色脓涕,而兼有红色粘丝,状如鱼脑,又名为鱼脑利。

一一三、血利候(111)

[原文] 热乘血,入于大肠,为血利也。血之随气,外行经络,内通脏腑,皆无滞积。若冒触劳动,生于热,热乘血散,渗入大肠,肠虚相化,故血利也。

[语译] 热邪乘袭血分,入于大肠,则为血痢。荣血是随气运行的,在外循行经络,在内通达脏腑,循环流畅,不会郁积停滞。如果在劳动时,感受热邪,热犯于血,则血行散乱,渗入大肠,大肠虚弱,血热相搏,化成脓血,所以发生血痢。

[按语] 以上三候,均见本书卷十七痢病诸候,下利即水谷痢,带利即赤白痢,血利即赤痢及血痢。可以互参。

一一四、脱肛候(113)

[原文] 肛门,大肠候也。大肠虚冷,其气下冲者,肛门反出。亦有因产用力努偃,气冲其肛,亦令反出也。

[语译] 肛门是大肠的外候。由于大肠虚冷,中气下陷,所以肛门脱出,成为脱肛。在妇人方面,亦有因分娩时用力太过,气冲于肛门,以致肛门脱出,成为脱肛者。

一一五、痔病候(121)

[原文] 痔病,由劳伤经络,而血流渗之所成也。而有五种:肛边生疮,如鼠乳出在外,时出脓①血者,牡痔也;肛边肿,生疮而出血者,牝痔也;肛边生疮,痒而复痛出血②者,为脉③痔也;肛边肿核痛,发寒热而出血者,肠痔也;因便而清血出者,血痔也。

[校勘]
①脓:原作"浓",从鄂本改。本书卷三十四牡痔候亦作"脓"。

②出血:原无,从卷三十四脉痔候补。

③脉:此前原有"血"字,从卷三十四脉痔候删。

[语译] 从略。

[按语] 本候是将卷三十四的牡痔、牝痔、脉痔、肠痔和血痔合并为痔病候,可以参阅。

一一六、寸白候(122)

[原文] 寸白,是九虫内之一虫也。凡九虫在人腹内,居肠胃之间,腑脏气实,则虫不动,不为人害。虚者,虫便发动滋长,乃至毙人。

又云:饮白酒,以桑枝贯牛肉,食生栗、生鱼,仍饮乳酪,能变生寸白者也。

[语译] 从略。

[按语] 本候与卷十八寸白虫候相同,可以参阅。

一一七、阴痒候(112)

[原文] 妇人阴痒,是虫食所为。三虫九虫,在肠胃之间,因脏虚虫动作,食于阴,其虫作势①,微则痒,重者乃痛。

[校勘]

①势:《圣惠方》卷七十三治妇人阴痒诸方作"热"。

[语译] 妇人阴痒,是由于有虫侵蚀阴道所致。三虫、九虫,一般寄生在肠道之内,因为脏气虚弱虫便发动,侵蚀阴道,其病势轻者,仅作阴痒,重者便为阴痛。

[按语] 阴痒,是妇人的多发病,轻则瘙痒,甚则肿痛,并伴有不同程度的带下。本候指出是"虫食所为",与现代医学所说的阴道滴虫相似。阴痒一症,除了虫食之外,尚有肝经郁热,湿热下注,或肝虚血燥等因素。

又,本候原书次于血利与脱肛之间,似错简,今移于此,与前阴诸病相连属。

一一八、阴肿候(114)

[原文] 阴肿者,是虚损受风邪所为。胞络^①虚而有风邪客之,风气乘于阴,与血气相搏,令气血否涩,腠理壅闭,不得泄越,故令阴肿也。

[校勘]
①络:原作"经",从《圣惠方》卷七十三治妇人阴肿诸方改。

[语译] 阴肿,是因体虚不足,风邪侵入阴部所致。胞络虚而又有风邪客之,风邪乘袭于前阴,与血气相搏,使局部气血痞塞,腠理郁闭,风邪不能发泄,所以产生阴肿。

一一九、阴痛候(115)

[原文] 阴痛之病,由胞络伤损,致脏虚受风邪。而三虫九虫因虚动作,食阴则痛者,其状成疮;其风邪乘气冲击而痛者,无疮,但疼痛而已。

[语译] 阴痛证候,是由于胞络损伤,以致脏虚而感受风邪所致。如感于寄生虫而发生阴痛的,则阴部受到侵蚀,疼痛并每多溃烂成疮;如单仅风邪乘气,两相冲击而引起阴痛的,则仅疼痛,并无疮疡。

一二〇、阴疮候(116)

[原文] 阴疮者,由三虫九虫动作侵食所为也。诸虫在人肠胃之间,若腑脏调和,血气充实,不能为害。若劳伤经络,肠胃虚损,则动作侵食于阴,轻者或痒或痛,重者生疮也。

诊其少阴之脉,滑而数者,阴中生疮也。

[语译] 阴疮证候,多由于三虫九虫的侵蚀所引起。各种虫一般寄生在肠胃之间,如果腑脏调和,血气充实,虫也不能为害。若劳伤经络,肠胃虚损,则虫便动作而侵蚀阴部。病情轻的,或痒或痛,较重者,则发生疮疡。

诊其脉,少阴肾脉滑而数者,说明下焦有湿热,主阴中生疮。

[按语] 阴疮,亦称阴蚀、阴蜃,为阴道或外阴部溃烂成疮,或痒或痛,局部肿胀,多有赤白带下,小便淋漓等症。可与阴痒、阴肿、阴痛等候互参。

一二一、阴挺出下脱候(117)

[原文] 胞络伤损,子脏虚冷,气下冲则令阴挺出,谓之下脱。亦有因产而用力偃气[1]而阴下脱者。

诊其少阴脉浮动,浮则为虚,动则为悸①,故令下②脱也。

[校勘]
①悸:《脉经》卷九第七作"痛"。
②令下:原无,从汪本补。

[注释]
[1]偃(yǎn 演)气:与本书卷十七、五十脱肛候的"气喝"、"躯气",义同,都是指用力摒气。

[语译] 胞络损伤,子宫虚冷,以致气往下冲,使子宫从前阴挺出,称为下脱。也有因分娩时用力摒气太过,以致子宫下脱的。

诊其脉,少阴肾脉浮而动者,浮是肾气虚,动则为悸,亦属下脱之征。

[按语] 本候所述阴挺出下脱,又称阴脱,一般指子宫脱垂,但这里也包括阴道前、后壁膨出在内。

一二二、阴冷候(118)

[原文] 胞络劳伤,子脏虚损,风冷客之,冷乘于阴,故令冷也。

[语译] 因劳损伤胞络,子宫虚损,风冷之邪乘虚侵袭,冷气乘于阴部,所以前阴感觉寒冷。

一二三、阴中生息肉候(119)

[原文] 此由胞络虚损,冷热不调,风邪客之,邪气乘于阴,搏于血气,变而生息肉也。其状如鼠乳。

[语译] 阴道息肉,是由于胞络虚损,冷热不调,风邪乘虚侵入阴部,与血气搏结,变化而产生。其形状像老鼠的乳头。

一二四、阴臭候(123)

[原文] 阴臭,由子脏有寒,寒搏于津液,蕴积,气冲于阴,故变臭也。

[语译] 阴臭,是由于子宫受寒,寒邪与津液相搏结,蕴积化热,气冲于阴,所以阴道发出臭气。

[按语] 妇女阴道发出臭气,一般系下焦有湿热,如属恶臭者,要考虑宫颈糜烂或子宫颈癌等,应提高警惕。

又,自阴痒至此八候,集中论述妇人前阴诸病。阴痒、阴肿、阴痛和阴疮当然可以单独出现,但亦每每有连带关系,有时为一种病的相互变化者。阴挺出下脱候,较多见,阴中生息肉候亦可见到,有时能出血,文中没有提及。至于阴冷、阴臭,比较少见,但都非一般病情,应加重视。

一二五、瘭候(120)

[原文] 此或因带下,或举重,或因产时用力,损于胞门,损于子脏,肠下乘而成瘭。

[语译] 妇人瘭病,是由于带下,或者举重,或因分娩时用力太过,使胞门、子脏受损,肠往下脱所致。

一二六、失精候(126)

[原文] 肾与膀胱合,而肾藏精,若劳动膀胱,伤损肾气,则表里俱虚,不收制于精,故失精也。

[语译] 从略。

一二七、乳肿候(127)

[原文] 足阳明之经，胃之脉也，其直者，从缺盆下于乳。因劳动则肤①腠理虚，受风邪，入于荣卫，荣卫否涩，血气不流，热结于乳，故令乳肿。其结肿不散，则成痈。

[校勘]

①肤：原作"足"，从《圣惠方》卷七十一治妇人乳肿诸方改。

[语译] 足阳明是胃之经脉，其中直行的一支，从缺盆向下，经过乳房。因劳动汗出，肌肤腠理疏松，风邪外袭，侵入荣卫，荣卫运行不畅，气血郁而生热，热结在乳房，所以发生乳肿。如其肿块不能消散，可以变成乳痈。

一二八、妒乳候(128)

[原文] 此由新产后，儿未能饮之，及饮不泄；或断儿乳，捻其乳汁不尽，皆令乳汁蓄积，与血气相搏，即壮热大渴引饮，牢强掣痛，手不得近是也。

初觉便以手助捻去其汁，并令傍人助嘬引之，不尔成疮有脓。其热势盛，则成痈。

[语译] 妒乳的形成，有两种情况：一是新产以后，婴儿不能吸乳，或虽能吮吸而乳汁排泄不通畅；一是小儿断乳时，乳汁没有排尽。这二者都能使乳汁蓄积，并与血气相搏结，就会出现壮热，大渴引水，乳房局部肿硬疼痛，手不可触近等症。

初起之时，应即用手挤去乳汁，或者旁人用口吮吸，使乳汁全部排出，可以消肿散积，不然，就可能成疮化脓。如果热势太盛，可以变成乳痈。

[按语] 妒乳，为妇人哺乳期间发生的乳痈。本候叙述妒乳的病源及防治方法，是有积极意义的，目前已成为人们的常识。

一二九、乳痈候※(129)

[原文] 肿结皮薄以泽,是痈也。是阳明之经脉,有从缺盆下于乳者。劳伤血气,其脉虚,腠理虚,寒客于经络,寒搏于血,则血涩不通,其血又归之,气积不散,故结聚成痈。痈气不宣,与血相搏,则生热,热盛乘于血,血化成脓;亦有因乳汁蓄结,与血相搏,蕴积生热,结聚而成乳痈者。

年四十已还,治之多愈;年五十已上,慎,不当治之多死,不治自当终年①。又,怀娠发乳[1]痈肿及体结痈,此无害也。盖怀胎之痈,病起阳明,阴阳胃之脉也,主肌肉,不伤脏,故无害。

诊其右手关上脉,沉则为阴,虚者则病乳痈。乳痈久不瘥,因变为瘘。

[校勘]

①慎,不当治之多死,不治自当终年:《圣惠方》卷七十一治妇人乳痈诸方作"宜速治之即差,若不治者多死,"义较通顺。《医心方》卷二十一第五无"不治自当终年"六字。

[注释]

[1]发乳:即乳发。乳痈的别名。有时亦作为乳部痈疽的总称。

[语译] 肿块皮薄有光泽的,是为痈。足阳明的经脉,有从缺盆下行到乳房。由于劳伤血气,使经脉虚衰,腠理亦虚疏,寒邪乘虚侵入足阳明经络,与血气相搏结,则血行不畅,其血又郁滞于局部,气积不散,结聚而成乳痈。如痈毒不能宣散,与血相搏,郁而生热,热势转盛,乘于血分,血化为脓;亦有因乳汁蓄积,与血相搏,蕴积生热,结聚不散,而成痈化脓,成为乳痈的。

妇人年在四十岁以下发生乳痈的,治之多可向愈;年在五十岁以上,就要慎重考虑,每每不属于一般性乳痈,治疗不当有生命危险。此外,妇人怀孕期间患乳痈或痈肿,以及身体其它部分结痈,为害不大。因为怀孕期间发生的痈肿,大多发于阳明胃经,阳明主肌肉,不伤内脏,所以为害不大。

诊其脉,右手关脉属脾胃,脉象和缓,是正常脉象,现在反见沉脉,沉脉属阴,阴虚则阳盛,阳盛伤血,所以发生乳痈。乳痈溃脓后经久不愈,可以变成乳瘘。

[按语] 乳痈即急性乳腺炎,多见于妇人产后,尤其是初产妇女。本书论述的乳肿、妒乳、乳痈三候,实则是急性乳腺炎的不同类型和不同阶段。至于乳痈发病的所属经络,本书仅提及足阳明胃经,后世医家又补充了足厥阴肝经,认为这是肝胃二经的病变,从而对本病的发病机制,有了更完整的认识。

一三〇、乳疮候(131)

[原文] 此谓肤腠理虚,有风湿之气,乘虚客之,与血气相搏,而热加之,则生疮也。

[语译] 乳疮证候,是由于肌肤腠理虚疏,有风湿之邪乘虚侵袭,与血气相搏结,蕴积化热,所以发生乳疮。

一三一、发乳溃后候(130)

[原文] 此谓痈疽发于乳,脓溃之后,或虚惵,或疼痛,或渴也。凡发乳溃后,出脓血多,则腑脏虚燥,则渴而引饮。饮入肠胃,肠胃虚,则变下利也。

[语译] 发乳溃后证候,是指乳部痈疽溃脓以后,或见虚惫乏力,或为疼痛,或为口渴等证。凡乳发溃后,排出脓血较多,则使腑脏虚燥,气血不足,血虚生燥,而口渴引饮。如果肠胃虚弱的人饮水过多,不能运化,则变生下利之证。

一三二、发乳后渴候①(137)

[原文] 此谓发乳脓溃之后,血气虚竭,腑脏焦燥,故令渴也。渴引饮不止,饮入肠胃,则变为下利也。

[校勘]
①候:原作"饮",从本书目录改。

[语译] 发乳溃脓以后，血气虚弱，脏腑失去濡养而焦燥，所以发生口渴。如因渴而饮水过多，水入肠胃，不能运化吸收，又会变生下利。

一三三、发乳下利候(138)

[原文] 此谓发乳而肠胃虚，受冷则下利也。大肠为金，水谷之道，胃为土，水谷之海也，金土子母。而足阳明为胃之经，其脉有从缺盆下于乳者。因劳伤，其脉虚而受风寒，风寒搏血，气血否涩不通，故结痈肿。肿结皮薄以泽者，为痈。而风气乘虚入胃，则水谷糟粕，变败不结聚，肠虚则泄为利。金土子母俱虚，故发乳而复利也。又，发乳渴引饮多，亦变利也。

[语译] 发乳而肠胃虚弱，更兼受冷，可以引起下利。大肠属金，是水谷的通道，胃属土，是水谷之海，金和土是母子关系。而足阳明是胃的经脉，其脉从缺盆向下，经过乳部。由于劳伤过度，其脉因虚，而感受风寒，风寒与血相搏，气血痞涩不通，因而结成痈肿。凡结肿皮薄而有光泽的是痈。发乳后，风邪又乘虚侵犯肠胃，则运化吸收功能减退，水谷之糟粕不能结聚成形，肠虚则泄，便为下利。金土子母俱虚，因而乳痈并发下利。又，发乳饮水过多，亦能导致下利。

[按语] 以上三候，原书分在两处，但均为发乳溃脓后的常见并发症，内容互相阐发，今调整在一起，可以汇通观之。

一三四、发乳久不瘥候(139)

[原文] 此谓发乳痈而有冷气乘之，故痈疽结，经久不消不溃；而为冷所客，则脓汁出不尽，而久不瘥。

[语译] 发乳痈之后，感受冷气，可以产生两种病情，一是痈疽结聚不散，经久不消，也不溃脓；另一种是已溃之后，为冷气所客，脓汁流溢不尽，经久不愈。

一三五、发乳余核不消候(140)

［原文］ 此谓发乳之后,余热未尽,而有冷气乘之,故余核不消,复遇热,蕴积为脓。亦有淋沥不瘥,而变为瘘也。

［语译］ 发乳以后,由于余热未尽,又受到冷气侵袭,因而肿块不能消尽。如果再受邪热,则可蕴结成脓。但也有因脓汁淋漓,经久不愈,成为瘘病的。

一三六、发乳瘘候(141)

［原文］ 此谓因发痈疮,而脓汁未尽,其疮暴瘥,则恶汁内食,后更发,则成瘘者也。

［语译］ 因发乳痈,脓汁未尽,疮口过早闭合,余毒未清,脓液向内侵蚀,其后复发,则变生瘘管,成为乳瘘。

一三七、疽发乳候(132)

［原文］ 肿而皮强,上如牛领之皮,谓之疽也。足阳明之脉,有从缺盆下于乳者,其脉虚则腠理开,寒气客之,寒搏于血,则血涩不通,故结肿;而气又归之,热气洪盛①,故成疽也。热久不散,则肉败为脓也。

［校勘］
①洪盛:汪本作"淳盛",义同。
［语译］ 从略。
［按语］ 本候是论疽候引伸及乳疽,"疽发乳",即是乳疽,为乳房深部的化脓性感染。由于重点是论述乳疽,所以突出"足阳明之脉",至于疽候的一般病理变化,可以参阅本书卷三十二疽候。

一三八、乳结核候※(133)

［原文］ 足阳明之经脉,有从缺盆下于乳者,其经虚,风冷

乘之,冷折于血,则结肿①。夫肿,热则变败血为脓,冷则核不消。又重疲劳,动气而生热,亦燌烊[1]。

[校勘]

①肿:《圣惠方》卷七十一治妇人乳结核诸方作"核"。

[注释]

[1]燌烊(xīn yáng 欣炀):燌肿灼热。"烊",同"炀",即烧灼。

[语译] 足阳明经脉,其直者,从缺盆下行乳房。如其经脉虚弱,风冷乘虚侵袭,折伤于血,血气郁滞,即成为结肿。一般情况,形成肿块,从热化者,则使血液变败成为脓;受风冷者,则形成结核,不易消散。如患了乳房结核,又重因疲劳,则阳气转盛,产生内热,结核也转变为红肿灼热,有化脓的可能。

[按语] 本候所论,是以乳房肿块为特征的一种病症,可见于慢性乳腺炎、乳房结核、囊性增生、肿瘤等病。但从文中所述症状来看,似为乳房结核或慢性乳腺炎。

又,自乳肿至此十二候,集中论述乳房疾病,因为这是妇人的常见病和多发病,其中乳肿、妒乳、乳痈和乳疮,尤其是乳痈,是属于急性感染性病证。发乳溃后、渴、下利候,是乳痈的多见并发证。发乳久不瘥,余核不消,及乳瘘,每每是乳发治疗不当的后遗证,预后较差。疽发乳当为乳痈的重证。乳核有良性与恶性之别,文中没有论及。

一三九、发背候(135)

[原文] 五脏不调则致疽,疽者,肿结皮强,如牛领之皮。六腑不和则致痈,痈者,肿结薄以泽是也。腑与脏为表里,其经脉循行于身,俞皆在背。腑脏不调和,而腠理开,受于风寒,折于血,则结聚成肿。深则为疽,浅乃为痈。随寒所客之处,血则否涩不通,热又加之,故成痈疽发背也。

[语译] 从略。

[按语] 本候是论痈疽及发背,并未指出特定证候,可参阅本书卷三十三痈发背候及疽发背候。

一四〇、石痈候(134)

[原文] 石痈之状,微强不甚大,不赤,微痛热,热自歇,是足阳明之脉,有下于乳者,其经虚,为风寒气客之,则血涩结成痈肿。而寒多热少者,则无大热,但结核如石,谓之石痈。

[语译] 妇人乳部石痈的症状,肿块轻度僵硬,范围不太大,局部不红,或者有轻度疼痛发热,有时发热自止。这是由于足阳明经气虚弱,为风寒之气所侵袭,以致血气运行涩滞,结成痈肿。如属于寒多热少者,并无大热,但见结核如石一样发硬,因此称为石痈。

[按语] 石痈,是全身可见的病证,本书卷三十二亦有石痈候,但这里所指,是妇人乳部的石痈,两者名同实不尽同,注意分别。

一四一、改訾①候(136)

[原文] 此为内②痛发于胁,名为改訾。由邪气聚在下管[1],与经络血气相搏所生也。至其变败,状如痈疽。

[校勘]
①改訾:《太素》卷二十六痈疽篇作"败疵"。
②内:原作"肉",从元本改。

[注释]
[1]下管:即下脘。

[语译] 内痛发生在胁部的,称为改訾。这是由于邪气结聚在胃下脘,与经络血气相搏结而形成。如病情发展,则腐败化脓,形状很像痈疽。

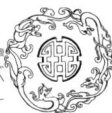

妇人妊娠病诸候上　凡二十论

[提要]　本篇论述妇人妊娠诸病,包括卷四十一和四十二两卷。主要内容有:一、逐月养胎法,叙述胎儿生长和孕妇饮食起居方面的注意事项。二、妊娠期的常见病,如恶阻、子肿、子烦、子痫、惊胎等。三、先兆流产的各种见证,如胎漏、胎动、下血、腹痛、腰痛、腰腹痛、小腹痛等;并论及数堕胎候、堕胎后诸病。四、叙述胎儿发育不正常及死胎,如胎痿燥、过年久不产、两胎一死一生,和胎死腹中候等。五、妊娠期的时病,如伤寒、温病、时气等。六、妊娠期的杂病,如吐血、尿血、咳嗽、胸痹、心痛腹满等。此外,尚有妊娠欲去胎候,是人工流产的最早记载。以上都是妊娠期的常见病,多发病。

一、妊娠候(1)

[原文]　经云:阴搏阳别[1],谓之有子。此是气血和调,阳施阴化[2]也。

诊其手少阴脉动甚者,任子也。少阴,心脉也,心主血脉。又肾名胞门、子户。尺中肾脉也,尺中之脉,按之不绝者,妊娠脉也。三部脉①沉浮正等,按之无断绝者,有娠也。

又,左手沉实为男,右手浮大为女;左右俱沉实,生二男,左右俱浮大,生二女。又,尺脉左偏大为男,右偏大为女;左右俱大,产二子。又,左右手尺脉俱浮,为产二男,不尔,女作男生;俱沉为产二女,不尔,男作女生。又,左手尺中脉浮大者男,右手尺脉沉细者女。又,得太阴脉为男,得太阳脉为女;太阴脉沉,太阳脉浮。

欲知男女,遣[3]面南行,还复呼之,左回首[4]是男,右回首是女。又,看上圊时,夫从后急呼之,左回首是男,右回首是女。妇人妊娠,其夫左边乳房有核是男,右边乳房有核是女。

[校勘]
①脉:原无,从《脉经》卷九第一补。

[注释]
[1]阴搏阳别:谓尺脉的搏动与寸口脉有显著差别,一般认为是怀孕的脉象。"阴",指尺脉;"阳",指寸口脉。
[2]阳施阴化:在此指精子与卵子结合,形成胚胎的过程。
[3]遣:使其。
[4]回首:回头。

[语译] 《内经》说:"阴搏阳别,谓之有子"。这是气血和调,阳施阴化的象征,也就是妊娠的初期体征。

诊得手少阴脉搏动较快,是怀孕的脉象。因为手少阴属心脉,心主血脉,孕后血气旺盛的缘故。又足少阴属肾脉,胞门,子户皆在于此。寸口尺脉是肾脉之诊,所以尺脉滑数,按之不绝,亦为妊娠脉象。又如三部脉浮沉相等,而且非常流利,毫无涩滞现象,亦主妊娠。

尚有凭脉以诊断妊娠男女的,如左手脉象沉实为男,右手浮大为女;左右两手脉象都沉实的,主生二男,左右两手都浮大的,主生二女。又如左尺脉偏大的主男,右尺脉偏大的主女;左右尺脉都大的,主产二子。又如左右尺脉都浮的,产二男,不是这样的话,可能生女的;左右尺脉都沉的,产二女,不是这样的话,可能生男的。又如左手尺脉浮大者为男,右手尺脉沉细者为女。又得太阴脉的主男,得太阳脉的主女;所谓太阴脉是指沉脉,太阳脉是指浮脉。

　　另外,还有辨别男女胎的方法,使孕妇向南行走,又从后面呼喊,孕妇向左回头的主男,向右回头的主女。又如看她上厕所时,其夫从后面突然叫她,左回头的是男,右回头的是女。又如妇人怀孕,其丈夫左边乳房有核的主男,右边乳房有核的主女。

　　[按语]　本节叙述妊娠的脉象,诊断胎儿的性别等。关于妊娠脉象,对临床上有一定的参考价值。至于"欲知男女……有核是女"的内容,临床用者很少。

　　[原文]　妊娠一月,名曰始形①,饮食精熟,酸美受御[1],宜食大麦,无食腥辛之物,是谓才贞②[2],足厥阴养之。足厥阴者,肝之脉也。肝主血,一月之时,血流涩,始不出③,故足厥阴养之。足厥阴穴,在足大指歧间白肉际是。

　　[校勘]
　　①始形:《千金方》卷二第三引徐之才逐月养胎方作"胚"。
　　②贞:《千金方》引徐之才逐月养胎方作"正"。
　　③始不出:《千金方》引徐之才逐月养胎方作"不为力事"。

　　[注释]
　　[1]受御:采用进食的意思。
　　[2]才贞:是形容胚胎开始形成,定居子宫。"才",指草木初生;"贞",即定的意思。

　　[语译]　妊娠一月,称为始形,亦谓之才贞。是足厥阴经脉养胎。足厥阴属肝脉,主藏血,主筋,孕后则经血不外溢,蕴聚以养胎元。此时要求进食精细和熟烂、美味带酸的东西,大麦也很适合,但不能吃辛辣而又腥臭的饮食,以免引起孕妇的恶阻。足厥阴经脉的穴位,起自足大趾歧骨间的白肉际处。

　　[原文]　妊娠二月,名曰始膏[1]。无食腥辛之物,居必静处,男子勿劳[2],百节皆痛,是谓始藏①也,足少阳养之。足少阳者,胆之脉也,主于精。二月之时,儿精成于胞里,故足少阳养之。足少阳穴,在足小指间本节后附骨上一寸陷中者是。

[校勘]

①始藏:《千金方》卷二第三引徐之才逐月养胎方作"胎始结"。

[注释]

[1]始膏:谓胚胎开始凝聚。

[2]男子勿劳:即勿劳房事。

[语译]　妊娠二月,称为始膏,亦谓之始藏。是足少阳经脉养胎。足少阳属胆脉,主精。二个月的时候,儿精成于胞里,所以足少阳养胎。此时在饮食方面,不能吃腥味辛辣食物,居处要安静,并要避免房事。可能感到遍身关节微痛。足少阳胆经的穴位,在足小趾间本节后附骨上一寸陷中处。

[原文]　妊娠三月,名①始胎。当此之时,血不流②,形象始化,未有定仪[1]。见物而变,欲令见贵盛公王,好人端正庄严,不欲令见伛偻侏儒,丑恶形人及猿猴之类。无食姜兔,无怀刀绳。欲得男者,操弓矢射雄鸡,乘肥马于田野,观虎豹及走犬。其欲得女者,则著簪珂环佩,弄珠玑。欲令子美好端正者,数视白璧美玉,看孔雀,食鲤鱼。欲令儿多智有力,则啖牛心,食大麦。欲令子贤良盛德,则端心正坐,清虚和一,坐无邪席,立无偏倚,行无邪径,目无邪视,耳无邪听,口无邪言,心无邪念,无妄喜怒,无得思虑,食无到斋,无邪卧,无横足。思欲果瓜,啖味酸菹[2],好芬芳,恶见秽臭,是谓外象而变者也。手心主养之。手心主者,脉中精神,内属于心,能混神,故手心主养子。手心主穴,在掌后横纹是。

诊其妊娠脉滑疾,重以手按之散者,胎已三月也。

[校勘]

①名:原无,从《千金方》卷二第三引徐之才逐月养胎方补。

②血不流:《千金方》引徐之才逐月养胎方无此三字。

[注释]

[1]未有定仪:谓胎儿尚未定型。"仪",指容貌。

[2]酸菹:指酸咸菜葅。

[语译] 妊娠三月,称为始胎。是手厥阴心主经脉养胎。此时胎儿虽略具形象,但还没有完全定型……妊妇食欲变异,想吃些瓜果,酸咸菜葅,喜欢芬芳,厌恶秽臭……手厥阴为心胞络经脉,心胞脉内属于心,心主神明,所以妊娠三月手心主养胎。其穴位,在手掌后横纹处。

妊娠的脉象,滑利而数疾,重按之而散,这是妊娠三月的见证。

[按语] 本节文字,"见物而变……无横足"似难征验,存而不论。

[原文] 妊娠四月之时,始受水精,以成血脉。其食宜稻粳,其羹宜鱼雁,是谓盛荣,以通耳目,而行经络。洗浴远避寒暑,是手少阳养之。手少阳者,三焦之脉也,内属于腑。四月之时,儿六腑顺成,故手少阳养之。手少阳穴,在手小指间本节后二寸是也。

诊其妊娠四月,欲知男女,左脉疾为男,右脉疾为女,左右俱疾,为生二子。当此之时,慎勿泻之,必致产后之殃,何谓也?是手少阳三焦之脉,内属于三焦,静形体,和心志,节饮食。

[语译] 妊娠四月,胎儿始受水精,以成血脉。此时的饮食,宜吃粳米,宜喝鱼雁汤,促进气血的旺盛,通耳目而行经络,洗浴不宜过冷过热。妊娠四月,是手少阳经养胎。手少阳是三焦的经脉,在体内与腑相连属。四个月的时候,胎儿六腑形成,所以手少阳养胎。手少阳三焦经的穴位,在手小指间本节后二寸处。

妊娠四个月的脉象,可以辨认胎儿性别,左手脉疾者是男,右手脉疾者是女,左右两手俱疾,主生两男。妊娠四月,手少阳三焦脉养胎,慎勿用泻药,否则会引起产后的病变,因为手少阳经脉,内属于三焦,宜形体安静,心情舒畅,节制饮食。

[原文] 妊娠五月,始受火精,以成其气。卧必晏起,洗浣

衣服,深其屋室,厚其衣裳,朝吸天光,以避寒殃[1]。其食宜稻麦,其羹宜牛羊,和以茱萸,调以五味,是谓养气,以定五脏者也。一本云:宜食鱼鳖。足太阴养之。足太阴脾之脉,主四季。五月之时,儿四支皆成,故足太阴养之。足太阴穴,在足内踝上三寸也。

诊其妊娠脉,重手按之不散,但疾不滑者,五月也。又,其脉数者,必向坏;脉紧者,必胞阻[2];脉迟者,必腹满喘;脉浮者,必水坏为肿。

[注释]

[1]寒殃:寒邪的侵害。"殃",祸害。

[2]胞阻:即妊娠下血,腹中痛。

[语译] 妊娠五月,胎儿始受火精,以盛其气。此时妊妇起床可以晚些,勤洗衣服,居起寒温适宜,衣服宜厚,朝起吸取日光,避免寒气,食物宜稻麦,吃牛羊肉汤,更要加些食茱萸,调和五味,这就是养气,可以安定五脏。一本说:宜吃鱼鳖。五月是足太阴经脉养胎,足太阴是脾的经脉,脾主四季。五个月的时候,胎儿四肢已成,所以足太阴养胎。足太阴脾经的穴位,在足内踝上三寸。

五个月的脉象,因为是足太阴脾经养胎,脾经气旺,所以重按不散,但疾不滑。又,其脉数者,要考虑出现变化;其脉紧者,易致胞阻;其脉迟者,又易见腹满而喘;其脉浮者,必致水气泛滥为肿。

[原文] 妊娠六月,始受金精,以成其筋。身欲微劳,无得静处,出游于野,数观走犬及视走马,宜食鸷鸟[1]猛兽之肉,是谓变腠胯筋,以养其爪①,以牢其背膂,足阳明养之。足阳明者,胃之脉,主其口目。六月之时,儿口目皆成,故足阳明养之。足阳明穴,在太冲上二寸是也。

[校勘]

①爪:《千金方》卷二第三引徐之才逐月养胎方作"力"字。

[注释]

[1]鸷鸟:凶猛的鸟类。

[语译]　妊娠六月,胎儿始受金精,以成其筋。此时妊妇要做些轻微劳动,不能过于安逸,可到郊外游玩,观看犬马的角逐,食宜甘美,如鸷鸟猛兽之肉,目的在于生养腠理筋爪,坚筋骨以强背膂。此时足阳明经养胎。足阳明是胃的经脉,主口与目。六个月的时候,胎儿口目都已形成,所以足阳明养胎。足阳明胃经的穴位,在太冲上二寸。

[原文]　妊娠七月,始受木精以成骨。劳躬摇支[1],无使定止,动作屈伸,居处必燥,饮食避寒,常宜食稻粳,以密腠理,是谓养骨牢齿者也。手太阴养之。手太阴者,肺脉,主皮毛。七月之时,儿皮毛已成,故手太阴养之。手太阴穴,在手大指本节后,白肉际陷中是。

诊其妊娠七月脉,实大牢强者生,沉细者死。怀躯七月,而不可知,时时衄而转筋者,此为躯衄;时嚏而动者,非躯。怀躯七月,暴下斗余水,其胎必倚而堕,此非时孤浆[2]预下故也。

[注释]

[1]劳躬摇支:使肢体活动。"躬",指躯体。

[2]孤浆:即胞浆。

[语译]　妊娠七月,胎儿始受木精,以成其骨。此时妊妇宜多运动,弯弯腰部,活动肢体,不要安闲,使气血旺盛。居处宜干燥;饮食避寒冷,常宜吃粳米,以密腠理,目的在于养骨固齿。妊娠七月,是手太阴经脉养胎。手太阴者,是肺的经脉,肺主皮毛。七个月的时候,胎儿皮毛已成,所以手太阴养胎。手太阴肺经的穴位,在手大指本节后白肉际陷中。

妊娠七个月的脉象,见实、大、牢、强者,主生,沉细者,多死。怀孕七月,没有其他病因,时时衄血而又转筋者,这是怀孕后引起的衄血;如时时作嚏而动血者,就不是怀孕之故,是病态。怀孕七月,突然流出很多羊水者,胎儿必然下堕,这是非时的胞浆破漏,在非产期而预先下流。

[原文] 妊娠八月,始受土精,以成肤革[1]。和心静息,无使气极,是谓密腠理而光泽颜色。手阳明养之。手阳明者,大肠脉,大肠主九窍。八月之时,儿九窍皆成,故手阳明养之。手阳明穴,在大指本节后宛宛中是。

诊其妊娠八月脉,实大牢强弦紧者生,沉细者死。

[注释]

[1]肤革:即皮肤。

[语译] 妊娠八月,胎儿始受土精,以成皮肤。此时孕妇宜平心静气,不能过于劳动,使气疲极,目的在于使腠理致密,皮肤颜色光泽。妊娠八月,是手阳明经养胎。手阳明是大肠的经脉,大肠主九窍。八个月的时候,胎儿九窍已成,所以手阳明经养胎,手阳明大肠经穴位,在手大指本节后宛宛中。

妊娠八月的脉象,实大牢强弦紧者,主生,沉细者,主死。

[原文] 妊娠九月,始受石精,以成皮毛,六腑百节,莫不毕备。饮醴食甘,缓带自持而待之,是谓养毛发,多才力。足少阴养之。足少阴者,肾之脉,肾主续缕。九月之时,儿脉续缕皆成,故足少阴养之。足少阴穴,在足内踝后微近下前动脉是也。

[语译] 妊娠九月,胎儿始受石精,以成皮毛,六腑百节,至此已经完备。此时妊妇宜饮醴食甘,衣着宽松,以待分娩。这时目的在于长养胎儿,使之毛发完备,智力充足。妊娠九月,是足少阴养胎。足少阴为肾的经脉,肾主续缕。九月之时,胎儿脉络续缕皆成,所以足少阴养之。足少阴经穴位,在足内踝后接近该部的动脉处。

[原文] 妊娠十月,五脏俱备,六腑齐通,纳天地气于丹田,故使关节人神咸备,然可预修滑胎方法也。

[语译] 妊娠十月,胎儿发育已经完成,五脏全备,六腑齐通,能够吸纳天地之气于丹田,使精神百骸都已齐备,此时妊妇可以做些准备工作,如滑胎方法,使胎儿顺利分娩出来。

[按语]　逐月养胎之说,创自徐之才,《病源》之后,如《千金方》,《外台秘要》等书都转载。此说在十二经中,除手少阴、手太阳二经本主经血,能壅血养胎外,又将其余十经配属十个月份,逐月养胎,并于四、五、六、七、八等五个月中,感受五行的精气,形成胎儿的血、脉、筋、骨、肤,在第九个月加上石精之气,形成胎儿的毛发,这种说法,与胚胎学上的关系如何,可以进一步研究。文中对怀孕之后,注意饮食起居,情志变化,既需适当的活动,又宜重视休息安静,叙述颇详,对保养产妇和胎儿的身心健康,防止流产,是有一定作用的;但有些内容,如胎儿的性别和形貌美丑等,可以"见物而变",仅作参考。

又,天津市中心妇产科医院编著的《中西医结合治疗常见妇科疾病》,对逐月养胎之说和中药针灸治疗,有较深入的研究,并加以科学的验证,获得很好疗效,可以参阅。

二、妊娠恶阻候(2)

[原文]　恶阻病者,心中愦闷,头眩,四肢烦疼,懈惰不欲执作[1],恶闻食气,欲啖咸酸果实,多睡少起,世云恶食,又云恶字是也①。乃至三四月日以上,大剧者,不能自胜举[2]也。此由妇人元②本[3]虚羸,血气不足,肾气又弱,兼当风饮冷太过,心下有痰水,挟之而有娠也。经血既闭,水渍于脏,脏气不宣通,故心烦愦闷;气逆而呕吐也;血脉不通,经络否涩,则四支沉重;挟风则头目眩。

故欲有胎,而病恶阻,所谓欲有胎者,其人月水尚来,而颜色皮肤如常,但苦沉重愦闷,不欲食饮,又不知其患所在,脉理顺时平和,即是欲有胎也。如此经二月,日后便觉不通,则结胎也。

[校勘]
①又云恶字是也:《千金方》卷二第二无此六字。
②元:《圣惠方》卷七十五治妊娠阻病诸方无"元"字。

[注释]

[1]执作:工作、劳动之意。

[2]胜举:胜任、支持。

[3]元本:"元",通"原",即本来或原来的意思。

[语译]　妊娠恶阻的症状,常见心中昏闷,头目眩晕,四肢烦疼,身体疲倦,不想干活,厌恶饮食气味,想吃些咸酸味果品等东西,多睡少起,通称为恶食,亦称为恶字。这种情况,多出现在经停后五十天到三四个月以上,严重的,呕吐剧烈,以致不能支持。恶阻的原因,是由于孕妇体质虚弱,血气不足,肾气又弱,加上当风饮冷太过,心下有痰水,因而产生这种妊娠反应。同时因为妊娠停经以后,可以发生许多变化,如经血蕴聚以养胎儿,水湿停聚,脏气不得宣通,以致心烦闷乱,胃气上逆,因而发生呕吐;血脉不通,经络痞涩,所以四肢沉重;风邪上干头目,所以发为眩晕等等。

还有一种情况,将要怀胎,而有恶阻反应,但是月经仍然来潮,面部及皮肤颜色也正常,只有四肢沉重,胸脘烦闷,不想饮食,又不知痛苦所在,脉象平和,这就是将要怀孕的征兆。这样经过两月,月经就会停止,则怀孕征候就明显了。这是一种特殊情况,亦应有所了解。

[按语]　妊娠恶阻,是指怀孕后发生的恶心呕吐,饮食阻隔等证候。头目昏眩,偏嗜择食,神疲乏力等证,亦是比较常见的。严重的恶阻,不仅呕吐黏液或酸苦黄水,甚至吐出绿色的胆汁,两目红赤,口渴烦躁,这就是妊娠早期毒血症。

此外,还有一种所谓想象性妊娠,临床上可能出现恶心呕吐,头目昏眩,神疲乏力等证,月经也可能停闭,但并不是妊娠。随着妊娠被排除,症状也就随之解除。

三、妊娠转女为男候(3)

[原文]　阴阳和调,二气相感,阳施阴化,是以有娠。而三

阴所会,则多生女。但妊娠二月,名曰始藏,精气成于胞里。至于三月,名曰始胎,血脉不流,象形而变,未有定仪,见物而化,是时男女未分,故未满三月者,可服药术转之,令生男也。

[语译] 从略。

[按语] 本候是妊娠候部分内容的复述,胎儿未满三月,男女未分,可服药方转之,令生男。这种说法,似不妥当。

四、妊娠养胎候(4)

[原文] 妊娠之人,有宿挟痾疹[1],因而有娠,或有娠之时节适乖理,致生疾病,并令腑脏衰损,气力虚羸,令胎不长。故须服药去其疾病,益其气血,以扶养胎也。

[注释]

[1]痾疹(ē 屙,又读 kē 科)(chèn 趁):即疾病。

[语译] 妊妇,有素患旧病而怀孕的,有怀孕时气候反常,不能注意调养,因而生病的,都可引起脏腑衰弱,气力虚羸,以致胎儿不长。此时必须服药治病,再补养气血,以扶助正气,长养胎儿。

[按语] 本候主要精神,是说不论有病而后孕,或有孕而后病,总之以去病为主,即《内经》所谓"有故无殒,亦无殒也"。怀孕时有什么病,用什么药,似乎不必过于顾虑胎元,待病去以后,再注意保胎。但胎气虚弱的,也不能不考虑胎元,文中"益其气血"与"服药去其疾病"是对举的,应加注意。

五、妊娠禁忌候(5)

[原文] 妊娠男女未分之时,未有定仪,见物而化,故须端正庄严,清静和平,无倾视,无邪听。儿在胎,日月未满,阴阳未备,腑脏骨节,皆未成足,故自初讫于将产,饮食居处,皆有禁忌。

[语译] 从略。

[按语] 本候是妊娠候部分内容的复述,可结合研究。

六、妊娠胎间水气子满体肿候(6)

[原文]　胎间水气,子满体肿者,此由脾胃虚弱,腑脏之间有停水,而挟以妊娠故也。妊娠之人,经血壅闭,以养于胎。若挟有水气,则水血相搏,水渍于胎,兼伤腑脏。脾胃主身之肌肉,故气虚弱,肌肉则虚,水气流溢于肌,故令体肿;水渍于胞,则令胎坏。

然妊娠临将产之月,而脚微肿者,其产易。所以尔者,胞藏水血俱多,故令易产,而水乘于外,故微肿,但须将产之月耳。若初妊而肿者,是水气过多,儿未成具,故坏胎也。坏胎脉浮者,必腹满而喘,坏娠为水肿。

[语译]　妊娠期间发生水肿,称为子满体肿。这是由于脾胃虚弱,运化功能减退,以致脏腑之间,潴留过多的水液,而同时又兼妊娠之故。从妊娠的生理来说,妊娠以后,经血停止外流,以养胎元。假如挟有水气,则水与血互相搏结,此时不仅水湿浸渍于胞胎,而且兼伤脏腑。脾胃主一身之肌肉,气虚则肌肉亦虚,水气就从而泛溢于肌肤,所以一身浮肿;如其水湿浸渍于胞胎,则影响胎儿生长,称为胎坏。

然而在妊娠临产之前,两脚微肿者,并不是坏现象,还可能有利于分娩,因为这是胞中水血俱多的反映,水血俱多,则有利于胎儿的娩出,由于水气外溢,所以两脚微肿。但在怀孕初期就患水肿者,这是水气过多,泛溢成病,此时胎儿尚未发育完备,容易受到损害。坏胎如见脉浮者,必有腹满、喘息、水肿等症。

七、妊娠漏胞候(7)

[原文]　漏胞者,谓妊娠数月,而经水时下。此由冲脉、任脉虚,不能约制太阳、少阴之经血故也。冲任之脉,为经脉之海,皆起于胞内。手太阳小肠脉也,手少阴心脉也,是二经为表里,上为乳汁,下为月水。有娠之人,经水所以断者,壅之以养胎,而

蓄之为乳汁。冲任气虚,则胞内泄漏,不能制其经血,故月水时下,亦名胞阻。漏血尽,则人毙也。

[语译] 漏胞,是指妊娠数月,经常下血的病证。这是由于冲脉、任脉气虚,不能制约手太阳、手少阴的经血所致。冲任是经脉之海,皆起于胞中。手太阳小肠经、手少阴心经互为表里,这二经又主经血,上为乳汁,下为月水。怀孕的人,经水所以不行,是壅聚以养胎儿,并蓄积以为乳汁。若妊后冲任气虚,不能制约经血,从胞内泄漏,如经水一样时时下泄,称为漏胞,又称胞阻。如漏血太多,则有生命危险。

[按语] 妊娠期间,腹不痛而下血的,称为胎漏,下血而腹痛的,称为胞阻。《金匮要略》妊娠篇说:"有妊娠下血者,假令妊娠腹中痛,为胞阻,胶艾汤主之"。但在本书,漏胞与胞阻不分。

凡是胎漏(或胞阻),除个别情况外,均属于先兆流产的范围。大多数是母体虚弱的关系,要注意脾虚,特别是肾虚的证候。《校注妇人大全良方》在胶艾汤的基础上,运用补肾、补脾的方药,计七张之多,可以参考。早期胞阻,腹痛剧烈的,要排除子宫外孕。流血太多的,保胎无益,应该下胎以维护母体的安全。

八、妊娠胎动候(8)

[原文] 胎动不安者,多因劳役气力,或触冒冷热,或饮食不适,或居处失宜,轻者止转动不安,重者便致伤堕[1]。若其母有疾以动胎,治母则胎安;若其胎有不牢固,致动以病母者,治胎则母瘥。若伤动甚者,候其母面赤舌青者,儿死母活;母唇口青,口两边沫出者,母子俱死;母面青舌赤,口中沫出,母死子活。

[注释]

[1]伤堕:损伤胎元以致流产。

[语译] 妊娠胎动不安,引起的原因很多,或为过劳耗损气力,或为触冒冷热,或为饮食不当,或为起居失宜等等。轻者仅感觉胎动不安,重者就会导致流产。治疗原则,如因母病而胎动

的,应治母病,病愈则胎安;如因胎气不固,胎动而致母病者,应先安胎,胎安则母病亦愈。如因损伤胎动严重者,对母子均有危险,其预后可观察孕妇的面色和舌色,如面赤舌青的,为子死母活;唇口青而口吐涎沫的,为母子俱死;面青舌赤,口吐涎沫的,为母死子活。

[按语] 妊娠胎动不安,大多数是营血不足,血不养胎,亦有属于气虚者。严重的胎动不安,伴有少量阴道出血,则属于先兆流产的范围。

至于死胎的诊断,观察孕妇的面舌青赤变化等,值得进一步研究。

九、妊娠僵仆胎上抢心下血候(9)

[原文] 此谓行动倒仆,或从高堕下,伤损胞络,致血下动胎,而血伤气逆者,胎随①气上抢心。其死生之候,其母舌青者,儿死母活;唇口无沫,儿生;唇青沫出者,母子俱死;唇口青舌赤者,母死儿活;若下血不住,胞燥胎枯[1],则令胎死。

[校勘]
①随:鄂本作"堕"。

[注释]
[1]胞燥胎枯:谓损伤下血,荣血不能濡养于胞,而胞燥不能养胎而胎儿枯萎。

[语译] 孕妇不慎跌仆,或者从高堕下,损伤胞络,以致下血动胎者,有很大的危险性。如出血太多,血伤而气上逆者,则胎气亦随着上逆抢心。其预后,可观察妊妇的口唇舌色,如见舌青,为子死母活;如口唇没有涎沫,为儿生;如唇青而涎出,为母子俱死;如唇口青而舌赤,为母死子活。如下血不止,则胞中荣血不能濡润于胞而养胎,便致胞燥胎枯,胎儿死亡。

[按语] 本候是叙述外伤引起的胎漏。其中,胎气上抢心,见胸闷烦躁者,较严重;如瘀血伤胎,病情亦较重;出血不止,母

子均有生命危险,不能忽视。

十、妊娠胎死腹中候(10)

[原文] 此或因惊动倒仆,或染温疫伤寒,邪毒入于胞脏,致令胎死。其候,当胎处冷,为胎已死也。

[语译] 胎死腹中,原因很多,或因惊恐跌仆,或因感染温疫、伤寒、邪毒侵入胞宫,以致胎儿死亡。其诊察方法是,在小腹部相当胞胎的部位,有发冷的感觉,便可知胎儿已经死亡。

[按语] 造成胎儿死亡的原因,不仅与惊恐跌仆,感染温疫伤寒等有关,而且与胎儿及母体本身疾病也有关系。至于胎儿死亡,凭孕妇小腹部发冷,固有一定的参考价值,但结合其它各种检查,就更为全面。

十一、妊娠腹痛候(11)

[原文] 腹痛,皆由风邪入于腑脏,与血气相击搏所为。妊娠之人,或宿挟冷疢,或新触风邪,疢结而痛[1]。其腹痛不已,邪正相干,血气相乱,致伤损胞络,则令动胎也。

[注释]

[1]疢结而痛:即疢痛。

[语译] 腹痛,大多由于风邪侵入腑脏,与血气相互搏击而成。至于妊妇腹痛,有因宿患寒疾,或因新感风邪,寒凝气滞,因而腹中疢痛。如腹痛不止,邪正相争,血气紊乱,损伤胞络,影响胎儿,亦可导致胎动不安。

[按语] 妊娠腹痛,并非都与风冷有关,但风冷可以加剧腹痛,所云腹痛而动胎,实际是动胎而致腹痛,亦属于先兆流产的症状。

十二、妊娠心痛候(12)

[原文] 夫心痛,多是风邪痰饮乘心之经络,邪气搏于正

气,交结而痛也。若伤心正经而痛者,为真心痛。心为神,统领诸脏,不可受邪。邪若伤之,朝发夕死,夕发朝死。若伤心支别络而痛者,则乍间乍盛,休作有时。妊娠之人,感其病①者,痛不已,气乘胞络,伤损子脏,则令动胎。凡胎动,则胎转移不安,不安而动于血者,则血下也。

[校勘]

①病:鄂本作"甚"字。

[语译]　心痛病,多由于风邪痰饮上犯心的经络,邪气同正气相搏,交结不散而致。如果损伤心的正经而引起的心痛,是真心痛。因为心主神明,统领其它各个脏器,是不能受到病邪侵犯的,如果受到病邪的侵犯,病势就很危重,早晨发病,傍晚就要死亡,夜晚发病,早晨就要死亡。如果仅是损伤心的支别络而引起心痛,则时而缓解,时而严重,休作有时。孕妇得了心痛病,疼痛不止,往往影响胞络,损伤子宫,则动及胎元,出现胎动不安。由于胎动不安,而损伤了血络,就会产生胎漏下血。

十三、妊娠心腹痛候(13)

[原文]　妊娠心腹痛者,或由腹内宿有冷疹,或新触风寒,皆因脏虚而致发动。邪正相击,而并于气,随气下上,上冲于心则心痛,下攻于腹则腹痛,故令心腹痛也。妊娠而病之者,正邪二气,交击于内,若不时瘥者,其痛冲击胞络,必致动胎,甚则伤堕。

[语译]　妊娠心腹痛,或因腹内素有寒疾,或因新感风寒,都是脏气不足所引起的。邪气与正气相击,而邪并于气分,随气上下攻冲,上冲于心,则为心痛,下攻于腹,则为腹痛,上下攻动,则为心腹并痛。妊娠后而患此病,如不及时治愈,正邪二气,交击于内,就会损伤胞络,导致动胎,甚至造成流产。

十四、妊娠腰痛候(14)

[原文] 肾主腰脚,因劳损伤动,其经虚,则风冷乘之,故腰痛。妇人肾以系胞,妊娠而腰痛甚者,多堕胎也。

[语译] 腰为肾腑,肾又主腰和下肢。由于劳累伤肾,经气已虚,再感受风冷,所以出现腰痛。在妇人肾又维系胞宫,所以妊娠期间而腰痛严重者,多致流产。

十五、妊娠腰腹痛候(15)

[原文] 肾主腰脚,其经虚,风冷客之,则腰痛,冷气乘虚入腹,则腹痛,故令腰腹相引而痛不止。多动胎。腰痛甚者,则胎堕也。

[语译] 肾主腰和下肢,肾的经气虚弱,受到风冷的侵袭,就会产生腰痛;寒邪乘虚侵入腹部,又可产生腹痛。两者相兼,则为腰腹相引而疼痛不止。在孕妇多致动胎。腰痛严重者,可引起流产。

十六、妊娠小腹痛候(16)

[原文] 妊娠小腹痛者,由胞络宿有冷,而妊娠血不通,冷血相搏,故痛也。痛甚亦令动胎也。

[语译] 妊娠小腹痛,是由于胞络中素有寒冷之邪,妊娠后血脉不通,冷气与血相搏,所以少腹疼痛。痛甚者,损伤胞宫,亦可引起胎动。

十七、妊娠卒下血候(17)

[原文] 此谓卒有损动,或冷热不调和,致伤于胎,故卒痛下血不止者,堕胎也。

[语译] 妊娠骤然下血,这是胞胎突然受到损伤,或冷热之气不调所致。因为其病伤及胎元,所以骤然腹痛,下血不止。这

种病情常会导致流产。

[按语] 妊娠卒下血,都是危重证候,如在妊娠后期,突然出现无痛性出血者,要排除前置胎盘。如在妊娠早期,腹痛,下血很少,要排除宫外孕。这些病情,都要及时采取抢救措施。

十八、妊娠吐血候(18)

[原文] 吐血,皆由腑脏伤所为。忧思惊怒,皆伤脏腑,气逆故吐血。吐血而心闷胸满,未欲止,心闷甚者死。妊娠病之,多堕胎也。

[语译] 吐血,多由腑脏损伤所致。忧思惊怒等情志变化,能损伤脏腑,使气机逆乱,气逆上奔,血亦随之上逆,所以发生吐血。吐血而见心胸闷满者,则吐血不会停止;如果心闷甚者,有死亡的危险。妊娠见此,多会引起堕胎。

十九、妊娠尿血候(19)

[原文] 尿血,由劳伤经络而有热,热乘于血,血得热流溢,渗入于胞,故尿血也。

[语译] 尿血,是由劳累过度,损伤经络,兼有内热所致。因为热迫于血,血得热则流溢,渗入于胞,所以为尿血。

[按语] 尿血,在妊娠比较常见,有原患尿路病变,怀孕以后,胎气壅阻,膀胱湿热稽留,促使旧病复发。亦有怀孕以后,阴虚阳旺更甚,迫血妄行,渗入于胞,以致产生尿血。此外,是否为先兆流产的血液,混入小便中,须注意鉴别。

二十、妊娠数堕胎候(20)

[原文] 阳施阴化,故得有胎,荣卫和调,则经养周足,故胎得安,而能成长。若血气虚损者,子脏为风冷所居,则血气不足,故不能养胎,所以致胎数堕。候其妊娠而恒腰痛者,喜堕胎也。

[语译] 阳施阴化,所以得胎。胎儿的发育和安全,主要是

依赖荣卫的调和,气血的充足。如果荣卫失调,气血虚损,子脏又为风冷所乘,则血气不足,不能荣养胎儿,所以时常发生流产。诊候妇人妊娠期间,常有腰痛者,每多流产。

[**按语**] 妊娠数堕胎,通称滑胎。现代医学谓之习惯性流产。本候提到"恒腰痛者喜堕胎也",这是关键之处。由于肾主胞胎,而腰为肾府,所以滑胎与肾虚的关系较大,这在治疗上具有指导意义。

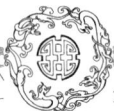

卷四十二

妇人妊娠病诸候下　凡四十一论

二十一、妊娠伤寒候(21)

[原文]　冬时严寒,人体虚而为寒所伤,即成病,为伤寒也。轻者啬啬恶寒,嗡嗡发热,微咳鼻塞,数日乃止;重者头痛体疼,增①寒壮热。久不歇,亦伤胎也。

[校勘]

①增:《圣济总录》卷一百五十六妊娠伤寒作"憎"。

[语译]　从略。

二十二、妊娠伤寒后复候(22)

[原文]　冬时严寒,人体虚,触冒之得病,名伤寒。其状,头痛、体疼、壮热。瘥后体虚,尚未平复,或起早[1],或饮食过度,病更如初,故谓之复也。

[注释]

[1]起早:指过早起床活动。

[语译]　从略。

[按语]　本书卷八标题有伤寒劳复候、伤寒病后食复候等。本候标题仅作"复",但内容有"或起早,或饮食过度",当亦是劳复、食复。

二十三、妊娠时气候(23)

[原文] 四时之间,忽有非节之气,如春时应暖而反寒,夏时应热而反冷,秋时应凉而反热,冬时应寒而反温,非其节而有其气。一气之至,无人不伤,长少虽殊,病皆相似者,多挟于毒。言此时普行此气,故云时气也。妊娠遇之,重者伤胎也。

[语译] 从略。

二十四、妊娠温病候(24)

[原文] 冬时严寒,人有触冒之,寒气伏藏肌骨,未即病,至春而发,谓之温也。亦壮热,大体与伤寒相似。又,冬时应寒而反温,温气伤人即病,亦令壮热,谓之温病。妊娠遇此病热搏于胎,皆损胎也。

[语译] 从略。

二十五、妊娠热病候(25)

[原文] 冬时严寒,触冒伤之,藏于肌骨,夏至乃发,壮热,又为暑病,暑病即热病也。此寒气蕴积,发即有毒①。妊娠遇之,多致堕胎也。

[校勘]
①有毒:《圣惠方》卷七十四治妊娠热病诸方作"为病"。

[语译] 从略。

二十六、妊娠寒热候(26)

[原文] 妊娠寒热病者,犹是时气之病也。此病起于血气虚损,风邪乘之,致阴阳并隔[1],阳胜则热,阴胜则寒,阴阳相乘,二气交争,故寒热。其妊娠而感此病者,热甚则伤胎也。

[注释]
[1] 阴阳并隔:作阴阳不相协调理解。

[语译] 从略。

二十七、妊娠寒疟候(27)

[原文] 夫疟者,由夏伤于暑,客于皮肤,至秋因劳动血气,腠理虚,而风邪乘之,动前暑热,正邪相击,阴阳交争,阳盛则热,阴盛①则寒,阴阳更虚更盛,故发寒热,阴阳相离,寒热俱歇。若邪动气至,交争则复发,故疟休作有时。

其发时节渐晏者,此由风邪客于风府,循膂而下,卫气一日一夜常大会于风府,其明日日下一节,故其作发日晏。其发日早者,卫气之行风府,日下一节,二十一日下至尾骶,二十二日入脊内,上注于伏冲之脉,其行九日,出于缺盆之内,其气既上,故其病发更早。

其间日发者,由风邪内薄五脏,横连募原,其道远,其气深,其行迟,不能日作,故间日蓄积乃发。

妊娠而发者,寒热之气,迫伤于胎,多致损动也。

[校勘]
①盛:原作"胜",从汪本改。
[语译] 从略。
[按语] 以上诸候,论述妊娠期的伤寒、时气、温病、热病、寒热、寒疟等,均是以前各病的复述,即这些疾病如热重或久不退,均能伤害于胎,这是病变在孕妇的特殊性。

二十八、妊娠下利候(28)

[原文] 春伤于风,邪气留连,遇肠胃虚弱,风邪因而伤之,肠虚则泄,故为下利,然此水谷利也。

[语译] 从略。

二十九、妊娠滞利候(29)

[原文] 冷热不调,肠虚者,冷热之气,客于其间。热气乘

之则赤,冷气乘之则白,冷热相交连滞,故赤白如鱼脑鼻涕相杂,
为滞利也。

[语译] 从略。

[按语] 水谷利及滞利,病情与本书卷十七痢病诸候相同,
文中未提及"伤胎"、"损胎"及"堕胎"等问题,但妊妇痢疾,影响
胞胎者,实为多见,应加注意。

三十、妊娠胸胁支满候(30)

[原文] 妊娠经血不通,上为乳汁,兼以养胎。若宿有停饮
者,则血饮相搏,又因冷热不调,动于血饮,血饮乘气逆上,抢于
胸胁,胸胁①胀满,而气小喘,谓之支满。

[校勘]

①胸胁:原作"胀满",从汪本改。元本"胀满"二字亦不重。

[语译] 孕妇月经停止以后,冲任二脉的血气,主要荣养胎
儿,而分娩以后,又上行分泌为乳汁。若孕妇素有停饮,则血气
与饮相搏击,又因冷热之气失调,触动血与饮,导致气机不利,血
行不畅,停饮随气上逆,攻窜于胸胁之间,就会出现胸胁支撑胀
满,而且小有气喘。这种证候,称为胸胁支满。

三十一、妊娠痰候(31)

[原文] 水饮停积,结聚为痰,人皆有之。少者不能为害,
若多则成病,妨害饮食,乃至呕吐。妊娠病之,若呕吐甚者,伤
胎也。

[语译] 水饮在体内停积不化,会凝聚成痰,这种现象,可
能大多数人是有的。但痰饮少者,并不会有多大影响,如痰饮多
者,就会成病,妨碍饮食,甚至发生呕吐。孕妇得了痰饮病,更容
易发生呕吐,若呕吐剧烈,可以损伤胎儿。

[按语] 妊娠胸胁支满候为停饮搏血,随气攻窜于胸胁之
间,所以胸胁胀满而气喘;妊娠痰候为痰停胃脘,胃失和降,所以

妨碍饮食,气逆呕吐。痰饮停留的部位不同,病变亦异,所以产生不同的证候,但病本则一,都是痰饮为患。

三十二、妊娠子烦候(32)

[原文] 脏虚[1]而热,气[2]乘于心,则令心烦;停痰积饮,在于心胸,其冷[3]冲心者,亦令烦也。若虚热而烦者,但烦热而已;若有痰饮①而烦者,则呕吐涎沫。妊娠之人,既血饮停积,或虚热相搏,故亦烦。以其妊娠而烦,故谓之子烦也。

[校勘]
①饮:原作"热",从元本改。

[注释]
[1]脏虚:在此指肝肾阴虚。
[2]气:气盛则为火,在此当指阴虚引起的虚火。
[3]冷:痰饮为阴邪,在此指痰饮寒冷之气。

[语译] 阴脏虚则产生内热,虚火上乘于心,能使人心烦;痰饮停积,在于心胸之间,冷气上冲,也能使人心烦。但虚热引起的心烦,病者仅觉心烦内热;如属痰饮的心烦,则伴有呕吐涎沫之证。孕妇经血既闭,如有停痰积饮,与血相搏,饮血随气上逆,冲于心胸,或因阴虚内热,虚火上乘,也都产生心烦。因其病在怀孕时发作,所以称为子烦。

三十三、妊娠霍乱候(33)

[原文] 阴阳清浊相干,谓之气乱,气乱于肠胃之间,为霍乱也。但饮食过度,冒触风冷,使阴阳不和,致清浊相干,肠胃虚者受之,故霍乱也。先心痛则先吐,先腹痛则先利,心腹俱痛,吐利并发。

有头痛体疼,发热而吐利者,亦为霍乱。所以然者,挟风而有实故也。风折血气,皮肤闭密,血气不得宣,故令壮热;风邪乘其经脉,气上冲于头则头痛;风气入于肠胃,肠虚则泄利,胃逆则呕吐,故吐利也。

吐利甚则烦,腑脏虚故也。又手足逆冷①,阴阳气暴竭,谓之四逆也。妊娠而病之,吐利甚者,则伤损胎也。

[校勘]

①冷:原作"阴",从元本改。

[语译] 阴阳清浊之气干扰,升降失常,使正常功能紊乱,称为气乱。这种气乱,发生于肠胃之间,即为霍乱病。霍乱之所以发生,是由于饮食过度,触犯了风冷之邪,以致阴阳不和,清浊相干,又肠胃素虚,所以突然引起霍乱病。如其先出现心痛的,则先见呕吐,先出现腹痛的,则先见泄泻,若心腹疼痛并见,则呕吐与泄泻同时出现。

有见头痛,身体痛,发热,同时呕吐泄泻的,也是霍乱病,这是霍乱兼挟风邪表症的缘故。风邪外袭,血气运行受阻,皮肤腠理闭塞,血气不得宣散,邪正相争,所以发热;风邪窜犯经脉,随经气上冲头部,所以头痛;风邪侵入肠胃,肠虚则泄泻,胃气上逆则呕吐,所以吐利交作。

若吐泻较甚,可出现心烦,这是腑脏虚弱的缘故。又手足逆冷,这是阴阳二气突然衰竭,所以四逆。孕妇患此,吐泻甚者,则能损伤胎儿。

三十四、妊娠中恶候(34)

[原文] 人有忽然心腹刺痛,闷乱欲死,谓之中恶。言恶邪之气,中伤于人也。所以然者,人之血气自养,而精神为主,若血气不和,则精神衰弱,故厉毒鬼气①得中之。妊娠病之,亦致损胎也。

[校勘]

①鬼气:《圣惠方》卷七十七治妊娠中恶诸方无此二字。

[语译] 脘腹突然发生刺痛,心中烦闷,气乱欲死,称为中恶病。这是说邪恶之气,侵犯于人所致。因为人以血气自养,而尤

以精神为主宰,如血气不和,则精神怯弱,所以厉气邪毒,得以侵袭。如孕妇患此,也能损伤胎儿。

三十五、妊娠腹满候(35)

[原文] 妊娠腹满者,由腹内宿有寒冷停饮,挟以妊娠,重因触冷,则冷饮发动,邪①气相干,故令腹满也。

[校勘]
①邪:元本作"燠"。

[语译] 妊娠腹满,是由腹内素有寒饮停聚,怀孕以后,又感受寒冷,以致触动冷饮,新旧邪气相干,脾胃阳气不运,所以产生腹满。

三十六、妊娠咳嗽候(36)

[原文] 肺感于微寒,寒伤于肺,则成咳嗽。所以然者,肺主气,候皮毛,寒之伤人,先客皮毛,故肺受之。又五脏六腑,俱受气于肺,以四时更王,五脏六腑,亦皆有咳嗽,各以其时感于寒,而为咳嗽也。秋则肺受之,冬则肾受之,春则肝受之,夏则心受之,其诸脏咳嗽不已,各传于腑。妊娠而病之者,久不已,伤于胎也。

[语译] 从略。

[按语] 妊娠咳嗽,有属外感风寒引起,有属胎气上逆而致的,本候所论,属于前者。胎气上逆所致的咳嗽又名子嗽。无论何者,都须及时治疗,假如久咳不愈,就可以伤损胎儿,本候重点,就是强调这一点,亦是咳嗽病在妊娠妇人上的特点。

三十七、妊娠胸痹候(37)

[原文] 胸痹者,由寒气客于脏腑,上冲胸心,愊愊如满,噎塞不利①,习习如痒②而痹痛,胸中栗栗然,饮食不下,谓之胸痹也。而脾胃渐弱,乃至毙人。妊娠而病之,非直妊妇为患,亦伤

损于胎也。

[校勘]

①不利:原无,从本书卷三十胸痹候补。

②如痒:原无,从本书卷三十胸痹候补。

[语译] 胸痹病,是由寒邪入脏腑,上犯心胸所致。其病状为,胸满闭塞不通,噎塞不利,习习作痒,胸部疼痛,胸中栗栗然,饮食不下。如病久久不愈,脾胃逐渐衰弱,则预后不良。孕妇患胸痹,不仅孕妇有病,而且损伤胎儿。

三十八、妊娠咽喉身体著毒肿候(38)

[原文] 毒肿者,是风邪厉毒之气,客入肌肉,搏于血气,积聚所成。然邪毒伤人,无有定处,随经络虚处而留止之,故或著身体,或著咽喉。但毒之所停,血则否涩,血气与邪相搏,故成肿也。其毒发于身体,犹为小缓,若著咽喉最急,便肿塞痹痛,乃至水浆不通;毒入攻心,心烦闷。妊娠者,尤宜急救,不尔,子母俱伤也。

[语译] 毒肿,是由于风邪厉毒之气,侵入人体肌肉,与血气相搏结,积聚不散而成。这种邪毒伤害人体,没有固定部位,随着经络而流止,或者附着于肢体,或者附着于咽喉部。凡是邪毒停留之处,血气就运行不畅,邪正相搏,因而发生肿胀。肿毒发于肢体的,病势比较缓和,若发于咽喉,就最紧急,便致咽喉肿痛闭塞,水饮不能进入;若邪毒深入,侵犯心经,则心中烦闷不安。孕妇患此病,尤须采取急救措施,不然的话,母子都有生命危险。

三十九、妊娠中蛊毒候(39)

[原文] 蛊毒者,人有以蛇、蝘[1]、蜣螂诸虫,合著一处,令其自相残食,余一个在者,名之为蛊。诸山县[2]人多作而敬事之,因饮食裹以毒毙人。又或吐血利血,是食人腑脏则死。又云

有缓急，缓者延引日月，急者止在旦夕。以法术知其主呼之，蛊去乃瘥。平人遇之尚死，况妊娠者，故子母俱伤也。

［注释］

［1］蝘（yǎn 偃）：蜥蜴类之蝘蜓，亦称蜥蜴。

［2］山县：多山的地区。

［语译］ 从略。

［按语］ 蛊毒，在本书卷二十五蛊毒病诸候有详细记载。这里主要指出孕妇中蛊，危害尤甚，能使母子皆伤。至于“以法术知其主呼之，蛊去乃瘥”云云，则不可信。

四十、妊娠飞尸入腹候（40）

［原文］ 飞尸者，是五尸中一尸也。其游走皮肤，贯穿脏腑，每发刺痛，变作无常，为飞尸也。妊娠病之者，亦损胎也。

［语译］ 从略。

［按语］ 本书卷二十三飞尸候，叙证较详，可以参阅。这里主要指出妊娠患此病，可以损及胞胎。

四十一、妊娠患子淋候（41）

［原文］ 淋者，肾虚膀胱热也。肾虚不能制水，则小便数也，膀胱热则水行涩，涩而且数，淋沥不宣。妊娠之人，胞系于肾，肾患虚热成淋，故谓子淋也。

［语译］ 淋病，是由肾虚而膀胱有热所致。肾气不足，不能制约水液，则小便频数，膀胱有热，则水行涩滞不畅，肾虚而膀胱有热，则小便涩少而频数，小便点滴而下，淋沥不宣，这就是淋病。妊娠妇人，胞胎系于肾脏，因为在怀孕后肾虚，膀胱有热，发生淋病，所以称为子淋。

四十二、妊娠大小便不通候（42）

［原文］ 人有腑脏气实，而生于热者，随停积之处成病。若

热结大肠,大便不通,热结小肠,小便不通,若大小肠俱为热所结,故烦满,大小便不通也。凡大小便不通则内热,肠胃气逆,令变干呕也。

[语译] 妊娠有大小便不通的,这是由于其人脏腑气实,内热较甚,随着实热停积之处而成病。如热结大肠,则大便不通,热结小肠,则小便不通,大小肠俱热结,则令人烦满,大小便俱不通。大小便不通则内热更甚,热气上冲,胃气亦逆,能够变生干呕。

四十三、妊娠大便①不通候(43)

[原文] 三焦五脏不调和,冷热否结,津液竭燥,肠胃否涩,蕴积结于肠间,则大便不通,令腹否满烦热,甚者变干呕。所以然者,胃内热气逆也。

[校勘]

①大便:此后原有"秘"字,从本书目录删。本书卷十四和四十的大便不通候,亦均无"秘"字。

[语译] 妊娠而大便不通者,是其人三焦五脏不调和,冷热之气痞塞,津液枯燥,肠胃气机涩滞,蕴积结于肠道,所以大便不通。肠胃气机痞塞,积热内结,能使人腹满痞滞,烦热不安,严重的能发生干呕。这种变化,是由于内热郁蒸,使胃气上逆所致。

四十四、妊娠大小便不利候(44)

[原文] 冷热之气不调,乘于大小肠,则谓之为游气[1];壅否而生热;或热病,热入大小肠,并令大小便不利也。凡大小便不利,则心胁满,食不下,而烦躁不安也。

[注释]

[1]游气:指三焦气满,气游于内,不能宣散,使人烦满虚胀。可参阅本书卷十三游气候。

[语译] 妊娠大小便不利,有两种成因,一是其人冷热之气

不调,下乘于大小肠,形成游气证候;一是气机壅塞而生热,或者在热病的过程中,热邪入于大小肠,都能使大小便不利。大小便不利,则浊气不得下行而上逆,使人胸胁满闷,饮食不下,实热上蒸,则使人烦躁不安。

四十五、妊娠小便利候(45)

[原文] 小便利者,肾虚胞冷,不能温制于小便,故小便利也。

[语译] 妊娠有小便自利者,这是因为孕妇肾气虚而胞又冷,不能温阳化气,制约小便,所以其人小便自利。

四十六、妊娠小便数候(46)

[原文] 肾与膀胱合,俱主水,肾气通于阴。肾虚而生热,则小便涩,虚则小便数,虚热相搏,虽数起而不宣快也。

[语译] 妊娠而小便频数,这是肾气虚而有热所致。因为肾与膀胱相合,俱主于水,肾气又下通于前阴。肾气虚则小便频数,有热则小便涩滞,肾虚又挟热,所以小便频数而又解不畅利。

四十七、妊娠小便不利候(47)

[原文] 肾与膀胱合,俱主水,水行入胞为小便。脏腑有热,热入于胞,故令小便不利也。

[语译] 妊娠小便不利,多见于肾虚有热之体。因为肾与膀胱相合,俱主于水,水气渗入胞内即为小便。肾虚热乘膀胱,脏腑有热,热气乘于胞,所以小便不利。

四十八、妊娠小便不通候(48)

[原文] 小肠有热,热入于胞内,热结甚者,故小便不通,则心胁小肠俱满,气喘急也。

[语译]

妊娠小便不通者,是由于妊妇小肠有热,热邪入于胞内,热结较甚,气化闭塞,所以小便不通。小便不通,则热邪无从下泄,闭结于内,则使人胸胁与小肠之间俱满闷作胀,甚至气急喘满。

[按语] 以上妊娠大小便不利、不通、大便不通、小便利、小便数、不利或不通等七候,在本书卷十四大便病诸候,小便病诸候及卷四十妇人杂病诸候中均已有所叙述,内容大体相同。这里主要指出妊娠能患此病,而且随着病情的变化,在一定程度上能影响胞胎,因此不能一般看待。

四十九、妊娠中风候(50)

[原文] 四时八方之气为风,常以冬至之日候之,风从其乡来者,长养万物,若不从乡来者,为虚风,贼于人,人体虚者则中之。五脏六腑俞皆在背,脏腑虚,风邪皆从其俞入,人中之,随腑脏所感而发也。

心中风,但偃卧,不得倾侧,汗出,唇赤汗流者可治,急灸心俞百壮;若唇或青或白,或黄或黑,此是心坏为水,面目亭亭,时悚动者,皆不可治,五六日而死。若肝中风,但踞坐,不得低头,若绕两目连额色微有青,唇青面黄可治,急灸肝俞百壮;若大青黑,面一黄一白者,是肝已伤,不可治,数日而死。若脾中风,踞而腹满,身通黄,吐咸汁出者可治,急灸脾俞百壮;若手足青者,不可治。若肾中风,踞而腰痛,视胁左右未有黄如饼餤大者可治,急灸肾俞百壮;若齿黄赤,鬓发直,面土色者,不可治也。若肺中风,偃卧而胸满短气,冒闷汗出,视目下鼻上下两边下行至口,色白可治,急灸肺俞百壮;若色黄为肺已伤,化为血,不可治,其人当妄掇空,或自拈衣,如此数日而死。妊娠而中风,非止妊妇为病,甚者损胎也。

[语译] 从略。

[按语] 此候内容,与本书卷一和卷三十七的中风候基本

相同,可以参阅。这里重点在于"妊娠而中风,非止妊妇为病,甚者损胎也",这是反映中风病在妊娠妇人身上的特殊性。

五十、妊娠痉候(51)

[原文]　体虚受风,而伤太阳之经,停滞经络,后复遇寒湿相搏,发则口噤背强,名之为痉。妊娠而发者,闷冒不识人,须臾醒,醒复发,亦是风伤太阳之经作痉也。亦名子痫,亦名子冒也。

[语译]　体虚感受风邪,侵入太阳之经,停滞于经络之间,以后又感受寒湿,邪正相搏,而发生牙关紧闭,项背强直等症,称为痉病。假如怀孕的妇女患此病,并有神志昏迷,不省人事,但片刻又苏醒过来,醒后又复发作的,这也属于风伤太阳之经的痉病。又名为子痫,或者子冒。

[按语]　子痫多发生于怀孕的中后期,一般认为多因孕妇素体肝肾阴虚,阳气偏盛,怀孕后血聚养胎,以致阴虚阳浮,虚风上扰所致。如反复发作不已,对母子均有伤害,甚至危及生命。

五十一、妊娠惊胎候(49)

[原文]　惊胎者,见①怀妊月将满,或将产,其胎神识已具,外有劳伤损动,而胎在内惊动也。

[校勘]
①见:《圣惠方》卷七十七治妊娠惊胎诸方作"是"。

[语译]　惊胎证候,见于妊娠快要足月,或者在临产的时候,胎儿发育已经成熟,如其母体起居不慎,劳累过度,有所损动,胎儿也受到影响,出现惊骇跳动的现象。

[按语]　妊娠惊胎与卷四十一妊娠胎动候,有其相似之处,但出现的时间和引起的原因,略有所异,所以分为两候论述。

又,本候原书列在妊娠中风候之前,因其发病在妊娠月将满或将产之时,与子痫发病时间相近,故移于此。

五十二、妊娠鬼胎候（52）

[原文]　夫人腑脏调和,则血气充实,风邪鬼魅不能干之。若荣卫虚损,则精神衰弱,妖魅鬼精,得入于脏,状如怀娠,故曰鬼胎也。

[语译]　从略。

五十三、妊娠两胎一生一死候（53）

[原文]　阳施阴化,精盛有余者,则成两胎。胎之在胞,以血气资养,若寒温节适,虚实调和,气血强盛,则胎无伤夭;若冷热失宜,气血损弱,则胎翳燥[1]不育。其两胎而一死者,是血遇于寒,其经养不周,故偏夭死也。候其胎上冷,是胎已死也。

[注释]

[1]翳燥:干燥枯萎。"翳"通"殪",树木自毙之称。

[语译]　阳施阴化而成胚胎,如精气旺盛而有余,可结成双胎。胚胎在子宫内,依靠血气的滋生营养,如其母体寒温调节适度,虚实调和,气血充盈,体质强健,则胎儿的发育正常;反之,如母体寒热失调,气血虚弱,则胎儿就会因缺乏营养,衰弱枯萎,不能正常生长。至于双胎中有一胎死亡的,是因为孕妇受了寒邪,经血的给养不能周全,以致一个夭折。此时触诊,如腹部胎上发凉,便是胎儿已死的证象。

五十四、妊娠胎痿燥[1]候（54）

[原文]　胎之在胞,血气资养。若血气虚损,胞脏冷者,胎则翳燥委伏[2]不长。其状,儿在胎都不转动,日月虽满,亦不能生,是其候也。而胎在内痿燥,其胎多死。

[注释]

[1]痿燥:与"翳燥"意义略同。"痿"通"萎"。

[2]委伏:枯萎不动。委通"萎"。

［语译］　胎儿在子宫内，依靠血气的滋养。如孕妇血气虚弱，子宫寒冷，则胎儿因为缺少阳气的温煦和阴血的营养，以致枯萎不动，不能继续生长发育。其症状，胎儿在子宫内不转动，怀孕虽然足月，也不能正常分娩。大凡胎儿在母腹中枯萎不长的，其胎多已死亡。

［按语］　以上两候，是论述胎儿的枯萎死亡，其原因，责之孕妇的血气虚弱，胞脏寒冷，不能养胎，其实成因尚不只此。不过，文中有关胎上冷，胎不动，满月不生等，却提出了一些诊断方法，对临床是有帮助的。

五十五、妊娠过年久不产候(55)

［原文］　过年不产，由挟寒冷宿血在胞而有胎，则冷血相搏，令胎不长，产不以时。若其胎在胞，日月虽多，其胎翳小，转动劳羸，是挟于病，必过时乃产。

［语译］　怀孕过期而不分娩，是由于孕妇子宫挟有寒冷、并在瘀血的情况下受孕的，故寒冷与血相搏，影响着胎儿的生长发育，所以不能按时分娩。如其怀孕的时间虽然很长，胎儿瘦弱瘦小，转动无力，这是母体有病，胎儿发育不良，亦必导致过期分娩。

五十六、妊娠堕胎后血出不止候(56)

［原文］　堕胎损经脉，损经脉故血①不止也。泻血多者，便致烦闷，乃至死也。

［校勘］

①血：此前《圣惠方》卷七十七治妊娠堕胎后血下不止诸方有"下"字。

［语译］　堕胎时损伤经脉，经脉损伤，所以下血不止。如其下血过多，便致烦闷，甚至死亡。

五十七、妊娠堕胎后血不出候(57)

[原文] 此由宿有风冷,因堕胎血冷相搏,气虚逆上者,则血结不出也。其血逆上抢心,则亦烦闷,甚者致死。

[语译] 孕妇胞宫宿有风冷,堕胎后因风冷与恶血相搏,乘气虚而逆上者,则恶血结聚,不能及时排出。如其恶血随气上逆,上攻于心,亦能发生烦闷,严重的并致死亡。

[按语] 上述两候,虽均言"烦闷",但有血虚、血瘀之异。前者为堕胎后失血过多,以致营血下夺,心失所养,则愦闷烦躁。后者为堕胎后,寒邪乘袭胞中与恶血相搏,以致瘀滞不行,血瘀气逆,并于上而发为烦闷。其烦闷虽同,而病机则异,这是两者的区别点。

五十八、妊娠堕胎衣不出候(58)

[原文] 此由堕胎初下,妇人力羸,不能更用气产胞,便遇冷,冷则血涩,故胞衣不出也。若胞上抢心烦闷,乃至于死也。

[语译] 堕胎后胞衣不能娩出者,是由于胎儿刚刚堕下,产妇体力已经羸弱,不能再用气力促使胞衣排出,如此时胞宫感受风冷,冷则血行不利,所以胞衣不能下出。若胞衣不能及时排出,血瘀气逆,上攻于心,便致烦闷,甚者有生命危险。

五十九、妊娠堕胎后腹痛虚乏候(59)

[原文] 此由堕胎之时,血下过少,后余血不尽,将摄未复,而劳伤气力,触冒风冷,风冷搏于血气,故令腹痛。劳伤血气不复则虚乏。而余血不尽,结搏于内,多变成血瘕[1],亦令月水不通也。

[注释]

[1]血瘕:这里是指堕胎后,血下过少,结搏于内,变成血瘕。本书卷三十八八瘕候中有血瘕,卷四十三有产后血瘕痛候,可以

参阅。

[语译] 堕胎后腹痛虚乏,是由于恶血下得太少,没有排除干净,而且缺乏休息与调养,身体没有很好恢复,如劳动过早或过度,又触冒风冷,风冷搏去血气,所以产生腹痛;劳伤血气,不能恢复,则身体虚乏。恶血不尽,搏结于内,迁延不愈,每多变成血瘕,亦使月经闭止不通。

六十、妊娠堕胎后著风候(60)

[原文] 堕胎后荣卫损伤,腠理虚疏,未得平复,若起早当风取凉,即著于风。初止羸弱,或饮食减少,气力不即平复。若风挟冷入腹,内搏于血,结成刺痛;若入肠胃,亦下利;入经络,或痹或疼痛;若入太阳之经,则腰背强直成痉,或角弓反张,或口㖞僻,或缓弱不随,或一边挛急,各随所伤处而成病也。

[语译] 堕胎后感受风邪,可以发生许多病证,这是因为堕胎后营卫损伤,腠理空虚,身体没有恢复,而起早当风取凉,感受风邪所致。起初症状尚轻,只感受身体虚弱,或饮食减少,体力不能及时恢复。如其风邪挟冷内犯腹部,与血相搏,血瘀气滞,则腹中刺痛;若邪入肠胃,则大便泄泻;邪入经络,则肢体痹着或疼痛;若邪入太阳之经,则腰背强直,角弓反张,成为痉病;也可能发生口眼歪斜,或筋脉弛缓,四肢痿弱,不能随意举动;或一侧肢体筋脉拘挛等证。总之,是因风邪所伤脏腑经络不同,因而产生各种不同的病变。

六十一、妊娠欲去胎候(61)

[原文] 此谓妊娠之人羸瘦,或挟疾病,既不能养胎,兼害妊妇,故去之。

[语译] 怀孕以后,如其母体非常瘦弱,或者患有疾病,既不能养胎,使之成长,又对孕妇的健康有所损害,在此情况下,应该考虑不宜怀孕而去之。

卷四十三

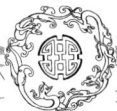

妇人将产病诸侯　凡三论

[提要]　本篇论述妇人将产病,内容有产法、产防运法和胞衣不出候。其中论述了临产防晕的防治,胞衣不下的形成原因、处理方法及预后变化等,论证颇有道理,是祖国医学产科的宝贵资料。

一、产法(1)

[原文]　人处三才之间[1],禀五行之气,阳施阴化,故令有子。然五行虽复相生,而刚柔刑杀,互相害克。至于将产,则有日游、反支[2]禁忌,若犯触之,或横致诸病。故产时坐卧产处,须顺四时五行之气,故谓之产法也。

[注释]

[1]人处三才之间:"三才",指天、地、人。犹言人在天地之间。

[2]日游、反支:是鬼神迷信荒诞之说。

[语译]　从略。

[按语]　将产提出产法,这是产科的最早记载。本候以五行学说,作为决定产妇的坐卧位置,避免触犯鬼神禁忌等论述,尚缺乏科学认识,存而不译。

二、产防运[1]法(2)

[原文]　防运者,诸临产若触犯日游、反支诸所禁忌,则令

血气不调理,而致运也。其运之状,心烦闷,气欲绝是也,故须预以法术防之。

[注释]

[1]运:通"晕"。在此作眩晕昏厥解。

[语译] 临产时要预防妇人晕厥。因为产时不注意临产方法,会引起血气失调,而发生晕厥。其晕厥的症状,常见心胸烦闷,气闭欲绝。所以,在临产之前,必须采取措施而预防之。

三、胞衣不出[1]候(3)

[原文] 有产儿下,苦胞衣不落者,世谓之息胞。由产妇初时用力,比①[2]产儿出而体已疲顿[3],不能更用气②。产胞经停之间,外冷乘之,则血道[4]否涩,故胞久不出。弥[5]须急以方药救治,不尔,害于儿。所以尔者,胞系[6]连儿脐,胞不出,则不得以时断脐浴洗,冷气伤儿,则成病也。

旧方胞衣久不出,恐损儿者,依法截脐,而以物系其带一头。亦有产而看产人不用意慎护,而挽牵[7]甚,胞系断者,其胞上掩心,则毙人也。纵令不死,久则成病也。

[校勘]

①比:原作"此",从鄂本改。

②气:此后《圣惠方》卷七十七治胞衣不出诸方有"力"字。

[注释]

[1]胞衣不出:即胎盘滞留。

[2]比(bì 必):及;等到。

[3]疲顿:疲乏困顿。

[4]血道:指产道。

[5]弥:更加。

[6]胞系:在此指脐带。

[7]挽(wǎn 晚)牵:即牵拉。

[语译] 在分娩时胎儿已出,而胞衣不下者,通俗称为息

胞。这是由于临产之时，产妇用力过猛，等到胎儿娩出，体力已疲乏不堪，不能再用气力娩出胞衣，以致胞衣停滞不下。这时如被外冷邪气乘袭，则产道阻涩，致胞衣久久不下。这就更加需要用方药紧急处理，如不及时救治，不仅危及产妇，而且有碍于胎儿。因为脐带连着胎儿的脐部，胞衣不下，就不能及时断脐洗浴，如冷气乘袭胎儿，胎儿就会受凉生病。

旧法，对于胞衣久久不下，恐怕影响胎儿，先把脐带剪断，用东西系在脐带的一端，以防止子宫收缩而回缩。亦有护理人员不注意，牵拉过猛，将脐带扯断，这样，则由于子宫的收缩，胞衣上迫，导致生命危险。即便不死，往往由此而引起产后诸病。

[按语]　本候论述胞衣不出的病机与处理方法，对临床有指导意义。不过，胞衣不出的原因很多，有的是由于产妇对分娩的认识及经验不足，过早用力，体力消耗过多，致胎儿娩出而胎盘滞留不下；有的甚至胎儿尚未娩出，就已缺乏宫缩；也有因用药不当或意外刺激，引起宫颈先行收缩，使胎盘停留宫腔；有由于子宫内膜缺损、发育不全、刮宫术后以及绒毛侵蚀力过强等造成植入性胎盘等，本候所述，仅是其中部分原因。

至于断脐系物的记载，颇有实用价值，这和现代医学上用血管钳夹住脐带的断端，有着相同的意义。

妇人难产病诸候　凡七论

[提要]　本篇论述妇人难产诸病，内容有产难、横产、逆产、产子上逼心等。其中，产难候相当于总论；横产、逆产以及产子但趋后孔候，是难产的几种病症；产子上逼心、产已死而子不出和产难子死腹中三候，是难产引起的几种不良后果。

一、产难候(1)

[原文]　产难者，或先因漏胎①[1]，去血脏燥[2]，或子脏宿

挟疹病,或触禁忌,或始觉腹痛,产时未到,便即惊动,秽露[3]早下,致子道[4]干涩,产妇力疲,皆令难也。

候其产妇,舌青者,儿死母活;唇青口青,口两边沫出者,子母俱死;面青舌赤沫出者,母死子活。故将产坐卧产处,须顺四时方面,并避五行禁忌,若有犯触,多令产难。

产妇腹痛而腰不痛者,未产也;若腹痛连腰甚者,即产。所以然者,肾候于腰,胞系于肾故也。

诊其尺脉,转急如切绳转珠者,即产也。

[校勘]

①漏胎:《医心方》卷二十三治产难方作"漏胞",义同。

[注释]

[1]漏胎:妊娠期间阴道出血,亦称"胎漏"。

[2]脏燥:在此作血虚产道燥涩解。

[3]秽露:在此指羊水。

[4]子道:即产道。

[语译] 难产的原因很多,或因为妊娠期间,阴道时常流血,血去则产道燥涩;或因为子宫原有旧病;或是刚刚开始腹痛,未到分娩时,产妇就惊恐扰动,则羊膜早破,羊水早下,致使产道干涩;或因为用力过早,产妇疲乏无力等等,都能引起难产。

难产每每关系到母子的生死存亡,可以从产妇的面色与舌色去判断。如舌色青者,为儿死母活;唇青口青,口角两边有涎沫流出者,为子母俱死;面青舌赤,流出涎沫者,为母死子活。

产妇虽感腹痛,而腰部不痛者,未必即产;如果腹痛连及腰部,而且阵痛者,是即将分娩的征兆。因为肾候于腰部,胞宫又系于肾的缘故。

临产时的脉象,尺脉急数,有如切绳,转珠之状,是即将分娩之征象。

二、横产[1]候(2)

[原文] 横产由初觉腹痛,产时未至,惊动伤早,儿转未竟[2],便用力产之,故令横也。或触犯禁忌所为。将产坐卧产处,须顺四时方面,并避五行禁忌,若触犯,多致灾祸也。

[注释]
[1]横产:即横位产。
[2]儿转未竟:指胎位转位尚未完成。

[语译] 从略。

[按语] 本候论述横产的原因,是惊动过早。文中关于触犯禁忌等,属迷信之说,待存不译。

三、逆产候※(3)

[原文] 逆产[1]者,初觉腹痛,产时未至,惊动伤早。儿转未①竟,便用力产之,则令逆也。或触犯禁忌,故产处及坐卧,须顺四时方面,并避五行禁忌,若触犯,多致灾祸也。

[校勘]
①未:原作"末",从汪本改。

[注释]
[1]逆产:即臀位、膝位、足位等产式。

[语译] 从略。

[按语] 临床见横产、逆产,主要原因在于产前未能发现胎位不正,不能及时纠正胎位。

四、产子但趁后孔[1]候(5)

[原文] 产子但趁后孔者,由①坐卧未安,勿遽[2]强嘎,气暴冲击[3]故儿失其道。妇人产有坐有卧,若坐产者,须正坐,傍人扶抱肋腰持捉之,勿使倾斜,故儿得顺其理。卧产者,亦待卧定,背平著席,体不伛曲,则儿不失其道。若坐卧未安,身体斜

曲,儿身转动,勿遽强嗄,气暴冲击,则令儿趋后孔,或横或逆,皆由产时勿遽①,或触犯禁忌,坐卧不安。审所为,故产坐卧须平正,顺四时方面,避五行禁忌,若有触犯,多致灾祸也。

[校勘]

①由:原作"内",形近之误,今改。

[注释]

[1]趋(qū曲)后孔:指胎儿产出不顺,趋向肛门。"趋"同"趋"。"后孔",即肛门。在此指会阴严重撕裂。

[2]勿遽:匆忙。

[3]气暴冲击:即子宫收缩剧烈。

[语译] 分娩时胎儿不向产道娩出,反而趋向后孔者,这是由于产妇或坐或卧,尚未安定,而匆忙用力屏气,以致宫缩剧烈,冲击力猛,使胎儿偏离产道所致。妇人分娩,常用两个产位,坐位和卧位。如取坐位,必须正坐,旁人扶抱产妇的胁肋腰部,扶助坐正,勿使倾斜,这样胎儿就能顺着产道娩出。如取卧位,亦要卧定,背平著席,体不歪曲,这样胎儿亦就顺利娩出。假如产妇坐卧体位不正,身体歪斜屈曲,胎儿刚在转动,便匆忙用力屏气,逼产过早,会导致胎儿趋向后孔,或为横产,或为逆产,形成难产。因此,临产时的产位平正,和用力的适当与否有关,应该十分注意。

[按语] 本候原在产子上逼心候之下,因其与横产、逆产有联系,故移于此。

五、产子上逼心候(4)

[原文] 妊娠将养得所,则气血调和,故儿在胎则安,当产亦易。若节适失宜,则血气乖理,儿在胎则殴动,至产育亦难。产而子上迫于心者,由产难用力,胎动气逆,胎上冲迫于心也。凡胎上迫心,则暴闷绝,胎下乃苏,甚者至死。凡产处及坐卧,须顺四时方面,并避五行禁忌,若有触犯,多致灾祸也。

[语译] 妊娠期间,保养得当,则气血调和,胎儿发育正常,在胞内也安静,分娩也比较容易。如保养不当,则血气不和,胎儿在胞内时常躁动,至分娩时亦困难。分娩时胎儿上迫于心者,是由于产时困难,用力过猛,以致胎动气逆,胎气向上冲迫所致。凡胎气上迫于心,能使产妇突然闷绝,必得胎儿向下,方能苏醒,严重的能导致死亡。

六、产已死而子不出候(6)

[原文] 产妇已死,而子不出,或触犯禁忌,或产时未到,惊动伤早,或傍看产人抱腰持捉失理,皆令产难,而致胎上掩心,闷绝故死也。候其妇将困乏际,面青舌赤,口沫出者,则母死儿活也。故产处坐卧,须顺四时方面,避五行禁忌,若有触犯,多招灾祸也。

[语译] 产妇已经死亡,但胎儿没有娩出,大多因为产时未到,产妇即惊惶不安,过早地屏气逼产,或者是助产人员扶持不当,引起难产,致使胎气上逼于心,产妇闷绝而死。如在危急之际,诊察产妇面青舌赤,口流涎沫者,则其母虽死胎儿尚活。

七、产难子死腹中候(7)

[原文] 产难子死腹中者,多因惊动过早,或触犯禁忌,致令产难。产难则秽沃[1]下,产时未到,秽露已尽,而胎枯燥,故子死腹中。候其产妇舌青黑,及胎上冷者,子已死也。故产处坐卧,须顺四时方面,避五行禁忌,若有触犯,多招灾祸也。

[注释]

[1]秽沃:在此指羊水。

[语译] 难产以致胎儿死于腹中,大都由于产妇过早惊惶,逼产所致。因为难产而羊膜早破,产时未到,羊水已经流尽,使胎胞枯燥,所以胎儿死于腹中。这时察看产妇,如舌色青黑,腹部胎位发冷的,证明胎儿已经死亡。

妇人产后病诸候上　凡三十论

[提要]　本篇论述妇人产后诸病,包括卷四十三、卷四十四。内容有一是产后出血的病证,如血运闷、恶露不尽及由此产生的腹痛、上抢心痛候等。二是产后常见的痛证,如血瘕痛、心痛、腹痛、小腹痛、腰痛及胁腹满痛候等。三是产后的虚证,如虚烦短气、上气、心虚、虚热、虚羸、虚渴、汗出不止候等。四是产后的月经病,如产后月水不利、不调、不通及崩中等。五是产后的前阴诸病,如阴下脱、阴道痛肿、阴道开等。六是产后的积聚、癥、癖。七是产后的杂病,如中风、风痉、下利、淋病、尿血、大、小便不通候等。八是产后的时感病,如时气热病、伤寒、疟疾等。上述诸病,都是由于产后血气亏耗,脏腑虚损,身体没有平复,过早地参加劳动,而感受病邪,使脏腑、气血发生各种病变。有关杂病和时感的复述,是产后的特殊情况。

一、产后血运闷候(1)

[原文]　运闷之状,心烦气欲绝是也。亦有去血过多,亦有下血极少,皆令运。若产去血过多,血虚气极,如此而运闷者,但烦闷而已;若下血过少,而气逆者,则血随气上掩于心,亦令运闷,则烦闷而心满急。二者为异。亦当候其产妇血下多少,则知其产后应运与不运也。然烦闷不止,则毙人。凡产时当向坐卧,若触犯禁忌,多令运闷,故血下或多或少。是以产处及坐卧,须顺四时方面,避五行禁忌,若有触犯,多招灾祸也。

[语译]　产后晕闷的症状,主要是心烦不安,气闷欲绝。引起产后晕闷者,一是由于去血过多,一是由于下血极少,都可引起晕闷。如产时去血过多,血虚气竭而晕闷的,但觉心胸烦闷而已;假如由于下血过少,血随气逆,上冲心胸而晕闷者,不仅感到烦闷,而且在心胸之间有满急的感觉。这二者的晕闷是截然不同的。因

此,在分娩时应当注意产妇下血的多少,可以预计产后会不会发生晕闷,以及属于哪一种晕闷病症。血晕严重者,有死亡的危险。

[按语] 本候论述产后晕闷,指出有血虚与血实两种病症。前者出血过多,一般表现急性虚脱症状,如颜面苍白,头晕耳鸣,四肢逆冷,恶心呕吐,汗多觉冷,脉象细数,甚则冷汗淋漓,脉细欲绝。如出血汗出渐止,知觉逐渐恢复,就可以转危为安,否则有不及救治而死亡者。后者出血过少,内有瘀血不下,多表现为闭厥症状,如腹部胀痛,心胸烦闷不舒,自觉有气上冲,神志昏沉,继而痛止气舒,则神志渐清而恢复。如闭厥不苏,烦闷加重,出冷汗,言语错乱者,亦有死亡的可能。

二、产后血露[1]不尽候(2)

[原文] 凡妊娠当风取凉,则胞络有冷,至于产时,其血下必少。或新产①而取风凉,皆令风冷搏于血,致使血不宣消,蓄积在内,则有时血露淋沥下不尽。

[校勘]
①新产:鄂本作"将产"。

[注释]
[1]血露:即恶露,是分娩后从阴道排出的血性分泌物。

[语译] 凡妊娠期间当风取凉,则胞络受到寒冷的侵袭,到分娩时,恶露的排泄必然很少而不畅。或者在新产期间,贪凉当风,亦能使风冷搏结于血分,以致血行不畅,积滞体内,致使恶露淋沥而下,长时间不能停止。

三、产后恶露不尽腹痛候(3)

[原文] 妊娠取风冷过度,胞络有冷,比产血下则少。或新产血露未尽,而取风凉,皆令风冷搏于血,血则壅滞不宣消,蓄积在内,内有冷气,共相搏击,故令痛也。甚者,则变成血瘕,亦令月水不通也。

[语译]　妊娠期间当风贪凉过度,胞络积有风冷,及至分娩,恶血的排泄就必然不畅。或者新产恶露未尽,而当风受凉,致使风冷搏结于血分,则血行不得宣畅,恶露淋沥不尽,又因胞络素有风冷,两相搏击,血气涩滞,所以发生腹痛。病情严重者,可发展成为血瘕,亦致月经不通。

四、产后血上抢心痛候(4)

[原文]　产后气虚挟宿①寒,寒搏于血,血则凝结不消,气逆上者,则血随气②上抢,冲击而心痛也。凡产余血[1]不尽,得冷则结,与气相搏则痛。因重遇于寒,血结弥甚,变成血瘕,亦令月水否涩不通。

[校勘]

①宿:《圣惠方》卷八十治产后恶血冲心诸方作"於"。

②气:原无,从《圣惠方》补。

[注释]

[1]余血:在此指恶露。

[语译]　产后气虚兼挟宿寒,寒邪搏结于血分,致使血液凝结,不能消散。如果气向上逆,则血随气逆,冲击心胸而产生心痛。凡产后余血不尽者,遇到寒冷,则结聚不散,与气相搏,则产生疼痛。如再受寒凉,则血结更甚,可以变成血瘕,亦可导致月经痞涩不通。

五、产后血瘕痛候(6)

[原文]　新产后,有血气相击而痛者,谓之瘕痛。瘕之言假也,谓其痛浮假无定处也。此由宿有风冷,血气不治[1],至产血下少,故致此病也。不急治,多成积结,妨害月水,轻则否涩,重则不通。

[注释]

[1]不治:在此是指不和或失调之意。"治",理也。

[语译] 新产后,有因血气相互搏击而腹痛者,称为瘕痛。所谓瘕,即假的意思。就是说这种疼痛有游走性,没有固定的部位。其原因,多由于产妇原有风冷寒气,血气失调,致产后恶露过少,风冷与血相搏,所以引起本病。如不及时治疗,每多变成积聚结块,影响月经,轻者经行不畅,重者经闭不通。

六、产后腹中痛候(8)

[原文] 产后脏虚,或宿挟风寒,或新触冷,与气相击搏,故腹痛。若气逆上者,亦令心痛胸胁痛也。久则变成疝瘕。

[语译] 产后脏气虚弱,或者宿挟风寒,或者新受寒冷,寒冷与气相互搏击,因而发生腹痛。如邪随气逆而犯上,则可导致心痛或胸胁疼痛。如久痛不愈,亦能转变成疝瘕。

七、产后心腹痛候(9)

[原文] 产后气血俱虚,遇风寒乘之,与血气相击,随气而上冲于心,或下攻于腹,故令心腹痛。若久痛不止,则变成疝瘕。

[语译] 产后气血俱虚,风寒乘虚袭入,与血气相互搏击,如其邪随气上冲于心,或下攻于腹,因而发生心腹疼痛。若久痛不止,可以变成疝瘕。

[按语] 产后腹中痛与产后心腹痛两候,其病因症状基本相同,都是由于产后体虚感寒,寒冷与血气相搏,血气不能畅行而作痛。

八、产后心痛候(10)

[原文] 产后脏虚,遇风冷客之,与血气相搏,而气逆者,上攻于心之络则心痛。凡心痛乍间乍甚,心之支别络为邪所伤也。若邪伤心之正经,为真心痛,朝发夕死,夕发朝死。所以然者,心为诸脏之主,不受邪,邪伤即死也。

[语译] 产后脏气虚弱,如被风冷侵袭,与血气相搏,而邪

气逆上者,攻于心之络脉,则为心痛。心痛如时轻时重者,为心之支别络受伤。如伤及心的正经,则为真心痛。真心痛病,早发晚死,晚发早死。因为心是诸脏之主,不能受邪侵犯,如被邪伤,即致死亡。

九、产后小腹痛候(11)

[原文]　此由产时恶露下少,胞络之间有余血者,与气相击搏,令小腹痛也。因重遇冷则血结,变成血瘕,亦令月水不利也。

[语译]　产后出现小腹痛证,是由于分娩时恶露排泄较少,胞络之间留有瘀血,与气相搏击,血瘀气滞,所以小腹疼痛。假如再遇到寒冷,血得寒则凝,瘀血凝结不散,可以变成血瘕,也会导致月经不利。

十、产后腰痛候(12)

[原文]　肾主腰脚,而妇人以肾系胞。产则劳伤肾气,损动胞络,虚未平复,而风冷客之,冷气乘腰者,则令腰痛也。若寒冷邪气,连滞腰脊,则痛久不已。后有娠,喜堕胎,所以然者,胞系肾,肾主腰脊也。

[语译]　产后腰痛,主要关系于肾。因肾主腰和脚,腰是肾的外候,而妇人又以肾系胞宫。分娩则劳伤肾气,损动胞络,产后体虚,尚未恢复之时,而感受风冷外邪,风冷侵袭腰部,就能引起腰痛。如寒冷邪气,滞留于腰脊部位,则腰痛经久不愈。即使以后能够怀孕,也容易流产,因为胞系于肾,肾主腰脊,肾虚有冷,所以影响胞胎。

十一、产后两胁腹满痛候(13)

[原文]　膀胱宿有停水,因产恶露下少,血不宣消,水血壅否,与气相搏,积在膀胱,故令胁腹俱①满,而气动与水血相击则痛也,故令两胁腹满痛,亦令月水不利,亦令成血瘕也。

[校勘]

①俱:《圣惠方》卷八十一治产后两胁胀满诸方作"胀"。

[语译]　产后两胁腹满痛证,是由于膀胱宿有停水,又因产后恶露排泄较少,胞络之血未能宣畅,以致水与血壅滞痞涩,更与气相搏击,壅积在膀胱部位,所以从胁至腹俱胀满,如气逆而动,与水、血相冲击,则引起疼痛。这种两胁腹满痛,也可能导致月经不利,或者变成血瘕。

十二、产后虚烦短气候(14)

[原文]　此由产时劳伤重者,血气虚极,则其后未得平和,而气逆乘心,故心烦也;气虚不足,故短气也。

[语译]　产后发生虚烦或短气,是由于分娩时劳伤较重,血气极度虚弱,其后没有得到很好恢复,而体虚气逆,上乘于心,所以引起心烦;气虚不足,所以气息短少。

十三、产后上气候(15)

[原文]　肺主气,五脏六腑,俱禀气于肺。产则气血俱伤,脏腑皆损,其后肺气未复,虚竭逆上,故上气也。

[语译]　产后出现上气证候,与肺脏有关。因为肺主气,五脏六腑皆受气于肺。产妇在分娩之时,气血受到损伤,而脏腑也受到亏损,其后没有得到很好恢复,尤其肺气没有复元,而虚竭上逆,所以出现上气。

十四、产后心虚候(16)

[原文]　肺主气,心主血脉,而血气通荣腑脏,遍循经络。产则血气伤损,脏腑不足,而心统领诸脏,其劳伤不足,则令惊悸恍惚,是心气虚也。

[语译]　产后出现心虚证候,与心肺二脏有关。因为肺主

气,心主血脉,血气是营养腑脏,循行经络的。分娩时血气受到耗损,脏腑因而不足。心是统帅诸脏的,如其劳伤不足,就会使人惊悸恍惚,这是心气虚所致。

十五、产后虚烦候(17)

[原文] 产,血气俱伤,脏腑虚竭,气在内不宣,故令烦也。

[语译] 产后血气俱伤,脏腑之气而虚竭,气机不得宣畅,所以发生虚烦。

十六、产后虚热候(18)

[原文] 产后腑脏劳伤,血虚不复,而风邪乘之,搏于血气,使气不宣泄,而否涩生热,或支节烦愦[1],或唇干燥。但因虚生热,故谓之虚热也。

[注释]

[1]支节烦愦(kuì 溃):关节烦热不安。

[语译] 产后虚热,是因产后而腑脏劳伤,血虚没有恢复,而风邪乘虚侵袭,与血气相搏,以致气机不得宣畅,郁滞生热,同时兼见肢节烦躁不安,或唇口干燥等症。这些证候,是由于产后致虚,因虚生热,所以称为产后虚热。

十七、产后虚羸候(19)

[原文] 夫产损动腑脏,劳伤气血。轻者节养将摄,满月便得平复;重者其日月虽满,气血犹未调和,故虚羸也。然产后虚羸,将养失所,多沉滞劳瘠,乍起乍卧。风冷多则辟瘦[1],颜色枯黑,食饮不消;风热多则腲退虚乏[2],颜色无异于常,食亦无味。甚伤损者,皆著床,此劳瘠也。

[注释]

[1]辟瘦:两腿消瘦,行动不便。"辟"通"躄"。

[2]腲退虚乏:肢体软弱,虚乏无力。

[语译] 产后虚羸，是由于分娩时损动腑脏，劳伤气血。如病情较轻者，只要适当的调养休息，满月后便可恢复；如病情较重者，虽经满月，但气血还不能得到调和恢复，所以产妇虚弱羸瘦。产后虚弱羸瘦者，如不注意调养，迁延下去，就会导致身体更加消瘦，时卧时起，奄缠难愈。本病常有两种病源和证候，如风冷多者，则两腿瘦弱，行动不便，颜色枯黑，饮食不能消化；如风热多者，则肢体软弱，虚乏无力，但面色与常人并无不同，饮食亦无味。损伤严重的，都可导致卧床不起，成为劳病羸瘦，难以治愈。

十八、产后风冷虚劳候(20)

[原文] 产则血气劳伤，腑脏虚弱，而风冷客之，风冷搏于血气，血气不能自温于肌肤，使人虚乏疲顿，致羸损不平复，谓之风冷虚劳。若久不瘥，风冷乘虚而入腹，搏于血则否涩；入肠则下利不能养①，或食不消；入子脏，则胞脏冷，亦使无子也。

[校勘]
①养：疑为"食"字之误。

[语译] 产后风冷虚劳，是由于分娩时气血劳伤，腑脏虚弱，而风冷之邪乘虚侵入，与气血相搏，气血不能温养肌肤，所以使人虚弱困顿，疲乏无力，以致虚羸劳损，不能平复，这种病情，称为风冷虚劳。如果久久不愈，风冷乘虚深入腹部，如搏于血分，则血行涩滞；侵入肠胃，则下利而不能进食，或虽食而不能消化；侵入胞宫，则导致子宫寒冷，不能受孕。

十九、产后风虚肿候(7)

[原文] 夫产伤血劳气，腠理则虚，为风邪所乘。邪搏于气，不得宣泄，故令虚肿。轻浮如吹者，是邪搏于气，气肿也；若皮薄如熟李状，则变为水肿也。气肿发汗即愈，水肿利小便即瘥。

[语译]　分娩时耗血伤气,腠理因而空虚,虚则易为风邪所乘袭。风邪搏于气分,不得宣泄,所以引起虚肿。其肿轻浮如同吹气者,是风邪搏于气分,为气肿;如浮肿皮薄,如成熟的李子状,是水盛于里,为水肿。气肿为病在于表,发汗即愈;水肿是水气壅积于里,利其小便则愈。

[按语]　本候原书列于产后血瘕痛与产后腹中痛候之间,当是错简,今移于此。

二十、产后汗出不止候(21)

[原文]　夫汗由阴气虚,而阳气加之。里虚表实,阳气独发于外,故汗出也。血为阴,产则伤血,是为阴气虚也;气为阳,其气实者,阳加于阴,故令汗出。而阴气虚弱不复者,则汗出不止也。凡产后皆血虚,故多汗,因之遇风,则变为痉。纵不成痉,则虚乏短气,身体柴瘦,唇口干燥,久变经水断绝,津液竭故也。

[语译]　汗出的病机,是阴气虚,阳气盛,阳气蒸迫阴津所致。因为里虚则阴不足,表实为阳有余,阳气宣发,阴津随之外泄,所以汗出。血属于阴,产后多伤血,是为阴气内虚;气属于阳,阳气偏盛,则蒸迫阴津,因而汗出。如果阴气虚弱,不能内守者,则汗出不止。一般产后多血虚,所以多汗,如感受风邪,则引起痉病。即使不成痉病,也往往出现虚乏、短气,身体瘦削如柴,唇口干燥等症。经久不愈,可以发展为经闭,这是由于阴津内竭的缘故。

二十一、产后汗血候(22)

[原文]　肝藏血,心主血脉。产则劳损肝心,伤动血气。血为阴,阴虚而阳气乘之,即令汗血。此为阴气大虚,血气伤动,故因汗血出,乃至毙人。

[语译]　汗血的病机,在于肝心二脏,因为肝为藏血之脏,心主血脉。如分娩劳伤心肝,动伤气血,血属于阴,阴气虚而阳

气乘之,就会产生汗血。这是由于阴气大虚,气血伤动,所以因汗而血出,有致死亡者。

[按语] 汗血候已见本书卷二十七血病诸候中,这里加以复述,是为产后"劳伤心肝,动伤气血"所致,病情较一般汗血又有其特殊性。这种病情较危重,所以文中指出"乃至毙人",应加注意。

二十二、产后虚渴候(23)

[原文] 夫产水血俱下,腑脏血燥,津液不足,宿挟虚热者,燥竭则甚,故令渴。

[语译] 产后虚渴,是由于产时水血俱下,以致脏腑血燥,津液不足,加之产妇宿挟虚热,津液燥竭更甚,所以发生口渴。

二十三、半产[1]候(5)

[原文] 半产,谓妊娠儿骨节腑脏渐具,而日月未足便产也,多因劳役惊动所致,或触犯禁忌亦然也。

[注释]

[1]半产:目前称晚期流产或早产。

[语译] 所谓半产,是指胎儿的骨骼、脏腑已渐具备,而妊娠的时间尚未足月,胎儿即便产出。此病多由妊娠期间,操劳受惊,伤动胎儿所致。

[按语] 本候原在产后血上抢心痛与产后血瘕痛候之间,与前后病候不连属,今移于此。

二十四、产后余疾候(24)

[原文] 产后余疾,由产劳伤腑脏,血气不足,日月未满,而起早劳役,虚损不复,为风邪所乘,令气力疲乏,肌肉柴瘦。若气冷入于肠胃,肠胃虚冷,时变下利;若入搏于血,则经水否涩,冷搏气血,亦令腹痛。随腑脏虚处,乘虚伤之,变成诸疾。以其因

产伤损,余势不复,致羸瘠疲顿,乍瘥乍甚,故谓产后余疾也。

[语译] 产后余疾,是由于分娩时劳伤脏腑,气血不足,又因未满月,就过早地操劳,以致虚损不能恢复,为风邪所侵袭,所以身体疲乏,肌瘦如柴。如风冷侵入肠胃,则肠胃虚冷,就能变生下利;如风冷搏于血分,就会导致经水涩滞,月经不调;如风冷与气血相搏,就会产生腹痛。总之,随着脏腑的虚处,邪气就能乘虚侵袭,变生各种疾病。因为病起于产伤劳损,不能恢复,以致羸瘦疲乏困顿,乍轻乍重,所以称谓产后余疾。

二十五、产后中风候(25)

[原文] 产则伤动血气,劳损腑脏,其后未平复,起早劳动,气虚而风邪乘虚伤之,致发病者,故曰中风。若风邪冷气,初客皮肤经络,疼痹不仁,若乏少气①;其人筋脉挟寒,则挛急㖞僻;挟湿则强,脉缓弱②;若入伤诸脏腑,恍惚惊悸。随其所伤腑脏经络而为诸疾。

凡中风,风先客皮肤,后因虚入伤五脏,多从诸脏俞入。

若心中风,但得偃卧,不得倾侧,汗出。若唇赤汗流者可治,急灸心俞百壮。唇或青或白,或黄或黑,此是心坏为水。面目亭亭,时悚动,皆不可复治,五六日而死。

若肝中风,踞坐不得低头,若绕两目连额上色微有青、唇青面黄可治,急灸肝俞百壮。若大青黑,面一黄一白者,是肝已伤,不可复治,数日而死。

若脾中风,踞而腹满,体通黄,吐咸水出,可治,急灸脾俞百壮。若手足青者,不可复治也。

肾中风,踞而腰痛,视胁左右,未有黄色如饼餤大者可治,急灸肾俞百壮。若齿黄赤,鬓发直,面土色,不可复治也。

肺中风,偃卧而胸③满短气,冒闷汗出,视目下鼻上下两边下行至口,色白可治,急灸肺俞百壮。若色黄为肺已伤,化为血,而不可复治。其人当妄摄空,或自拈衣,如此数日而死。

[校勘]

①疼痹不仁,若乏少气:疑误。《圣惠方》卷七十八治产后中风诸方作"疼痹羸乏,不任少气"。

②挟湿则强,脉缓弱:《圣惠方》卷七十八治产后中风诸方作"挟湿则纵缓虚弱"。

③胸:原作"胁",从本书卷一中风候改。

[语译] 从略。

[按语] 中风候已在本书卷一、卷三十七、卷四十二多次论述,本候重点指出,产时伤动血气,劳损脏腑,体虚未恢复,过早操劳用力,感受风邪,以致发生中风,这亦是本候的特殊性。同时论述,如风邪挟冷气,初时客于皮肤经络,则出现筋脉痹痛麻木,乏力少气;病人筋脉兼挟寒邪,则出现筋脉挛急,口眼歪斜;如兼挟湿邪,则筋脉强急,脉来缓弱;如风邪侵袭脏腑,则出现恍惚惊悸等症。总之,是随着所伤的不同脏腑经络,出现各种不同的病证。至于风中五脏,即出现五脏中风证候,可以参阅卷一中风候。

二十六、产后中风口噤候(26)

[原文] 产后中风口①噤者,是血②气虚,而风入于颔颊夹口之筋也。手三阳之筋,结入于颔。产则劳损腑脏,伤动筋脉,风乘之者,其三阳之筋偏虚,则风偏搏之,筋得风冷则急,故令口噤也。

[校勘]

①口:原作"日",从鄂本改。

②血:原作"其",从《圣惠方》卷七十八治产后中风口噤诸方改。

[语译] 产后中风口噤,是由于产后血气亏虚,风邪乘虚侵入,伤于颔颊夹口部位的筋脉所致。手三阳经的筋脉,结于颔部。分娩时劳损脏腑,动伤筋脉,所以风邪乘虚侵入,其三阳之

筋有偏虚之处,风邪就搏结于偏虚之筋,筋脉得风冷则引起挛急,因而牙关紧急,口噤不开。

二十七、产后中风痉候(27)

[原文] 产后中风痉者,因产伤动血脉,脏腑虚竭。饮食未复,未满日月,荣卫虚伤,风气得入五脏,伤太阳之经,复感寒湿,寒搏于筋则发痉。其状,口急噤,背强直,摇头马鸣,腰为反折,须臾十发。气急如绝,汗出如雨,手拭不及者,皆死。

[语译] 产后中风发痉,是由于分娩时耗伤血脉,脏腑虚竭,饮食没有恢复,休息未满月,营卫虚伤,风邪乘虚侵入五脏,伤及太阳之经,同时又感受寒湿,风寒湿邪搏于太阳筋脉所致。痉病的症状,口噤筋急,背脊强直,摇头,发出马嘶样的呼叫,腰背反张,发作频繁。如其呼吸如绝,汗如雨下,连用手揩都来不及者,这些危急症状,都有生命危险。

[按语] 产后中风口噤与产后中风痉二候,在病理变化上,基本相同,都是由于产伤血气,脏腑虚竭,风邪侵袭,搏于筋脉所致。但二者比较,则前候受邪较浅,病程亦短;而本候则既受风邪,又感寒湿,受邪深而病因复杂,所以来势急暴,发作亦甚,如不及时救治,有生命的危险。又从本候所述症状来看,似与产后破伤风病有近似之处。

二十八、产后中柔风候(28)

[原文] 柔风者,四肢不收,或缓或急,不得俯仰也。由阴阳俱虚,风邪乘之,风入于阳则表缓,四肢不收也;入于阴则里急,不得俯仰也。产则血气皆损,故阴阳俱虚,未得平复,而风邪乘之故也。

[语译] 柔风的症状,是四肢弛缓不收,身体或缓或急,不能俯仰。由于阴阳气血俱虚,风邪乘虚侵袭,风入于阳,邪在表,则弛缓,四肢不收;入于阴,邪在里,则拘急,不能俯仰。产后患

柔风,是由于分娩时耗气伤血,阴阳俱虚,未得平复,而风邪乘虚
侵袭之故。

二十九、产后中风不随候(29)

[原文] 产后腑脏伤动,经络虚损,日月未满,未得平复,而
起早劳动,风邪乘虚入。邪搏于阳经者,气行则迟,机关缓纵,故
令不随也。

[语译] 产后中风肢体不遂,是由产后脏腑伤动,经络虚
损,休息未满月,而过早地操劳用力,以致风邪乘虚侵袭。如风
邪搏结于阳经,则经气运行迟缓,身体的关节缓纵,所以出现肢
体不遂病证。

三十、产后风虚癫狂候(30)

[原文] 产后血气俱虚,受风邪,入并于阴则癫,忽发卧地
吐涎,口喝目急,手足缭左右,无所觉知,良久乃苏是也;邪入并
于阳则狂,发则言语倒错,或自高贤,或骂詈不避尊卑是也。产
则伤损血气,阴阳俱虚,未平复者,为风邪所乘,邪乘血气,乍并
于阳,乍并于阴,故癫狂也。

[语译] 产后发生癫狂,是由于产后耗伤气血,阴阳俱虚,
感受风邪所致。邪气并于阴则发癫,忽然倒卧在地,口角流涎,
口歪目急,手足左缭右绕,失去知觉,稍待时刻,自会苏醒;如邪
并于阳则发狂,发则言语错乱,或自夸自赞,或出言不逊,不分尊
卑亲疏等。妇人在分娩时,损伤血气,阴阳俱虚,尚未恢复,被风
邪侵袭,以致风邪入于气血,或并于阴,或并于阳,所以发生癫与
狂的病证。

卷四十四

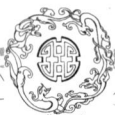

妇人产后病诸候下　凡四十一论

三十一、产后月水不利候(31)

[原文]　手太阳少阴之经，主下为月水。太阳小肠之经，少阴心之经也。心主血脉，因产伤动血气，其后虚损未复，而为风冷客于经络，冷搏于血，则血凝涩，故令月水不利也。

[语译]　产后月水不利，病在手太阳、手少阴经，因为二经下主月水。手太阳是小肠经脉，手少阴是心之经脉。心是主血脉的。由于分娩而耗伤血气，其后虚损没有很好恢复，复为风冷乘虚侵入，邪留二经经络，与气血相互搏结，以致血液凝涩，运行受阻，所以月经不利。

[按语]　本候论述月经不利，指出产后体虚，为风冷侵入，与前妇人杂病诸候所论月水不利，有其共通之处，但这里强调产虚因素，这是本候的特点。

三十二、产后月水不调候(32)

[原文]　夫产伤动血气，虚损未复，而风邪冷热之气，客于经络，乍冷乍热，冷则血结，热则血消，故令血或多或少，乍在月前，乍在月后，故为不调也。

[语译]　产后月经不调，是因为分娩时耗伤血气，产后虚损没有得到恢复，而风邪冷热之气乘虚侵入，留于经络，产生或冷或热的病理变化。冷则血液凝结，热则血液妄行，冷热之变错杂

出现,所以月经之量或多或少,而周期亦忽长忽短,或者超前,或者落后。因而成为月经不调。

[按语] 产后月经不调,与前妇人杂病诸候中的月经不调候大体相同,但增加了"乍在月前,乍在月后"的内容。同时,这里强调因产伤动血气,虚损未复,而风邪冷热之气,客于经络,这又是两者的不同之处。

三十三、产后月水不通候(33)

[原文] 夫产伤动血气,其后虚损未平复,为风冷所伤。血之为性,得冷则凝结。故风冷伤经血,结于胞络之间,故令月水不通也。凡血结月水不通,则变成血瘕;水血相并,后遇脾胃衰弱,肌肉虚者,变水肿也。

[语译] 产后月水不通,是由于分娩时损伤血气,产后虚损没有得到恢复,风冷乘虚侵袭所致。因为血液的特性,得冷则凝结。所以风冷伤及经血,搏结于胞络之间,就形成经闭不通。凡风冷搏血,经血凝涩的闭经,日久不愈,可以变成血瘕;后如脾胃衰弱,不能运化水湿,则水湿与瘀血交并。脾主肌肉,水气泛滥于肌肤,又能转变为水肿。

[按语] 本候与前妇人杂病诸候中月水不通候的论述基本相同,可以互参。但产后伤动血气,虚损未复,多虚多瘀,脾胃容易衰弱,又有其发病的特点,而且由经闭发展成血瘕,水肿的可能性更大,应予注意。但产后闭经,要排除哺乳期闭经,以及暗孕的闭经,以免误诊。

三十四、产后崩中恶露不尽候(35)

[原文] 产伤于经血,其后虚损未平复,或劳役损动,而血暴崩下,遂因淋沥不断时来,故谓崩中恶露不尽。

凡崩中,若小腹急满,为内有瘀血,不可断之[1],断之终不断,而加小腹胀满,为难愈。若无瘀血,则可断,易治也。

[注释]

[1]断之:指止血。

[语译] 产后崩中恶露不尽,是由分娩时耗伤经血,产后虚损又未得恢复,或因劳动过度,损动胞络,而发生血崩,并且淋沥不断,时常有血水漏下,这种病情,称谓崩中恶露不尽。

凡于血崩病,如小腹部拘急胀满者,为内有瘀血,不能用止血药。用止血药,不仅起不到止血的作用,相反会加重小腹的胀满,使治疗更为困难。如果内无瘀血,则可用止血药,而且容易取得疗效。

[按语] 产后血崩,在治法上,一般均采取止血的措施,予以立即止血。但本候指出,产后血崩之属于瘀血内留者,不能使用止血药,只能用消除瘀血的方法,才能达到止血的目的,这种消瘀止血与祛瘀生新方法,在妇产科临床是有指导意义的。

又,本候原在产后带下候之下,因内容与月经病有关,故移此。

三十五、产后带下候(34)

[原文] 带下之病,由任脉虚损,任脉为经络之海,产后血气劳损未平复,为风冷所乘,伤于任脉。冷热相交,冷多则白多,热多则赤多也,相兼为带下也。

又云:带下有三门,一曰胞门,二曰龙门,三曰玉门。产后属胞门,谓因产伤损胞络故也。

[语译] 产后带下病,是由任脉虚损所致。任脉为经络之海。产后血气耗损,未得恢复,为风冷外邪乘虚侵入,损伤任脉,而引起带下。带下之病,每由冷与热相互错杂,冷多于热则白带多,热多于冷则赤带多,寒热相兼,则赤白相杂而为带下。

又,带下有三门的名称,即已生产的妇女称为胞门,未生产的妇女称为龙门,未婚妇女称为玉门。产后带下,是因产时损伤胞络之故,病位在胞门。

[按语]　产后带下,正如本候所述,属于胞门,因为产后气血损伤,任带亏虚,容易为外邪所侵袭,所以带下。至于白带属寒,赤带属热,有其一定的诊断价值。

三十六、产后利候(36)

[原文]　产后虚损未平复而起早,伤于风冷,风冷乘虚,入于大肠,肠虚则泄,故令利也。产后利,若变为血利则难治,世谓之产子利也。

[语译]　产后下利,是由于产后体虚未复,又过早起床活动,风冷乘虚侵入大肠,肠虚则泄,所以发生下利。如果病势发展,变为血痢,就较难治疗。这种病证,通称产子利。

三十七、产后利肿候(37)

[原文]　因产劳伤荣卫,脾胃虚弱,风冷乘之,水谷不结[1],大肠虚则泄成利也;利而肿者,脾主土,候肌肉。土性本克水,令脾气衰微,不能克消于水,水气流溢,散在皮肤,故令肿也。

[注释]

[1]水谷不结:指水谷未能消化,大便溏薄不能成形。

[语译]　产后下利浮肿,是由于产时劳伤荣卫,脾胃虚弱,风冷之邪乘虚侵袭,以致饮食不能消化,影响大肠,大肠虚弱则泄利;由下利发展成水肿,是因脾土衰弱,脾主土,外候肌肉,土性本能克水,现在脾气虚衰,不能运化水湿,水湿泛溢于肌肤,所以发生浮肿。

三十八、产后虚冷洞利候(38)

[原文]　产劳伤而血气虚极,风冷乘之,入于肠胃,肠胃虚而暴得冷,肠虚则泄,遇冷极虚,故变洞利[1]也。

[注释]

[1]洞利:即洞泄。食已即泄,完谷不化。

[语译]　产后虑冷洞利证候,是由于产时劳伤,血气极度虚弱,风冷外邪,又乘虚侵袭肠胃,肠胃本虚,突然遇到风冷邪气,肠虚则泄,又遇冷而脾阳极虚,所以变为洞利。

三十九、产后滞利候(39)

[原文]　产后虚损,冷热之气客于肠胃。热乘血,血渗于肠则赤;冷搏肠间,津液则变白;其冷热相交,故赤白相杂,连滞不止,故谓滞利也。

[语译]　产后虚弱,冷热邪气侵犯肠胃,可以发生滞利。如热伤血络,血渗肠间,则下利色赤;寒冷搏于肠间,则津液杂下而色白;冷热夹杂,则赤白俱下。连滞不止,里急后重,所以称为产后滞利。

四十、产后冷热利候(40)

[原文]　产后脏虚,而冷热之气入于肠胃,肠虚则泄,故成冷热利。凡利色青与白为冷,黄与赤为热。久不止,热甚则变生血,冷极则生白脓。脓血相杂,冷热不调,则变滞利也。

[语译]　产后脏腑虚损,冷热邪气,乘虚侵袭肠胃,肠虚则泄,所以发生冷热利。一般而言,下利色青或色白,属于冷利,色黄或色赤,属于热利。如果利久不止,热甚而损伤血络,则下利血液;冷极则津液杂下,产生白脓。冷热不调,脓血相杂,就变成滞利。

四十一、产后客热利候(41)

[原文]　产后脏虚,而热气乘之,热入于肠,肠虚则泄,故为客热利,色黄是也。热甚则黄赤而有血也。

[语译]　产后脏腑虚弱,热邪乘虚侵袭,入于肠间,肠虚则泄,所以发为客热利,下利的便色发黄,因色黄为有热。如其热甚,则利下黄赤而带有血液。

四十二、产后赤利候(42)

[原文] 赤利,血利也。因产后血虚,为热气所乘,热搏,血渗入肠,肠虚而泄,为血利。凡血利皆是多热,热血不止,蕴瘀成脓血利也。

[语译] 赤利,就是血利。产后患血利,是因产后血虚,为热邪所乘袭,热邪搏结于血分,血液渗入于肠间,肠虚则泄,所以发为血利。凡是血利,都由于热毒壅盛,热伤血络不止,瘀郁腐化为脓,变为脓血利。

[按语] 以上下利七候,俱见于本书卷十七痢病诸候中,这里复述,是指出产后亦可以患这些病证,而且因为产后劳伤气血,脏腑虚弱,无论发病和预后,都较一般下利为严重,这就是产后病的特点。

四十三、产后阴下脱候(43)

[原文] 产而阴脱者,由宿有虚冷,因产用力过度,其气下冲,则阴下脱也。

[语译] 产后阴脱,是由于产妇素体气虚有寒,又产时用力过度,其气下冲,因而子宫脱垂,或者阴道前后壁膨出。

[按语] 本候论述产后阴脱,谓由产时用力过度,其气下冲,仅为病因之一。临床所见,尚有其他原因。本候可与卷四十阴挺出下脱候互参。

四十四、产后阴道痛肿候(44)

[原文] 脏气宿虚,因产风邪乘于阴,邪与血气相搏,在其腠理,故令痛;血气为邪所壅否,故肿也。

[语译] 产后阴道肿痛,是由于脏气素虚,产时感受风邪,邪气乘虚侵袭于阴道所致。风邪与血气搏结,在皮肤之间,所以作痛;如邪气搏于气血,痞塞不通,就能生肿。

四十五、产后阴道开候(45)

[原文] 子脏宿虚,因产冷气乘之,血气得冷,不能相荣,故令开也。

[语译] 胞宫素虚,又因分娩时为冷气乘袭,气血受冷,运行不畅,不能温养于阴,所以阴道开而不能闭合。

四十六、产后遗尿候(46)

[原文] 因产用气,伤于膀胱,而冷气入胞囊[1],胞囊缺①漏,不禁小便,故遗尿。多因产难所致。

[校勘]
①缺:《医心方》卷二十三第四十四作"决"。

[注释]
[1]胞囊:即膀胱。

[语译] 产后遗尿,是由于分娩时用力过度,损伤膀胱,而冷气侵袭膀胱,以致膀胱损伤,不能固摄小便,因而发生遗尿。这种证候,多是由于难产所引起。

四十七、产后淋候(47)

[原文] 因产虚损,而热气客胞内,虚则起数,热则泄少,故成淋也。

[语译] 产后淋病,是因产后体气虚弱,热邪侵入膀胱所致。体虚则时欲小便,次数频繁,有热又小便涩少,起多溲涩,所以成为产后淋病。

四十八、产后渴利候(48)

[原文] 渴利者,渴而引饮,随饮随小便,而谓之渴利也。膀胱与肾为表里,膀胱为津液之府。妇人以肾系胞,产则血水俱下,伤损肾与膀胱之气,津液竭燥,故令渴也。而肾气下通于阴,

肾虚则不能制水,故小便数,是为渴利也。

[语译] 渴利的症状,是口渴引饮,随饮随小便。膀胱与肾为表里,膀胱为津液之府。妇女的胞宫又系于肾。分娩时血水俱下,耗伤肾与膀胱之气,津液枯燥,所以口渴引饮。肾气下通膀胱与前阴,肾气虚则不能制约于水,因而小便频数,这就形成产后渴利。

四十九、产后小便数候(49)

[原文] 胞内宿有冷,因产气虚,而冷发动,冷气入胞,虚弱不能制其小便,故令数。

[语译] 膀胱宿有寒冷,因分娩气虚,而宿冷发动,冷气在于膀胱,膀胱虚弱,不能制约小便,所以小便频数。

[按语] 产后小便频数,甚至失禁,乃阳气虚弱,肾与膀胱失于固摄所致。胞内有宿冷,因产后气虚,确是形成此病的原因,在临床并不少见。它与妇人杂病和妊娠病的小便频数,是不同的,前者都责之于热,本候责之虚与冷,这亦是产后病的特点之一。

五十、产后尿血候(50)

[原文] 夫产伤损血气,血气则虚,而挟于热,搏于血,血得热流散渗于胞,故血随尿出,是为尿血。

[语译] 分娩损伤气血,血气虚而又兼挟热邪,热搏于血,血得热而妄行,渗入膀胱,所以血液随小便排出,即为尿血。

五十一、产后大小便血候(51)

[原文] 夫产伤动血气,腑脏劳损,血伤未复,而挟于热,血得热则妄行,大肠及胞囊虚者,则血渗入之,故因大小便而血出也。

[语译] 分娩时损伤血气,脏腑因而劳损,血虚未复,而兼

挟热邪,热入血分,血得热则妄行,又因大肠及膀胱虚弱,血液则渗入之,因此发生大小便出血。

五十二、产后大小便不通候(52)

[原文] 大小肠宿有热,因产则血水俱下,津液暴竭,本挟于热,大小肠未调和,故令大小便涩结不通也。

[语译] 大小便不通,一般由于大小肠本有伏热,因分娩时血水俱下,血气津液突然枯竭,又素挟伏热,导致大小肠功能不调,所以大小便涩滞,闭结不通。

五十三、产后大便不通候(53)

[原文] 肠胃本挟于热,因产又水血俱下,津液竭燥,肠胃否涩,热结肠胃,故大便不通也。

[语译] 产后大便不通,是由产妇肠胃本有热,分娩时又水血俱下,津液竭而化燥,肠胃因之痞涩,通降失常,实热结聚,所以大便不通。

五十四、产后小便不通候(54)

[原文] 因产动气,气冲于胞,胞转屈辟,不得小便故也。亦有小肠本挟于热,因产水血俱下,津液竭燥,胞内热结,则小便不通也。然胞转则小腹胀满,气急绞痛。若虚热津液竭燥者,则不甚胀急,但不通,津液生,气和,则小便也。

[语译] 产后小便不通的原因,一是由于分娩用力屏气,气冲于膀胱,以致膀胱屈辟而不能伸展,因而小便不通。一是产妇小肠本有热邪,分娩时水血俱下,津液竭而化燥,热结膀胱,以致小便不通。如由于转胞而致小便不通者,兼见小腹胀满,呼吸喘急,小腹绞痛;如因虚热内结,津液枯竭化燥而致小便不通者,则小腹不甚胀急,仅是小便不通,只要津液恢复,气机和利,则小便自然能通。

五十五、产后小便难候(55)

[原文] 产则津液空竭,血气皆虚,有热客于胞者,热停积,故小便否涩而难出。

[语译] 产后津液亏耗,血气皆虚,如虚热停留于膀胱,则小便涩滞而排泄困难。

五十六、产后呕候(56)

[原文] 胃为水谷之海,水谷之精,以为血气,血气荣润腑脏。因产则腑脏伤动,有血虚而气独盛者,气乘肠胃,肠胃燥涩,其气则逆,故呕不下食也。

[语译] 胃为水谷之海,主受纳而消化饮食,其精华化为气血,营养腑脏。由于分娩而脏腑受损,功能失调,去血太多,使荣阴偏虚,阳气偏盛,乘于肠胃,肠胃燥涩,失于通降,气机上逆,所以产生呕吐、饮食不下之证。

五十七、产后咳嗽候(57)

[原文] 肺感微寒,则成咳嗽。而肺主气,因产气虚,风冷伤于肺,故令咳嗽也。

[语译] 肺脏感受微寒,则生咳嗽。肺主气,因分娩而气虚,气虚则卫外功能不足,风冷乘虚犯肺,所以引起咳嗽。

五十八、产后时气热病候(58)

[原文] 四时之间,忽有非节之气而为病者,谓之时气。产后体虚,而非节之热气伤之,故为产后时气热病也。

诊其脉,弦小者,足温则生,足寒则死。凡热病,脉应浮滑,而反悬急,为不顺,手足应温而反冷,为四逆,必死也。

[语译] 四时之间,如其忽然有反常的气候变化,伤人致病者,称为时气病。产后体质亏虚,受非时之热侵袭,因而发病者,

称为产后时气热病。

诊其脉,弦小者,两足温暖,脾阳未绝,正气犹存,预后较好;如其两足冰冷,此乃正气衰败,热邪内陷,预后很差。一般地说,热病脉象应浮滑而反悬急,为不顺之兆,手足应温暖,而反寒冷,为四肢厥逆,预后多凶。

五十九、产后伤寒候(59)

[原文] 触冒寒气而为病,谓之伤寒。产妇血气俱虚,日月未满,而起早劳动,为寒所伤,则啬啬恶寒,吸吸微热,数日乃歇,重者头及骨节皆痛,七八日乃瘥也。

[语译] 感受寒邪发病者,称为伤寒。产妇气血俱虚,没有满月,而过早劳动,为风寒所侵袭,发病轻者,则啬啬恶寒,翕翕微热,几天以后就会停止;发病重者,头痛骨节皆痛,七八天后才能痊愈。

六十、产后寒热候(60)

[原文] 因产劳伤血气,使阴阳不和,互相乘克,阳胜则热,阴胜则寒,阴阳相加,故发寒热。

凡产余血在内,亦令寒热,其腹时刺痛者是也。

[语译] 由于分娩时损伤气血,以致阴阳失调,相互乘克,阳胜则发热,阴胜则恶寒,阴阳互相乘加,则恶寒而又发热。

另外,有产后瘀血未尽,留滞于内,气血失和者,也会出现寒热,但伴见小腹部时时刺痛,这就是两者的区别之点。

[按语] 产后寒热,本候指出有两种病情,即劳伤和瘀血,这在临床上是常见的;但须注意,要与外感寒热相区别。尚有产后二三日内,有轻微发热,容易汗出等症,此属血虚阳旺,一般不是病理现象,很快就会恢复。

六十一、产后疟候(61)

[原文] 夫疟者,由夏伤于暑,客在皮肤,至秋因劳动血气,

腠理虚,而风邪乘之,动前暑热,正邪①相击,阴阳交争,阳盛则热,阴盛则寒,阴阳更虚②更盛,故发寒热,阴阳相离,则寒热俱歇。若邪动气至,交争复发,故疟休作有时。

其发时节渐晏者,此由邪客于风府,邪循脊而下,卫气一日一夜常大会于风府,其明日下一节,故其作日晏。其发早者,卫气之行风府,日下一节,二十一日至尾骶,二十二日入脊内,上注于伏冲之脉,其行九日,出于缺盆之内,其气既上,故其病发更早。

其间日发者,由邪气内薄五脏,横连募原,其道远,其气深,其行迟,不能日作,故间日蓄积乃发。

产后血气损伤,而宿经伤暑热,今因产虚,复遇风邪相折,阴阳交争,邪正相干,故发作成疟也。

[校勘]

①邪:原作“气”,从汪本改。

②更虚:原无,从本书妇人杂病、小儿杂病诸候疟病候文例补。

[语译] 从略。

六十二、产后积聚候(62)

[原文] 积者阴气,五脏所生,聚者阳气,六腑所成。皆由饮食失节,冷热不调,致五脏之气积,六腑之气聚。积者,痛不离其部,聚者,其痛无有常处。所以然者,积为阴气,阴性沉伏,故痛不离其部,聚为阳气,阳性浮动,故痛无常处。产妇血气伤损,腑脏虚弱①,为风冷所乘,搏于脏腑,与气血相结,故成积聚也。

[校勘]

①虚弱:鄂本作“虚竭”。

[语译] 从略。

[按语] 这里复述积聚,主要指出产后病的特殊性。以下癥、癖诸候同。

六十三、产后癥候(63)

[原文]　癥病之候，腹内块，按之牢强，推之不移动是也。产后而有癥者，由脏虚，余血不尽，为风冷所乘，血则凝结而成癥也。

[语译]　癥病的证候，是腹内有包块，按之坚硬，推之不能移动。产后患有癥病，是由于脏腑亏虚，胞宫瘀血未尽，为风冷所乘袭，风冷与瘀血凝结而成。

六十四、产后癖候(64)

[原文]　癖病之状，胁下弦急刺痛是也。皆由饮食冷热不调，停积不消所成。产后脏虚，为风冷搏于停饮，结聚故成癖也。

[语译]　癖病的证候，是胁下有块亘起，拘急刺痛。其形成原因，是由饮食不节，冷热失调，邪积停留不消而致。产后发生癖病，是因为生产，脏气虚弱，风冷搏于停饮，结聚于胁下之故。

六十五、产后内极[1]七病候(65)

[原文]　产后血气伤竭，为内极七病，则旧方所云七害也。一者害食，二者害气，三者害冷，四者害劳，五者害房，六者害任，七者害睡。皆产时伤动血气，其后虚极未平复，犯此七条，而生诸病。

凡产后气血内极，其人羸疲萎黄，冷则心腹绞痛，热则肢体烦疼，经血否涩，变为积聚癥瘕也。

[注释]

[1]内极：指脏腑虚损，气血内极。

[语译]　产后血气耗伤太甚，可以导致内极七病。七病，即旧时方书所称七害，一是伤害于饮食，二是伤害于气郁，三是伤害于风冷，四是伤害于劳伤，五是伤害于房事，六是伤害于暗孕，七是伤害于困睡。这些病候，都是由于产时动伤了气血，产后虚

极没有恢复,又犯此七项禁忌,因此变生诸病。

凡是产后气血内极,其人羸瘦疲惫,萎黄乏力,受冷则出现心腹绞痛,受热则感到肢体烦疼,经血从而瘀涩,变成积聚癥瘕等疾病。

[按语]　七病又称七害,在隋唐时有两种说法。本书是根据当时的旧方,从食、气、冷、劳、房、任、睡等七种病因立论,而《千金方》则以病症分类(具体内容见卷三十八带下三十六疾候)。这种名同实异,在古书中往往可以见到。

六十六、产后目瞑候(66)

[原文]　目不痛不肿,但视物不明,谓之目瞑。肝藏血,候应于目,产则血虚,肝气不足,故目瞑也。

[语译]　两目不痛不肿,仅是视物不明,称为目瞑。因为肝主藏血,目为肝之外候,产后血虚,肝脏的精气不足,不能上注于目,所以发生目瞑之病。

六十七、产后耳聋候(67)

[原文]　肾气通耳,而妇人以肾系胞,因产血气伤损,则肾气虚,其经为风邪所乘,故令耳聋也。

[语译]　肾气通于耳,耳是肾的外候。而妇人之肾,又系胞宫。因为分娩时损耗气血,致肾气亦虚,而为风邪所乘袭,经气不通,所以产生耳聋。

六十八、产后虚热口生疮候(68)

[原文]　产后口生疮者,心脏虚热。心开窍于口,而主血脉,产则血气虚,脏有客热,气上冲胸膈,熏①发于口,故生疮也。

[校勘]
①熏:原作"重",从鄂本改。

[语译]　产后口内生疮,是由于心脏有虚热所致,因为心主

血脉,开窍于口。产后气血虚,虚则产生内热,内热上冲胸膈,熏蒸于上,所以口内生疮。

六十九、产后身生疮候(69)

[原文] 产则血气伤损,腠理虚,为风所乘,风邪与血气相搏,脏腑生热,熏发肌肤,故生疮也。

[语译] 分娩时损耗气血,腠理空虚,为风邪所乘袭,风邪与气血相搏结,从而产生内热,热邪熏蒸于肌肤之间,所以身上生疮。

七十、产后乳无汁候(70)

[原文] 妇人手太阳少阴之脉,下为月水,上为乳汁。妊娠之人,月水不通,初以养胎,既产则水血俱下,津液暴竭,经血不足者,故无乳汁也。

[语译] 妇女手太阳、手少阴经脉的经血,在下则为月经,在上则为乳汁。妊娠后,月经停止,就用以养胎,产后即化为乳汁。如产妇素体虚弱,分娩时水血俱下,气血耗损,津液猝竭,经血不足,则乳汁很少,甚至缺乳。

[按语] 产后缺乳,在临床所见,亦有气血亏虚和气滞乳络不畅的两种病情,一虚一实应根据具体情况,分别处理。

七十一、产后乳汁溢候(71)

[原文] 妇人手太阳少阴之脉,上为乳汁。其产虽血水俱下,其经血盛者,则津液有余,故乳汁多而溢出也。

[语译] 从略。

[按语] 乳汁自溢,常见的有两种情况,一是气虚不摄,乳汁清稀;一是郁火煎逼,乳汁较浓。另外,产后乳汁自出(或称泌乳症),月经不行,病程很长,治之非易。

卷四十五

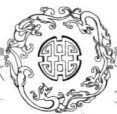

小儿杂病诸候一　凡二十九论

[提要]　本篇论述小儿病诸候,包括卷四十五至卷五十,共六卷。论述内容广泛,基本上包括儿科的常见病候。其主要内容有:①婴幼儿的保育法及常见诸证,如养小儿、变蒸候、温壮、壮热、惊痫等,其中提出小儿"易虚易实"的论点。②小儿时感疾病,如伤寒病、时气病、温病及其兼证、变证。并及黄病、疟病、寒热往来候等。还有一部分是属于小儿的急性病,如中客忤、中恶候等。③内科常见病,如胃肠道方面的霍乱、吐利、吐呃、呃逆、下利、大便不通及脱肛。呼吸病变的咳逆、病气、喉痹。泌尿系病变的肿满、小便不通、生血、淋病、阴肿。此外尚有中风诸候。④小儿发育障碍疾病,如解颅、羸瘦、数岁不能行,四五岁不能语、鹤节、头发黄、悟塞候等。⑤疳积痞瘕,其中如伤饱、食不知饱、哺露、大腹丁奚、无辜候等都是疳积病,是儿科四大病证之一。⑥寄生虫病,重点论述三虫,即蛔虫、蛲虫、寸白虫,并明确指出其传染途径。⑦五官病,如聤耳、雀目、齇鼻、齿痛、鹅口燕口等。⑧皮肤病,外科病,如丹毒、隐疹、疥癣、浸淫疮及痈疽疮疖等。

一、养小儿候⑴

[原文]　经说①:年六岁已上为小儿,十八②已上为少年,三③十已上为壮年,五十已上为老年也。其六岁已还者,经所不载,是以乳下[1]婴儿病难治者,皆无所承按④[2]故也。中古有巫

方⑤,立小儿《颅囟经》[3]以占夭寿,判疾病死生,世所相传,始⑥有小儿方焉。逮乎晋宋[4],推⑦诸苏家,传袭有验,流于人间。

[校勘]

①经说:《千金方》卷五上第一作"小品方云"。

②八:《千金方》引《小品方》作"六"。

③三:原作"二",从《千金方》引《小品方》改。

④按:《千金方》引《小品方》作"据"。

⑤巫方:《千金方》引《小品方》作"巫妨"。

⑥始:原无,从《千金方》引《小品方》补。

⑦推:此前《千金方》引《小品方》有"江左"二字。

[注释]

[1]乳下:即哺乳。

[2]承按:承受师传,有章可按。

[3]《颅囟经》:是我国现存的最早的一部儿科学著作。全书分上下二卷,不著撰人姓名。唐、宋之际曾有人修订,明代以后此书已佚。今存者为清代的《四库全书》辑佚本。解放后有影印本。

[4]逮乎晋宋:到了东晋至刘宋时期。约公元317~479年之间。"逮",及也。

[语译] 医经上说,年龄在六岁以上的称小儿,十八岁以上的称少年,三十岁以上的称壮年,五十岁以上的称老年。至于六岁以下的,医经上没有记载,所以哺乳婴儿的疾病难以治疗,是因没有师承传授和没有理论依据的缘故。到了中古时代有个名叫巫方者,著了一部小儿《颅囟经》,用以观察婴儿的寿夭象征,判断疾病的死生,世代相传,从此才有诊治小儿疾病的方书。到了东晋与刘宋时期,要推姓苏的医家,承袭传授,有丰富的儿科经验,在民间广为流传。

[原文] 小儿始生,肌肤未成,不可暖衣[1],暖衣则令筋骨缓弱。宜时见风日,若都不见风日,则令肌肤脆软,便易伤损。

皆当以故絮著衣,莫用新绵也。天和暖无风之时,令母将抱日中嬉戏,数见风日,则血凝气刚,肌肉硬①密,堪耐风寒,不致疾病。若常藏在帏帐之内,重衣温暖,譬如阴地之草木,不见风日,软脆不任风寒。又当薄衣,薄衣之法,当从秋习之,不可以春夏卒减其衣,则令中风寒。从秋习之,以渐稍寒,如此则必耐寒。冬月但当著两薄襦[2]一复裳[3]耳,非不忍见其寒,适当佳耳。爱而暖之,适所以害也。又当消息,无令汗出,汗出则致虚损,便受风寒。昼②夜寤寐,皆当慎之。

[校勘]

①硬:《千金方》卷五上第二作"牢"。

②昼:原作"尽",从汪本改。

[注释]

[1]暖衣:指穿衣过暖。

[2]薄襦(rú 如):薄的短袄。

[3]复裳:夹的裤子。"裳",指下身衣服。

[语译] 初生婴儿,肌肤发育未全,衣服不要穿着过暖,衣着太暖,会使筋骨软弱。应当经常见见风日,以锻炼小儿对自然环境的适应能力,倘若长期在温暖的房间里,不见风日,则使皮肉娇嫩,腠理疏松,容易遭受外邪的侵袭,发生疾病。所穿衣服,当用旧棉絮做,不要用新棉。同时在风和日暖的时候,抱孩子到阳光下游戏,经常见见风日,则小儿气血刚强,肌肉充实,腠理致密,经得起外界气候的急剧变化,不致发生疾病。倘若长期把孩子躲藏在帏帐里面,衣服又穿得过多过暖,这譬如长在阴地上的草木,不见风日,而显得娇嫩脆弱,经不起风寒的侵袭。衣服还要穿得薄一点,薄衣的方法,最好从秋天开始锻炼,不要在春夏季节突然减少其衣服,否则就容易感受风寒外邪。在秋天气候逐渐转凉时,锻炼少穿衣服,如此小儿就有耐寒的能力。就是到了冬天,也只要穿两件薄薄的短棉袄和一条夹的套裤就够了,不是忍心让他受寒而不增加衣服,因为这样做却有好处。如果因

宠爱而给他穿得过暖,实际上反而有害。又,要时刻注意气候的变化而随时增减衣服,不要穿得太暖而使出汗,汗出多了,则腠理虚疏,容易感受风寒。此外,无论白天和晚上,睡眠时更要注意衣着寒暖。

[原文]　其饮乳食哺,不能无痰癖[1],常当节适乳哺。若微不进,仍当将护之。凡不能进乳哺,则宜下之,如此则终不致寒热也。

又,小儿始生,生气尚盛,无有虚劳,微恶[2]则须下之,所损不足言,及其愈病,则致深益,若不时下,则成大疾,疾成则难治矣。其冬月下之,难将护,然有疾者,不可不下。夏月下之后,腹中常当小胀满,故当节哺乳将护之,数日间。又节哺之,当令多少有常剂[3]。

儿稍大,食哺亦当稍增,若减少者,此是腹中已有小不调也,便当微将药,勿复哺之,但当乳之,甚者十许日,轻者五六日,自当如常。若都不肯食哺,而但饮乳者,此是有癖,为疾重,要当下之。不可不下,不下则致寒热,或吐而发病,或致下利,此皆病重,不早下之所为也,则难治。先治其轻时,儿不耗损,而病速除矣。

[注释]

[1]痰癖:因痰而生的癖块。在此是指乳食内积,即通常所称的"奶积"、"食积"。

[2]微恶:稍有不适。

[3]常剂:指规定数量。

[语译]　在小儿乳食并进的时候,由于消化能力差,难免不发生食积,宜常适当的控制乳食。如发现小儿食欲稍有减退,就必须加强护理。倘若因食积而乳食显著减少,就宜用泻下药去除积滞,这样,就不会发生寒热。

婴儿初生,生机旺盛,不会有虚劳之病,假如稍有饱胀等不适时,即需用泻下法下之。即使稍有损害,也是微不足道的,病治好了,对他的身体成长很有益处。如果不能及时用下法,小病可以变成大病,成了大病,治疗就困难了。在冬季使用下法,护理上比较困难,但只要具有可下之证,也就不可不下。如在夏天使用下法以后,腹内常有轻微胀满。所以应当节制乳食,注意护理,几天之内就能恢复。仍宜节制饮食,应该使饮食有一定的数量。

小儿年龄增长,食量也应逐渐增多,倘若食量反而减少,这是腹中已经小有不和调,就当用一点调和脾胃的药以治疗之,勿再哺食,只饮些乳汁,这样,病重的约十多天,病轻的五、六天,就可恢复正常。要是小儿仍然不肯吃食,只饮一些乳汁,这是内有食积,病情较重,应当用药下之。此时不可不下,不下则食积不去,会发生寒热,或呕吐而发痫病,或导致下利,这些都是病情趋向严重的表现,是由于没有及早用下法所致,而且病较难治。因此,在病轻之时,应早治疗,儿体不致耗损,病亦迅速消除。

[原文] 小儿所以少病痫者,其母怀娠,时时劳役,运动骨血,则气强,胎养盛故也。若侍御多,血气微,胎养弱,则儿软脆易伤,故多病痫。

[语译] 有些小儿很少患痫病,是因为他的母亲在怀孕之时,经常参加些劳动,锻炼身体,活动筋骨血脉,使气血旺盛,胎儿营养良好的缘故。相反在妊娠期间,一切均须别人侍候,自己很少劳动,则气血较弱,对胎儿的营养不足,因此小儿出生以后,往往容易发生痫病。

[原文] 儿皆须著帽,项衣[1]取燥,菊花为枕枕之。儿母乳儿,三时[2]摸儿项风池,若壮热者,即须熨[3]使微汗。微汗不瘥,便灸两风池及背第三椎、第五椎、第七椎、第九椎,两边各二壮,与风池凡为十壮。一岁儿七壮,儿大者,以意节度,增壮数可至三十壮,惟风池特令多,七岁以上可百壮。小儿常须慎护风池,谚云:戒养小儿,慎护风池。风池在颈项筋两辕[4]之边,有病乃治之,疾微,慎不欲妄针灸,亦不用辄吐下,所以然者,针灸伤经

络,吐下动腑脏故也。但当以除热汤[5]浴之,除热散[6]粉之,除热赤膏[7]摩之,又以脐中膏涂之。令儿在凉处,勿禁水洗,常以新水洗。

[注释]

[1]项衣:即围兜。

[2]三时:指早、中、晚三时。

[3]熨:外治法之一种。将药物或食盐等炒热,布包外熨患处。

[4]两辕:古代驾车用的直木,压在车轴上,左右各一。在此指项后两大筋。

[5]除热汤:治少小身热,李叶汤浴方:李叶一味㕮咀,以水煮去滓,将浴儿。(录自《千金方》卷五上第五)

[6]除热散:治少小身体壮热,不能服药,十二物寒水石散粉方:寒水石、芒硝、滑石、石膏、赤石脂、青木香、大黄、甘草、黄芩、防风、芎䓖、麻黄根。以粉儿身,日三。(录自《千金方》)

[7]赤膏:治少小心腹热,除热丹参赤膏方:丹参、雷丸、芒硝、戎盐、大黄。(录自《千金方》卷五上第三)

[语译] 小儿都须戴帽,项衣要干燥,睡时用菊花作枕头。母亲在喂乳时,要早、中、晚三时抚摸小儿项后风池部位,此处若有灼热感,即为感受外邪,须及时以熨法治疗,使之微出小汗,以解表邪。假如出汗后病仍不愈,便灸两风池穴,及背部第三椎、五椎、七椎、九椎下两边的肺俞、心俞、膈俞、肝俞各灸二壮,连同两风池共十壮。一岁小儿灸七壮,年龄稍大者,可根据需要,适当增加壮数,可加至三十壮,特别是风池穴,可多加几壮。年龄在七岁以上,可以多至一百壮。小儿常须慎护风池,俗谚说:抚养小儿,必须慎护风池。风池在颈项两大筋的旁边,枕骨下凹陷中。有病才能用此灸法治疗,若病情轻微,就不能妄用针灸,也不要随便使用吐下的方药,因为针灸,容易伤损经络,而吐下则能伤损腑脏。但此时可用除热汤给予洗浴,除热散给予外扑,除

热赤膏给予按摩,还可用脐中膏涂脐。同时,把小儿安放到凉爽的地方,并不禁止水洗,但要常用新汲水洗澡。

[原文] 新生无疾,慎不可逆针灸[1]。逆针灸则忍痛动经①脉,因喜成病。河洛间[2]土地多寒,儿喜病痉。其俗生儿三日,喜逆灸以防之,又灸颊以防噤。凡噤者,舌下脉急,牙车筋急,其土地寒,皆决舌下去血,灸颊以防噤。江东地温无此疾。古方既传有逆针灸之法,令人不详南北之殊,便按方用之,多害于小儿。是以田舍小儿,任自然,皆得无横夭②。

[校勘]

①经:元本作"其"。

②横夭:元本作"此疾"。

[注释]

[1]逆针灸:针灸方法不详,待考。《圣惠方》卷八十二小儿初生将护法有类似记载,作"不欲妄针灸",可以参考。

[2]河洛间:即黄河与洛水之间的地区。

[语译] 初生儿没有疾病,慎勿用逆针灸之法,逆针灸使小儿蒙受痛苦,动伤经脉,容易引起痫病。在黄河、洛水一带寒冷地区,小儿易生痉病。当地习俗在婴儿出生三日,喜用灸法来预防寒袭,以及灸颊车部位以防口噤。大凡口噤患者,舌下经脉和牙关筋脉都有拘急现象,因地区寒冷,多数采用刺破舌下,排去恶血,以及灸颊车部位的方法以防发噤。江东地区气候温和,基本上没有这种痉病。但是对于古方已经流传的逆针灸方法,人们不去详辨南北的差别,就按法施行,每多损害小儿。所以农家小儿,一任自然,都能避免这种横夭之祸。

[原文] 又云:春夏决定不得下小儿,所以尔者,小儿腑脏之气软弱,易虚易实,下则下焦必益虚,上焦生热,热则增痰,痰则成病,自非当病,不可下也。

[语译] 又说:小儿在春夏季节,绝对不能随便用泻下药,这是因为小儿脏腑嫩弱,易虚易实,如不当下而用下法,其下焦

必然更虚,而上焦则邪实生热,热盛则炼液为痰,痰多则容易成病,因此,非当使用下法的疾病就不要使用下法。

[按语] 本候相当于养小儿的总论,对婴幼儿养育方面的有关问题,作了比较具体的论述,归纳要点,大致如下。

一、明确本科的年龄界限,即十八岁以前为儿科范围。这与现代医学以性征成熟为界限者,基本相同。其中又分初生婴幼儿和六岁以下及以上几个阶段。同时,对儿科学的发展史,亦作了简要介绍。

二、论述婴儿的护理方法,主张"时见风日"、"故絮著衣"、"薄衣之法"等,从积极的方面去护理锻炼幼儿,反对娇生惯养,反映了在当时已有丰富的养育小儿的经验。

三、指出幼儿从饮乳到哺食,这个交替阶段,最易发生痰癖,即奶积、食积。但有个特点,即"小儿始生,生气尚盛,无有虚劳"。因此,应该"微恶则须下之",这是后世保赤泻下的导源,在临床具有实践意义。

四、指出有些小儿易发惊痫,与胚胎发育有关,尤其与母亲妊娠时的生活起居有关。

五、护理小儿,还应时刻注意有无感邪,提出摸"风池"方法。另外,做到早期诊断,早期治疗,不致酿成大病。而且在治疗上亦有一定要求,不要滥用针灸,不要动辄吐下,以免伤经络,动脏腑,导致病情转重。

六、指出小儿的体质,有"易虚易实"的特点,虽然有病,应当早用下法,但在某些情况和某些季节,不可轻易使用下法。

二、变蒸[1]候(2)

[原文] 小儿变蒸者,以长血气也。变者上气,蒸者体热。变蒸有轻重,其轻者,体热而微惊,耳冷尻①亦冷,上唇头白泡[2]起,如死②鱼目珠子,微汗出,而近者五日而歇,远者八九日乃歇;其重者,体壮热而脉乱,或汗或不汗,不欲食[3],食辄吐呗[4],

无所苦也。变蒸之时,目白睛微赤,黑睛微白,亦无所苦,蒸毕自明了矣。

[校勘]

①尻:原作"髋",从《千金方》卷五上第一改,《外台》卷三十五小儿变蒸论亦作"尻"。

②死:《千金方》无此字。

[注释]

[1]变蒸:指婴儿在生长过程中,或有身热、脉乱、汗出等症,而身无大病者。小蒸曰变,大变曰蒸。

[2]上唇头白泡:《颅囟经》卷上病证,称为"变蒸珠子"。

[3]食:这里指喝奶。

[4]吐呗(xiàn 现):指吐乳。"呗",有二义,一为不呕而吐;一为小儿呕乳。在此指后者。卷四十七有吐呗候,可参阅。

[语译] 婴儿的变蒸,是增长气血的反应。变时有呼吸急促,蒸时则体温增高。变蒸有轻有重,轻者表现为发热,肢体微微惊跳,耳廓和尾骶部发冷,上口唇起白泡,如同死鱼的眼珠一样,微有汗出,这种现象,短的五天消退,长的八九天消退;重者表现为高热,脉搏或快或慢,乱而不规则,有汗或无汗,不欲吃乳,吃了立即吐出,没有什么痛苦。此外,在变蒸之时,眼球的白睛稍有发红,黑睛有些发白,也没有什么特殊痛苦,变蒸结束以后,两眼亦就恢复正常。

[原文] 先变五日,后蒸五日,为十日之中热乃除。变蒸之时,不欲惊动,勿令傍边多人。变蒸或早或晚,依时如法者少也。

[语译] 变蒸的过程,大体上为先变五天,后蒸五天,在十天之中身热亦就退净。变蒸的时候,不要去惊动,也不要有很多人在身旁,应该安静休息。至于什么时候变蒸,变蒸究竟多长时间,或迟或早,多不固定,准时发生的比较少见。

[原文] 初变之时,或热甚者,违日数不歇[1]。审计日数,必是变蒸,服黑散[2]发汗;热不止者,服紫双丸①[3]。小瘥便止,

勿复服之。其变蒸之时,遇寒加之,则寒热交争,腹痛夭矫[4],啼不止者,熨之则愈。变蒸与温壮、伤寒相似,若非变蒸,身热、耳热、尻②亦热,此乃为他病,可为余治;审是变蒸,不得为余治。

[校勘]

①紫双丸:《千金方》卷五上第一及《外台》卷三十五小儿变蒸方均作"紫丸",其方药组成与紫双丸亦异。

②尻:原作"髋",从《千金方》改。

[注释]

[1]违日数不歇:超越一般日数而热不消退。

[2]黑散:麻黄、大黄、杏仁。捣研为散,一月儿服小豆大一枚。(录自《千金方》卷五上第一)

[3]紫双丸:巴豆、麦门冬、甘草、甘遂、朱砂、蜡、蕤核仁、牡蛎。研末蜜丸,半岁儿服荏子大一双;一至二岁儿服为半麻子大一双;三、四岁者服如麻子二丸。(录自《千金方》卷五下第一)

[4]夭矫:屈伸自如之状。在此形容腹痛较甚而肢体转动不安。

[语译] 当变蒸开始以后,可能体温很高,超越一般日数而热仍不退。根据日数推算,确属变蒸的,可先服黑散发汗;倘热仍不退,可再服紫双丸。见到一些效果,即须停止,不要继续服用。在变蒸的时候,如再感冒寒邪,则外寒与内热交争,小儿腹痛剧烈,肢体转动不安,啼哭不止者,用熨法有效。由于变蒸与温壮、伤寒颇为相似,所以必须加以区别,如果不是变蒸,则在身热的同时,耳廓和尾骶部也发热,这是其他热性病,可用其他方法治疗;若检查后发现其耳廓和尾骶部都发冷的,是为变蒸,则不得妄用其他方法治疗。

[原文] 其变日数,从初生至三十二日一变,六十四日再变,变且蒸;九十六日三变①,一百二十八日四变,变且蒸;一百六十日五变,一百九十二日六变,变且蒸;二百二十四日七变,二百五十六日八变,变且蒸;二百八十八日九变,三百二十日十变,

变且蒸。积三百二②十日小蒸[1]毕。后六十四日大蒸[2]，后百二十八日复蒸，积五百七十六日，大小蒸毕也。

[校勘]

①三变：此后原有"变者丹孔出而泄也至"九字，似属衍文，从《千金方》卷五上第一删。

②二：原作"三"，从《千金方》改。

[注释]

[1]小蒸：三十二天为一个周期。

[2]大蒸：六十四天为一个周期。

[语译] 变蒸的日数，从初生的第一天算起，三十二天为一变，六十四天为二变，这时既有变，又有蒸；九十六天为三变，一百二十八天为四变，这时既有变，又有蒸；一百六十天为五变，一百九十二天为六变，这时既有变，又有蒸；二百二十四天为七变，二百五十六天为八变，这时既有变，又有蒸；二百八十八天为九变，三百二十天为十变，这时既有变，又有蒸。积累起来，共三百二十天，小蒸到此完毕。以后六十四天为一大蒸，一百二十八天为二大蒸，一百九十二天为三大蒸，二百五十六天为四大蒸。这样，前后积累起来，总共五百七十六天，大蒸与小蒸全部完毕。

[按语] 小儿的生长发育，有其一定的生理变化过程，在《内经》已有记载，《千金方》的叙述更为具体。本候提出了"变蒸"之说，认为小儿在出生后两周岁以内，每隔一定的时间，即有一次变蒸过程。所谓变，就是变其情智，发其聪明；所谓蒸，就是蒸其血脉，长其百骸，每一次变蒸结束，辄觉情态有异。并认为在变蒸期中所出现的一些证候，不应作为病态看待。但后世医家亦有提出不同的看法，认为在小儿身体发育和智慧增长的过程中，并不一定出现如本候所描述的变蒸，因此，对变蒸问题，尚待进一步研究。

三、温壮候(3)

[原文] 小儿温壮者,由腑脏不调,内有伏热,或挟宿寒,皆搏于胃气。足阳明为胃之经,主身之肌肉。其胃不和调,则气行壅涩,故蕴积体热,名为温壮候。

小儿大便,其粪黄而臭,此腹内有伏热,宜将服龙胆①汤[1];若粪白而酢臭,则挟宿寒不消,当服紫双丸。轻者少服药,令默除之[2];甚者小增药,令微利。皆当节乳哺数日,令胃气和调。若不节乳哺,则病易复,复则伤其胃气,令腹满。再三利尚可,过此则伤小儿矣。

[校勘]
①胆:原作"须",从《千金方》卷五上第三改。

[注释]
[1]龙胆汤:龙胆、钩藤皮、柴胡、黄芩、桔梗、芍药、茯苓、甘草、蜣螂、大黄。(录自《千金方》)

[2]令默除之:即令其渐移默化之意。

[语译] 小儿温壮,是由于患儿腑脏不调,内有伏热,或兼有宿寒,其搏结于中焦,伤及胃气所致。足阳明为胃之经脉,主一身之肌肉。如胃受邪侵,失于和调,则胃气壅涩,邪蕴于内,不得宣泄,所以出现身体发热,这种病情,称为温壮候。

温壮候是属于内有伏热,还是兼有宿寒,可从大便的颜色和臭气进行辨别。如粪色发黄,气呈热臭,此为腹中有伏热,宜服龙胆汤;假如粪便色白,气呈酸臭,属于宿寒乳积不消,当服紫双丸。病情轻者,少服一点药,使其在平稳的状态下得到消除;病情重者,服药可稍多一点,使大便微微通利。但不论病情轻重,都要控制乳食几天,使胃气逐渐和调。如不节制哺乳,则病情容易复发,复发则更伤胃气,腹部就会产生胀满。对于这种病症,通利的药物,只能使用二三次,超过此数,就有害于小儿的健康发育。

[**按语**]　从本候所述,温壮候不论起因于内有伏热,或兼挟宿寒,都属于阳明胃实之证,所以称之为"温壮"。龙胆汤与紫双丸两方,亦均为通利之剂,但前者以龙胆、大黄为主药,有寒下作用;后者以巴豆、甘遂为主药,有温下作用。通利药容易伤正,即使药证相符,也只能令微利,不能超过二三次,所以在投药方法上须加注意。

四、壮热候(4)

[**原文**]　小儿壮热者,是小儿血气盛,五脏生热,熏发于外,故令身体壮热。大体与温壮相似而有小异。或挟伏热,或挟宿寒。其挟伏热者,大便黄而臭;挟宿寒者,粪白而有酸气。

此二者,腑脏不调,冷热之气,俱乘肠胃。蕴积染渐而发,温温然热不甚盛,是温壮也。其壮热者是血气盛,熏发于外,其发无渐,壮热甚,以此为异。若壮热不歇,则变为惊;极重者,亦变痫也。

[**语译**]　小儿壮热候,是由于小儿气血偏盛,五脏生热,熏发于外,所以使小儿身体发生高热。这种病情,大体与温壮候相似,但略有不同。壮热的成因,也是内有伏热,或者兼有宿寒。内有伏热者,大便色黄而热臭;兼挟宿寒者,大便色白而酸臭。

这两种病候,都是腑脏不调,宿寒或伏热之气,侵犯肠胃而为病。其蕴结不散,积渐而发,温温然发热不太高,便是温壮候。其壮热候,是因为小儿气血偏盛,内脏之热熏发于外,其热不是逐渐升高,而是发则壮热,这就是与温壮候的不同之点。假如高热不退,容易发生惊搐;严重者,能够引起痫病。

五、惊候(5)

[**原文**]　小儿惊者,由血气不和,热实在内,心神不定,所以发惊,甚者瘛缩[1]变成痫。

又小儿变蒸,亦微惊,所以然者,亦由热气所为。但须微发惊,以长血脉,不欲大惊。大惊乃灸惊脉[2]。若五六十日灸者,惊复更甚,生百日后,灸惊脉,乃善耳。

[注释]

[1]瘈缩:筋脉掣引挛缩。即手足抽搐或拘急。

[2]惊脉:指与产生惊症有关的经脉。

[语译] 小儿发惊,是由于气血不和,内有实热,扰乱心神,所以发惊,其甚者,可出现抽搐痉挛,变为痫证。

又小儿变蒸时,也有微惊,其原因同样是由于发热引起的。但变蒸发惊,一般比较轻微,它是脏腑气血生长发育的一种反应,发惊不欲太甚。如果发惊较甚,就需从产生惊症有关的经脉上选取穴位,用灸法治疗。但应注意,凡出生五六十天的婴儿,用灸法会使惊病加重,出生一百天以上的婴儿,用灸法治疗效果较好。

[按语] 小儿气血未充,筋脉未盛,神气怯弱,所以患病时容易发惊风,特别是在外感热病中比较多见。本候并举热甚发惊与变蒸发惊二证,借以比较鉴别,前者由于邪热内盛,扰乱神明所致;后者是腑脏气血生长发育的正常现象,故其发惊极为轻微,两者不宜混淆。

六、欲发痫候(6)

[原文] 夫小儿未发痫欲发之候,或温壮连滞,或摇头弄舌[1],或睡里惊掣,数啮齿[2],如此是欲发痫之证也。

[注释]

[1]弄舌:指舌不时伸出舐唇。

[2]啮(niè 聂)齿:与龇齿、锉齿、咬牙同义。

[语译] 小儿痫证在将发未发之前,大多有一定的先兆,如出现温壮候的发热,持续不退,或摇头弄舌,或睡中不时惊搐,经常锉齿等,这些都是将要发痫的征象。

七、痫候(7)

[原文] 痫者，小儿病①也。十岁已上为癫，十岁已下为痫。其发之状，或口眼相引，而目睛上摇②，或手足瘛纵[1]，或背脊强直，或颈项反折。诸方说痫③，名证不同，大体其发之源，皆因三种，三种者，风痫、惊痫、食痫是也。风痫者，因衣厚汗出，而风入为之；惊痫者，因惊怖大啼乃发；食痫者，因乳哺不节所成。然小儿气血微弱，易为伤动，因此三种，变作诸痫。

凡诸痫正发，手足瘛缩，慎勿捉持之，捉则令曲突④[2]不随也。

[校勘]

①小儿病：《圣惠方》卷八十五治小儿一切痫诸方作"小儿恶病"。

②摇：《圣惠方》作"戴"。

③痫：原作"癫"，从《医心方》卷二十五第八十九改。

④突：《医心方》作"戾"，义通。

[注释]

[1]瘛纵：筋脉瘛引缓纵，与"瘛疭"义同，即手足或伸或缩，抽动不已。

[2]曲突：手足蜷曲，不能伸直。

[语译] 痫证，是属于儿科范围的一种疾病。发此病者，十岁以上称为癫，十岁以下的称为痫。病发作时可见，口和眼部互相牵引，两目上视，或者四肢瘛纵，或者背脊强直，或者颈项反张等。许多方书对于痫病的记载，其名称和证候往往有所不同，从大体上说，其病源约有三种，即风痫、惊痫和食痫。风痫，多因衣服穿得太厚，出汗后腠理不密，风邪因而乘虚侵袭便发此病；惊痫，多因突然遭遇惊恐，大声啼叫，精神受到刺激而发病；食痫，多因乳食不节，停滞中焦，化热生痰而发病。总之，是由小儿气血不足，体质尚弱，容易受各种致病因素所侵害，成为痫证。这

里仅提出主要的三种类型,由此还可变为各种不同类型的痫病。

当痫病发作之时,出现手足抽搐,特别是挛缩的时候,切不可用力牵拉或按捺其手足,否则极易损伤筋脉,病愈后出现手足踡曲,不能作随意动作。

[按语] 本候将痫病分为风痫、惊痫、食痫三个类型,这种分类方法,在很长一段历史为临床上所沿用。文中提到痫病发作时,对正在抽搐和拘挛手足的病儿,不能强行牵拉,以免伤损筋脉,造成残废,有实践意义。

八、惊痫候(10)

[原文] 惊痫者,起于惊怖大啼,精神伤动,气脉不定,因惊而发作成痫也。初觉儿欲惊,急持抱之,惊自止。故养小儿常慎惊,勿闻大声。每持抱之间①,常当安徐,勿令怖。又雷鸣时常塞儿耳,并作余细声以乱之。

惊痫当按图[1]灸之,摩膏[2],不可大下,何者,惊痫心气不足②,下之内虚,则甚难治。凡诸痫正发,手足掣缩,慎不可捉持之,捉之则令曲突③不随也。

[校勘]
①间:《圣惠方》卷八十五治小儿惊痫诸方作"时"字。
②足:原作"定",从元本改。
③突:《圣惠方》作"戾",义通。

[注释]
[1]图:似指《明堂针灸图》,待考。
[2]摩膏:甘草、防风、白术、雷丸、桔梗。猪肪熬膏常以膏摩囟上及手足心。(录自《千金方》卷五上第三)

[语译] 惊痫,多起于惊恐大啼哭之后,小儿精神伤动,气血运行失其常度而发生的。如刚开始发觉小儿有惊恐表现时,应立即抱起来抚慰,使之精神安定,就可以平复下来。所以护养小儿时,须经常注意,勿使受惊,避免听到大的声音。每当抱持

小儿的时候,亦应当注意态度要安详,动作要缓和,不能使他惧怕。在打雷的时候,要用手遮掩小儿的耳朵,并故意作一些细小的声音,以扰乱雷声对小儿的影响,防止其受惊。

假如惊痫发作,便当按针灸图上所记载的孔穴,用灸法治疗,同时用摩膏在囟门、手足心按摩,但不可用剧烈泻下法,因为惊痫证本来就已心气不足,下之则更虚其内,治疗就困难了。

[按语]　本候文中"凡诸痫正发……捉之则令曲突不随也",与本篇痫候同,可参阅。下同。

九、风痫候(11)

[原文]　风痫者,由乳养失理,血气不和,风邪所中;或衣厚汗出,腠理开,风因而入。初得之时,先屈指如数,乃发掣缩是也。当与狄①心汤。

又病先身热,瘛疭惊啼叫②唤,而后发痫,脉浮者,为阳痫,内在六腑,外在肌肤,犹易治。病先身冷,不惊瘛,不啼唤,乃成病,发时脉沉者,为阴痫,内在五脏,外在骨髓,极者难治。

病发时,身软时醒者,谓之痫;身强直反张如尸③,不时醒者,谓之痉。

诊其心脉满大,痫瘛④筋挛,肝脉小急,亦痫瘛筋挛。尺寸脉俱浮,直上直下,此为督脉,腰背强直,不得俯仰。小儿风痫,三部脉紧急,痫可治。小儿脉多似雀斗⑤,要以三部脉为主,若紧者,必风痫。

凡诸痫发,手足掣缩,慎勿捉⑥持之,捉则令曲突⑦不随也。

[校勘]
①狄:《千金方》卷五上第三作"猪",义同。
②叫:原无,从《千金方》补。
③尸:《圣惠方》卷八十五治小儿风痫诸方作"弓"。
④痫瘛:《圣惠方》作"瘛疭"。
⑤斗:《圣惠方》作"啄"。

⑥捉:原无,从本书痫候及惊痫候补。

⑦突:《圣惠方》作"戾",义通。

[语译]　风痫,是由于哺乳期护理不周,血气不和,感受风邪所致;也有因衣着过厚,汗出较多,腠理不密,风邪乘虚侵袭而致者。痫证发作时,先是手指微动,如屈指计数那样,而后四肢抽搐。当用猪心汤治疗。

痫证有阴阳之分。大凡起病时首先发热,紧接着就出现抽风,惊啼叫唤,发痫,脉象浮者,为阳痫。这是病在六腑,外在肌肤,因其邪浅而病轻,所以比较易治。如起病时先身冷,不抽风,不惊啼叫唤,而直接发生痫证,脉象沉者,为阴痫。这病内在五脏,外在骨髓,因其邪深而病重,所以很难治疗。

此外,痫证尚需和痉病相鉴别。如病发时身体柔软,发过后神志即能清醒,这是痫证;如发病时身体强直,像弓样反张,形体如尸,发病后神志不清楚者,这是痉病。

痫病脉诊,如见心脉满大,多为心经有热,热盛动风;或见肝脉弦小而急,这是血虚生风,都可能发生筋脉挛急抽风,成为痫病。如左右尺寸脉俱浮,而且直上直下,此为病在督脉,可出现腰背强直,不能俯仰的症状,应加以区别。小儿风痫,脉来寸、关、尺三部都紧急的,表示邪气较盛,而正气尚能抗邪,可以治疗。小儿的脉象,与大人不同,其脉如在雀斗一样,短速急促,必须以寸、关、尺三部同时切得的脉象为主,如三部脉都紧者,必发风痫证。

[按语]　据本卷痫候论述,痫有三种,即风痫、惊痫、食痫,而本书缺少"食痫"一候,疑脱简。现将《圣惠方》卷八十五所载,治小儿食痫全文录下,以供参阅。"食痫者,由脏腑壅滞,内有积热,因其哺乳过度,气血不调之所致也。此皆乳母食饮无恒,恚怒不节,烦毒之气,在于胸中,便即乳儿,致使结滞不消,邪热蕴积,肠胃否塞,不得宣通,则令壮热多惊,四肢抽掣,故发痫也。"

十、发^①痫瘥后更发候(12)

[原文] 痫发之状，或口眼相引，目睛上摇，或手足瘛疭，或背脊强直，或头项反折，或屈指如数，皆由当风取凉，乳哺失节之所为。其瘥之后而更发者，是余势未尽，小儿血气软弱，或因乳食不节，或风冷不调，或更惊动，因而重发，如此者，多成常疹。凡诸痫正发，手足掣缩，慎勿捉^②持之，捉则令曲突^③不随也。

[校勘]

①发：原作"患"，从本书目录改。

②捉：原无，从痫候及惊痫候补。

③突：《圣惠方》卷八十五治小儿患痫病瘥后复发诸方作"戾"，义通。

[语译] 痫病发作时症状，或口和眼部的肌肉互相牵引，目睛上视，或手足伸缩抽动，或背脊强直，或头项反折，或手指微动像计数一样，这些都是由于当风取凉，以及哺乳不节制所引起的。假如痫病愈后又复发者，这是余邪未尽，又因小儿气血虚弱，或因乳食不节，积滞肠胃，或因腠理疏松，风冷乘虚入侵，或因神志怯弱，再受惊恐，因而病情复发。如此反复发作者，有可能成为顽固性疾病。

十一、发痫瘥后身体头面悉肿满候(8)

[原文] 凡痫发之状，或口眼相引，或目睛上摇，或手足掣纵，或背脊强直，或头项反折，或屈指如数，皆由以儿当风取凉，乳哺失节之所为也。其痫瘥后而肿满者，是风痫。风痫因小儿厚衣汗出，因风取凉而得之。初发之状，屈指如数，然后掣缩是也。其痫虽瘥，气血尚虚，而热未尽，在皮肤与气相搏，致令气不宣泄，故停并成肿也。

[语译] 痫病愈后，全身头面出现肿满症状者，多见于风痫。风痫虽愈，而气血受伤，并未恢复，余热稽留在肤腠之间，与

风气相搏,以致风热不能宣泄,与水气停并,所以发生肿满。

[按语] 本候文中"凡痫发之状……乳哺失节之所为也",与本篇发痫瘥后更发候同,可参阅。下同。

十二、发痫瘥后六七岁不能语候(9)

[原文] 凡痫发之状,口眼相引,或目睛上摇,或手足瘛疭,或背脊强直,或头项反折,或屈指如数,皆由以儿当风取凉,乳哺失节之①所为也。而痫发瘥后,不能语者,是风痫。风痫因儿衣厚汗出,以儿乘风取凉太过,为风所伤得之,其初发之状,屈指如数,然后发瘛疭是也。心之声为言,开窍于口②,其痫发虽止,风冷之气,犹滞心之络脉,使心气不和,其声不发,故不能言也。

[校勘]
①之:原无,从汪本补。
②口:疑"舌"字之误。

[语译] 痫病愈后,出现不能言语的病症,至六七岁尚不能言者,大都见于风痫。心之声为言,开窍于口,因为痫病虽已停止发作,而风冷之邪,仍然留滞于心之络脉,致使心气不和,声音发不出来,所以至六七岁仍不能言语。

[按语] 痫病分三种,风痫、惊痫、食痫。惊痫是因惊而发痫,食痫是哺乳过度而发痫,这与体质和乳食有关;惟风痫有风的外感因素,而且痫病的后遗症较多,如身体头面肿,如六七岁不能语等,这种分类和论证,是符合实际的,对临床有指导意义。而且从欲发痫、痫候、患痫瘥后更发至成常疹,以及后遗症等,观察亦很细致,这在《内经》的基础上,已有了很大的发展。

十三、伤寒候(13)

[原文] 伤寒者,冬时严寒而人触冒之,寒气入腠理,搏于血气,则发寒热,头痛体疼,谓之伤寒。又春时应暖而反寒,此非其时有其气,伤人即发病,谓之时行伤寒者①。小儿不能触冒寒

气,而病伤寒者,多由大人解脱之时久,故令寒气伤之,是以小儿亦病之。

诊其脉来,一投而止者,便是得病一日,假令六投而止者,便是得病六日。其脉来洪者易治,细微者难治也。

[校勘]

①者:《圣惠方》卷八十四治小儿伤寒诸方作"也"。

[语译] 伤寒病,是由于冬令感受寒邪,寒邪入于腠理,与营卫气血相搏,所以出现发热恶寒,头痛身疼等证。另一种情况是,春季气候本应和暖,却反而寒冷,这种非时之气,伤害于人,即时发病的,称为时行伤寒。小儿本来不易触冒寒邪,其所以生伤寒病者,多由于大人给小儿脱换衣服时间过长,以致被寒邪侵袭,所以小儿也有伤寒病。

诊其脉时,凡脉来洪大者,为脉证相应,较为易治;脉来细微者,为正气亏损,比较难治。

[按语] 本候文中"脉来一投而止者,是得病一日,假令六投而止者,便是得病六日"之说,不易理解,待进一步研究。

十四、伤寒解肌发汗候(14)

[原文] 伤寒,是寒气客于皮肤,寒从外搏于血气,腠理闭密,冷气在内,不得外泄,蕴积生热①,故头痛、壮热、体疼,所以须解其肌肤,令腠理开,津液为汗,发泄其气,则热歇。

凡伤寒无间②长幼男女[1],于春夏宜发汗。又脉浮大宜发汗,所以然者,病在表故也。

[校勘]

①生热:原无,从本篇伤寒文例补。

②间:鄂本作"问"。

[注释]

[1]无间长幼男女:不分男女老少。间,指差别。

[语译] 伤寒病,是由于寒气侵袭于皮肤肌表,外来的寒邪

搏结于气血,腠理密闭不通,寒气在内,蕴积生热,所以出现头痛、壮热、身体疼痛等症。在治疗上,须用解肌的方法,使腠理开发,邪从汗解,邪气发泄,其热亦自退。

凡是伤寒病,不分男女老少,在春夏季节,其治疗均宜用发汗的方法。脉来浮大的,亦宜发汗,因为脉象浮大,是邪气在表的征象。

十五、伤寒汗出候(22)

[原文] 伤寒者,是寒气客于皮肤,搏于血气,使腠理闭密,气不宣泄,蕴积生热,故头痛、体疼、壮热也。而汗出者,阳虚受邪,邪搏于气,故发热;阴气又虚,邪又乘于阴,阴阳俱虚;不能制其津液,所以伤寒而汗出也。

[语译] 伤寒病是由于寒客于表,腠理闭密,气不宣泄,蕴积生热,所以出现头痛、身痛、壮热等证。但亦有伤寒而见汗出症状者,这是初起由于卫虚受邪,邪与卫气相搏,所以发热;同时营气亦虚,邪乘于营,阴阳俱伤,不能制约津液,所以伤寒而有汗出的症状。

[按语] 本候原在伤寒后嗽候和伤寒余热往来候之间,与前后不连属,而其内容似论伤寒中风证,所以移前列于此。

十六、伤寒挟实壮热候(15)

[原文] 伤寒,是寒气客于皮肤,搏于血气,腠理闭密,气不宣泄,蕴积生热,故头痛、体疼而壮热。其人本脏气实[1]者,则寒气与实气相搏,而壮热者,谓之挟实。实者有二种,有冷有热,其热实,粪黄而臭;其冷实,食不消,粪白而酸气,比①候知之,其内虽有冷热之殊,外皮肤皆壮热也。

[校勘]
①比:原作"此",从汪本改。
[注释]
[1]气实:在此作"积滞"解。

[语译] 伤寒病,若患儿肠胃中本有积滞者,则寒邪入侵后,与积滞相互搏结,邪积郁蒸而发壮热,这称为伤寒挟实证。挟实证又有冷实与热实的两种病情,属于热实者,大便色黄而气臭秽;属于冷实者,食不消化,大便色白而有酸臭气。两相比较,就可以辨别出来。但是伤寒挟实证虽有冷热的不同,其外表肌肤壮热则是一样的。

[按语] 本候文中"伤寒者……体疼而壮热",与本篇伤寒解肌发汗候同,可参阅。下同。

十七、伤寒余热往来候(23)

[原文] 伤寒,是寒气客于皮肤,搏于血气,腠理闭密,气不宣泄,蕴积生热,使头痛、体疼而壮热也。其余热往来者,是邪气与正气交争。正气胜,则邪气却散,故寒热俱歇;若邪气未尽者,时干于正气,正气为邪气所干,则壅否还热,故余热往来不已也。

[语译] 伤寒病后,余热往来,这是邪气与正气交争的表现。正气战胜邪气,则邪气消退,寒热等症状均可解除;假如邪气未尽,时时干扰正气,正气为邪气所干扰,使气机壅塞,郁而生热,所以余热往来不已。

十八、伤寒已得下后热不除候(24)

[原文] 伤寒,是寒气客于皮肤,搏于血气,使腠理闭密,不得宣泄,蕴积生热,故头痛、体疼而壮热也。若四五日后,热归入里,则宜下之。得利后热犹不除者,余热未尽,故其状,肉常温温而热也。

[语译] 伤寒病四、五日后,邪热传里,则宜用下法。如大便通下以后,仍然发热不退,这是余热未尽,这种余热的症状,是肌肉常见温温然发热。

[按语] 伤寒余热往来候和伤寒已得下后热不除候,前者是表证余邪未尽,后者为里证余邪未尽。根据临床所见,小儿余

热,以温温然的低热较多,不论由于表证或里证,大都因小儿脏腑娇嫩,气血未充,阴阳平衡失调所致。在治疗上,须从扶正祛邪,调和营卫气血着手。

又,以上二候,原在伤寒汗出候之后,为了便于与伤寒挟实候比较分析,今移于此。

十九、伤寒兼惊候(16)

[原文] 伤寒,是寒气客于皮肤,搏于血气,使腠理闭密,气不宣泄,蕴积生热,故头疼、体痛而壮热也。其兼惊者,是热乘心,心主血脉,小儿血气软弱,心神易动,为热所乘,故发惊。惊不止,则变惊痫也。

[语译] 伤寒病而兼发惊者,是由于邪热炽盛,上乘于心所致。因为心主血脉,小儿气血未充,神气容易浮越,易于惊动,如被邪热所乘,就会发惊。如热甚而惊不止,能进一步变为惊痫。

二十、伤寒咽喉痛候(19)

[原文] 伤寒,是寒气客于皮肤,搏于血气,使腠理闭密,气不宣泄,蕴积生热,故头痛、体疼、壮热。其咽喉痛者,是心胸热盛,气上冲于咽喉,故令痛。若挟毒,则喉痛结肿,水浆不入;毒还入心,烦闷者死。

[语译] 伤寒病见咽喉疼痛者,是由于心胸之间热盛,热邪上冲于咽喉所致。假如挟有热毒,则喉痛且结肿,甚至水浆也不能下咽;热毒内陷攻心,也有使人烦闷致死者。

二十一、伤寒嗽候(20)

[原文] 伤寒,是寒气客于皮肤,搏于血气,使腠理闭密,气不宣泄,蕴积生热,故头痛、体疼而壮热。其嗽者,邪在肺。肺候身之皮毛,而主气。伤寒邪气先客皮肤,随气入肺,故令嗽,重

者,有脓血也。

[语译] 伤寒病而见咳嗽者,是由于邪气犯肺。因为肺合皮毛,又主气。伤寒之邪,先袭皮肤,邪气传入于肺,所以发生咳嗽。病重者,邪滞肺络,瘀热化脓,肺脏受损,可以咳吐脓血。

二十二、伤寒后嗽候(21)

[原文] 伤寒,是寒气客于皮肤,搏于血气,使腠理闭密,气不宣泄,蕴积生热,故头痛、壮热、体疼也。瘥后而犹嗽者,是邪气犹停在肺未尽也。寒之伤人,先客皮毛。皮毛肺之候,肺主气。寒搏肺气,入五脏六腑,故表里俱热。热退之后,肺尚未和,邪犹未尽,邪随气入肺,与肺气相搏,故伤寒后犹病嗽也。

[语译] 伤寒病愈以后,而犹有咳嗽者,这是邪气仍停留于肺所致。寒邪伤人,先伤皮毛。皮毛与肺相合,肺主一身之气。寒邪伤肺,则发生咳嗽,以后寒邪入里,郁而化热,形成表里俱热的证候。如热退以后,肺气尚未平和,这是邪气未尽,余邪留恋于肺,肺气失于肃降,所以伤寒病后尚有咳嗽之证。

[按语] 本候和上条,均是论述伤寒咳嗽,但前者在病的开始阶段,邪气在表,咳嗽亦属于表证;本候则是外感发热衰减,而又咳嗽,属于肺家余邪未尽,为病后见证。病情初末不同,正气虚实亦异,比较分析,颇具辨证意义。

二十三、伤寒呕候(25)

[原文] 伤寒,是寒气客于皮肤,搏于血气,腠理闭密,气不宣泄,蕴积生热,故头痛、体疼而壮热。其呕者,是胃气虚,热乘虚入胃,胃得热则气逆,故呕也。

[语译] 伤寒病发生呕吐者,是由于胃气素虚,邪热乘虚入胃,胃有邪热,则通降失常,气反上逆,所以发生呕吐。

[按语] 呕吐有寒呕、热呕、伤食呕等,这里所论,仅是小儿外感时邪,热乘于胃,邪气上逆的呕吐,属于热吐。

二十四、伤寒热渴候(26)

[原文] 伤寒,是寒气客于皮肤,搏于血气,腠理闭密,气不宣泄,蕴积生热,故头痛、体疼而壮热。其渴者,是热入脏[1],脏得热则津液竭燥,故令渴也。

[注释]

[1]脏:在此作"里"字理解。

[语译] 伤寒病而证见口渴者,是因表寒化热,热邪传里,里热盛则耗伤津液,津液燥竭,所以口渴。

二十五、伤寒口内生疮候(27)

[原文] 伤寒,是寒气客于皮肤,搏于血气,腠理闭密,气不宣泄,蕴积生热,故头痛、体疼而壮热。其口生疮,热毒气在脏,上冲胸鬲,气发于口,故生疮也。

[语译] 伤寒病见口内生疮者,是由于伤寒蕴积的热毒之气,在里不泄,上冲胸膈,熏发于口,所以生疮。

二十六、伤寒鼻衄候(28)

[原文] 伤寒,是寒气客于皮肤,搏于血气,腠理闭密,气不得宣泄,蕴积毒气,故头痛、体疼而壮热。其鼻衄,是热搏于气,而乘于血也。肺候身之皮毛,其气①,开窍于鼻。寒先客于皮肤,搏于气而成热,热乘于血,血得热而妄行,发从鼻出者,名鼻衄也。

凡候热病而应衄者,其人壮热,频发汗,汗不出②,或未及发汗,而鼻燥喘息,鼻气鸣即衄。凡衄,小儿止一升,或数合,则热因之为减;若一升二升③者死。

[校勘]

①其气:《圣惠方》卷八十四治小儿伤寒鼻衄诸方作"而主气"。

②汗不出：原作"不止"二字，从《圣惠方》改。本书卷二十六温病鼻衄候作"汗不出"。

③一升二升：本书卷四十六温病鼻衄候作"一斗数升"义较长。

[语译]　伤寒病而见鼻衄者，是由于邪热先伤气分，乘于血分所致。其病理变化主要在肺，因为肺合皮毛，又主于气，开窍于鼻。寒邪先侵袭皮肤，内搏于气，而为身体壮热，热乘于血，迫血妄行，上从鼻腔而出，称为鼻衄。

大凡热病，应见衄血者，多见于持续高热，屡经发汗，而汗不得出，或者未及发汗，热不得泄，鼻燥，喘息，鼻气粗而喘鸣者，就会发生衄血。不论哪一种情况，见有少量鼻衄，则热从衄泄，热势即能减轻；若鼻衄过多，则预后不良。

[按语]　本候论述伤寒衄血，颇具实践意义。伤寒证当汗不汗，热盛迫血为衄，有热随衄解的，后世称为"红汗"；但也有得衄不解，或出血不止者，须防血热妄行，血随气脱之变。

二十七、伤寒大小便不通候⁽¹⁷⁾

[原文]　伤寒，是寒气客于皮肤，搏于血气，使腠理闭密，气①不宣泄，蕴积生热，故头痛、体疼而壮热。其大小②便不通，是寒搏于气而生热，热流入大小肠，故涩结不通。凡大小便不通，则内热不歇，或干呕，或言语③而气还逆上，则心腹胀满也。

[校勘]

①气：原无，从本篇前后文例补。

②小：原无，从本候标题补。

③言语：疑"谵语"之误。

[语译]　伤寒病而大小便不通者，是因表邪搏于气分，蕴积生热，热入大小肠，所以大小便结涩不通。凡病至大小便不通者，则内热不退，邪热上冲，可以发生干呕，或者谵语，邪气逆上，清浊相干，可以发生胸腹胀满。

二十八、伤寒腹满候(18)

[原文] 伤寒,是寒气客于皮肤,搏于血气,使腠理闭密,气不宣泄,蕴积生热,故头痛、体疼而壮热。其腹满者,是热入腹,传于脏,脏气结聚,故令腹满。若挟毒者,则腹满、心烦、懊闷,多死。

[语译] 伤寒病而见腹满者,是由于邪热内传入腹,结聚于里,气机痞塞,所以腹满。如挟有热毒,则热毒上冲,腹满并见心中烦闷,懊恼不安等证,预后很差。

[按语] 本候与伤寒大小便不通候,原在伤寒兼惊候之下,为了便于前后联系学习,今移此。

二十九、伤寒后下利候(29)

[原文] 伤寒,是寒气客于皮肤,搏于血气,使腠理闭密,气不宣泄,蕴积毒气,头痛、体疼而壮热也。其热歇后而利者,是热从表入里故也。表热虽得解,而里热犹停肠胃,与水谷相并,肠胃虚则泄利。其状,利色黄。若壮热不止,则变为血利。若重遇冷,则冷热相加,则变赤白泻利也。

[语译] 伤寒病热退以后,又见下利者,这是热邪由表传里之故。此时表热虽解,而里热未除,尚停留于肠胃,与水谷之气相并,运化功能减弱,传导失职,则成为泄利。其症状,粪便色黄。若高热不退,则变为血利。若再遇寒冷,则冷热相加,可以变为赤白泻痢。

卷四十六

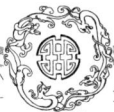

小儿杂病诸候二　凡三十四论

三十、时气病候(31)

[原文]　时气病者,是四时之间,忽有非节之气,如春时应暖而寒,夏时应热而冷,秋时应凉而热,冬时应寒而温。其气伤人为病,亦头痛壮热,大体与伤寒相似,无向长幼,其病形证略同。言此时通行此气,故名时气,亦呼为天行。

[语译]　时气病,是四季之间,忽然有非时之气,侵害人体而发生的疾病。如春季应暖而反寒,夏季应热而反冷,秋季应凉而反热,冬季应寒而反温等。这些非时之气,侵害人体而发病,亦见头痛、壮热等症,大体与伤寒病相似,而且不论年龄大小,其病的症状基本相同。因为这个季节流行这种非时之气而使人生病,所以名为时气病,亦称天行病。

[按语]　本候是论述小儿时气病的总纲,以下各候分别论述时气病的各种见症。小儿是稚阳之体,容易被外邪所侵袭,亦易传变,一般发病率较成人为高,这是时行病在儿科的特点。

三十一、天行病发黄候(32)

[原文]　四时之间,忽有非节之气伤人,谓之天行,大体似伤寒,亦头痛壮热。其热入于脾胃,停滞则发黄也。脾与胃合,俱象土,其色黄,而候于肌肉。热气蕴积,其色蒸发于外,故发

963

黄也。

[语译]　四时之间,忽然有非时之气,侵害人体,称为天行。天行病大体与伤寒病相似,也有头痛、壮热等症状。其邪热,内入于脾胃,停滞不解,与谷气相搏,郁蒸外发,则肌肤发黄。因为脾与胃合,俱像土,其色黄,主肌肉。脾胃有热邪蕴积,蒸发于外,所以发黄。

[按语]　本候论述小儿天行发黄,当属现代医学传染性肝炎黄疸型一类的病症。可与本书卷九时气变成黄候和卷十二黄病诸候结合研究。

又,文中"四时之间……亦头痛壮热",以下数候都重复,语译当从略。

三十二、时气腹满候(33)

[原文]　时气之病,是四时之间,忽有非节之气伤人,其病状似伤寒,亦头痛壮热也。而腹满者,是热入腹,与脏气相搏,气否涩在内,故令腹满。若毒而满者,毒气乘心,烦懊者死。

[语译]　时气病,而见有腹满症状者,是由于热邪传里,与脏气相搏,气机痞塞,不得外泄所致。如因邪毒之气入腹,产生腹部胀满者,毒气上乘于心,会出现心中烦躁、懊恼等症,预后不佳。

三十三、时气结热候(34)

[原文]　时气之病,是四时之间,忽有非节之气伤人,其病状似伤寒,亦头痛壮热。热入腹内,与腑脏之气相结,谓之结热。热则大小肠否涩,大小便难而苦烦热是也。

[语译]　时气病邪热入腹,与腑脏之气相搏,结而不散,称为结热。热结在里,耗损津液,大小肠气机痞塞,以致大小便困难,同时出现烦热不安的症状。

三十四、时气败病候[①]（35）

[原文]　时气之病,是四时之间,忽有非节之气伤人,其病状似伤寒,亦头痛壮热。若施治早晚失时,投药不与病相会[1],致令病连滞不已,乍瘥乍剧,或寒或热,败坏之证,无常是也。

[校勘]

①时气败病候:原作"败时气病候",从本书卷九目录"时气败候"改。

[注释]

[1]相会:适合的意思。

[语译]　时气病,如果由于治疗不及时,或者投药与病情不相合,以致病情缠绵不愈,时轻时重,或寒或热,这是败坏的证候,每每变化无常。

三十五、时气病兼疟候（36）

[原文]　时气之病,是四时之间,忽有非节之气伤人,其病状似伤寒,亦头痛壮热。而又兼疟者,是日数未满,本常壮热,而邪不退,或乘于阴,或乘于阳。其乘于阳,阳争则热,其乘于阴,阴争则寒;阴阳之气,为邪所并,互相乘加,故发寒热成疟也。

[语译]　时气病,而又并发疟疾者,是由于时气病传经的天数未满,邪气未退,本继续高热,而现在病邪或乘于阴,或乘于阳。乘于阳,邪气与阳气相争则发热,乘于阴,邪气与阴气相争则恶寒;阴阳二气,均被邪乘,互相乘加,便出现寒热往来,成为疟候。

[按语]　本候论述小儿时病兼疟证候。从临床所见,小儿疟疾,开始有不典型的,往往先发热数日,而后出现寒热往来,休作有时。因此,本候所论,可能是疟疾的一种病情,也可能是先患某些外感疾病,而后再患疟疾。

三十六、时气病得吐下后犹热候(37)

［原文］ 时气之病，是四时之间，忽有非节之气伤人，其病似伤寒①，亦头痛壮热。而得吐下之后，壮热犹不歇者，是肠胃宿虚，而又吐利，则为重虚。其热乘虚而入里，则表里俱热，停滞不歇，故虽吐下而犹热也。

［校勘］

①寒：原作“伤”，从汪本改。

［语译］ 时气病吐下之后，壮热仍然不退者，是由于肠胃素虚，又因吐下损伤胃气，而为重虚。邪热乘虚入里，则出现表里俱热，缠绵不已的病情，所以虽经吐下，而壮热犹在。

三十七、时气病后不嗜食面青候(38)

［原文］ 时气之病，是四时之间，忽有非节之气伤人，客于肌肤，与血气相搏，故头痛壮热。热歇之后，不嗜食而面青者，是胃内余热未尽，气满，故不嗜食也。诸阳之气，俱上荣于面。阳虚未复，本带风邪，风邪挟冷，冷搏于血气，故令面青也。

［语译］ 时气病热退之后，病人食欲不振，同时面色发青者，是由于胃家余热未清，气阻中满，所以食欲不振。头面为诸阳之会，阳气都上荣于面。因患时气病后阳气虚，没有恢复，又兼风邪，风邪挟冷，风冷搏于血气，所以面色发青。

三十八、时气病发复候(39)

［原文］ 时气之病发复者，是四时之间，忽有非节之气伤人，客于肌肤，搏于血气，蕴积则变壮热头痛。热退之后，气血未和，腑脏热势未尽，或起早劳动，或饮食不节，故其病重发，谓之复也。然发复多重于初病者，血气已虚，重伤故也。

［语译］ 时气病复发者，是因为热退之后，气血尚未调和，脏腑余热未尽，或者过早活动，或者不注意饮食，所以时气病复

发,称之为复。病复发者,多较初病为重,这是病后血气已虚,复发则重伤正气之故。

[按语] 以上时气病九候,是承接卷九时气病诸候而专为小儿论述者。除第一候相当于时气病的总论外,其余都是各种兼症和病后诸证。例如发黄、兼疟、腹满、结热等,都是时气病的兼挟证,在儿科是比较多见的。如时气败病候,是时气病的变证。如得吐下后犹热,病后不嗜食面色青以及复发等,为病后的几个常见证候。条文虽不多,却很符合儿科临床实际。

三十九、温病候(40)

[原文] 温病者,是冬时严寒,人有触冒之,寒气入肌肉,当时不即发,至春得暖气而发,则头痛壮热,谓之温病。又冬时应寒而反暖,其气伤人即发,亦使人头痛壮热,谓之冬温病。凡邪之伤人,皆由触冒,所以感之。小儿虽不能触冒,其乳母抱持解脱,不避风邪冷热之气,所以感病也。

[语译] 温病,是冬令严寒季节,人体感受寒邪,伏于肌肉,当时没有发病,到春天气候暖和,随阳气发泄而发病,出现头痛、壮热等症状,称之为温病。又一种病情,是冬令应寒而反暖,如人体感受了这种非时之气,当时即发病的,也出现头痛、壮热等症状,称之为冬温病。凡邪气伤人,都有一个过程,才能发病。小儿虽然不能自行触冒,但在乳母给他解脱衣服时,不注意避免风邪冷热之气,也会感邪而发病。

四十、温病下利候(41)

[原文] 温病是冬时严寒,人有触冒之,寒气入肌肉,当时不即发,至春成病,得暖气而发,则头痛壮热,谓之温病。又冬时应寒而反温,其气伤人,即发成病,使人头痛壮热,谓之冬温病也。其下利者,是肠胃宿虚,而感于温热之病,热气入于肠胃,与水谷相搏,肠虚则泄,故下利也。

[语译] 温病,是冬时感寒,邪伏肌肉,至春发病;亦有冬时反暖,其气伤人,即时发病,称为冬温病。温病而同时下利者,这是由于患者肠胃素虚,感受温热之邪,热邪乘虚袭于肠胃,与水谷之气相并,肠胃虚则传导功能失职,所以下利。

[按语] 本候文中"温病是冬时严寒……谓之冬温病也",以下数候都重复,语译当从略。

四十一、温病鼻衄候(42)

[原文] 温病者,是冬时严寒,人有触冒之,寒气入肌肉,当时不即发,至春得暖气而发,则头痛壮热,谓之温病。又冬时应寒而反温,其气伤人,即发成病,谓之冬温病,并皆头痛壮热。其鼻衄者,热乘于气,而入血也。肺候身之皮毛,主于气,开窍于鼻。温病则邪先客皮肤,而搏于气,结聚成热,热乘于血,血得热则流散,发从鼻出者,为衄也。凡候热病鼻欲衄,其数发汗,汗不出,或初染病已来都不汗,而鼻燥喘息,鼻气有声,如此者,必衄也。小儿衄,止至一升数合,热因得歇,若至一斗数升,则死矣。

[语译] 温病见鼻衄者,是邪热乘于气分,入于血分所致。肺合皮毛,主气,开窍于鼻。温病的发生,都是邪热先客皮毛腠理,继而搏于气分,郁聚生热,热入血分,血得热则流散妄行,从鼻而出,即为鼻衄。凡是观察温热病欲发鼻衄者,可见,多次发汗,汗仍不出,或得病以来,从未出汗者。同时见鼻窍干燥,呼吸气粗,鼻息有声,这样,就必然发生鼻衄。小儿温病鼻衄,只要一升或数合,发热即可随之而退,如多至一斗或数斗,则气血大伤,就有生命危险。

四十二、温病结胸①候(43)

[原文] 温病是冬时严寒,人有触冒之,寒气入肌肉,当时不即发,至春得暖气而发,则头痛壮热,谓之温病。又冬时应寒而反温,其气伤人,即发成病,谓之冬温病,并皆头痛壮热。凡温

热之病,四五日之后,热入里,内热腹满者,宜下之。若热未入里,而下之早者,里虚气逆,热结胸上,则胸否满短气,谓之结胸也。

[校勘]

①结胸:原作"胸结",据本候内容改。

[语译] 温热之病,在四五日以后,邪热传里,而内热腹满者,当用攻下法治疗。如邪热未尽入里,而过早地用下法攻之,必致里虚气逆,邪热搏结于胸上,以致胸中痞满,呼吸短气,这种症候,称为结胸。

[按语] 本候论述温病结胸,与卷七伤寒结胸候病机相同,都是病发于阳,而早下之,热气乘虚,而否结不散之证,可以互参。

四十三、患斑毒病候(44)

[原文] 斑毒之病,是热气入胃。而胃主肌肉,其热挟毒,蕴积于胃,毒气熏发于肌肉。状如蚊蚤所啮,赤斑起,周匝遍体。此病或是伤寒,或时气,或温病,皆由热不时歇,故热入胃,变成毒,乃①发斑也。凡发赤斑者,十生一死;黑者,十死一生。

[校勘]

①乃:原作"及",从汪本、鄂本改。

[语译] 斑毒病,是由热气入于胃所致。因为胃主肌肉,热气挟毒,蕴积于胃,毒气熏蒸,发于肌肉,成为斑毒。形如蚊子、跳蚤所咬,发出红斑,遍布周身。这种斑毒,可见于伤寒、时气、温病等,大都由于高热不能及时消退,邪热入胃,热甚变毒,所以发斑。凡发斑色赤者,预后较好;色黑者,预后多凶。

四十四、黄病候(45)

[原文] 黄病者,是热入脾胃,热气蕴积,与谷气相搏,蒸发于外,故皮肤悉黄,眼亦黄。脾与胃合,俱象土,候肌肉,其色黄。

故脾胃内热积蒸,发令肌肤黄。此或是伤寒,或时行,或温病,皆由热不时解,所以入胃也。凡发黄而下利,心腹满者死。诊其脉沉细者死。

又有百日半岁小儿,非关伤寒温病而身微黄者,亦是胃热,慎不可灸也,灸之则热甚。此是将息过度所为。微薄其衣,数与除热粉散,粉之自①歇,不得妄与汤药及灸也。

[校勘]

①自:原作"目",从本候内容改。

[语译]　黄病,是由于热邪侵入脾胃,热气蕴积不散,与水谷之气相搏,变生湿热,蒸发于外,所以周身皮肤发黄,两眼巩膜亦黄。脾与胃,俱属土,主肌肉,其色黄。所以脾胃内有积热熏蒸,外发肌肤,便成黄病。这种黄病,有见于伤寒,或见于时行病,或见于温病者,都是由于发热不能及时解散,热迫于胃所致。假如发黄而见下利,同时心腹部胀满者,为中焦有湿热实邪,而脾气又下陷所致,其预后不良。如诊得脉象沉细的,此乃阳证见阴脉,预后亦不良。

还有一种发黄,在百日、半岁的小儿,并非因伤寒、温病,而周身肌肤微黄的,亦属于胃热熏蒸的关系,切不可使用灸法,灸之其热更盛。这种发黄乃是抚养护理失宜所致,应该减少些衣着,多用除热散扑身,其黄自消,千万不能随便给服汤药和使用灸法。

[按语]　本候论述小儿黄病有两种病情,一种是属于热性传染病,可见于伤寒、时行、温病等;另一种是半岁左右的婴幼儿,不是由于热性病传染,而是本身有胃热,只要减其衣服,适当将息,可以自愈,不得妄投汤药及艾灸。这样的鉴别诊断和处理方法,在临床上很有指导意义。

四十五、黄疸病候(46)

[原文]　黄疸之病,由脾胃气实,而外有温气乘之,变生热。

脾与胃合,候肌肉,俱象土,其色黄。胃为水谷之海,热搏水谷气,蕴积成黄,蒸发于外,身疼髀背强,大小便涩,皮肤面目齿爪皆黄,小便如屋尘色,著物皆黄是也。小便宣利者,易治,若心腹满,小便涩者,多难治也。不渴者易治,渴者难治。脉沉细而腹满者,死也。

[语译] 黄疸病,是由于脾胃气实,外有温邪乘袭,变化生热所致。因为脾与胃合,外候肌肉,俱象于土,其色黄。胃为水谷之海,胃热与水谷之气相搏,变生湿热,蒸发于外,即成黄疸。同时兼见身痛,肩背强急,大小便涩而不畅,皮肤、面目、牙齿、爪甲皆黄,小便色黄如屋漏水,著物都黄等证。这种黄疸病,小便通利者易治,如其脘腹胀满,小便涩而不畅者,难治。口不渴者易治,渴而饮水者难治。脉来沉细,腹部胀满者,多为死证。

四十六、胎疸候(47)

[原文] 小儿在胎,其母脏气有热,熏蒸于胎,至生下小儿,体皆黄,谓之胎疸也。

[语译] 小儿在胎时,由于母体脏气有热,熏蒸于胎,所以出生以后,遍体发黄。这种发黄,称之为胎疸。

[按语] 胎疸,见于新生儿,现称新生儿黄疸,分生理性黄疸与病理性黄疸两种。前者一般在7～10天内自行消退,不需治疗。后者持续不退,并有进行性的加重,须查明原因,及时处理。

又,本卷小儿黄病四论,基本上可以分为两种类型,一种是属于传染性肝炎的病情,一种是小儿疾病,如小儿微黄、胎疸。条文虽不多,已经概括了小儿常见的黄病。

四十七、疟病候(48)

[原文] 疟病者,由夏伤于暑,客于皮肤,至秋因劳动血气,腠理虚而邪乘之,动前暑热,正邪相击,阴阳交争,阳盛则热,阴

盛则寒,阴阳更盛更虚,故发寒热;阴阳相离,则寒热俱歇。若邪动气至,交争复发,故疟休作有时。

其发时节渐晏者,此由邪客于风府,邪循膂而下,卫气一日一夜常大会于风府,其明日日下一节,故其作日晏。其发早者,卫气之行风府,日下一节,二十一日下至尾骶,二十二日入脊内,上注于伏冲之脉,其行九日,出于缺盆之内,其气日上,故其病发更早。

其间日发者,由邪气内薄五脏,横连募原,其道远,其气深,其行迟,不能日作,故间日蓄积乃发也。

小儿未能触冒于暑,而亦病疟者,是乳母抱持解脱,不避风者也。

[语译] 从略。

[按语] 本候内容,与本书卷十一疟病候、间日疟候等内容相同,可互参。小儿疟病的成因,责之于乳母抚养不慎,不避于风,这是不全面的。

四十八、疟后余热候(49)

[原文] 夫风邪所伤,是客于皮肤,而痰饮渍于脏腑,致令血气不和,阴阳交争。若真气胜,则邪气退,邪气未尽,故发疟也。邪气虽退,气血尚虚,邪气干于真气,脏腑壅否,热气未散,故余热往来也。

[语译] 风邪侵袭,客于肌肤,而又有痰饮,浸渍于脏腑,以致血气不和,阴阳交争。若正气胜,则邪气退,病亦自愈,如邪气没有完全退尽,便会发生疟病。也有邪气虽然已退,但气血尚虚,余邪干扰正气,脏腑之气壅塞痞隔,热气不能外散,故有余热往来。

四十九、患疟后胁内结硬候(50)

[原文] 疟是夏伤于暑,热客于皮肤,至秋复为风邪所折,

阴阳交争,故发寒热。其病正发,寒热交争之时,热气乘脏,脏则燥而渴,渴而引饮,饮停成癖,结于胁下,故瘥后胁内结硬也。

[语译] 疟病是夏伤于暑,热邪留于皮肤,至秋复为风邪所引发。其发为阴阳交争,所以寒热互见。在寒热交争的时候,热气乘于里,津液被劫,则里燥而口渴。渴饮过多,不能运化,以致水饮内停,结于胁下,成为癖块。所以疟疾虽愈,而胁下结有痞块不除。

[按语] 疟后胁下结硬,是由于邪阻气机,气血运动不畅,饮停胁下所致,亦称疟母,即是脾脏肿大。小儿疟后脾脏肿大,较成人尤为明显,所以本候指出,是具有实践意义。

五十、疟后内热渴引饮候(51)

[原文] 疟病者,是夏伤于暑,热客于皮肤,至秋复为风邪所折,阴阳交争,故发寒热成疟。凡疟发欲解则汗,汗则津液减耗。又热乘于脏,脏虚燥。其疟瘥之后,腑脏未和,津液未复,故内犹热,渴而引饮也。若引饮不止,小便涩者,则变成癖也。

[语译] 疟病的发作,是由夏伤于暑,暑热客于皮肤,至秋复为风邪所伤,以致阴阳交争,发寒热而成疟。凡疟病欲解,必然出汗,汗出则津液耗伤。同时邪热乘里,则里气虚燥。当疟病瘥愈之后,而腑脏尚未调和,津液尚未恢复,所以里热犹存,口渴而饮水。如引饮不止,小便涩少不畅者,水结于胁下,就会变成癖积。

五十一、寒热往来候(52)

[原文] 风邪外客于皮肤,内而①痰饮渍于腑脏,致令血气不和,阴阳更相乘克,阳胜则热,阴胜则寒。阴阳之气,为邪所乘,邪与正相干,阴阳交争,时发时止,则寒热往来也。

[校勘]
①内而:元本作"而内"。以下诸候同。

[语译]　风邪从外侵袭于肤腠,内有痰饮浸渍于腑脏,以致气血不和,阴阳相互乘克,阳气胜则发热,阴气胜则恶寒。阴阳之气,为邪气所乘袭,邪气与正气相干,则阴阳之气交争,时发时止,所以出现寒热往来的症候。

[按语]　本候论述小儿寒热往来的发病原因及其病理变化,是寒热往来候的提纲,以下各条,是本候的各种兼见证候。

又,本候论述寒热往来的病原,责之内外合邪,既有外来风邪因素,又有痰饮渍于腑脏,以致气血不和,寒热往来,这种论述,反映了小儿寒热病的特点。因此,它与本书卷十一的往来寒热疟候,卷十二的寒热往来候均有不同之处。

五十二、寒热往来五脏烦满候(53)

[原文]　风邪外客于皮肤,内而痰饮渍于腑脏,致令血气不和,阴阳交争,故寒热往来。而热乘五脏,气积不泄,故寒热往来,而五脏烦满。

[语译]　风邪从外侵袭于肤腠,内有痰饮浸渍于脏腑,以致血气不和,阴阳交争,所以出现寒热往来。而邪热乘袭五脏,气机郁结不通,所以寒热往来,而五脏烦满。

[按语]　本候文中“风邪外客于皮肤……故寒热往来”,以下数候都重复,语译当从略。

五十三、寒热往来腹痛候(54)

[原文]　风邪外客于皮肤,内而痰饮渍于腑脏,血气不和,则阴阳交争,故寒热往来。而脏虚本挟宿寒,邪入于脏,与寒相搏,而击于脏气,故寒热往来,而腹痛也。

[语译]　寒热往来而兼见腹痛者,这是由于患者脏气素虚,本有宿寒,风邪乘虚入脏,与宿寒相搏,而冲击脏气,所以寒热往来,而又兼见腹痛。

五十四、寒热结实候(55)

[原文] 外为风邪客于皮肤,内而痰饮渍于腑脏,使血气不和,阴阳交争,则发寒热。而脏气本实,复为寒热所乘,则积气在内,使人胸胁心腹烦热而满,大便苦难,小便亦涩,是为寒热结实。

[语译] 寒热结实证候,是由于其人脏气本有壅滞,又受到寒热邪气的侵袭,以致积滞与寒热邪气相互搏结,壅积在里,郁而生热,所以使人胸胁心腹之间烦热胀满,大便不通利,小便也不畅,出现了实热结实之证。

[按语] 从本篇上下各条文例看,本候标题"寒热"之下,似应有"往来"二字,方趋一致。是否因为寒热结实,邪从热化,已不见寒热往来,而但见发热,可以进一步研究。

五十五、寒热往来食不消候(56)

[原文] 风邪外客于皮肤,内有痰饮渍于腑脏,使血气不和,阴阳交争,则寒热往来。其脾胃之气,宿挟虚冷,表虽寒热,而内冷发动,故食不消也。

[语译] 寒热往来而食不消化,是由于其人脾胃之气虚弱,素挟虚寒,外表虽因感邪但见寒热往来,而在内的宿冷又乘虚发作,致使脾阳不振,所以寒热往来而又食不消化。

五十六、寒热往来能食不生肌肉候(57)

[原文] 风邪外客于皮肤,内而痰饮渍于腑脏,使血气不和,阴阳交争,故发寒热往来。胃气挟热,热则消谷,谷消则引食。阴阳交争,为血气不和,血气不和,则不能充养身体。故寒热往来,虽能食而不生肌肉也。

[语译] 寒热往来能食而不生肌肉者,是其人胃家有热,热则消谷,善饥而能食。但又因阴阳交争,为气血不和,气血不和,

则不能荣养身体。所以出现寒热往来,虽然能食,但不长肉的证候。

[按语] 以上六候,寒热往来而又兼见诸证,确是儿科临床的特有病情。似疟又不都是疟疾,邪积内伤,往往缠绵反复,有发展成为疳劳者。再从诸候的兼见证状来看,如五脏烦满,腹痛,结实,食不消和能食不生肌肉等,都是属于脾胃病变,而且与患儿的体质有直接关系,即脏气本虚易挟寒,脏气本实易化热,脾胃虚冷食不化,胃气挟热则能食不生肌肉等,这反映当时的观察已很细致,亦可以了解,中医儿科学的发展,历史是很早的。

五十七、胃中有热候(58)

[原文] 小儿血气俱盛者,则腑脏皆实,故胃中生热。其状,大便则黄,四肢温壮,翕然体热。

[语译] 小儿气血旺盛者,其脏腑都实,所以胃中生热。其症状是,大便色黄,四肢温热,身体翕翕发热。

五十八、热烦候(59)

[原文] 小儿脏腑实,血气盛者,表里俱热,则苦烦躁不安,皮肤壮热也。

[语译] 小儿脏腑气实,气血旺盛者,如其感邪,易从热化,往往成为表里俱热之证,出现烦躁不安,体表有高热等证候。

五十九、热渴候(60)

[原文] 小儿血气盛者,则腑脏生热,热则脏燥,故令渴。

[语译] 小儿气血俱盛者,则脏腑多生内热,热则损伤津液,内脏干燥,所以热而口渴。

[按语] 在养小儿候指出,"小儿腑脏之气软弱,易虚易实"。以上三候,皆是论述脏腑实,气血盛者,这类体质的患儿,

容易产生内热,所以临床表现为实证、热证。如发热大便黄,烦躁不安,口渴引饮,均属于实热证候。尤其在小儿外感热病中,是较为多见。但须注意,即便是热证实证,也要考虑到"易虚"的一面,这亦是儿科的特点。

六十、中客忤候(61)

[原文] 小儿中客忤者,是小儿神气软弱,忽有非常之物,或未经识见之人触之,与鬼神气相忤而发病,谓之客忤也,亦名中客,又名中人。其状,吐下青黄白色,水谷解离[1],腹痛反倒夭矫[2],面变易五色[3],其状似痫,但眼不上摇[4]耳,其脉弦急数者是也。若失时不治,久则难治。若乳母饮酒过度,醉及房劳喘后乳者,最剧,能杀儿也。

[注释]

[1]水谷解离:即水谷不化,大便不实。

[2]反倒夭矫:即反复颠倒,屈伸不安。

[3]面变易五色:谓面色变化无定。

[4]眼不上摇:即不戴眼。

[语译] 小儿中客忤,是由于小儿神气怯弱,突然遇到不常见的事物,或者与素不相识的人接触,因而发病,称谓客忤,亦称中客,又称中人。其症状是,突然发生吐下,吐出物为青黄白色,泻下的粪便水谷不化,同时腹痛甚剧,反复颠倒,屈伸不安,面色亦变化无常,状似痫病,但目珠不上视,其脉象弦急而数。如不及时治疗,久则难于治疗。假如由于乳母醉酒、房劳或喘后给小儿哺乳成病者,病情更重,有生命危险。

六十一、为鬼所持候(62)

[原文] 小儿神气软弱,精爽[1]微羸,而神魂被鬼所持录[2]。其状,不觉有余疾,直尔[3]萎黄,多大啼唤,口气常①臭是也。

[校勘]

①常:鄂本无此字。

[注释]

[1]精爽:犹言精神。

[2]持录:与卷二十三卒魇候"执录"义同。

[3]直尔:只是。

[语译]　小儿鬼持,是由于患儿神气软弱,精神不振,身体虚羸,而精神魂魄似乎被鬼神所把持。其形症,不觉有什么其它疾病,只是面色萎黄,时多啼哭叫喊,口气常臭。

六十二、卒死候(63)

[原文]　小儿卒死者,是三虚而遇贼风,故无病仓卒[1]而死也。三虚者,乘年之衰一也,逢月之空二也,失时之和三也。有人因此三虚,复为贼风所伤,使阴气偏竭于内,阳气阻隔于外,而气壅闭,阴阳不通,故暴绝而死也。若腑脏未竭,良久乃苏;亦有兼挟鬼神气者,皆有顷,邪退乃生也。

凡中客忤及中恶卒死,而邪气不尽,停滞心腹,久乃发动,多变成注也。

[注释]

[1]仓卒:突然、急速的意思。

[语译]　小儿突然死亡者,是因三虚而遇到贼风侵袭所致。三虚,即乘年之衰,逢月之空,失时之和。有的人因此三虚,复为贼风所害,使阴气偏竭于内,阳气阻隔于外,气机壅闭,以致阴阳二气壅塞不通,所以突然死亡。如其患儿脏腑之气未全绝,过一些时间就能复苏;也有兼挟鬼神之气的,则不久邪退,便能苏醒。

凡中客忤、中恶、卒死等急症,如治而邪气不尽,留滞于心腹之间,经久以后,多数变成注病,缠绵不已。

六十三、中恶候(64)

[原文] 小儿中恶者,是鬼邪之气卒中于人也。无问大小,若阴阳顺理,荣卫平和,神守则强,邪不干正。若精气衰弱,则鬼毒恶气中之。其状,先无他病,卒然心腹刺痛,闷乱欲死是也。

凡中恶腹大而满,脉紧大而浮者死;紧细而微者生。余势不尽,停滞脏腑之间,更发后,变为注也。

[语译] 小儿中恶者,是鬼邪之气突然中人所致。无论年龄大小、若阴阳协调,营卫平和,精神的护卫功能就强盛,邪气不能干犯正气,假如精气衰弱,则鬼毒恶气,便易中伤。中恶的症状,以前并无疾病,突然发生心腹部刺痛,神情闷乱欲死。

凡中恶病,腹大而胀满,脉来紧大而浮者,预后不良;脉来紧细而微者,预后较佳。如其病后余邪不尽,停滞在脏腑之间,反复发作,就会变成注病。

[按语] 以上四候,均为小儿急症。古代医家由于历史条件所限因而病因所云"鬼神"、"贼风"等,但是,认识到发病与否,取决于内因,所谓"阴阳顺理,营卫平和,神守则强,邪不干正"等。其病症,临床上是常见的。

在"客忤"、"中恶"候中,皆有剧烈腹痛的症状,如"腹痛反倒夭矫"、"卒然心腹刺痛,闷乱欲死",根据这些症状,应考虑小儿急腹症,如肠梗阻、肠套叠、胆道蛔虫病等,应及时给予抢救治疗。

又,中客忤以下各候,可与本书卷二十三有关各候互参。

卷四十七

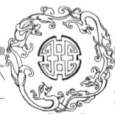

小儿杂病诸候三　凡四十五论[1]

六十四、注候(65)

[原文]　注之言住也,谓其风邪气留人身内也。人无问大小,若血气虚衰,则阴阳失守,风邪鬼气,因而客之,留在肌肉之间,连滞腑脏之内。或皮肤瞤动,游易无常,或心腹刺痛,或体热皮肿,沈滞至死,死又注易傍人,故为注也。

小儿不能触冒风邪,多因乳母解脱之时,不避温凉暑湿,或抱持出入早晚,其神魂软弱,而为鬼气所伤,故病也。

[注释]

[1]凡四十五论:本卷把阴肿候一论移入卷五十,从卷四十八调入无辜病候一论,仍为四十五论。

[语译]　注,留住的意思,即是风邪气留住在人体内。无论大人小孩,如气血虚衰,则阴阳不能内守,风邪之气因而乘虚侵袭,留住在肌肉之间,停滞于脏腑之内。其症状,或皮肤瞤动,游走不定,或心腹刺痛,或体热,皮肿等。这些症状,常持续很久时间,甚至缠绵致死,死后又有可能传染给旁人,所以称之为注病。

小儿不会直接触冒风邪,大都因为乳母护理不当,替小儿解脱衣裳的时候,不注意避免温、凉、暑、湿,或清早夜晚随便抱持小儿出入,小儿神魂怯弱,所以亦能为风邪所伤,发生注病。

六十五、尸注候(66)

[原文] 尸注者,是五尸之中一尸注也。人无问大小①,腹内皆有尸虫。尸虫为性忌恶,多接引外邪,共为患害。小儿血气衰弱者,精神亦羸,故尸注因而为病。其状沉默,不的知病处,或寒热淋沥,涉引岁月,遂至于死,死又注易傍人,故名之为尸注也。

[校勘]
①大小:原作"小大",从本篇"注候"文例改,鄂本亦作"大小"。

[语译] 尸注,是五尸病中的一种。不问大人小孩,腹内都有尸虫。尸虫为性忌恶,能接引外邪,共同为害于人。小儿气血衰弱,精神亦较虚羸,所以尸虫能乘虚为病。尸注的症状,患儿精神沉默,但不能确切知道病痛所在,或寒热持续不断,甚至经年累月,一直到死,死后尸虫又传染给旁人,这就称为尸注病。

六十六、蛊注候(67)

[原文] 人聚虫蛇杂类,以器皿盛之,令相啖食,余一存者,即名为蛊,能变化,或随饮食入腹,食人五脏。小儿有中者,病状与大人老子无异,则心腹刺痛,懊闷,急者即死,缓者涉历岁月,渐深羸困,食心脏尽利血,心脏烂乃至死,死又注易旁人,故为蛊注也。

[语译] 蛊注,是由蛊毒随饮食进入腹内,侵蚀五脏所引起。小儿中蛊毒,其病状与大人无异,也是为心腹刺痛,懊侬烦闷,病情急者,会立即死亡,缓者可经年累月,消瘦困乏,逐渐加重。蛊毒蚀于心脏,则便利脓血,甚则心脏伤烂,乃至死亡,死后又传染给旁人,所以称为蛊注候。

六十七、腹胀候(69)

[原文] 腹胀,是冷气客于脏故也。小儿腑脏嫩弱,有风冷邪气客之,搏于脏气,则令腹胀。若脾虚,冷移入于胃,食则不消。若肠虚,冷气乘之,则变下利。

[语译] 腹胀,是因为风冷邪气乘袭于内脏所致。小儿脏腑嫩弱,风冷邪气较易乘袭,邪搏内脏,则阳气不运,所以出现腹胀。如小儿脾虚,则寒冷之邪移入于胃,胃寒不能化谷,则食不消化。如大肠虚,风冷邪气乘虚侵袭,则传导失职,变为下利。

六十八、霍乱候(70)

[原文] 霍乱者,阴阳清浊二气相干,谓之气乱;气乱于肠胃之间,为霍乱也。小儿肠胃嫩弱,因解脱逢风冷,乳哺不消,而变吐利也。或乳母触冒风冷,食饮生冷物,皆冷气流入乳,令乳变败,儿若饮之,亦成霍乱吐利。皆是触犯腑脏,使清浊之气相干,故霍乱也。挟风而络①实者,则身发热,头痛体②疼,而复吐利。

凡小儿霍乱,皆须暂断乳,亦以药与乳母服,令血气调适,乳汁温和故也。小儿吐利不止,血气变乱,即发惊痫也。

[校勘]
①络:本书卷二十二霍乱候无此字。
②体:原作"骼",从本书卷二十二霍乱候改。

[语译] 霍乱,是阴阳清浊二气相互干扰,称之为气乱;气乱于肠胃,则成为霍乱。小儿肠胃嫩弱,因解脱衣服,感受风冷,哺乳不消,可以发生上吐下泄。也有因为乳母触冒风冷,或饮食生冷,冷气皆能侵乳,致使乳汁发生变化,小儿饮后,也可引起霍乱。这些都是邪积触犯脏腑,使肠胃之气清浊相干,所以产生霍乱。如兼挟风冷,经络表实者,则见身体发热,头痛体疼,同时上吐下泄。

凡小儿患霍乱病,都需暂时断乳,同时,也给乳母服药,使乳母气血和调,乳汁温和。如小儿吐利不止,精液耗损,气血变乱,就会发生惊痫。

六十九、吐利候(71)

[原文] 吐利者,由肠虚而胃气逆故也。小儿有解脱,而风冷入肠胃,肠胃虚则泄利,胃气逆则呕吐。此大体与霍乱相似而小轻,不剧闷顿[1],故直云[2]吐利,亦不呼为霍乱也。

[注释]

[1]闷顿:烦闷困顿。

[2]直云:但称之意。

[语译] 吐利,是由于肠虚而胃气上逆的缘故。小儿有因解脱衣服,风冷侵入肠胃,肠胃气虚,则大便泄利,胃气上逆,则呕吐。症状大体与霍乱相似,而病情较轻,神色上亦不太烦闷困顿,所以但称之为吐利,不称作霍乱。

七十、服汤中毒①毒气吐下候(72)

[原文] 春夏以汤下小儿,其肠胃脆嫩,不胜药势,遂吐下不止,药气熏脏腑,乃烦懊顿乏者,谓此为中毒,毒气吐下也。

[校勘]

①毒:原无,从本书目录补。

[语译] 春夏季给小儿服用攻下药,如其肠胃脆弱,不胜攻下药,以致吐下不止者,这是药气熏于脏腑,所以烦闷懊恼困顿。这是为药物中毒,毒气伤于肠胃,而产生吐下。

七十一、呕吐逆候(73)

[原文] 儿啼未定,气息未调,乳母忽①遽[1]以乳饮之,其气尚逆,乳不得下,停滞胸膈,则胸满气急②,令儿呕逆变吐。

又,乳母将息取冷,冷气入乳,乳变坏,不捻除之,仍③以饮儿,冷乳入腹,与胃气相逆,则腹胀痛,气息喘急,亦令呕吐。

又,解脱换易衣裳及洗浴,露儿身体,不避风冷,风冷因客肤腠,搏血气,则冷入于胃,则腹胀痛而呕吐也。凡如此,风冷变坏之乳,非直令呕吐,胃虚冷入于大肠,则为利也。

[校勘]

①忽:《圣惠方》卷八十四治小儿呕吐不止诸方同。鄂本作"匆"。

②则胸满气急:《圣惠方》作"则气满急"。

③仍:《圣惠方》作"乃"。

[注释]

[1]忽遽(jù 据):仓卒的意思。

[语译] 婴儿啼哭未停,气息未平,乳母仓卒地给予哺乳,这时婴儿胃气尚向上逆,乳不得下,停滞于胸膈,则胸满气急,使婴儿呕逆变吐。

又,乳母贪凉取冷,冷气入乳,乳汁变坏,又不挤掉,仍予喂哺,冷乳入儿腹,与胃气相逆,则腹胀作痛,气息喘急,亦致呕吐。

又,婴儿因脱换衣裳,或者洗浴,裸露身体,没有防避风冷,风冷侵袭肌肤,搏于气血,传入于胃,则腹胀作痛,亦能发生呕吐。凡如此等,因风冷而变坏的乳汁,非但能引起呕吐,而且胃家虚冷,邪入于大肠,还能变生下利。

七十二、哕候(74)

[原文] 小儿哕,由哺乳冷,冷气入胃,与胃气相逆,冷折胃气不通,则令哕也。

[语译] 小儿呃逆,是由于吃了冷乳,冷气入胃,与胃气相逆,冷乳遏抑胃气,胃气不能宣通,所以发生呃逆。

七十三、吐血候(75)

[原文] 小儿吐血者,是有热气盛而血虚,热乘于血,血性

得热则流散妄行,气逆即血随气上,故令吐血也。

[语译] 小儿吐血,是由热盛而血虚所引起的,热乘于血,血得热则妄行,气向上逆,血随气上,所以发生吐血。

七十四、难乳候(76)

[原文] 凡小儿初产①,看产人[1]见儿出,急以手料拭[2]儿口,无令恶血得入儿口,则儿腹内调和,无有疾病;若料拭不及时,则恶血秽露,儿咽入腹,令心腹否满短气,儿不能饮乳,谓之难乳。

又云:儿在胎之时,母取冷过度,冷气入胞,令儿著冷,至儿生出,则喜腹痛,不肯饮乳,此则胎寒,亦名难乳也。

[校勘]
①产:汪本作"生"。

[注释]
[1]看产人:即接生员。
[2]料拭:料通"撩",一作"撩拭"。谓撩去异物而拭净之。

[语译] 在婴儿刚出生时,接生员应立即以纱布裹手指,揩拭新生儿的口腔,不使恶血咽下,这样,新生儿腹中调和,不会有什么疾病;如揩拭不及时,则恶血秽露,咽入腹中,使心腹痞满、短气,不会吮乳,这就称为"难乳"。

又有一说,儿在母腹时,由于妊妇贪凉取冷过度,冷气侵入胞胎,致使胎儿受冷,待出生以后,小儿经常腹痛,不肯吮乳,这是属于胎寒,也称为"难乳"。

七十五、吐呗候(77)

[原文] 小儿吐呗者,由乳哺冷热不调故也。儿乳哺不调,则停积胸膈,因更饮乳哺,前后相触,气不得宣流,故吐呗出。诊其脉浮者,无苦也。

[语译] 小儿吐乳,多因乳哺时冷热不调的缘故。乳哺不

调,则乳食停积胸膈,不能消化,如再次哺乳,则新进入的与未消化的乳食相继停积,以致胃气不得畅通,所以出现吐乳。诊其脉象,如是浮脉,则胃气尚盛,并无所苦,不会成病。

七十六、痰候(81)

[原文] 痰者,水饮停积胸膈之间而结聚也①。小儿饮乳,因冷热不调,停积胸膈之间,结聚成痰,痰多则令儿饮乳不下,吐涎沫。变结②而微,壮热也;痰实壮热不止,则发惊痫。

[校勘]
①而结聚也:汪本、鄂本均作"结聚痰也"。
②变结:《圣惠方》卷八十四治小儿痰实诸方无此二字。

[语译] 痰,是由于水饮停积在胸膈之间,结聚而成。因为小儿饮乳之后,冷热不调,以致乳汁停积于胸膈之间,结聚为痰,胸中痰多,使小儿饮乳汁后不能运化,口吐涎沫。如结聚而比较轻微的,则发壮热;如痰实内聚,壮热不退,就可能并发惊痫。

七十七、胸膈有寒候(82)

[原文] 三焦不调,则寒气独留,膈上不通,则令儿乳哺不得消下,噫气酸臭,胸膈否满,甚则气息喘急。

[语译] 三焦气化功能不调,则寒气独留于胸膈,以致上焦阳气不能宣通,使小儿所进乳食,不得消化而下,嗳气酸臭,胸膈痞闷胀满,严重者还会出现呼吸喘急的症状。

七十八、癥瘕癖结候(83)

[原文] 五脏不和,三焦不调,有寒冷之气客之,则令乳哺不消化,结聚成癥癖也。其状,按之不动,有形段者癥也;推之浮移者瘕也;其弦急牢强,或在左,或在右,癖也。皆由冷气痰水食饮结聚所成,故云癥瘕癖结也。

[语译] 五脏不和,三焦不调,如有寒冷之气侵入,致使小

儿乳食不能消化,久之则结聚成为癥癖。其症状,腹部有包块,按之不移动,有形段者,为癥;如推之浮移活动者,为瘕;如包块坚硬,或在左,或在右者,为癖。所有这些证候,都是由于冷气内乘,与痰水乳食相互结聚所致。

七十九、否结候(84)

[原文] 否者,塞也。小儿胸膈热实,腹内有留饮,致令荣卫否塞,腑脏之气不宣通,其病①腹内气结胀满,或时壮热是也。

[校勘]

①病:原作"痛",从本书卷二十诸否候改。

[语译] 痞,就是痞塞之证。小儿痞结,是因胸膈间有实热,腹内又有停饮,饮与热结,以致营卫运行不畅,脏腑气机不得宣通,所以胸膈痞塞,腹内气结胀满,或者有时身发壮热。

八十、宿食不消候(85)

[原文] 小儿宿食不消者,脾胃冷故也。小儿乳哺饮食,取冷过度,冷气积于脾胃,脾胃则冷。胃为水谷之海,脾气磨而消之,胃气①和调,则乳哺消化。若伤于冷,则宿食不消。诊其三部脉沉者,乳不消也。

[校勘]

①胃气:《圣惠方》卷八十八治小儿宿食不消诸方作"其二气"。

[语译] 小儿宿食不消,是由于脾胃寒冷所致。小儿哺乳饮食,如过多地喂食生冷,冷气停积于脾胃,就导致脾胃寒冷。胃腑为受纳水谷的器官,依靠脾阳运化而消磨水谷,这样脾胃才能调和,乳食才能消化。如脾胃伤于寒冷,则乳食不能消化,而成宿食不消的病候。诊察三部脉象皆沉者,是乳食不消的征象。

[按语] 宿食,即食物不得消化,又称积滞,为儿科中的常见病、多发病。宿食不消的病因,不但是由饮食不避寒冷所致,

而且还有乳食不节,过食肥甘等。其症状为腹痛作胀,嗳气酸臭,大便干结,或粪便溏臭等。又,本书卷二十一有宿食不消候,可以互参。

八十一、伤饱候(86)

[原文] 小儿食不可过饱,饱则伤脾。脾伤不能磨消于食,令小儿四肢沉重,身体苦热,面黄腹大是也。

[语译] 小儿饮食,不可过饱,过饱则伤脾。脾伤则不能消磨食物,亦不能提取水谷的精微,因此小儿四肢沉重无力,身体发热,面黄肌瘦,腹部胀大。

八十二、食不知饱候(87)

[原文] 小儿有嗜食,食已仍不知饱足,又不生肌肉,其但腹大,其大便数而多泄,亦呼为豁泄[1],此肠胃不守故也。

[注释]

[1]豁泄:滑泄的意思。

[语译] 小儿贪食无度,进食之后,仍然不知饱足,又不生长肌肉,形体消瘦,但其腹部膨大,大便频数而泄泻,这种泄泻,亦有称为豁泄,这是肠胃虚弱,失于固守的缘故。

[按语] 本候所论,能食不生肌肉,腹大而便泄,属于胃强脾弱之证,亦为小儿疳积的常见证候。文中责之"肠胃不守",对于疳证的临床治疗,颇有指导意义。

八十三、哺露候(88)

[原文] 小儿乳哺不调,伤于脾胃。脾胃衰弱,不能饮食,血气减损,不荣肌肉,而柴辟羸露[1]。其腑脏之不宣,则吸吸苦热,谓之哺露也。

[注释]

[1]柴辟羸露:肢体羸瘦露骨,弱不能行。辟,同"躄",足不

能行之意。

[语译] 小儿哺乳不调,损伤脾胃。脾胃衰弱,不能消化饮食,气血生化之源不足,不能荣养肌肉,以致身体羸瘠,弱不能行。脏腑之气不能宣通,营卫亦不调和,因而翕翕发热,这种证候,称为哺露。

八十四、大腹丁奚候(89)

[原文] 小儿丁奚病者,由哺食过度,而脾胃尚弱,不能磨消故也。哺食不消,则水谷之精减损,无以荣其气血,致肌肉消瘠。其病腹大颈小,黄瘦是也。若久不瘥,则变成谷癥[1]。

伤饱,一名哺露,一名丁奚,三种大体相似,轻重立名也。

[注释]

[1]谷癥:为小儿异嗜症,亦称"米癥"。

[语译] 小儿丁奚病,是由乳食过度,脾胃之气尚弱,不能消化水谷所致。因为乳食不消,水谷中的精微摄取较少,无以荣养气血,以致肌肉消瘦。其病状是,腹大如鼓,颈部细小,皮肉黄瘦。若久久不愈,则变成谷癥。

伤饱、哺露、丁奚,三候大体相似,仅从病情的轻重,分别命名而已。

八十五、无辜病候(卷四十八 154)

[原文] 小儿面黄发直,时壮热,饮食不生肌肤,积经日月,遂致死者,谓之无辜。言天上有鸟,名无辜,昼伏夜游,洗浣小儿衣席,露之经宿,此鸟即飞从上过,而取此衣与小儿著,并席与小儿卧,便令儿著此病。

[语译] 小儿面色萎黄,头发枯憔坚直,时有壮热,饮食不生肌肤,日积月累,不能恢复,以致死亡者,称为无辜病。

[按语] 本候从卷四十八移此。

八十六、被魅候（103）

[原文]　小儿所以有魅病[1]者,妇人怀娠,有恶神导其腹中胎,妒嫉而制伏他小儿令病也。任娠妇人,不必悉能致魅,人时有此耳,魅之为疾,喜微微下,寒热有去来,毫毛鬈髶[2]不悦,是其证也。

[注释]

[1]魅(jì 技)病:有鬼神作祟的病。

[2]鬈髶(zhēng níng 争宁):毛发零乱貌。

[语译]　小儿魅病,是由于乳母妊娠,精华下荫,冲任之脉,不能上行,气则壅而为热,血则郁而为毒。儿饮此乳汁则患魅病。主要证见微微下利,时有寒热往来,毫毛头发零乱而缺乏光泽等。

[按语]　以上诸候,均属于小儿疳症,为儿科四大症之一。其形成原因,大都为乳食不节,营养不良,脾胃损伤,气血生化之源不足,外而肌肉筋骨毛发得不到营养,内而五脏阴阳失于调和,所以出现种种见症,如伤饱、哺露、丁奚、无辜、魅病,以及癥瘕、癖结、痞病等。这些论述,尤其是对病因病机的阐发,是祖国医学儿科学的早期资料,并为后世所沿用。如宋《小儿药证直诀》说:"疳皆脾胃病,亡津液之所作也"。《小儿卫生总微论方》亦说:"小儿疳者,因脾脏虚损,津液消亡"。但古人受时代所限,对病因的探讨,如无辜病候、被魅候等,有迷信荒诞之说,可以存而不论。

疳症从现代医学记载来看,包括营养不良、佝偻病、结核病等,涉及的范围较广。

又,被魅候原在利兼渴候之下,因其属于疳症病情,移此便于比较分析。

八十七、洞泄下利候（90）

[原文]　春伤于风,夏为洞泄。小儿有春时解脱衣服,为风

冷所伤,藏在肌肉,至夏因饮食居处不调,又被风冷入于肠胃,先后重沓,为风邪所乘,则下利也。其冷气盛,利甚为洞泄,洞泄不止,为注下也。

凡注下不止者,多变惊痫。所以然者,本挟风邪,因利脏虚,风邪乘之故也。亦变眼痛生障,下焦偏冷,热结上焦,熏于肝故也。

[语译] 春天伤于风邪,邪留不去,到了夏天,可以发生洞泄。小儿因在春天解脱衣服不慎,被风冷所侵袭,邪留肌肉,到夏天因饮食起居不调,又受风冷之邪,侵袭肠胃,这样先后重复受邪,运化与传导失职,而成为下利。若冷气较盛,则下利亦剧,而为洞泄,如洞泄不止,则成为注下。

凡大便注下不止,每多变为惊痫。这是由于本来挟有风邪,因为注下不止,脏气虚弱,导致虚风内动,所以发生惊痫。注下不止,也可发展为两目涩痛,睛生翳障,这是下焦虚冷,邪热上浮,熏蒸于肝,影响于目所致。

[按语] 本候所讲的惊痫、眼痛生障,盖由于小儿洞泄注下较久,出现失水和电解质紊乱,以致肌肉抽动,甚至全身抽搐。又由于经常洞泄不止,导致维生素 A 的吸收不良,出现夜盲症,结膜和角膜失去光泽,变为混浊,甚则由混浊而软化,产生溃疡,即所谓"眼痛生障"之证。

八十八、热利候(94)

[原文] 小儿本挟虚热,而为风所乘,风热俱入于大肠而利[①],是水谷利而色黄者,为热利也。

[校勘]

①利:此后元本、汪本、鄂本均有"为热"二字。

[语译] 小儿本来挟有虚热,而为风邪乘虚袭入,风邪与热俱入于大肠,因而引起下利,这是水谷利而大便色黄者,称之为热利。

[按语] 《圣惠方》卷九十三治小儿热利诸方,与本候文义不同,兹录以供参考。"夫小儿热痢者,由本挟虚热,而又为风热所乘。风之与热,俱入于大肠,而为热痢也。非是水谷之痢,而色黄者,为热痢也"。

又,本篇利病诸候的前后次序,原书罗列较乱,兹从卷十七痢病文例,作了适当调整。

八十九、冷利候(95)

[原文] 小儿肠胃虚,或解脱遇冷,或饮食伤冷,冷气入于肠胃而利,其色白,是为冷利也。冷甚,则利青也。

[语译] 小儿肠胃虚弱,或因解脱衣裳受凉,或因饮食伤冷,冷气侵入肠胃而下利,其利下粪色发白,是为冷利。如受寒较重,则利下粪色发青。

九十、冷热利候(96)

[原文] 小儿先因饮食,有冷气在肠胃之间,而复为热气所伤,而肠胃宿虚,故受于热,冷热相交,而变下利,乍黄乍白,或水或谷,是为冷热利也。

[语译] 小儿先因饮食伤冷,冷气积于肠胃之间,而复为热邪所伤,肠胃素虚,又为热邪所伤,以致冷热相交,变为下利,其粪色有时发黄,有时发白,或是水泄,或挟不消化食物,这种证候,称为热利。

九十一、赤利候(93)

[原文] 小儿有挟客热,客热入于经络,而血得热则流散,渗入大肠,肠虚则泄,故为赤利也。

[语译] 小儿感受外来邪热,邪热侵袭于经络,而荣血得热则流散妄行,渗入大肠,肠虚则泄利,所以产生赤痢。

九十二、赤白滞下候(92)

[原文] 小儿体本挟热,忽为寒所折,气血不调,大肠虚弱者,则冷热俱乘之。热搏血渗肠间,其利则赤;冷搏肠,津液凝,其利则白;冷热相交,血滞相杂,肠虚者泄,故为赤白滞下也。

[语译] 小儿本来挟有热邪,忽受寒邪的侵袭,则气血不调。大肠虚弱者,寒热之邪乘虚袭入。如热邪搏结于血分,血渗于肠间,则利下色赤;如寒邪搏结于肠中,肠中津液凝滞,则利下色白;如冷热相交,则血滞相杂,肠虚而下泄,就成为赤白下痢。

九十三、重下利候(99)

[原文] 重下利者,此是赤白滞下利而挟热多者。热结肛门,利不时下,而久嗗气,谓之重下利也。

[语译] 重下利候,是指赤白痢而挟热偏多的病症。因为热邪下注肛门,频频欲解大便,但解下又不爽利,久久努责,里急后重,所以称为重下利。

九十四、利如膏血候(100)

[原文] 此是赤利肠虚极,肠间脂与血俱下,故谓利如膏血也。

[语译] 利如膏血是赤痢而大肠虚极所致。因为肠虚,肠道的脂膜与血液,均从大便排出,所以称为利如膏血。

九十五、卒利[1]候(97)

[原文] 小儿卒利者,由肠胃虚,暴为冷热之气所伤,而为卒利。热则色黄赤,冷则色青白,若冷热相交,则变为赤白滞利也。

[注释]
[1]卒利:即急性痢疾。"利"通"痢"。

[语译] 小儿急性下痢,是由于肠胃虚弱,突然遭受冷热邪气侵袭所致。因为热邪所伤,则粪色黄赤,寒冷所伤,则粪色青白,如冷热之气相交,则变为赤白相兼的滞痢病。

九十六、久利候(98)

[原文] 春伤于风,至夏为洞泄。小儿春时解脱,为风所伤,藏在肌肉,至夏因为水谷利,经久连滞不瘥也。

凡水谷利久,肠胃虚,易为冷热,得冷则变白脓,得热则变赤血,若冷热相加,则赤白相杂。利久则变肿满,亦变病蛊,亦令呕哕,皆由利久脾胃虚所为也。

[语译] 春天伤于风邪,邪留不去,至夏天就可能患洞泄。小儿每因春时解脱衣裳,为风邪所伤,邪气藏于肌肉之间,至夏湿土当令,肠胃功能减退,不能泌别清浊,而为水谷利,往往迁延缠绵,经久不愈。

凡是水谷利经久不愈,则肠胃虚弱,容易遭受冷热邪气的侵袭,如遇冷则为白色脓液;得热则为赤色血液;冷热相加,则赤白杂下。若痢久不愈,又能变生诸病,或为肿满,或虫动病蛊,或呕吐呃逆,这些都是由于利下过久,脾胃虚弱所致。

九十七、蛊毒利候(101)

[原文] 岁时寒暑不调,而有毒厉之气,小儿解脱,为其所伤,邪与血气相搏,入于肠胃,毒气蕴积,值大肠虚者,则变利血。其利状,血色蕴瘀如鸡鸭肝片,随利下。此是毒气盛热,食于人脏,状如中蛊,故谓之蛊毒利也。

[语译] 岁时寒暑气候不调,就会有疫疬毒气流行。如小儿解脱衣裳不慎,感受了疫疬毒气,伤于气血,入于肠胃,疫疬之气蕴积不去,适逢大肠虚者,就能变为利血。其症状,蕴积的瘀血犹如鸡鸭肝片,随利而下。这是疫毒邪热腐蚀脏腑,状如中蛊毒,所以称为蛊毒痢。

九十八、利兼渴候(102)

[原文] 此是水谷利,津液枯竭,腑脏虚燥则引饮。若小便快者,利断,渴则止。若小便涩,水不行于小肠,渗入肠胃,渴亦不止,利亦不断。凡如此者,皆身体浮肿,脾气弱,不能克水故也。亦必眼痛生障,小儿上焦本热,今又利,下焦虚,上焦热气转盛,热气熏肝故也。

[语译] 下利兼有口渴,这是水谷利,引起津液枯竭,脏腑虚燥,得不到津液濡养,所以口渴引饮。如果小便多而畅利,则下利自愈,津液上布,口渴也就停止。如小便涩少,水液不得下行于小肠,而偏渗于大肠,则下利既不会痊愈,口渴也不会停止。如此病情,每见身体浮肿,这是因为脾虚不能制水,水气泛滥肤腠的缘故。下利不止,还可以见到眼痛生翳,这是因为小儿上焦本有蕴热,现在又因下利,导致下焦亏虚,上焦的热气转盛,热气熏蒸于肝,所以目痛生翳。

九十九、利后虚羸候(91)

[原文] 肠胃虚弱,受风冷则下利。利断之后,脾胃尚虚,谷气犹少,不能荣血气,故虚羸也。

[语译] 小儿肠胃虚弱,受了风寒,就容易发生下利。下利止后,脾胃之气尚虚,水谷精微摄取较少,不能荣养气血,所以形体羸弱。

一〇〇、头身喜汗出候(79)

[原文] 小儿有血气未实者,肤腠则疏,若厚衣温卧,腑脏生热,蒸发腠理,津液泄越,故令头身喜汗也。

[语译] 婴幼儿时期,气血未充,肤腠疏而不密,若衣着过暖,卧褥太厚,则脏腑易于生热,蒸发腠理,津液向外泄越,因而头身容易出汗。

一○一、盗汗候(80)

[原文]　盗汗者,眠睡而汗自出也。小儿阴阳之气嫩弱,腠理易开,若将养过温,因睡卧阴阳气交,津液发泄,而汗自出也。

[语译]　盗汗,即睡中汗出。小儿阴阳之气娇嫩虚弱,腠理不密,容易开泄,如将保养过暖,则在睡卧阴阳交会的时候,津液外泄,而汗自出。

[按语]　以上两候指出,儿喜汗出或盗汗,皆与气血未充,腠理不密有关,如"厚衣温卧","将养过温",则易于出汗。根据临床所见,有属于生理性者,正如朱丹溪《幼科要略》所说:"小儿盗汗不须医,以体属纯阳,汗乃阳泄故也。"有属于病理性者,由于体弱,营卫失调,须及时治疗。

一○二、惊啼候(104)

[原文]　小儿惊啼者,是于眠睡里忽然啼而惊觉也。由风热邪气乘于心,则心脏生热,精神不定,故[1]卧不安,则惊而啼也。

[校勘]
[1]故:《圣惠方》卷八十二治小儿惊啼诸方作"睡"。

[语译]　幼儿惊啼,就是在睡眠中,突然啼哭而惊醒。这是由于风热邪气上乘于心,心脏有热,所以精神不宁,睡卧不安,以致惊叫啼哭,从睡眠中惊醒。

一○三、夜啼候(105)

[原文]　小儿夜啼者,脏冷故也。夜阴气盛,与冷相搏则冷动,冷动与脏气相并,或烦或痛,故令小儿夜啼也。然亦有犯触禁忌,亦令儿夜啼,则可法术断之。

[语译]　小儿夜啼,是由于内脏有寒冷的缘故。夜间阴寒之气较盛,外寒与内冷相互搏击,引动脏冷,影响脏气的运行,或

作心烦,或为腹痛,所以小儿夜啼,不肯入睡。

[按语] 夜啼与惊啼不同,夜啼是夜间啼哭不止,小儿不肯入睡,惊啼则是于睡眠中啼哭惊醒。前者属于脏冷,当伴见面色青白,手冷,曲腰而啼等症;后者属于心热,当伴见面色赤,手热,仰身而啼等,临床以此分别。

一〇四、躽啼候(106)

[原文] 小儿在胎时,其母将养,伤于风冷,邪气入胞,伤儿脏腑。故儿生之后,邪犹在儿腹内,邪动与正气相搏则腰痛,故儿躽张蹙气[1]而啼。

[注释]

[1]躽(yǎn奄)张蹙(cù促)气:形容小儿腹痛时腰曲背弓,气息迫促之状。"躽",曲身。"蹙",迫促。

[语译] 小儿保养失宜,感受风冷之气,侵入脏腑,寒冷与正气相搏,因而发生腹痛,腰曲背弓,气息迫促,啼哭不止。

一〇五、胎寒候(107)

[原文] 小儿在胎时,其母将养,取冷过度,冷气入胞,伤儿肠胃。故儿生之后,冷气犹在肠胃之间。其状,儿肠胃冷,不能消乳哺,或腹胀,或时谷利,令儿颜色素①皅[1],时啼者,是胎寒故也。

[校勘]

①素:正保本作"青"。

[注释]

[1]颜色素皅(pā趴):即面色㿠白。"皅",同"葩"。

[语译] 小儿肠胃素冷,不能消化乳哺,致腹部胀满,或时时下利水谷,面色㿠白无华,经常啼哭,这种证候,称之谓胎寒。

[按语] 本候与躽啼候均认为病因与胎寒有关,从临床所见,这些病人属于脾胃素寒,因受外寒发作等。在此关于胎寒之

说,可进一步探究。

一〇六、腹痛候（108）

[原文] 小儿腹痛,多由冷热不调,冷热之气与脏腑相击,故痛也。其热而痛者,则面赤,或壮热,四肢烦,手足心热是也;冷而痛者,面色或青或白,甚者乃至面黑,唇口爪①皆青是也。

[校勘]

①爪:此后《圣惠方》卷八十三治小儿腹痛诸方有"甲"字。

[语译] 小儿腹痛,多由于冷热不调所引起。因为冷热之气与脏腑相搏击,气机郁滞,所以产生腹痛。如因热而痛者,则伴见面色发赤,或壮热,四肢烦扰,手足心灼热等症;如因冷而痛者,则伴见面色发青或苍白,甚至面黑,口唇、爪甲皆发青。

一〇七、心腹痛候（109）

[原文] 小儿心腹痛者,肠胃宿挟冷,又暴为寒气所加,前后冷气重沓,动与脏气相搏,随气上下,冲击心腹之间,故令心腹痛也。

[语译] 小儿心腹痛者,是因为肠胃中挟有宿冷,又突然为寒邪侵袭,前后冷气重叠,冷气发动,与脏气相搏击,邪正相争,随气冲击于心腹之间,所以心腹疼痛。

一〇八、百病[1]候（78）

[原文] 小儿百病者,由将养乖节,或犯寒温,乳哺失时,乍伤饥饱,致令血气不理,肠胃不调,或欲发惊痫,或欲成伏热。小儿气血脆弱,病易动变,证候百端。若见其微证,即便治之,使不成众病,故谓之百病也。治之若晚,其病则成。凡诸病,至于困者,汗出如珠,著身不流者死也。病如胸陷①者,其口唇干,目上反②,口中气出冷,足与头相抵卧,不举手足,四肢垂,其卧正直如缚状,其掌中冷,至十日必死,不可治也。

［校勘］

①胸陷:《小儿卫生总微论方》卷二诸死绝候及《幼科证治准绳》集之一证治通论均作"囟陷"。

②上反:原作"反张",从鄂本改。

［注释］

[1]百病:泛指多种病。"百",是以言其多。

［语译］ 小儿很多疾病,是由于保养不适当,或者寒暖失调,乳哺失节,乍伤饥饱,以致气血不调,肠胃不和而致。或者发为惊痫,或者变成伏热等。因为小儿气血脆弱,易虚易实,变化多端,证候亦百端。若在初期,症尚轻微,就及时治疗,可以防止发生诸病。如果治疗不及时,其病则成,治愈就比较困难。大凡诸多疾病,当病情严重之时,出现汗出如珠,在皮肤上,不流动者,每是死征。或者囟陷,口唇干燥,两目上视,口中气冷,卧时身体蜷曲,头与足相接触,手足不举,四肢下垂,或者僵卧,正直如绳捆一样,手掌心发凉等,大多属于不治之症,可能在十天内就有生命危险。

［按语］ 本候似是总结性文字,叙述小儿发病原因,多数由于保育不当,将养失宜。同时因为小儿气血脆弱,如有疾病,易虚易实,变化多端,应及时进行治疗,否则易成诸病,不易治愈。这在儿科是富有实践意义的。文中对危重疾病的凶象,作了具体描述,亦值得重视。

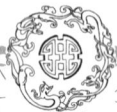

卷四十八

小儿杂病诸候四　凡四十五论[1]

一〇九、解颅候（110）

[原文]　解颅者,其状,小儿年大,囟应合而不合,头缝开解是也,由肾气不成[2]故也。肾主骨髓,而脑为髓海,肾气不成,则髓脑不足,不能结成,故头颅开解也。

[注释]

[1]凡四十五论:本卷原书四十六论,移出无辜病候一论入卷四十七,为四十五论。

[2]肾气不成:谓肾气尚未充盛。"成",指盛或充实的意思。

[语译]　解颅,是指小儿年龄已大,囟门应合而不合,颅缝开解。这是由于肾气未能充实的缘故。肾主骨髓,脑为髓海,肾气未能充实,脑髓必然不足,颅骨不能结合,所以头颅缝开解。

一一〇、囟填[1]候（111）

[原文]　小儿囟填,由乳哺不时,饥饱不节,或热或寒,乘于脾胃,致腑脏不调,其气上冲所为也。其状,囟张[2]如物填其上,汗出,毛发黄而短者是也。若寒气上冲,即牢鞕;热气上冲,即柔软。

又,小儿胁下有积,又气满而体热,热气乘于脏,脏气上冲于脑囟,亦致囟填。又,咳且啼,而气乘脏上冲,亦病之。啼甚久,其气未定,因而乳之,亦令囟填。所以然者,方啼之时,阴阳气逆上冲故也。

[注释]

[1]囟填:即囟门凸起。"填",堆高也。

[2]张:胀而高凸。"张"通"胀"。

[语译] 小儿囟门突起,是由于哺乳不能定时,过饥过饱,或热或寒,伤于脾胃,以致脏腑之气不能和调,逆气上冲于头脑所致。其症状,囟门突起,如有物填于上面,同时,汗出,毛发色黄而短。如病情由于寒气上冲者,囟门突起坚硬;由于热气上冲者,囟门突起柔软。

又,小儿胁下有积块,肝气盛而体有热,热气乘于内脏,脏气上冲亦可引起囟填。此外,如咳嗽、啼哭,气乘于脏,气逆上冲,也能发生囟填。更有因啼哭甚久,气息未定,即行哺乳,亦可导致囟填。这是因为啼哭之时,阴阳之气逆而上冲的缘故。

一一一、囟陷候(112)

[原文] 此谓囟陷下不平也。由肠①内有热,热气熏脏,脏热即渴引饮,而小便泄利者,即腑脏血气虚弱,不能上充髓脑,故囟陷也。

[校勘]

①肠:《圣惠方》卷八十二治小儿囟陷诸方作"腹"。

[语译] 囟陷,指囟门下陷不平。是由于肠内有热,热气熏蒸内脏,脏热则津液被灼,口渴引饮,而小便频数。因此脏腑气血虚弱,不能上充脑髓,所以囟门下陷。

[按语] 本候所论的囟陷,多由于小便过多或泄泻病久,阴分津液耗损太过,大气下陷所致。也有少数病人因先天不足,后天失调致病的。本病除囟门下陷外,还伴有面色萎黄,神气惨淡,四肢逆冷,脉象沉缓等症状。

一一二、重舌候(113)

[原文]　小儿重舌者,心脾热故也。心候于舌,而主于血,脾之络脉,又出舌下。心火脾土二脏,母子也,有热即血气俱盛。其状,附舌下,近舌根,生形如舌而短,故谓之重舌。

[语译]　小儿重舌,是心、脾有热所致。因为心开窍于舌,主血脉,脾之络脉又出于舌下。心火脾土二脏,是母子关系。有热则二经气血俱盛,所以发生重舌。其状,在舌下,靠近舌根处,肿起一物,形如舌而较短,所以称为重舌。

[按语]　重舌较多见于新生儿,历来医家都认为是由于心、脾两经有热的关系,予清心泻脾之剂,即能治愈。重舌为现代医学舌下腺肥大,多由炎症引起。

一一三、滞颐候(114)

[原文]　滞颐之病,是小儿多涎唾流出,渍于颐下,此由脾冷液多故也。脾之液为涎,脾气冷,不能收制其津液,故令涎流出,滞渍于颐也。

[语译]　滞颐证候,指小儿流涎过多,从口浸渍于颐下,这是由于脾气虚冷,涎液过多的缘故。脾的津液为涎,脾气虚冷,不能收制津液,所以口涎流出,留滞浸渍于颐下。

一一四、中风候(115)

[原文]　小儿血气未定,肌肤脆弱,若将养乖宜,寒温失度,腠理虚开,即为风所中也。凡中风,皆从背诸脏俞入。

若心中风,但得偃卧,不得倾侧,汗出唇赤,若汗流者可治,急灸心俞。若唇或青、或白,或黄、或黑,此是心坏为水,面目亭亭,时悚动,皆不复可治,五六日而死。

若肝中风,踞坐不得低头,若绕两目连额上色微有青,唇色青而面黄,可治,急灸肝俞。若大青黑,面一黄一白者,是肝已伤,不可复治,数日而死。

若脾中风,踞而腹满,身通黄,吐咸汁出者可治,急灸脾俞。若手足青者,不可复治也。

若肾中风,踞而腰痛,视胁左右,未有黄色如饼糈大者,可治,急灸肾俞。若齿黄赤,鬓发直,面土色,不可治也。

肺中风,偃卧而胸满短气,冒闷汗出,视目下鼻上下两边下行至口,色白可治,急灸肺俞。若黄,为肺已伤,化为血,不可复治也。其人当要掇空,或自拈衣,如此数日而死。此五脏之中风也。其年长成童者,灸皆百壮。若五六岁已下,至于婴儿,灸者以意消息之。凡婴儿若中于风,则的成癫痫也。

[语译]　从略。

[按语]　本候论述小儿中风的病因病理,临床证候及治疗、预后,有其儿科特点。并其中部分内容,可以参阅本书卷一中风候。

一一五、中风四肢拘挛候(116)

[原文]　小儿肌肉脆弱,易伤于风。风冷中于肤腠,入于经络,风冷搏于筋脉,筋脉得冷即急,故使四肢拘挛也。

[语译]　小儿肌肉脆弱,腠理疏松,容易感受风邪。如风冷侵袭于肤表,入于经络,搏结于筋脉,筋脉得冷则收引拘急,所以四肢拘急,屈伸不利。

一一六、中风不随候(117)

[原文]　夫风邪中于肢节,经于筋脉。若风挟寒气者,即拘急挛痛;若挟于热,即缓纵不随。

[语译]　风邪中于四肢关节者,必然侵害于筋脉。如风邪挟寒者,四肢关节就拘急挛缩而疼痛;如挟热者,则四肢关节弛缓不收。

一一七、白虎候(118)

[原文] 按堪舆历游年图,有白虎神,云太岁在卯,即白虎在寅,准此推之,知其神所在。小儿有居处触犯此神者,便能为病。其状,身微热,有时啼唤,有时身小冷,屈指如数,似风痫,但手足不瘛疭耳。

[语译] 从略。

[按语] 本候有的内容,似涉荒诞,作存而不译。有关白虎的具体症候,在临床上见到的,大多为受惊、感邪之变,但病情不严重。

一一八、卒失音不能语候(119)

[原文] 喉咙者,气之道路,喉厌[1]者,音声之门户。有暴寒气客于喉厌,喉厌得寒,即不能发声,故卒然失音也。不能语者,语声不出,非牙关噤也。

[注释]

[1]喉厌:即"会厌"。在此所指,似包括声带在内。本书卷一风失音不语候即作"会厌"。

[语译] 喉咙,为呼吸气的通道;会厌,为发声的门户。如有强暴的寒冷之气,侵犯会厌部位,会厌受寒,即不能发声,所以突然失音。这里所讲的不能语者,主要是指语声不出,不是牙关紧闭不语。

[按语] 小儿突然失音,语言不出,常见于现代医学所称的急性喉炎,或喉痉挛等。

一一九、中风口噤候(120)

[原文] 小儿中风口噤者,是风入颔颊之筋故也。手三阳之筋,入结颔颊,足阳明之筋,上夹于口。肤腠虚,受风冷,客于诸阳之筋,筋得寒冷则挛急,故机关[1]不利而口噤也。

[注释]

[1]机关:这里指下颌关节。

[语译] 中风牙关紧闭,是由于风邪侵入颌、颊部位的筋脉所致。手三阳之筋,经过颌颊部位,足阳明筋脉,上挟于口。小儿腠理不密,感受风冷邪气,侵袭诸阳经的筋脉,筋脉得寒则收引挛急,所以颌颊部关节活动不利,发生口噤。

一二〇、中风口㖞邪僻候(121)

[原文] 小儿中风,口㖞邪僻,是风入于颌颊之筋故也。足阳明之筋,上夹于口,手三阳之脉偏急,而口㖞邪僻也。

[语译] 小儿中风口歪斜,是由于风邪侵入颌、颊部位的筋脉所致。足阳明筋脉上挟于口,如一侧的手太阳、阳明、少阳经脉拘急,则口㖞偏向一侧。

一二一、中风痉候(122)

[原文] 小儿风痉之病,状如痫,而背脊项颈强直,是风伤太阳之经。小儿解脱,或①脐疮未合,为风所伤,皆令发痉。

[校勘]

①或:原作"之",从《圣惠方》卷八十三治小儿中风痉诸方改。

[语译] 小儿风痉的症状,状如痫病,出现颈项、背脊强直,这是风伤太阳筋脉所致。每因小儿解脱衣服不慎,或脐疮尚未愈合之时,为风邪所伤,以致发生痉病。

一二二、羸瘦候(123)

[原文] 夫羸瘦不生肌肤,皆为脾胃不和,不能饮食,故血气衰弱,不能荣于肌肤。凡小儿在胎,而遇寒冷,或生而挟伏热,皆令儿不能饮食,故羸瘦也。挟热者,即温壮身热,肌肉微黄;其挟冷者,即时时下利,唇口青吧。

[语译] 小儿瘦弱不长肌肤,都由脾胃不和,饮食减少,以致气血生化不足,不能营养肌肤。凡小儿在母胎时就感受寒冷之气,或者出生后挟有伏热,都能使小儿饮食减少,以致肌肤消瘦。挟有伏热者,见周身壮热,肌肤微有黄色;挟有寒冷者,即时时泄泻,唇口青白色。

[按语] 小儿羸瘦不生肌肉,大多由于喂养不善所致,实际上属于重度营养不良。因为小儿易虚易实,亦易寒易热,所以或发生温壮发热,或时时下痢等症。这种证候,常称之为后天失调,至于文中"小儿在胎,而遇寒冷",又属胎儿发育不良,对"遇寒冷"要灵活看,这种先天性发育不良,临床亦是时有所见的。

一二三、虚羸候(124)

[原文] 此谓小儿经诸大病,或惊痫,或伤寒,或温壮,而服药或吐利发汗。病瘥之后,血气尚虚,脾胃犹弱,不能传化谷气,以荣身体,故气力虚而羸也。

[语译] 小儿虚羸证候,是由于曾经患过大病,如惊痫、伤寒以及温壮病等,又经过服药,如涌吐、泻下、发汗等,病愈之后,气血尚未恢复,脾胃仍然虚弱,不能消化和摄取水谷之精微,以荣养全身,所以气力虚乏,形体瘦弱。

一二四、嗽候(125)

[原文] 嗽者,由风寒伤于肺也。肺主气,候皮毛,而俞在于背。小儿解脱,风寒伤皮毛,故因从肺俞入伤肺,肺感微寒,即嗽也。故小儿生①须常暖背,夏月亦须单背褡[1]。若背冷得嗽,月内不②可治;百日内③嗽者,十中一两瘥耳。

[校勘]
①生:《圣惠方》卷八十三治小儿咳嗽诸方作"恒"。
②不:《圣惠方》无"不"字。
③内:此后《圣惠方》有"外"字。

[注释]

[1]单背裆(dāng 当)：即用单层布缝制的背心。

[语译]　小儿咳嗽，是由于风寒伤肺所致。因为肺主气，合皮毛，而肺的俞穴，在于背脊两侧。如果解脱衣服不慎，风寒伤于皮毛，从肺俞进入肺脏，肺受微寒，清肃失令，就会发生咳嗽。所以，小儿的背部，常须保暖，就是在夏天，也常要穿件单背心。如因背部受寒而引起的咳嗽，未满月的小儿，治疗较难；在百日以内的小儿，十中也只能治愈一二。

一二五、咳逆候(126)

[原文]　咳逆，由乳哺无度，因挟风冷，伤于肺故也。肺主气，为五脏上盖，在胸间。小儿啼气未定，因而饮乳，乳与气相逆，气相①引乳射于肺，故咳而气逆，谓之咳逆也。冷乳冷哺，伤于肺，搏于肺气，亦令咳逆也。

[校勘]

①相：《圣惠方》卷八十三治小儿咳逆上气诸方无此字。

[语译]　小儿咳逆，多由哺乳不节，感受风冷，伤及肺气所致。肺主气，位于诸脏之上，居于胸间。如在小儿啼哭未止，气息未平之时，即喂哺乳汁，则乳汁随着气逆而射于肺，因而咳嗽气逆，称为咳逆。此外，冷乳和冷哺食品，同样会搏击于肺，损伤肺气，肺气上逆，也可以引起咳逆。

一二六、病气候(127)

[原文]　肺主气。肺气有余，即喘咳上气。若又为风冷所加，即气聚于肺，令肺胀，即胸满气急也。

[语译]　肺脏主气。如肺经之气有余，就会出现喘咳上气。如又被风冷之气所侵袭，清肃失令，气聚于肺，可以发生肺胀，出现胸部胀满，咳喘气急等症状。

一二七、肿满候(128)

[原文] 小儿肿满,由将养不调,肾脾二脏俱虚也。肾主水,其气下通于阴。脾主土,候肌肉而克水。肾虚不能传其水液,脾虚不能克制于水,故水气流溢于皮肤,故令肿满。其挟水肿者,即皮薄如熟李之状也;若皮肤①受风,风搏于②气致肿者,但虚肿如吹,此风气肿也。

[校勘]

①皮肤:此后《圣惠方》卷八十八治小儿水气肿满诸方有"虚"字。

②于:原作"而",从《圣惠方》改。

[语译] 小儿浮肿病,是由于保养不适,脾肾二脏俱虚所致。肾主水,其气下通于前阴。脾主土,外候于肌肉,能够克制水液。如肾虚不能传化水液,脾虚不能克制水液,则水气泛滥,溢于肌肤,所以发生浮肿。浮肿而水盛者,即皮薄犹如熟李子状;若皮肤受风邪,风邪与气相搏而肿者,则虚肿如吹气样胀大,这是风气肿。

一二八、毒肿候(129)

[原文] 毒肿,是风热湿①气,搏于皮肤,使血气涩不行,蕴积成毒,其肿赤而热是也。

[校勘]

①湿:原作"温",从元本改。汪本、鄂本同。

[语译] 毒肿,是风热与湿邪相合,搏于肤腠之间,使气血滞涩,运行受阻,蕴积而成毒。其症状为,皮肤肿而发赤,并有灼热感。

一二九、耳聋候(130)

[原文] 小儿患耳聋,是风入头脑所为也。手太阳之经,入

于耳内,头脑有风,风邪随气入乘其脉,与气相搏,风邪停积,即令耳聋。

[语译] 小儿患耳聋,是风邪侵入头脑所致。因为手太阳的经脉,循行于耳内。头脑为风邪侵袭,内乘经脉,与经气相搏击,风邪停积不去,便能产生耳聋。

一三〇、耳鸣候(131)

[原文] 手太阳①之经脉,入于耳内。小儿头脑有风者,风入乘其脉,与气相击,故令耳鸣。则邪气与正气相击,久即邪气停滞,皆成聋也。

[校勘]
①手太阳:鄂本作"手少阳"。

[语译] 手太阳的经脉,循行于耳内。小儿头脑部受风邪侵袭,风邪内乘经脉,与经气相搏击,则发生耳鸣。如邪气与正气相互搏击,久久不去,邪气停滞于耳部,耳鸣就会变成耳聋。

[按语] 小儿的耳聋耳鸣,病理机制相同,都是头脑部被风邪侵袭,风邪内乘经脉,与经气相互搏击所引起,但在程度上自有轻重之别,如风邪仅与经气相击,则为耳鸣;如风邪积久不去,就会发展成耳聋。如与本书卷二十九耳聋、耳风聋、耳鸣等候比较,则这里不言肾足少阴经,亦不言劳伤气血或劳伤于肾,当是反映儿科的特点。

一三一、耳①中风掣痛候(132)

[原文] 小儿耳鸣及风掣痛,其风染而[1],皆起于头脑有风。其风入经脉,与气相动而作,故令掣痛。其风染而渐至,与正气相击,轻者动作几微,故但鸣也。其风暴至,正气又盛,相击则其动作疾急,故掣痛也。若不止,则风不散,津液壅聚,热气加之,则生黄汁,甚者,亦有薄脓也。

[校勘]

①耳:原无,从本书目录补。

[注释]

[1]染而:渐渐的意思。

[语译] 小儿耳鸣以及耳中抽掣疼痛,都是由于风邪渐至,在头脑部有风气冲动所致。风邪内乘经脉,与经气相搏击,经脉发生跳动,所以耳中抽掣疼痛。如风邪渐渐而至,与正气相搏,风气动作轻微者,经脉的跳动亦轻微,仅仅发生耳鸣。如风邪来势迅暴,正气又很旺盛,邪正相互搏击,则出现的跳动亦较剧烈而且急速,所以发生抽掣疼痛。如掣痛不止,则风邪持续不散,津液壅聚耳内,郁久生热,可致耳内流出黄水,严重的也会流出稀薄的脓液。

一三二、聤耳候(133)

[原文] 耳,宗脉之所聚,肾气之所通。小儿肾脏盛,而有热者,热气上冲于耳,津液壅结,即生脓汁。亦有因沐浴水入耳内,而不倾沥[1]令尽,水湿停积,搏于血气,蕴结成热,亦令脓汁出。皆谓之聤耳。久不瘥,即变成聋也。

[注释]

[1]倾沥:即头向一侧倾倒,使耳中水液顺流而出。

[语译] 耳朵,是许多经脉汇聚之处,亦是肾气所上通的地方。小儿肾气旺盛,如有热者,则热气上冲于耳,津液为之壅结,就能化生为脓。亦有在洗澡时水入耳内,没有倾沥干净,水湿停积,与血气相搏,蕴结成热,也可以化为脓液,向外流出。这些病变,都称为聤耳。如聤耳久延不愈,可以变为耳聋。

[按语] 聤耳,即现代医学所称的化脓性中耳炎,多由细菌感染所引起。如久延不愈,反复发作,可转变为慢性中耳炎。

一三三、目赤痛候(134)

[原文] 肝气通于目。脏内客热,与胸膈痰饮相搏,熏渍于肝,肝热气冲发于目,故令目赤痛也。甚则生翳。

[语译] 肝气上通于目。脏内有热,和胸膈间的痰饮相互搏结,交相郁蒸,熏渍于肝,肝热冲发于目,所以两目赤痛。严重的能发生云翳。

一三四、眼障翳候(135)

[原文] 眼是腑脏之精华,肝之外候,而肝气通于眼也。小儿腑脏痰热,熏渍于肝,冲发于眼,初只热痛,热气蕴积,变生障翳。热气轻者,止生白翳结聚,小者如黍粟,大者如麻豆。随其轻重,轻者止生一翳,重者乃至两三翳也。

若不生翳,而生白障者,是疾重极,遍覆黑睛,满眼悉白,则失明也。其障亦有轻重,轻者黑睛边微有白膜,来侵黑睛,渐染散漫。若不急治,热势即重,满目并生白障也。

[语译] 眼是脏腑精华汇注之处,为肝之外候,肝经之气上通于目。如小儿脏腑有痰热,熏蒸浸渍于肝脏,冲发于目,初起只感两目热痛,热气蕴积不散,就会发生障翳。热轻者,只生白翳,并且凝聚在一起,小的如黍粟,大的如麻豆。眼翳有轻重之分,轻的只有一个翳,重的有两三个翳。

若不是生翳,而生白障,说明疾病严重,发展快的,覆盖黑睛,满眼尽白,则完全失明。这种白障也有轻有重,轻者黑暗的边缘微有白膜,向着黑睛侵蚀,渐渐散开来。若不及时治疗,热势愈来愈重,可致满目都生白障。

[按语] 根据本候论述,似属泡性结膜炎、角膜炎等。初起目赤羞明,流泪,赤脉纵横,随即生起白翳,或如星点状,或如花瓣状,俗称云翳,多为外伤或外感所引起,如麻疹等传染病,常并发本症。

本候翳障,由许多小星点聚在一起的称聚星障,云翳较大较厚的,称花瓣障。一般前者轻于后者。通过治疗后溃疡痊愈,常留有白色翳痕,如掩盖黑睛,则影响视力。

一三五、目青①盲候(136)

[原文] 眼无障翳,而不见物,谓之盲。此由小儿脏内有停饮而无热,但有饮水积渍于肝也。目是五脏之精华,肝之外候也。肝气通于目,为停饮所②渍,脏气不宣和,精华不明审,故不赤痛,亦无障翳,而不见物,故名青盲也。

[校勘]
①青:原无,从本书卷二十八目青盲候补。
②所:原作"水",从正保本改。

[语译] 两眼并无障翳,而不能见物者,称之为盲。这是由于小儿脏腑内积有停饮,而无热邪,停饮水湿浸渍于肝脏所致。目是五脏精华汇注之处,又为肝之外候。肝气上通于目,脏为水饮所浸渍,五脏之气不得宣和,精华就不能上注于目,所以两眼既不赤痛,亦无障翳,就是不能见物,这种证候,称之为青盲。

[按语] 青盲候的临床症状,初起视物昏渺,蒙昧不清,或视瞻有色,一片阴影。日久失治,则不辨人物,不分明暗,检查无翳障,亦无赤痛,是一种病程较长的慢性眼病,类似现代医学所称的视神经萎缩等。

一三六、雀目候(137)

[原文] 人有昼而睛明,至暝便不见物,谓之雀目。言如鸟雀,暝便无所见也。

[语译] 小儿白天视物很清楚,一到夜晚便不能见物,称为雀目。就是像鸟雀一样,至黄昏天黑时便一无所见。

[按语] 雀目亦名雀盲,后世称为夜盲,俗称鸡白眼。是由肝血不足,或肾阴亏损所引起。

一三七、缘目生疮候(138)

[原文] 风邪客于睑眦之间,与血气相搏,挟热即生疮,浸渍缘目,赤而有汁,时瘥时发。世云,小儿初生之时,洗浴儿[①]不净,使秽露津液,浸渍眼睑睫眦,后遇风邪,发即目赤烂,生疮喜[②]难瘥,瘥后还发成疹,世人谓之胎赤[1]。

[校勘]
①儿:鄂本作"而"。
②喜:《圣惠方》卷八十九治小儿缘目生疮诸方无此字。

[注释]
[1]胎赤:即新生儿眼睑赤烂。

[语译] 风邪侵入于睑眦之间,与气血相搏结,郁而生热,则眼睑边缘生疮,眼睑色红,流黄色脂水,时愈时发。世俗谓,由于婴儿初生之时,洗浴不注意清洁,将秽露浊水污染于睑缘内外眦部,后又遇风邪的侵袭,因而发生眼睑赤烂。这种病比较顽固,治疗效果亦差,即使治愈,以后还会复发,民间称之为胎赤病。

[按语] 睑缘赤烂生疮,又称胎赤,与现代医学所称的溃疡性睑缘炎相似。其成因,由于感染而致,至于新生儿洗浴时被污染,仅是其中原因之一。

一三八、鼻衄候(139)

[原文] 小儿经脉血气有热,喜令鼻衄。夫血之随气,循行经脉,通游腑脏。若冷热调和,行依其常度,无有壅滞,亦不流溢也。血性得寒即凝涩结聚,得热即流散妄行。小儿热盛者,热乘于血,血随气发,溢于鼻者,谓之鼻衄。凡人血虚受热,即血失其常度,发溢妄[①]行,乃至发于七窍,谓之大衄也。

[校勘]
①妄:鄂本作"漫"。

[语译]　小儿经脉血分有热,容易发生鼻衄。血液是随气而行的,循行于经脉,输布于脏腑。如冷热调和,血液则循行于常道,没有壅阻,也不会流溢于外。血液得寒则凝涩结聚,得热则流散妄行。如小儿热盛,邪热乘袭于血分,血液随气发散,从鼻窍流溢于外,谓之鼻衄。凡是血虚有热的人,血液就不能随着经脉,循行于常道,以致流散妄行,严重者,可致眼、耳、口、鼻等七窍流血,这又称之为大衄。

[按语]　鼻衄的病理变化,小儿与成人有其类同之处,本书卷二十九鼻衄候,鼻大衄候,内容较此为详,可以参阅。

一三九、䶉鼻候(140)

[原文]　䶉鼻之状,鼻下两边赤,发时微有疮而痒是也。亦名赤鼻,亦名疳鼻。然鼻是肺气所通,肺候皮毛,其气不和,风邪客于皮毛,次于血气。夫邪在血气,随虚处而入停之,其停于鼻两边,与血气相搏成疮者,谓之䶉鼻也。

[语译]　䶉鼻的症状,为鼻下两边发赤,发时有轻微的溃破疮面,同时有痒感。又称赤鼻,亦称疳鼻。肺气通于鼻,外候皮毛。肺气不和,则风邪侵袭皮毛,其次就入于血脉。邪在气血,是随着气血虚弱不足之处而停留,如停留于鼻腔两边,与局部气血相搏,便能成疮,这种证候,称之为䶉鼻。

一四〇、齆鼻候(141)

[原文]　肺主气而通于鼻,而气为阳,诸阳之气,上荣头面。若气虚受风冷,风冷客于头脑,即其气不和,冷[1]气停滞,搏于津液,脓涕结聚,即鼻不闻香臭,谓之齆[2]。

[校勘]
[1]冷:原作"令",从《圣惠方》卷八十九鼻齆诸方改。
[2]齆:此后元本有"鼻"字。正保本同。

[语译]　肺主气,通于鼻,而气属阳,诸阳之气皆上荣于头

面。如气虚而感受风冷,风冷又侵袭头脑,则肺气失和,冷气停滞,与津液相搏结,变为脓涕,结聚于鼻腔,阻碍肺气之宣畅,以致嗅觉不灵,不闻香臭,这称之为齆鼻。

[按语] 本候主症为鼻塞流脓涕,不闻香臭,通常称为鼻渊,相当于现代医学所称的鼻窦炎,还可见前额头痛等症。本书卷二十九有鼻齆候,可以参阅。

一四一、鼻塞候(142)

[原文] 肺气通于鼻,而气为阳。诸阳之气,上荣头面。其气不和,受风冷,风冷邪①气入于脑,停滞鼻间,即气不宣和,结聚不通,故鼻塞也。

[校勘]
①冷邪:鄂本作"邪冷"。

[语译] 肺经之气,上通于鼻,气属阳。诸阳之气,皆上荣于头面。如其气不和,感受风冷,则风冷邪气,侵入头脑,停滞于鼻腔之间,使肺气失于宣畅和调,局部津液结聚不通,所以产生鼻塞。

一四二、喉痹候(143)

[原文] 喉痹,是风毒之气,客于咽喉之间,与血气相搏,而结肿塞①,饮粥不下,乃成脓血。若毒入心,心即烦闷懊恼,不可堪忍,如此者死。

[校勘]
①而结肿塞:《医心方》卷二十五第六十作"而结肿痛,甚者肿塞"。

[语译] 喉痹,是由于风毒邪气,侵袭咽喉之间,与气血相搏,以致咽喉肿痛,结聚肿塞,饮稀粥也难于下咽,甚至化成脓血。若风毒邪气入心,心胸部出现烦闷、懊恼等症,病情严重者,使人不能忍受,往往导致死亡。

[按语] 本书卷三十已有喉痹候,叙述较详,对喉痹证的定义是,喉里肿塞痹痛,水浆不得入。论病机,联系于肺,并有气结蕴积而生热,亦令人壮热而恶寒等症。但这里补充了咽喉结肿,乃成脓血,以及"若毒入心"等证。两条是互有阐发者,可联系起来阅读。

一四三、马痹①候(144)

[原文] 马痹,与喉痹相似,亦是风热毒气,客于咽喉颔颊之间,与血气相搏,结聚肿痛。其状,从颔下肿,连颊下,应喉内肿痛塞②,水浆不下,甚者脓③溃。毒若攻心,则心烦懊闷致④死。

[校勘]
①马痹:本书卷三十作"马喉痹"。
②肿痛塞:鄂本作"痛肿塞"。
③脓:正保本作"肿"。
④致:正保本作"至"。

[语译] 马痹的症状,与喉痹相类似,也是由于风热毒气,侵袭于咽喉颔颊之间,与气血相搏,以致结聚肿痛。其症状,从颔下肿起,连及颊部,喉内肿痛梗塞,水浆不能下咽,严重的可化脓溃烂。毒气如果侵入于心,则心中烦闷、懊侬,甚至死亡。

[按语] 以上两候所论,相当于现代医学所称的化脓性扁桃体炎、白喉等一类疾病。尤其是白喉,最易并发心肌炎,甚至导致突然死亡。正如文中所说,"毒若攻心,则心烦懊闷致死"。

一四四、齿不生候(145)

[原文] 齿是骨之所终,而为髓之所养也。小儿有禀气不足者,髓即不能充于齿骨,故齿久不生。

[语译] 牙齿是人体骨骼的最终点,由骨髓供给营养。小儿有先天肾气不足,骨髓不能充分营养齿骨者,则牙齿迟迟不能生长。

[按语] 本候即后世所称的齿迟,属五迟范围,由先天不足所引起。小儿一般在10个月以后不出牙者,应考虑为病理性,常见的疾病有佝偻病、呆小病等。

一四五、齿痛风龋候(146)

[原文] 手阳明、足阳明①之脉,并入于齿。风气入其经脉,与血气相搏,齿即肿痛,浓汁出,谓之风龋。

[校勘]
①阳明:原作"太阳",从鄂本改。

[语译] 手阳明大肠经、足阳明胃经都循行于齿。风邪侵入这二经的经脉,与气血相搏,齿龈即肿痛,甚至化脓,脓汁外流,这种证候,称为风龋。

一四六、齿根血出候(147)

[原文] 手阳明、足阳明①之脉,并入于齿。小儿风气入其经脉,与血相搏,血气虚热,即齿根血出也。

[校勘]
①阳明:原作"太阳",从鄂本改。

[语译] 手阳明、足阳明的经脉均进入于牙齿。小儿感受风邪,侵入这二经的经脉,与气血相搏,气血有虚热,所以齿龈出血。

一四七、数岁不能行候(148)

[原文] 小儿生,自变蒸至于能语,随日数血脉骨节备成,其髌骨[1]成,即能行。骨是髓之所养。若禀生血气不足者,即髓不充强,故其骨不即成,而数岁不能行也。

[注释]

[1]髌(bìn 殡)骨:即膝盖骨。

[语译] 小儿出生以后,从变蒸到能语言,在这一过程中,血脉与骨节,随着日数的增加而不断成长,等到下肢髌骨长成以后,即能行走。髌骨是骨髓之所养,如小儿先天肾气不足,血脉不充,骨髓不强,髌骨发育受到影响,便致数岁还不能走路。

[按语] 本候即后世所谓行迟、脚软,属于五迟、五软的小儿虚弱症。大多由于先天禀赋不足,亦有后天营养不良所致者。

一四八、鹤节候(149)

[原文] 小儿禀生血气不足,即肌肉不充,肢体柴瘦,骨节皆露,如鹤之膝①节也。

[校勘]
①膝:鄂本作"脚"。

[语译] 小儿先天不足,气血不充,则周身的肌肉不会丰满,肢体瘦削,关节显露,如鹤腿上的骨节一样。

一四九、头发黄候(150)

[原文] 足少阴为肾之经,其血气华于发。若血气不足,则不能润悦[1]于发,故发黄也。

[注释]
[1]润悦:即光润悦目。

[语译] 足少阴为肾之经脉,其气血荣华于发。如肾经气血不足,就不能使头发润泽光悦,所以发色变黄。

一五〇、头发不生候(151)

[原文] 足少阴为肾之经,其华在发。小儿有禀性少阴之血气不足,即发疏薄不生。亦有因头疮而秃落不生者。皆由伤

损其血,血气损少,不能荣于发也。

[语译] 足少阴肾经的气血,能荣华于发。有的小儿先天肾经气血不足,因而头发稀疏,不能生长。但也有因头部生疮,使头发脱落不生的。这些都是因为伤损了气血,气血虚少,不能荣养于发所致。

一五一、惛塞候(152)

[原文] 人有禀性阴阳不和,而心神惛塞者,亦有因病而精采闇钝[1],皆由阴阳之气不足,致神识不分明。

[注释]

[1]闇(àn 暗)钝:愚昧迟钝的意思。"闇",愚昧不明。

[语译] 有的小儿禀性就阴阳不和,神识昏糊,也有因为生病,而致愚昧迟钝的,这些病证,都是由于阴阳之气不足,致使神识昏糊,不能明辨事物。

[按语] 本候所述,近似现代医学所说的脑发育不全。

一五二、落床损瘀候(153)

[原文] 血之在身,随气而行,常无停积。若因堕落损伤,即血行失度,随伤损之处即停积,若流入腹内,亦积聚不散,皆成瘀血。凡瘀血在内,颜色萎黄,气息微喘,涩涩小寒,噏噏微热,或时损痛也。

[语译] 血液在于全身,是随气运行,循环不息的。如跌仆损伤,血行就失去常道,在损伤部位,即有瘀血停留。如瘀血流入腹内,也就停积不散,都能成为瘀血的证候。凡有瘀血在于体内者,多见面色萎黄,气息微粗,同时伴有涩涩小寒,翕翕微热,或在损伤部位,时有疼痛。

一五三、唇青候(154)

[原文] 小儿脏气不和,血虚为冷所乘,即口唇青吧。亦有

脏气热,唇生疮,而风冷之气入,疮虽瘥,之后血色不复,故令唇青。

[**语译**]　小儿脏气不和,血虚为风冷所侵袭,就会出现口唇色泛青白。也有因为脏气有热,口唇生疮,又为风冷之气所侵入,以后疮虽愈合,但局部的血色还未恢复,所以亦使口唇发青。

卷四十九

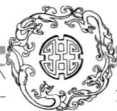

小儿杂病诸候五　凡五十论

一五四、丹候(156)

[原文]　风热毒气,客于腠理,热毒搏于血气,蒸发于外,其皮上热而赤,如丹之涂,故谓之丹也。若久不瘥,即肌肉烂伤。

[语译]　小儿丹毒,是由于风热毒气,侵入腠理,与气血相搏,蒸腾发于外所致。其状为皮肤发热发红,如涂丹砂一样,所以称之为丹。若延久不愈,可能引起肌肉溃烂损伤。

[按语]　小儿丹候,与本书卷三十一丹候内容基本相同,但补充了丹毒的发病机理,如"风热毒气,客于腠理,热毒搏于气血,蒸发于外。"这样,对丹毒的认识,就会更加全面。至于"若久不瘥,即肌肉烂伤",卷三十一丹候亦提到"久乃坏烂,去脓血数升",在按语中有所考证,可以参阅。

一五五、五色丹候(157)

[原文]　五色丹,发而改变^①无常,或青、黄、白、黑、赤。此由风毒之热,有盛有衰,或冷或热,故发为五色丹也。

[校勘]

①改变:鄂本作"变改"。

[语译]　五色丹,是指丹毒的发作,皮肤颜色变化无常,或青、或黄、或白、或黑、或赤。这是由于风毒热邪,有时很重,有时

3>47>677

转轻，或兼寒冷之邪，或由热毒的缘故，因此发生五色丹毒。

［按语］　临床上每以丹毒色泽的浅深和变化，观察病情的轻重进退，以及不同的病因病机。如丹毒由红色变为深红色、紫色，或青黑色的，表示热毒由轻转重，其病为进；相反地由青黑色、紫色，变为红色或淡红色的，即热毒由重转轻，其病为退。白色者多夹风冷；色赤黑者，一为热毒极盛，一为兼夹风冷。但还须结合全身症状，辨别诊断。

一五六、赤黑丹候(158)

［原文］　丹病本是毒热，折于血气，蕴蒸色赤，而复①有冷气乘之，冷热互交，更相积瘀，令色赤黑。

［校勘］
①复：原作"得"，从汪本、鄂本改。

［语译］　丹毒本是由于热毒内侵，伤害气血，郁蒸外发，因而皮肤色赤。如内有热毒，复为寒冷之邪乘袭，冷热交错，更相郁积，气血为之瘀凝，所以使丹毒呈赤黑色。

一五七、白丹候(159)

［原文］　丹初是热毒挟风，热搏于血，积蒸发赤也，热轻而挟风多者，则其色微白也。

［语译］　丹毒初发，是由于热毒兼挟风邪，内搏于血分，郁蒸外发，所以呈赤色。如热邪较轻，而风邪较重者，则其丹毒微泛白色。

一五八、丹火候(160)

［原文］　丹火之状，发赤，如火之烧，须臾熛浆起是也。

［语译］　丹火的形状，皮肤呈赤色，像被火烧伤一样，患处很快出现含有浆液的水泡。

一五九、天火丹候(161)

[原文]　丹发竟身体,斑赤如火之烧,故谓之天火丹也。

[语译]　丹毒发作,遍布全身,斑驳发赤,像被火烧伤一样,这就称为天火丹。

一六〇、伊火丹候(162)

[原文]　丹发于髈[1],青黑色,谓之伊火丹也。

[注释]

[1]髈(bǎng榜):通"膀"。胳膊上部近肩处曰臂髈,大腿亦曰腿髈,本书用"髈"字多处,指上肢还是下肢,可以按病情确定部位。

[语译]　从略。

一六一、熛火丹候(163)

[原文]　丹发于臂、背、谷道者,谓之熛火丹也。

[语译]　从略。

[按语]　谓之熛火丹,可能丹毒发时伴有熛浆泡疹。

一六二、骨火丹候(164)

[原文]　丹发初在臂起,正赤若黑,谓之骨火丹也。

[语译]　丹毒发作,从臂部开始,其色正赤,或者色黑,称之为骨火丹。

一六三、厉火丹候(165)

[原文]　丹发初从骼下[1]起,皆赤,能移走,谓之厉火丹也。

[注释]

[1]骼(gé阁)下:即腋下。"骼"同"胳"。俗称胳肢窝。

[语译]　丹毒的发生,初起从腋下开始,完全是赤色,有游

走性,称为厉火丹。

一六四、火丹候(166)

[原文] 火丹之状,往往如伤赤著身,而日渐大者,谓之火丹也。

[语译] 火丹的形状,往往像受外伤而发赤的颜色,著在身上,逐渐扩大,所以称为火丹。

一六五、飞火丹候(167)

[原文] 丹著两臂及背、膝,谓之飞火丹也。

[语译] 从略。

一六六、游火丹候(168)

[原文] 丹发两臂及背,如火灸①者,谓之游火丹也。

[校勘]

①灸:鄂本作"炙"。

[语译] 从略。

一六七、殃火丹候(169)

[原文] 丹发两胁及腋下髀上,谓之殃火丹也。

[语译] 从略。

一六八、尿灶火丹候(170)

[原文] 丹发膝上,从两股起及脐间,走入阴头,谓之尿灶火丹也。

[语译] 丹毒发于膝上,上行两股向脐部发展,又蔓延到阴头,称为尿灶火丹。

[按语] 本候与卷三十一尿灶火丹候,病名相同,而症状有差异,前者云:"发于胸腹及脐",这里云"丹发膝上,从两股起及

脐间"。

一六九、风火丹候(171)

[原文] 丹初发,肉黑忽肿起,谓之风火丹也。

[语译] 丹毒初发,皮肉呈黑色,迅速肿起,称为风火丹。

一七○、暴火丹候(172)

[原文] 暴火丹之状,带黑肥色,谓之暴火丹也。

[语译] 从略。

一七一、留火丹候(173)

[原文] 留火丹之状,发一日一夜,便成疮,如枣大,正赤色,谓之留火丹也。

[语译] 留火丹的症状,是丹发之后一天一夜,就变成疮疡,形如枣大,其色正赤,称为留火丹。

一七二、朱田火丹候(174)

[原文] 丹先发背起遍身,一日一夜而成疮,谓之朱田火丹也。

[语译] 丹毒先从背部发起,蔓延遍及周身,一天一夜就变成疮疡,称为朱田火丹。

一七三、郁火丹候(175)

[原文] 丹发从背起,谓之郁火丹也。

[语译] 从略。

一七四、神火丹候(176)

[原文] 丹发两髈,不过一日便赤黑,谓之神火丹也。

[语译] 从略。

一七五、天灶火丹候(177)

[原文]　丹发两髂①里尻间,正赤,流阴头,赤肿血出,谓之天灶火丹也。

[校勘]
①髂:卷三十一天灶火丹候作"股",义同。

[语译]　丹毒发于两腿髂内侧与尻部之间,其色正赤,游走至阴头部,红肿血出,称为天灶火丹。

一七六、鬼火丹候(178)

[原文]　丹发两臂,赤起如李子,谓之鬼火丹也。

[语译]　从略。

一七七、石火丹候(179)

[原文]　丹发通身,自突起如细粟大,色青黑,谓之石火丹也。

[语译]　从略。

一七八、野火丹候(180)

[原文]　丹发赤,斑斑如梅子,竟[1]背腹,谓之野火丹也。

[注释]
[1]竟:完了,在此引伸为"满"、"遍"的意思。

[语译]　丹毒赤皮肤呈红斑状,斑点很多像梅子,遍布背部和腹部,称为野火丹。

一七九、茱萸火丹候(181)

[原文]　丹发初从背起,遍身如细缬,谓之茱萸火丹也。

[语译]　丹毒的发生,先从背部开始,而后蔓延到全身,形状像丝绸上的细小花纹,称为茱萸火丹。

一八○、家火丹候(182)

[原文] 丹初发,著两腋下、两髂上,名之曰家火丹也。
[语译] 从略。

一八一、废灶火丹候(183)

[原文] 丹发从足跌起,正赤者,谓之废灶火丹也。
[语译] 从略。

一八二、萤火丹候(184)

[原文] 丹发如灼,在胁下,正赤,初从髂起,而长上,痛,是萤火丹也。

[语译] 丹毒发作如烧灼,在于胁下,其色正赤,起初从腋下开始,渐长向上蔓延而疼痛。这称为萤火丹。

一八三、赤丹候(185)

[原文] 此谓丹之纯赤色者,则是热毒搏血气所为也。
[语译] 从略。
[按语] 卷三十一有赤丹候,叙症较此为详,可以参阅。

又,小儿丹毒,是临床常见之证,欲发之时,先身热哭叫不安,继而皮肤发红,状若涂丹,由小渐大,游走不定。如起于腹背,向四肢发展者,为顺,反之则为逆。本卷较全面地记载了各种小儿丹毒,其名目虽多,但病机证治则大体相同,均宜以清热解毒,凉血化瘀法施治。卷三十一丹毒病诸候,亦记载了若干丹候,其中内容,有的与此相同,有的则此详彼略,可以前后互参。

一八四、风瘙隐胗候(186)

[原文] 小儿因汗,解脱衣裳,风入腠理,与血气相搏,结聚起相连,成隐胗①。风气止在腠理,浮浅,其势微,故不肿不痛,

但成隐胗瘙痒耳。

[校勘]

①结聚起相连,成隐胗:《圣惠方》卷九十一治小风瘙隐疹诸方作"结聚相连,遂成隐疹"。

[语译] 小儿患风瘙隐疹,是由于出汗的时候,解脱衣裳而遭受风邪,风邪侵袭腠理,与气血相搏,以致在皮肤上结聚起块,相连成片,而为隐疹。但风邪仅在肌腠,部位浅表,病势亦轻微,所以不肿不痛,只发隐疹瘙痒。

一八五、卒腹皮青黑候(187)

[原文] 小儿因汗,腠理则开,而为风冷所乘,冷搏于血,随肌肉虚处停之,则血气沉涩,不能荣其皮肤,而风冷客于腹皮,故青黑。

[语译] 小儿汗后,腠理开疏,而为风冷之邪所侵袭,则冷气搏结于血,随着肌肉之虚处而停留,于是局部之气血沉滞凝涩,不能荣养皮肤,而风冷之邪留于腹皮,所以腹皮色见青黑。

一八六、蓝注候(188)

[原文] 小儿为风冷乘其血脉,血得冷则结聚成核,其皮肉色如蓝,乃经久不歇,世谓之蓝注。

[语译] 小儿蓝注,是因为风冷之邪侵入血脉,血得冷则运行不畅,结聚成核,皮肉上出现蓝色,经久不退,俗称为蓝注。

一八七、身有赤处候(189)

[原文] 小儿因汗,为风邪毒气所伤,与血气相搏,热气蒸发于外,其肉色赤,而①壮热是也。

[校勘]

①而:原作"面",从汪本改。

[语译] 身有赤处的证候,是因为小儿汗出以后,为风邪毒

气所侵,风邪与气血互相搏结,郁而生热,蒸发于外所致。其局部皮肉发赤,并伴有全身高热。

一八八、赤游肿候(190)

[原文]　小儿有肌肉虚者,为风毒热气所乘,热毒搏于血气,则皮肤赤而肿起,其风随气行游不定,故名赤游肿也。

[语译]　赤游肿证候,是由于小儿肌肉虚弱,被风毒热气所侵袭,热毒搏结于气血,以致皮肤发赤而肿起。因为风邪随气而行,游走不定,所以皮肤的红肿也呈游走性,这种证候,称为赤游肿。

一八九、大便不通候(191)

[原文]　小儿大便不通者,腑脏有热,乘于大肠故也。脾胃为水谷之海,水谷之精华,化为血气,其糟粕行于大肠。若三焦五脏不调和,热气归于大肠,热实,故大便燥涩不通也。

[语译]　小儿大便不通,是因为脏腑有热,热气乘于大肠所致。脾与胃是容纳和运化水谷的,其水谷的精华,变化成为气血,运行于周身经脉,其糟粕,则下行于大肠,排泄于体外。如三焦与五脏有热邪,不相调和,热归并于大肠,使糟粕结实,壅塞肠中,所以大便燥涩不通。

一九〇、大小便不利候(192)

[原文]　小儿大小便不利者,腑脏冷热不调,大小肠有游气,气壅在大小肠,不得宣散,故大小便涩,不流利也。

[语译]　小儿大小便不利,是由于脏腑冷热失调,大小肠有游动之气,壅滞不得宣散,所以大小便均涩滞,不能畅通。

一九一、大小便血候(193)

[原文]　心主血脉。心脏有热,热乘于血,血性得热,流散

妄行,不依常度。其流渗于大小肠者,故大小便血也。

[语译] 心脏主管血脉。心脏有了热邪,热气就会影响到血分,血分受热,则血液运行不循常度,流溢于脉外。如其流溢之血,渗入于大小肠者,就会发生大小便出血。

一九二、尿血候(194)

[原文] 血性得寒则凝涩,得热则流散。而心主于血。小儿心脏有热,乘于血,血渗于小肠,故尿血也。

[语译] 血液的常性,是得寒则凝涩,得热则流散。而心脏是主管血脉的。假如小儿心脏有热邪,热邪侵于血分,血液妄行,渗溢于小肠,就会发生尿血。

一九三、痔候(195)

[原文] 痔有牡痔、牝痔、脉痔、肠痔、血痔、酒痔。皆因劳伤过度,损动血气所生。小儿未有虚损,而患痔,止是大便有血出,肠内有结热故也。

[语译] 痔疾的类型较多,如牡痔、牝痔、脉痔、肠痔、血痔及酒痔等。其发病的原因,大多是由于劳伤过度,损伤气血所致。小儿没有因虚损,而患痔疾者,只是大便出血,这是因为肠内有结热的缘故。

一九四、小便不通利候(196)

[原文] 小便不通利者,肾与膀胱热故也。此二经为表里,俱主水。水行于小肠,入胞为小便。热气在其脏腑,水气则涩,故小便不通利也。

[语译] 小儿小便不通利,是由于肾与膀胱有热所致。因为肾与膀胱相为表里,俱主于水。水气行于小肠,下入于胞,成为小便。如热气在其脏腑,则气化涩滞,水气输化不畅,因此小便不能通利。

一九五、大小便数候(197)

[原文] 脾与胃合。胃为水谷之海。水谷之精,化为血气,以行经脉,其糟粕水液,行之于大小肠。若三焦平和,则五①脏调适,虚实冷热不偏。其脾胃气弱,大小肠偏虚,下焦偏冷,不能制于水谷者,故令大小便数也。

[校勘]
①五:原作"三",从汪本改。

[语译] 脾与胃相合。胃为水谷之海。饮食入胃,通过脾胃的运化,水谷的精华,变化成为气血,运行于周身经脉之中,其糟粕和水液,则输送于大小肠,从大小便排出体外。若三焦平和,五脏协调,则虚实寒热,没有偏胜。倘若脾胃之气衰弱,大小肠偏虚,下焦阳气不足而偏冷,就不能约制水谷的运化与排泄,所以发生大小便频数的证候。

一九六、小便数候(204)

[原文] 小便数者,膀胱与肾俱有客热乘之故也。肾与膀胱为表里,俱主水,肾气下通于阴,此二经既受客热,则水行涩,故小便不快而起数也。

[语译] 从略。

一九七、遗尿候(205)

[原文] 遗尿者,此由膀胱有①冷,不能约于水故也。足太阳为膀胱之经,足少阴为肾之经,此二经为表里。肾主水,肾气下通于阴。小便者,水液之余也。膀胱为津液之府,既冷气衰弱②,不能约水,故遗尿也。

[校勘]
①有:本书卷十四遗尿候作"虚"。
②既冷气衰弱:本书卷十四遗尿候作"府既虚冷,阳气衰

弱",义较明畅。

[语译] 从略。

[按语] 小便数候与遗尿候内容,与本书卷十四小便数候、遗尿候相同,可以参阅。

又,小便数候与遗尿候,原书在寒淋之下,为与大小便病以类相从,故移于此。

一九八、诸淋候(198)

[原文] 小儿诸淋者,肾与膀胱热也。膀胱与肾为表里,俱主水。水入小肠,下于胞,行于阴,为小便也。肾气下通于阴,阴,水液之道路。膀胱,津液之府,膀胱热,津液内溢,而流于泽①,水道不通,水不上不下,停积于胞,肾气不通于阴,肾热其气则涩,故令水道不利,小便淋沥,故谓为淋。其状,小便出少起数,小腹急痛引脐是也。又有石淋、气淋、热淋、血淋、寒淋。诸淋形证,随名具说于后章②,而以一方治之者,故谓诸淋也。

[校勘]

①泽:本书卷十四诸淋候作"羍"。"泽"通"羍"。

②章:鄂本无此字。

[语译] 从略。

[按语] 本候论述诸淋,相当于小儿淋病的总论。全文与本书卷十四诸淋候略同,可以参阅。但本候论述的病因病机,有其儿科特点,值得注意。

一九九、石淋候(199)

[原文] 石淋者,淋而出石也。肾主水,水结则化为石,故肾客①砂石。肾为热所乘,热则成淋,其状,小便茎中痛,尿不能卒出,时自痛引小腹②,膀胱里急,砂石从小便道出,甚者水道塞痛,令闷绝。

[校勘]

①客:原作"容",从本书卷十四石淋候改。

②腹:原作"肠",从本书卷十四石淋候改。

二〇〇、气淋候(200)

[原文] 气淋者,肾虚膀胱受肺之热气,气在膀胱,膀胱则胀。肺主气,气为热所乘,故流入膀胱。膀胱与肾为表里,膀胱热则气壅不散,小腹气满,水不宣利,故小便涩成淋也。其状,膀胱小腹满,尿涩,常有余沥是也。亦曰气癃。诊其少阴脉数者,男子则气淋也。

[语译] 小儿气淋,是由于肾虚而膀胱受到肺热所致。因为热气在膀胱,膀胱就作胀。肺主气,热邪乘袭于气分,所以流入于膀胱。膀胱与肾为表里,膀胱有热,则气化壅滞,不得流通,小腹气滞胀满,水道不得宣通,所以小便涩滞,成为气淋。其具体症状,膀胱小腹部胀满,小便涩滞,余沥不畅。亦称为气癃。诊得少阴脉数者,在男子每是气淋之征。

二〇一、热淋候(201)

[原文] 热淋者,三焦有热气,传于肾与膀胱,而热气流入于胞,而成淋也。

[语译] 从略。

二〇二、血淋候(202)

[原文] 血淋者,是热①之甚盛者,则尿血,谓之血淋。心主血,血之行身,通遍经络,循环腑脏。其热甚者,血即散失其常经,溢渗入胞,而成血淋矣。

[校勘]

①热:本书卷十四血淋候作"热淋"。

[语译] 从略。

二〇三、寒淋候(203)

[原文] 寒淋者,其病状先寒战,然后尿是也。小儿取冷过度,下焦受之,冷气入胞,与正气交争,寒气胜则战寒而成淋①,正气胜则战寒解,故得小便也。

[校勘]

①而成淋:原无,从本书卷十四寒淋候补。

[语译] 从略。

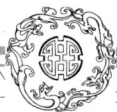

卷五十

小儿杂病诸候六　凡五十二论^[1]

二〇四、三虫候（206）

　　[原文]　三虫者,长虫、赤虫、蛲虫,为三虫也。犹是九虫之数也。长虫、蛔虫也,长一尺。动则吐清水而^①心痛,贯心即死。赤虫状如生肉,动则肠鸣。蛲虫至细微,形如菜虫也,居胴肠间,多则为痔,剧则为癞。因人疮处,以生诸痈、疽、癣、瘘、疬、疥、龋虫,无所不为。此既九虫之内三者,而今则别立名,当以其三种偏发动成病,故谓之三虫也。

　　[校勘]
　　①而:本书卷十八三虫候作"出则"二字。

　　[注释]
　　[1]凡五十二论:原书五十一论,兹从卷四十七移入阴肿候一论,为五十二论。

　　[语译]　三虫,即是长虫、赤虫和蛲虫。这三种虫,包括在九虫的数字里面。长虫即蛔虫,长一尺。如蛔虫在腹中攻动,则患儿往往口吐清水,并作心痛;如蛔虫上窜贯心,有生命危险。赤虫,形如生肉,如发动则肠中鸣响。蛲虫很细小,形如菜虫,寄宿于大肠直肠,多则可以引起痔疮,严重的可发癞病。并可以在人体的疮疡部位,产生痈疽、癣疾、瘘管、病疮、疥疮以及龋虫等各种病变。这三虫既已包括在九虫之内,现在又分出来另立名

称,是因为这三种虫发病率较高,所以称为三虫候。

[按语] 本候及以下三虫、蛔虫、蛲虫及寸白虫候等,均已见本书卷十八九虫病诸候,可参阅。这里复述,目的在于突出儿科的常见病和多发病。

二〇五、蛔虫候(207)

[原文] 蛔虫者,九虫内之一虫也。长一尺,亦有长五六寸者。或因腑脏虚弱而动,或因食甘肥而动。其动则腹中痛,发作肿聚,行来①上下,痛有休止,亦攻心痛,口喜吐涎及清水,贯伤心者,则死。

诊其脉,腹中痛,其脉法当沉弱而②弦,今反脉洪而大,则是蛔虫也。

[校勘]

①行来:卷十八蛔虫候作"去来",义同。

②弱而:元本作一个"若"字。

[语译] 蛔虫,是九虫内的一种,长一尺,也有长五六寸的。或因脏腑虚弱而发病,或因多食甘味及肥腻的食物而发病。在发病之时,腹中作痛,腹部有肿块状突起,上下来回移动,腹痛时作时止,亦有攻心作痛者,口喜吐涎沫及清水。如蛔虫贯伤心脏,则往往有生命危险。

诊其脉,如腹痛之病,多见沉弱而弦,现在反见洪而大者,就是蛔虫病证。

二〇六、蛲虫候(208)

[原文] 蛲虫者,九虫内之一虫也。形甚细小,如今之病虫状。亦因腑脏虚弱而致。发①甚者,则成痔、瘘、瘑、疥也。

[校勘]

①发:此后本书卷十八蛲虫候有"动"字。

[语译] 蛲虫,是九虫内的一种。形状很细小,像现在看到

的病虫一样。也是因为患儿脏腑虚弱所致。发作较甚者,就会形成痔、瘘、瘑、疥等多种疾病。

二〇七、寸白虫候(209)

[原文] 寸白者,九虫内之一虫也。长一寸,而色白,形小褊。因腑脏虚弱而能发动。或云饮白酒(一云以桑树枝贯串牛肉炙食①),并食生栗所作②。

或云:食生鱼后,即食③乳酪,亦令生之。其发动则损人精气,腰脚疼弱。又云:此虫生长一尺,则令人死也。

[校勘]

①食:原无,从本书卷十八寸白虫候补。

②食生栗所作:《外台》卷二十六寸白虫方作"食生鱼所成"。

③食:本书卷十八寸白虫候作"饮"。

[语译] 寸白虫,是九虫的一种,长约一寸,虫体色白,形状扁小。由于脏腑虚弱,因而发病。或云喝了白酒(或云:因用桑树枝贯串牛肉炙烤而吃),同时还吃生栗子而致。

或云:吃了生鱼后,就喝乳酪,亦能发生此病。发病时能损伤患儿精气,使腰脚疼痛软弱。

又有人说:寸白虫长至一尺,就使人有生命危险。

二〇八、脱肛候(210)

[原文] 脱肛者,肛门脱出也。肛门大肠之候。小儿患肛门脱出,多因利久肠虚冷,兼用躯气[1],故肛门脱出,谓之脱肛也。

[注释]

[1]躯气:身体前曲屏气努责的意思。《玉篇》有"躯体怒腹"句。又,本书卷十七脱肛候有"用气喔",可参阅。

[语译] 脱肛,是指肛门脱出。肛门为大肠的外候。小儿患肛门脱出,多数因为久利大肠虚冷,又曲身屏气努责,以致肛

门脱出,所以称之为脱肛。

二〇九、病癀候(211)

[原文] 癀者,阴核气结肿大也。小儿患此者,多因啼哭躯气不止,动于阴气,阴气下^①击,结聚不散所成也。

[校勘]

①下:原作"而",从《圣惠方》卷九十二治小儿阴癫诸方改。

[语译] 癀,即睾丸有气结聚肿大的症候。小儿患这种病,多由于啼哭不止,用力屏气过久,伤动阴气,使阴气下击,积聚不散所形成。

二一〇、差癀候(212)

[原文] 差癀者,阴核偏肿大,亦由啼哭躯气,击于下所致。其偏肿者,气偏乘虚而行,故偏结肿也。

[语译] 差癀的症候,是一侧睾丸肿大。也是由于患儿啼哭时用力屏气太过,气击于下焦阴部所致。其所以一侧肿大者,由于其气偏虚,躯气乘虚而下行,所以一侧结肿,形成差癀。

[按语] 小儿癀及差癀候,似属疝气,俗称小肠气,如腹股沟疝及股疝,还可能包括睾丸鞘膜积液,附睾炎等睾丸肿大等病变在内。

二一一、狐臭候(213)

[原文] 人有血气不和,腋下有如野狐之气,谓之狐臭。而此气能染易著于人。小儿多是乳养之人先有此病,染著小儿。

[语译] 狐臭病,是由于其人气血不和,腋下散发出一种像野狐的臊气,所以称之谓狐臭。这种臊气,能影响别人。小孩患这种病者,是由于哺乳之人先有此病,传染给小儿的。

[按语] 狐臭病为湿热内郁或遗传所致。本候谓狐臭"能染易著于人",尚不属实。

二一二、四五岁不能语候(214)

[原文] 人之五脏有五声,心之声为言。小儿四五岁不能言者,由在胎之时,其母卒有惊怖,内动于儿脏,邪气乘其心,令心气不和,至四五岁不能言语也。

[语译] 从略。

[按语] 小儿四五岁不能语,谓之语迟,属五迟之一,与先天发育不良或后天失调有关。文中谓妊妇受惊而影响胎儿,以致语迟,这一病因值得探究。

二一三、气瘿候(215)

[原文] 气瘿之状,颈下皮宽,内结突起,胞胞然亦渐长大,气结所成也。小儿啼未止,因以乳饮之,令气息喘逆,不得消散,故结聚成瘿也。

[语译] 气瘿的症状,为颈下肿大皮宽,内有肿块突起,呈鼓槌样渐渐长大,是气机郁结而成。小儿气瘿,每因在啼哭未止的时候,就给予哺乳,致使呼吸喘促气逆,气机郁结,不得消散,所以结聚成为瘿病。

二一四、胸胁满痛候(216)

[原文] 看养小儿,有失节度,而为寒冷所伤,寒气入腹内,乘虚停积,后因乳哺冷热不调,触冒宿寒,与气相击不散,在于胸胁之间,故令满痛也。

[语译] 小儿胸胁满痛,是由于护养不合常法,被寒冷所伤,寒气入腹,乘虚停积于里,以后又因哺乳冷热不调,引动宿冷,寒邪与气搏击不散,结于胸胁之间,所以发生胸胁满痛的病症。

二一五、服汤药中毒候(217)

[原文] 小儿有疹患,服汤药,其肠胃脆嫩,不胜药气,便致

烦毒也,故谓之中毒。

[语译]　小儿有疾病,服汤药,如其患儿肠胃脆弱娇嫩,不能胜任药物的气味,便致发生心烦闷乱等证,称之为服汤药中毒。

二一六、蠼螋毒绕腰痛候(218)

[原文]　蠼螋虫,长一寸许,身有毛如毫毛,长五六分,脚长①而甚细,多处屋壁之间。云其游走遇人,则尿人影,随所尿著影处,人身即应之生疮。世病之者,多著腰。疮初生之状,匝匝起,初结瘄瘟,小者如黍粟,大者如麻豆,染渐生长阔大,绕腰,生脓汁成疮也。

[校勘]
①长:汪本作"多"。

[语译]　从略。

[按语]　本候内容,与卷三十六蠼螋尿候基本相同,可参阅。

二一七、疣目候(219)

[原文]　人有附皮肉生与肉色无异,如麦豆大,谓之疣子,即疣目也。亦有三数相聚生者。割破里状如筋而强,亦微有血,而亦复生。此多由风邪客于皮肤,血气变化所生。故亦有药治之瘥者,亦有法术治之瘥者,而多生于手足也。

[语译]　小儿亦有疣目,生于皮肉上,颜色与皮肉相同,形状如麦粒或豆子大,称为疣子,即疣目。也有数个相聚而生的。割破以后,里面有状如筋样的硬粒子,稍有些血,虽然割除,也容易再生。此病多由风邪侵袭于皮肤,使气血发生变化而生长。因此,有用内服药而治愈的,也有用手术割除而治愈的。疣目病好发于手足部位。

二一八、头多虮生疮候(221)

[原文]　虮者,按九虫论云,蛲虫多所变化,亦变为虮。而小儿头栉[1]沐不时,则虮生。滋长偏多,啮头,遂至生疮,疮处虮聚也,谓之虮窠。然人体性自有偏多虮者。

[注释]

[1]栉(zhì 质):梳的总称。在此指梳头。

[语译]　小儿有头虮,是由于头部不经常梳洗,所以生虮。如虮子孳生较多,虮咬则头痒,因痒搔破头皮感染,即便生疮。生疮之处虮群聚集,即称为虮窠。

[按语]　文中谓虮是蛲虫所变化,并云人体性自偏多虮,其说存而不译。

二一九、白秃候(222)

[原文]　白秃之候,头上白点斑剥,初似癣而上有白皮屑,久则生痂瘟①[1]成疮,遂至遍头。洗刮除其痂,头皮疮孔如筋[2]头大,里有脓汁出,不痛而有微痒,时其里有虫,甚细微难见。九虫论亦云,是蛲虫动作而成此疮。乃至自小及长大不瘥,头发秃落,故谓之白秃也。

[校勘]

①瘟:原作"瘰",从鄂本改。

[注释]

[1]瘟(léi 垒):皮起小肿。

[2]筋(zhù 著):同"箸",即筷子。

[语译]　白秃的病候,头上白点斑剥,初起和癣相似,但上面有白色皮屑,久之则发展成疮,疮上结痂肿起,乃至满头皆是。如洗头时刮去疮痂,就可以看见有筷头大的疮口,里面有脓液流出,不痛而有微痒,同时疮里有虫,很细小,不易看出。如从小时患病,到长大也不易痊愈,头发脱落,所以称为白秃。

二二〇、头疮候（220）

[原文]　腑脏有热，热气上冲①于头，而复有风湿乘之，湿热相搏，折于血气，而变生疮也。

[校勘]

①冲：原作"肿"，从鄂本改。《医心方》卷二十五治小儿头疮方亦作"冲"。

[语译]　小儿头疮，是由脏腑有热，热气上冲于头，又风湿外邪的侵袭，湿热相互搏结于头部，气血因而受阻，所以变生为头疮。

[按语]　本候原书列于疣目候之下，今移此，便于与诸疮病候联系分析。

二二一、头面身体诸疮候（223）

[原文]　腑脏热甚，热气冲发皮肤，而外有风湿折之，与血气相搏，则生疮。其状①，初赤起痞瘰，后乃生脓汁，随瘥随发。或生身体，或出②头面，或身体头面皆有也。

[校勘]

①其状：原作"甚壮"，从鄂本改。《医心方》卷二十五治小儿头面身体疮方亦作"其状"。

②出：鄂本作"生"。

[语译]　小儿头面身体发疮，是由脏腑内热较盛，热气上冲，发于皮肤，而体表又感受风湿，湿热与气血相搏，则发生诸疮。其症状，初起皮肤颜色发红，而有小颗粒，后乃化脓，随愈随发。或生于躯体，或发于头面，或身体头面都有。

二二二、恶疮候（224）

[原文]　夫人身体生疮，皆是脏热冲外，外有风湿相搏所生。而风湿之气，有挟热毒者，其疮则痛痒肿掀，久不瘥，故名恶

疮也。

[语译] 人的身体上生疮,大多由于脏腑内有积热,向外冲发,又外感风湿,相互搏结而生。而风湿邪气,有兼热毒者,则所生之疮,必红肿痛痒,延久不愈,这就称为恶疮。

二二三、燥疮候(225)

[原文] 小儿为风热毒气所伤,客于皮肤,生燥浆而溃成疮,名为燥疮也。

[语译] 小儿感受风热毒气,客于皮肤,迅速浸渍成疮,疮头含有燥浆者,名为燥疮。

二二四、漆疮候(228)

[原文] 人无问男女大小,有禀性不耐漆者,见漆及新漆器,便着漆毒,令头面身体肿,起隐胗色赤,生疮痒痛是也。

[语译] 不论男女老少,有人禀性就不耐漆气的,只要一闻到漆气或新漆器具,便能感受漆毒,引起过敏反应,使人头面身体发肿,皮肤起红色疹子,随后即溃破成疮,又痒又痛,这就是漆疮。

二二五、痛疮候(229)

[原文] 六腑不和,寒气客于皮肤,寒搏于血,则壅遏不通,稽留于经络之间,结肿而成痛。其状,肿上皮薄而泽是也。热气乘之,热胜于寒,则肉血腐败,化为脓。脓溃之后,其疮不瘥,故曰痛疮。

[语译] 六腑之气不和,寒邪侵袭于皮肤,搏结于血分,血分受寒,则运行不利,滞留于经络之间,壅结而成痛肿。痛肿的形状,表层皮薄而光泽。如热邪乘于血分,热胜于寒,则血肉受热,腐败成脓。脓肿溃破以后,其疮痛仍不痊愈,这就称为痛疮。

二二六、肠痈候(230)

[原文] 肠痈之状,小腹^①微强而痛是也。由寒热气搏于肠间,血气否结所生也。

[校勘]

①腹:原作"肠",从本书卷三十三肠痈候改。

[语译] 肠痈的病状,是小腹部按之微有强硬感,并有疼痛。这是由于寒热邪气搏结于肠间,气血瘀结不通,郁热化脓所致。

二二七、疖候(231)

[原文] 肿结长一寸至二寸,名之为疖。亦如痈热痛,久则脓溃,捻脓血尽便瘥。亦是风热^①之气客于皮肤,血气壅结所成。

凡痈疖捻脓血不尽,而疮口便合,其恶汁在里,虽瘥,终能更发,变成漏也。

[校勘]

①热:汪本作"寒"。

[语译] 疮肿面积在一二寸之间的,称为疖。其症状也像痈肿一样,局部灼热作痛,时间稍久,则化脓破溃,排尽脓血,则其病痊愈。疖的成因,也是由于风热邪气,客于皮肤,使气血壅结,热郁化脓而成。

凡是痈疖,如脓血尚未排尽,而疮口愈合过早,里面留有脓汁恶水,则虽然暂时疮口痊愈,但终究还要复发,甚至会变成瘘管。

二二八、疽候(232)

[原文] 五脏不调,则生疽。亦是寒气客于皮肤,折于血气,血气否涩不通,结聚所成。大体与痈相似,所可为异,其上如

牛领之皮而硬是也。痈则浮浅,疽则深也。至于变败脓溃,重于痈也,伤骨烂筋,遂至于死。

[语译] 五脏气血不调,就可产生疽症。其致病之源,亦是由于寒邪侵袭于皮肤,搏于气血,气血涩滞不通,结聚而成。疽的症状,大体与痈相似,所不同的是,其局部皮肤如牛项之皮,厚而发硬。痈症则比较浅表,疽症则在深部。至于化脓溃败,也较痈为严重,能伤骨烂筋,导致生命危险。

二二九、疽疮候(233)

[原文] 此疽疮者,非痈疽也,是病之类,世谓之病疽。多发于指节脚胫间,相对生,作细瘩瘰子,匝匝而细孔,疮里有虫痒痛,搔之有黄汁出,随瘥随发也。

[语译] 疽疮证,并不是痈疽,而是属于病疮一类的皮肤病,俗称为病疽。疽疮多发生于手指节及脚胫的局部,左右对称分布,有细小疹子似的颗粒,上有细孔,疮里有虫,又痒又痛,搔之有黄色脂水流出,随愈随发。

二三〇、病候(235)

[原文] 病者,风湿搏于血气所成,多著手足节腕间匝匝然,搔之痒痛,浸淫生长,世谓之病。以其疮有细虫,如病虫故也。

[语译] 病症,是由风湿之邪,搏结于气血而成。大多发于手足指节如手腕与足胫部,颗粒状的细疹子,搔之痒痛,有黄脂水流出,浸淫蔓延。世俗称之为病。是因其疮口内有细虫,像病虫一样,所以名之为病。

[按语] 疽疮候与病候,其病因、症状,是同一种浅表性皮肤病。本书卷三十五疮病诸候有疽疮候及病候,内容较此为详,可以参阅。

二三一、瘰疬候(226)

[原文] 小儿身生热疮,必生瘰疬。其状作结核,在皮肉间,三两个相连累也。是风邪搏于血气,焮结所生也。

[语译] 小儿身患热疮,容易产生瘰疬。其形状如结核,在于皮肉之间,三两个相连。这是因为风邪搏结于气血,热毒结聚而产生的。

[按语] 本候病名瘰疬,但从症状分析,实不同于目前所称的瘰疬。盖是由于外感疮疡所引起的,如急性淋巴结炎之类的病情。

二三二、恶核候(227)

[原文] 恶核者,是风热毒气,与血气相搏结成核,生颈边。又遇风寒所折,遂不消不溃,名为恶核也。

[语译] 恶核,是由风热毒气,与气血相搏结,形成肿核,发生于颈部。又重感风寒,气血受阻,以致结核既不消散,也不溃破,因此名为恶核。

[按语] 瘰疬候和恶核候,原书列于爆疮候和漆疮候之间,为了前后连属,故移于此。

二三三、瘘候(234)

[原文] 寒热邪气,客于经络,使血气否涩。初生作细瘰疬,或如①梅李核大,或如箭干②,或圆或长者,至③五六分,不过一寸,或一或两三相连,时发寒热,溃④脓血不止,谓之漏也。是皆五脏六腑之气不和,致血气不足,而受寒热邪气⑤。然瘘者,有鼠瘘、蝼蛄瘘、蚯蚓瘘、蛴螬等瘘。以其于当病名处说之也。

[校勘]
①如:原作"作",从汪本改。

②干:《圣惠方》卷九十治小儿瘰疬诸方作"斡"。

③至:此前《圣惠方》有"长者"二字。

④溃:原作"仍",从《圣惠方》改。

⑤气:此后《圣惠方》有"所为也"三字。

[语译] 瘰候,是由于寒热邪气侵袭经络,使气血痞涩所引起。初生时有很小的结核,或如梅、李核大,或像箭干样,或圆形、或长形,疮的范围约有五六分,最大不过一寸。有单个的,也有两三个连在一起的,时发寒热,破溃后脓血绵绵不断,这种症候,称之为漏。瘰,皆是五脏六腑之气不和,以致气血亏虚,寒热邪气乘虚侵袭所致。然而瘰病有鼠瘰、蝼蛄瘰、蚯蚓瘰、蚵蟆瘰等多种,都在其相当的病名下说明之。

二三四、疥候(236)

[原文] 疥疮,多生手足指间,染渐生至于身体,痒有脓汁。按九虫论云,蛲虫多所变化,亦变作疥。其疮里有细虫,甚难见。小儿多因乳养之人病疥,而染着小儿也。

[语译] 从略。

[按语] 小儿疥候,内容与本书卷三十五成人疥候基本相同,可以参阅。

二三五、癣候(237)

[原文] 癣病,由风邪与血气相搏,于皮肤之间不散,变生隐轸。轸上如粟粒大,作匡郭,或邪或圆,浸淫长大,痒痛,搔之有汁,名之为癣。

小儿面上癣,皮如甲错起,干燥,谓之乳癣。言儿饮乳,乳汁渍污儿面,变生此,仍以乳汁洗之便瘥。

[语译] 癣病,是由于风邪与血气相搏,在于皮肤之间,不得消散,变化而成。皮肤上生隐疹,如粟粒大,皮损区与正常皮肤之间有轮廓,形状或斜或圆,蔓延扩大。疮疹既痒又痛,搔之

有脂水流出,这种证候,称之为癣。

小儿面上起癣,皮肤粗糙,如甲错而干燥,称为乳癣。说是由于小儿吃奶时,乳汁沾污小儿脸面,变化所产生。治疗的方法,仍用乳汁洗擦局部便愈。

二三六、赤疵候(238)

［原文］ 小儿有血气不和,肌肉变生赤色,染渐长大无定,或如钱大,或阔三数寸是也。

［语译］ 小儿赤疵,是由于气血不和,皮肉某一部分变生赤色,随着生长发育而逐渐长大,其状没有定形,有的如钱币大小,有的阔三数寸。

［按语］ 赤疵,现代医学称为血管痣,婴幼儿较多见。本书卷三十一赤疵候,内容较此为详,可以参阅。

二三七、脐疮候(239)

［原文］ 脐疮由初生断脐,洗浴不即拭燥,湿气在脐中,因解脱遇风,风湿相搏,故脐疮久不瘥也。脐疮不瘥,风气入伤经脉,则变为痫也。

［语译］ 脐疮,是由于婴儿初生断脐之后,洗浴时没有揩拭干燥,使水湿得以进入脐中,以后又因解脱衣着,感受风邪,风邪与湿郭相搏,所以脐疮久久不愈。脐疮不愈,风邪由此入伤经脉,就会变生痫病。

二三八、虫胞候(240)

［原文］ 小儿初生,头即患疮,乃至遍身,其疮有虫,故因名虫胞也。

［语译］ 小儿初生之时,头上就生疮,并逐渐蔓延到全身,而且其疮里有虫,所以名为虫胞疮。

二三九、口疮候(241)

[原文]　小儿口疮,由血气盛,兼将养过温,必有客热①熏上焦,令口生疮也。

[校勘]

①热:《医心方》卷二十五治小儿口疮方"热"字重。

[语译]　小儿产生口疮,是由于患儿气血偏盛,又衣被过暖,心经有热,热气熏蒸上焦,所以发生口疮。

二四〇、鹅口候(242)

[原文]　小儿初生,口里白屑起,乃至舌上生疮,如鹅口里,世谓之鹅口。此由在胎时,受谷气盛,心脾热气熏发于口故也。

[语译]　初生小儿,口内有白屑堆起,以致舌上生疮,如鹅口内壁一样,世俗称为鹅口。此病是在胞胎时,所受谷气太盛,致心脾经蕴有热气,上熏于口舌所致。

二四一、燕口生疮候(243)

[原文]　此由脾胃有客热,热气熏发于口,两吻生疮。其疮白色,如燕子之吻,故名为燕口疮也。

[语译]　小儿燕口疮,是由于脾胃两经,受到邪热的乘袭,热邪熏发于口,以致两口角生疮。其疮色白,如燕子的口吻,所以名为燕口疮。

二四二、口下黄肥疮候(244)

[原文]　小儿有涎唾多者,其汁流溢,浸渍于颐,生疮,黄汁出,浸淫肥烂。挟热者,疮汁则多也。

[语译]　小儿口下黄肥疮,是由于唾液过多,口涎流溢,浸渍于颐部,因而生疮,有黄色脂水流出。疮的范围,蔓延扩大,疮的局部溃烂,显得肥厚。如内热重者,则流出的脂水亦多。

二四三、舌上疮候(245)

［原文］ 心候于舌。若心脏有热,则舌上生疮也。

［语译］ 从略。

二四四、舌肿候(246)

［原文］ 心候舌,脾之络脉出舌下。心脾俱热,气发于口,故舌肿也。

［语译］ 从略。

［按语］ 小儿舌上生疮与舌肿两候,在病理变化上,有其相近之处。如前者为心脏有热,后者是心脾俱热,但均为脏热熏发口舌所致。又,本书卷三十口舌疮、舌肿强两候,内容较此为详,可以参阅。

二四五、噤候(247)

［原文］ 小儿初生,口里忽结聚,生于舌上,如黍粟大,令儿不能取①乳,名之曰噤。此由在胎时,热入儿脏,心气偏受热故也。

［校勘］
①取:《圣惠方》卷八十二治小儿噤诸方作"饮"。

［语译］ 小儿噤候,是指新生儿口里突然起结聚,生在舌上,如小米大,致使婴儿不能吸乳,名之曰噤。这是因为小儿胎热过盛,使心经偏受热邪,上冲于口舌所致。

二四六、冻烂疮候(248)

［原文］ 小儿冬月,为寒气伤于肌肤,搏于血气,血气壅①滞,因即生疮。其疮亦焮肿而难瘥,乃至皮肉烂,谓之为冻烂疮也。

［校勘］
①壅:正保本作"涩"。

［语译］　从略。

［按语］　小儿冻烂疮,与卷三十五冻烂肿疮候基本相同,可以参阅。

二四七、金疮候(249)

［原文］　小儿为金刃所伤,谓之金疮。若伤于经脉,则血出不止,乃至闷顿。若伤于诸脏俞募,亦不可治。自余[1]腹破肠出,头碎脑露,并亦①难治。其伤于肌肤,浅则成疮,终不虑死。而金疮得风则变痉。

［校勘］

①亦:原作"不",从汪本改。

［注释］

[1]自余:余如,诸如。

［语译］　小儿被刀刃所伤,称为金疮。如其伤于经脉,则出血不止,甚至烦闷昏迷。若伤于各内脏的俞、募穴位,则预后亦不良。余如腹部破裂而肠子外出,头壳破碎而脑浆暴露等,都是难治的危症。如果只是伤于肌肉皮肤,而又在浅表部位的,虽也属于金疮,但终究不会有生命危险。如金疮而感受风邪,则往往会变生痉病。

二四八、卒惊疮候(250)

［原文］　此由金疮未瘥,忽为外物所触,及大啼呼,谓为惊疮也。凡疮惊,则更血出也。

［语译］　卒惊疮,是由于金疮伤口尚未愈合之时,突然遭受外物的撞触,以及患儿的大声哭叫,这称为惊疮。大凡疮惊,都会使疮口血管开裂,以致重复出血。

二四九、月食疮候(251)

［原文］　小儿耳鼻口间生疮,世谓之月食疮,随月生①,因

以为名也。世云：小儿见月初生，以手指指之，则令耳下生疮，故呼为月食疮也。

[校勘]

①随月生：此后原有"死"字，衍文，从本书卷三十五月食疮候删。

[语译]　从略。

二五○、耳疮候(252)

[原文]　疮生于小儿两耳，时瘥时发，亦有脓汁，此是风湿搏于血气所生，世亦呼之为月食疮也。

[语译]　从略。

[按语]　月食疮，在本书卷三十五已有论述，并较此为详，可以参阅。耳疮候，与月食疮类同，不过补充了"时瘥时发，亦有脓汁"以及"风湿搏于血气所生"的证候病机，则更为具体。

二五一、浸淫疮候(253)

[原文]　小儿五脏有热，熏发皮肤，外为风湿所折，湿热相搏身体，其疮初出甚小，后有脓汁，浸淫渐大，故谓之浸淫疮也。

[语译]　小儿内脏有热，熏发于皮肤，又为外邪风湿所伤，以致外湿内热，相互搏结于肌肤，因而生疮。此疮初起时很细小，以后有脓水，蔓延扩大，所以称之为浸淫疮。

二五二、王灼①[1]疮候(254)

[原文]　腑脏有热，热熏皮肤，外为湿气所乘，则变生疮。其热偏盛者，其疮发势亦盛。初生如麻子，须臾王大，汁流溃烂，如汤火所灼，故名王灼疮。

[校勘]

①王灼：此后原有"恶"字，从本书目录删。《医心方》卷二十五治王灼疮方亦无此字。

[注释]

[1]王灼:旺盛如汤火灼伤一样。

[语译] 小儿脏腑有热,内热熏发于皮肤,外表又为湿气所乘袭,湿热相搏,则变生疮病。如内热偏盛者,疮病的发作亦盛。初起时,生如麻子大的水泡,不一会儿,就迅速旺盛扩大,随着脂水的流溢而溃烂,如被汤火灼伤样,所以称为王灼疮。

[按语] 小儿王灼疮,类似于现代医学所称的脓疱疮,尤其好发于婴幼儿,成人不多见。本书卷三十五已有王烂疮候,亦名王灼疮,所述症状较此为详,可以参阅。

二五三、疳湿疮候(255)

[原文] 疳湿之病,多因久利,脾胃虚弱,肠胃之间,虫动侵蚀五脏,使人心烦恼①闷。其上蚀者,则口鼻齿龂生疮;其下蚀者,则肛门伤烂,皆难治。或因久利,或因脏热嗜眠,或好食甘美之食,并令虫动,致生此病也。

[校勘]

①恼:正保本作"懊"。

[语译] 疳湿疮的形成,多因久利脾胃虚弱,肠胃间的寄生虫,乘虚而动,虫蚀五脏,则使人心烦恼闷。如侵蚀于上部,则口、鼻、齿龂腐烂生疮;侵蚀于下部,则肛门溃烂。都难治愈。本病的病源,或因久利脾虚,或因内脏有热而嗜睡,或因嗜食甘美之食,这些都可促使肠寄生虫的扰动,导致此病的发作。

二五四、阴肿候(卷四十七 68)

[原文] 足少阴为肾之经,其气下通于阴。小儿有少阴之经虚而受风邪者,邪气冲于阴,与血气相搏结,则阴肿也。

[语译] 小儿阴肿,是由肾虚而受风邪所致。因为足少阴为肾之经脉,其气下通于前阴,如小儿少阴肾气虚弱,而受风邪侵袭,则邪气冲击阴部,与气血相搏结,因而发生阴肿之症。

［按语］ 本候原书列于卷四十七蛊注候下,今移于此,以便与阴肿成疮候联系分析。

二五五、阴肿成疮候(256)

［原文］ 阴肿①,下焦热,热气冲阴,阴头忽肿合,不得小便,乃至生疮。俗云尿灰火所为也。

［校勘］

①阴肿:汪本作"小儿"。

［语译］ 小儿阴肿,是由于下焦有热,热邪下注于前阴,以致阴头突然肿胀,尿道口因肿而闭合,不得小便,甚至局部生疮。俗说是尿灰袋的火气所引起的。

诸病源候论养生导引校释说明

一、原书的养生导引内容，是分别附于各有关病候的正文之后，因其是一专门学术，故现将其全部集中在一起，作为养生导引专篇，附列于此，以便汇通研究。

二、原书各有关病候正文之后的"其汤熨针石，别有正方，补养宣导，今附于后"十七字，现因养生导引全文已集中成篇，故将其全部删去。

三、全书养生导引分别见于 38 卷、157 候。养生方 120 条，相同者 15 条；导引法 278 条，相同者 76 条。

四、关于校译方面，基本与前正文体例一致，语译采取选译、直译，对相同条文，不再重译，在按语中指出，以便前后联系。至于原文不易理解或有迷信色彩者，则存而不译。

卷一　风病诸候上

五、风失音不语候(5)

[原文]　养生方云：醉卧当风，使人发喑[1]。

[注释]

[1]喑(yīn 阴)：失音不能言。

[语译]　养生方说：酒醉后对着风睡觉，能使人失音不语。

八、风口㖞候(9)

[原文]　养生方云：夜卧，当耳勿得有孔。风入耳中，喜

令①口㖞。

[校勘]

①令:《外台》卷十四风口㖞方无此字。

[语译] 养生方说:夜里睡觉,对着耳朵的地方不能有漏风的孔隙。因为风从孔隙吹入耳中,容易使人嘴歪。

十二、风偏枯候(13)

[原文] 养生方导引法云:正倚壁,不息行气[1],从头至足止,愈疸①、疝、大风、偏枯、诸风痹。

又云:仰两足指,五息止,引腰背痹,偏枯,令人耳闻声。常行,眼耳诸根[2],无有挂碍。

又云:以背正倚,展两足及指,瞑心[3],从头上引气,想以达足之十趾及足掌心。可三七引,候掌心似受气止。盖谓上引泥丸[4],下达涌泉[5]是也。

又云:正住②倚壁,不息行气,从口趣③[6]令气至头始止,治疸①痹、大风、偏枯。

又云:一足蹹[7]地,足不动;一足向侧相,转身欹[8]势,并手尽急回,左右迭二七。去脊风冷,偏枯不通润。

[校勘]

①疸:原作"疽",从元本改。鄂本同。

②住:鄂本作"柱"。

③趣:卷三十二疸候养生方导引法作"辄"。

[注释]

[1]不息行气:"不息",指闭气不呼吸。本书卷二十七白发候养生方导引法:"不息,不使息出;极闷已,三嘘而长细引。"《千金方》卷二十七调气法:"引气从鼻入腹,足则停止,有力更取,久住气闷,从口细细吐出尽,还以鼻细细引入,出气一准前法。"行气,在此指以自己的意念引导气的运行。《赤凤髓》行气诀:"得内元气,以意送之"。现在气功养生诸书多称为"以意领气"或

"以意引气"。

　　[2]根：佛家以眼、耳、鼻、舌、身、意为六根。

　　[3]瞑心：收心使之安静。

　　[4]泥丸：道家语，指头脑或头顶部位。《黄庭内景经》："脑神精根字泥丸"。《赤凤髓》："泥丸，脑宫津名也。"《医心方》卷二十七导引第五引《养生要集》："旦起东向坐，以两手相摩令热，以手摩额上及顶上，满二九止，名曰存泥丸。"

　　[5]涌泉：经穴名。在足心陷中，属足少阴肾经。

　　[6]趣(cù 簇)：促。

　　[7]蹋(tà 榻)：同"蹹"。踏。

　　[8]敧(qī 欺)：通"攲"。倾斜。

　　[语译]　养生方导引法说：端正地靠着墙壁，闭气不息，用意念把"内气"从头引到脚为止，可治愈疽病、疝气、麻风、半身不遂和各种风痹病。

　　又说：仰起两脚趾，呼吸五次为止，能导引治疗腰背的痹症和半身不遂，并使人的听觉改善。经常施行此法，可使眼、耳等感觉器官不受外界事物的干扰和影响，保持清静状态。

　　又说：以背正靠墙，伸展两脚和脚趾，静下心来，不想杂事，从头上引气下行，用意念送气，达到两脚的十趾和脚心。可反复引气二十一次，候脚底似有受气时为止。所谓上引泥丸，下达涌泉，说的就是此法。

　　又说：以背正靠墙，闭息行气，把气从嘴引导到头为止，可治疽病、痹症、麻风和半身不遂。

　　又说：一只脚踏地，脚不动；另一脚横向身侧面，转身成斜势，两手尽力跟着急速回转，以上左右交替各十四次。可祛除脊背风冷，半身不遂，气血不能通达滋润。

十三、风身体手足不随候(15)

　　[原文]　养生方导引法云：极力左右①振两臂，不息九

通[1]。愈臀痛劳倦,风气不随。振两臀者,更互蹋鯩②[2],犹言蹶③[3]。九通中间,偃伏[4]皆为之,名虾蟆[5]行气。不已④。愈臀痛劳倦,风气不随,久行不觉痛痒⑤,作种种形状。

又云:偃卧,合两膝,布两足,伸腰⑥,口内气[6],振腹七息。除壮热,疼痛,两胫不随⑦。

又云:治四肢疼闷[7]及不随⑧,腹内积气。床席必须平稳,正身仰,缓解衣带,枕高三寸,握固。握固⑨[8]者,以⑩两手各自以四指把手拇指。舒臂令去身各五寸,两脚竖指,相去五寸。安心定意,调和气息,莫思余事,专意念气,徐徐漱醴泉。漱醴泉⑪者,以舌舐略唇口牙齿,然后咽唾。徐徐以口吐气,鼻引气入喉,须微微缓作,不可卒急强作。待好调和引气吐气⑫,勿令自闻出入之声。每引气,心心念送之,从脚趾头使气出。引气五息、六息一出之⑬,为一息[9]。一息数至十息,渐渐增益,得至百息、二百息,病即除愈。不用食生菜及鱼、肥肉。大饱食后,喜怒忧恚,悉不得辄行气。惟须向晓清静时,行气大佳,能愈万病。

[校勘]

①左右:原作"右掖",从《外台》卷十四风身体手足不随方改。

②蹋:原作"鯩",疑形似之误,从文义改。

③蹶:原作"厥",从《外台》改。

④不已:疑衍。

⑤痒:原作"养",从《外台》改。

⑥伸腰:原作"生腰",从本书卷五消渴候养生及鄂本卷一风痹候改。下同。

⑦两胫不随:此前卷十二病热候养生方导引法有"通"字。

⑧不随:此前《外台》有"四肢"两字。

⑨握固:原书不重,从《外台》补。

⑩以:《外台》作"必"字。

⑪漱醴泉:原书不重,从《外台》补。

⑫吐气：原无，从《外台》补。

⑬之：原作"人"，从元本改。汪本、鄂本及《外台》均同。

[注释]

[1]不息九通：闭气不呼吸，至极限时才慢慢吐出，为一遍。如此连续作九遍。本书卷二十七白发候养生方导引法云："一通者，一为之，令此身囊之中满其气"。

[2]踶踿(dì cù 弟促)：踶和踿的意思。"踿"，或作"蹙"。

[3]蹶(jué 决)：骡马等牲畜用后蹄踢人。如"尥蹶子"。

[4]偃伏：仰卧和俯伏。导引伏势，有特殊要求，如本书卷二十七白发候养生方导引法云："伏者，双膝着地，额直至地，解发破髻舒头长敷在地。"

[5]虾蟆：即"蛤蟆"。

[6]内气：即吸气。

[7]闷：在此指肌肤不舒适感。《嵇康书》："头面常一月、十五日不洗。不大闷痒，不能沐也。"

[8]握固：除本文解释其姿式外，本书卷二十七白发候养生方导引法云："握固两手，如婴儿握，不令气出。"

[9]引气五息、六息一出之，为一息：即将气几次吸入一次呼出为一息。本书卷三十二疽候养生方导引法："行气者，鼻内息五入方一吐，为一通。"可参考。

[语译] 养生方导引法说：极力左右振动两臀，闭气不息，连作九次。可治疗臀痛，劳累疲乏，风气不遂等症。所谓振动两臀，就是左右交替向后踢动两腿，犹如牲畜尥蹶子那样。不息九通中间，仰卧俯伏时都要做。这种导引法，称为虾蟆行气。可治疗臀痛，劳累疲乏，风气不遂，多走了路，下肢就麻木不知痛痒，出现各种形证。

又说：仰卧，两膝靠拢，两脚展开，伸直腰，口吸气，振起腹部，连作七息，即吸一次气，振腹一次。可消除高热，疼痛，两腿动作不便。

又说：治疗四肢疼闷和举动不便，腹中胀气的方法是，床和铺席必须平稳，正身仰卧，松解衣带，枕高三寸，两手握拳。握拳的要求是两手各用四指握住拇指。并伸展两臂，距离身体各五寸。两脚趾竖起，两脚相距亦五寸。安心定意，调和呼吸，不想其他杂事，专心想气，再慢慢地嗽醴泉。所谓嗽醴泉，即是用舌舔唇口牙齿，使唾液满口，然后咽下唾液。还要慢慢从口中吐气，从鼻引气进喉咙。这些动作，都要轻要慢，不能匆促地硬做。要好好调和吸气和呼气，不能使自己听到呼吸的声音。每吸气，要用意念运送它，想气由脚趾端出去。引气五至六息而一出气为一息。初做者，由一息数到十息，以后渐渐增加，能到一二百息，病就好了。治疗期间，不可吃生菜、鱼和肥肉。进食过饱之后，以及喜怒忧忿时，都不可就行气。只有在凌晨清静时候，行气最好，能治疗各种疾病。

十五、偏风候(19)

[原文] 养生方导引法云：一手长舒，令掌仰①；一手捉颏[1]挽之向外，一时极势二七。左右亦然。手不动，两向侧极②势，急挽之二七。去颈③骨急强，头风脑旋，喉痹，髆内冷注偏风。

又云：一足蹋地，一手向后长舒努之，一手捉涌泉急挽，足努手挽，一时极势，左右易，俱二七。治上下偏风，阴气不和。

[校勘]

①令掌仰：原作"仰掌合掌"，从卷二风头眩候养生方导引法改。又，《外台》卷十四偏风方作"合掌"二字。

②极：原无，从卷二补。

③颈：原作"头"，从卷二改。

[注释]

[1]捉颏(kē 柯)：握住下巴。"颏"，指下巴。

[语译] 养生方导引法说：一手长伸，手掌向上；另一手握

住下巴向外拉,连续尽力作十四次。左右都这样作。然后手不动,向左右两侧尽量转动,作快速牵拉动作十四次。可祛除颈椎活动障碍,头痛脑旋,喉痹,臂髀冷注偏风等证。

又说:一脚踏地,一手向后用力伸展,另一手抓着足底急向上拉,同时手足尽量用力,左右交换各作十四次。可治疗上下偏风,阴气不和。

十七、风不仁候(21)

[原文] 养生方导引法云:赤松子[1]曰,偃卧,展两胫两手,足外踵[2],指相向,以鼻内气,自极七息。除死肌、不仁、足寒。

又云:展两足上,除不仁、胫寒之疾也。

[注释]

[1]赤松子:古代传说中的仙人名。《列仙传》:"赤松,神农时雨师。"

[2]踵(zhǒng 肿):脚跟。

[语译] 养生方导引法说:赤松子讲,仰卧,伸展两腿两手,足跟向外,脚趾相对,从鼻吸气,到最大限度为止,连续七次。可消除肌肉瘫痪,麻木不仁,脚冷。

又说:伸展两脚向上,可消除麻木不仁,小腿寒冷等病。

十九、风湿候(23)

[原文] 养生方真诰云:栉头理发,欲得多过,通流血脉,散风湿。数易栉,更番用之。

[语译] 养生方真诰说:梳头理发,要得多梳几遍,可以流通血脉,消散风湿。还要多调换梳篦,轮流替换使用。

二十、风痹候(24)

[原文] 养生方云:因汗入水,即成骨痹。

又云:忍尿不便,膝冷成痹。

又云：大汗勿偏脱衣，喜偏风半身不随。

养生方要集云：大汗急傅[1]粉。著汗湿衣，令人得疮，大①小便不利②。

养生方导引法③云：一曰，以右踵拘左足拇趾，除风痹；二曰，以左踵拘右足拇趾，除厥痹；三曰，两手更引足跌置膝上，除体痹。

又云：偃卧，合两膝头，翻两足，伸腰坐④，口内气，振⑤腹，自极⑥七息。除痹痛热痛，两胫不随。

又云：踞坐[2]伸腰，以两手引两踵，以鼻内气，自极七息，引两手⑦布两膝头。除痹呕。

又云：偃卧，端展两手足臂，以鼻内气，自极七息，摇足三十而止。除胸足寒，周身痹厥逆。

又云：正倚壁，不息行气，从头至足止。愈大风、偏枯、诸痹。

又云：左右手夹据地，以仰引腰五息止。去痿痹，利九窍。

又云：仰两足指，五息止，引腰背痹，偏枯⑧，令人耳闻声。久行，眼耳诸根，无有挂碍。

又云：踞⑨，伸右脚，两手抱左膝头，伸腰，以鼻内气，自极七息。除难屈伸拜起，胫中疼痛痹。

又云：左右拱手⑩两臂，不息九通。治臂足痛，劳倦，风痹不随。

又云：凡人常觉脊倔强而闷，仰面努髆并向上，头左右两向挪之，左右三七，一住[3]，待血行气动定，然始更用。初缓后急，不得先急后缓。若无病人，常欲得旦起、午时、日没三辰[4]，如用，辰别二七⑪。除寒热病，脊腰颈项痛，风痹。两膝颈头。以鼻内气，自极七息。除腰痹背痛，口内生疮，牙齿风，头眩尽除⑫。

[校勘]

①大：《千金方》卷二十七第二作"令人"二字。

②大小便不利：此前文字，原书散见于本候导引文中，从本

书体例调整。

③导引法:原无,从卷二风头眩候补。

④坐:本卷风身体手足不随候养生方导引法无此字。

⑤振:原作"胀",从本卷风身体手足不随候改。

⑥自极:本卷风身体手足不随候无此二字。

⑦引两手:原在本候文中"除痹呕"之后,据文义移此。

⑧五息止,引腰背痹,偏枯:原作"引五息,止腰背痹枯",从本书卷一风偏枯候养生方导引法改。

⑨踞:此后本卷风四肢拘挛不得屈伸候养生方导引法有"坐"字。

⑩手:原无,从本卷风痹手足不随候养生方导引法补。

⑪二七:本书卷二十九风齿候养生方导引法作"三七"。

⑫尽除:此前本书卷二风头眩候有"众病"二字,卷二十九风齿候、卷三十口舌疮候有"终"字。

[注释]

[1]傅(fū 夫):通"敷"。搽,抹。

[2]踞坐:坐时两脚底和臀部着地,两膝上耸。

[3]一住:暂停之意。

[4]辰:时辰;时候。

[语译] 养生方说:出汗后下水,就可成骨痹之病。

又说:忍小便不解,可使膝冷成痹症。

又说:大出汗后,不要单侧脱去衣服,否则容易得偏风半身不遂。

养生经要集说:大汗出,要赶快搽粉。要是穿着汗湿的衣服,可使人生疮,大小便不利。

养生方导引法说:一说,用右脚跟勾住左脚踇趾,可去风痹;二说,用左脚跟勾住右脚踇趾,可去厥痹;三说,用两手交替拉两脚背放在膝盖上,可去体痹。

又说:踞坐伸腰,用两手攀两脚后跟,用鼻吸气,尽力作七息,然后以两手放在两膝头上。可以除痹止呕。

又说:仰卧,正直舒展两手足臂,用鼻吸气,尽力作七次,然后摇脚三十次而止。可消除胸寒脚寒,周身痹痛,四肢厥冷。

又说:左右手靠拢按地,向上引腰,呼吸五次为止。可去痿痹,通利九窍。

又说:踞坐在地上,伸右脚,两手抱左膝头,伸腰,用鼻吸气,尽力吸七次。可消除下肢难以屈伸、跪拜、起立,小腿疼痛麻木。

又说:两手合抱拱起两臂,闭气不息九遍。可治疗臂足疼痛,劳累疲倦,风痹不遂。

又说:有人常觉得脊背倔强不舒,可仰面用力抬两肩向上,用头向左右摇动,左右各二十一次,暂停,等内部活动平静下来,然后再做。开始做时要慢,以后逐渐加快,不能先快后慢。无病之人应在早起、中午和日没这三个时辰做。如用此法,可在每个时辰各做十四次。能消除寒热病,脊腰颈项痛,风痹,两膝颈头疼痛。用鼻吸气,尽力做七息。对腰痹背痛,口内生疮,牙齿风,头眩等都可消除。

[按语] 本候导引第二条与本卷风身体手足不随候导引第二条同,第五条与本卷风偏枯候导引第一条同,第七条与风偏枯候导引第二条同,语译见前。

二十一、风湿痹候(22)

[原文] 养生方导引法云:任臂①,不息十二通。愈足湿痹不任行,腰脊痹痛。又,正卧,叠两手著背下,伸两脚,不息十二通。愈足湿痹不任行,腰脊痛痹。有偏患者,患左压右足,患右压左足。久行。手亦如足,用②行满十方止。

又云:以手摩腹,从足至头。正卧踑③臂导引,以手持引足住,任臂,闭气不息十二通。以治痹湿不可任,腰脊痛。

[校勘]
①任臂:《外台》卷十九风湿痹方作"任纵臂"。

②用：《外台》作"周"。

③跪：《外台》作"伸"。

[语译]　养生方导引法说：任意放松两臂，闭气不息，连作十二次。可治疗脚湿痹不能行走，腰脊痹痛。又，正卧，两手相叠放背下，伸两脚，闭气不息十二次。可治疗脚湿痹不能行走，腰脊痛痹。有一侧患病的，病在左侧压右脚，病在右侧压左脚。要长期施行此法。上肢有病，治疗也同下肢一样，采用此法，连作十次以上才能停止。

又说：用手摩腹部，从脚向头的方向摩。正卧屈伸两臂导引，用手攀脚，然后放松两臂，闭气不息十二次。可治疗痹湿行动不便，腰脊痛。

二十二、风四肢拘挛不得屈伸候(14)

[原文]　养生方导引法云：手前后递互拓，极势三七，手掌向下，头低面心，气向下至涌泉、仓门[1]。却努一时取势，散气放纵，身气平，头动髓前后敧侧柔转二七。去髀井冷血筋急，渐渐如消。

又云：两手抱左膝，伸腰，鼻内气七息，展右足。除难屈伸拜起，胫中痛痿。

又云：两手抱右膝著膺。除下重难屈伸。

又云：踞坐，伸右脚，两手抱左膝头，伸腰，以鼻内气，自极七息，展左足著外。除难屈伸拜起，胫中疼痹。

又云：立身上下正直，一手上拓，仰手如似推物势，一手向下如捺物，极势，上下来去，换易四七。去髀内风，两髀井内冷血，两掖筋脉挛急。

又云：踞，伸左脚，两手抱右膝，伸腰，以鼻内气，自极七息，展右足著外。除难屈伸拜起，胫中疼。

[注释]

[1]仓门：其义未详。

[语译] 养生方导引法说:两手前后顺序互推,尽量用力做二十一次,然后手掌向下,低头向心,引气向下到涌泉和仓门。收功时要采取正常的姿势,使气放散,身正气平,头向两肩前后倾斜柔和地转动二十一次。可祛除肩部血冷和筋肉拘急,使其逐渐消除。

又说:两手抱左膝头,伸腰,鼻吸气七次,伸右脚。可消除下肢活动障碍,难以屈伸、跪拜、起立,小腿疼痛瘘软无力。

又说:两手抱右膝贴胸。可消除下肢沉重,难以屈伸。

又说:踞坐,伸右脚,两手抱左膝头,把腰伸直,用鼻吸气,尽力吸七次,伸左足外展。可消除下肢难以屈伸,跪拜、起立,小腿疼痛麻木。

又说:身站起,上下正直,一手向上托,仰掌像推东西的姿势,一手向下,如按捺东西,两手尽量用力,上下来去交换作二十八次。可祛除肩臂内受风,两髆井内血冷,两腋筋脉痉挛拘急。

又说:踞坐,伸左脚,两手抱右膝,把腰伸直,用鼻吸气,尽力吸七次,伸右脚外展。可消除下肢难于屈伸、跪拜、起立,小腿疼痛。

[按语] 本候导引第四条与本卷风痹候导引第八条略同,可互参。

二十三、风痹手足不随候(17)

[原文] 养生方导引法云:左右拱手两臂,不息九通。治臂足痛,劳倦,风痹不随。

[语译] 从略。

[按语] 本候导引与本卷风痹候导引第九条同,语译见前。

二十六、风惊候(29)

[原文] 养生方云:精藏于玉房[1],交接太数,则失精。失精者,令人怅怅,心常惊悸。

[注释]

[1]玉房:所指待考。

[语译] 养生方说:男子精液贮藏在玉房中。性交太频繁,使精液消耗过多,这就称失精。失精的证候,使人精神不愉快,容易发生惊悸。

卷二 风病诸候下

三十三、刺风候(34)

[原文] 养生方云:触寒来者①,寒未解,食热物,成刺风②。

[校勘]

①者:原无,从《千金方》卷二十七第二补。

②成刺风:此前原有"亦"字,从《千金方》删。

[语译]养生方说:触犯寒气而来的人,寒气还没有清除,就吃热的食物,会形成刺风之病。

三十五、风冷候(36)

[原文] 养生方导引法云:一足蹈地,足不动,一足向侧如丁字样,转身欹势,并手尽急回,左右迭互二七①。去脊风冷,偏枯不通润。

又云:蹲坐,身正头平,叉手安颔下,头不动,两肘向上振摇,上下来去七七。亦持手三七,放纵身心。去乳房风冷肿闷,鱼寸[1]不调,日日损。

又云:坐,两足长舒,自纵身,内气向下,使心内柔和适散,然始屈一足,安膝下,长舒一足,仰足趾向上使急,仰眠,头不至席,两手急努向前,头向上努挽,一时各各取势,来去二七,迭互亦然。去脚疼,腰髆冷血冷风,日日渐损。

又云:长舒足,肚腹著席,安徐看气[2]向下,知有去处,然始著两手掌拓席,努使臂直,散脊背气向下,渐渐尽势,来去二七。除脏腑内宿冷,脉急,腰髋风冷。

又云:欲以气出汗,拳手屈膝侧卧,闭气自极,欲息气定,复闭气,如此汗出乃止。复转卧以下居上,复闭气如前,汗大出乃止。此主治身中有风寒。欲治股胫手臂痛法:屈一胫一臂,伸所病者,正偃卧,以鼻引气,令腹满,以意推之,想气行至上,温热,即愈。

又云:肚腹著席,长舒一足,向后急努足指,一手舒向前尽势,将一手向背上挽足倒急势,头仰蹙背使急。先用手足斜长舒者,两向自相挽急,始屈手足共头,一时取势。常记动手足先后,交番上下来去二七,左右亦然。去背项腰膝髋并风冷疼闷,脊里倔强。

又云:坐正,两手向后捉腕,反向拓席尽势,使腹弦弦②,上下七,左右换手亦然。损腹肚冷风宿气积,胃口冷食饮进退吐逆不下。

又云:凡学将息人,先须正坐,并膝头足。初坐,先足趾相对,足跟外扒。坐上欲安稳,须两足根向内相对,坐上,足指外扒。觉闷痛,渐渐举身似款③[3],便坐上。待共两④坐相似,不痛,始⑤双竖足跟向上,坐上,足趾并反向外。每坐常学⑥。去膀胱内冷⑦,膝冷,两足冷痛,上气腰痛,尽自消适。

又云:长舒一足,一脚屈,两手挽膝三里[4],努膝向前,身却挽,一时取势,气内散消,如似骨解。迭互换足,各别三七,渐渐去髋脊冷风,冷血筋急。

又云:两手向后,倒挽两足,极势。头仰,足指向外努之,缓急来去七,始手向前直舒,足自摇,膝不动,手足各二七。去脊腰闷风冷。

又云:身平正,舒两手向后,极势,屈肘向后,空捺四七。转腰,垂手向下,手掌四面转之。去臂内筋急。

又云:两手长舒,令⑧掌向下,手高举与髋齐,极势,使髋闷痛,然始上下摇之二七。手下至髀还,上下缓急。轻手前后散振七。去髀内风冷疼,日消散。双手前拓,努手合掌向下⑨。

又云:手掌倒拓,两髀井前极势,上下傍两掖,急努振摇,来去三七竟。手不移处,努两肘上急势,上下振摇二七,欲得拳两手七,因相将三七。去项髀筋脉急努。一手屈拳向左,一手捉肘头,向内挽之,上下一时尽势。屈手散放,舒指三,方转手,皆极势四七。调肘脯骨筋急强。两手拓向上极势,上下来去三七⑩,手不动,时两肘向上,极势七。不动手肘臂,侧身极势,左右回三七。去颈骨冷气风急。前一十二件有此法,能使气。人行之,须在疾中可量。

[校勘]

①二七:原无,从卷一风偏枯候养生方导引法补。

②弦弦:原作"眩眩",从卷二十一呕吐候养生方导引法改。

③款:原作"疑",从本书卷五腰痛候养生方导引法改。

④两:原作"内",形近之误,据文义改。

⑤始:原作"如",从本书卷五腰痛候养生方导引法改。

⑥学:原无,从本书卷五补。本书卷十三上气候作"觉"。

⑦冷:原作"气",从本书卷五改。

⑧令:原作"合",从本卷风头眩候养生方导引法改。

⑨双手前拓,努手合掌向下:疑错简。

⑩三七:原作"又云",从元本改。汪本、鄂本同。

[注释]

[1]鱼寸:其义未详。

[2]看气:即"内视法",为养生导引的方法之一。《千金方》:"常当习黄帝内视法,存想思念,令见五脏如悬磬,五色了了分明……心眼观气,上入顶,下达涌泉。"

[3]款:空。

[4]膝三里:经穴名,即"足三里"。在膝下三寸,属足阳明胃经。在此是指该处部位。

1069

[语译] 养生方导引法说:一脚踏地不动,另一脚横向侧面,作丁字形,转身成斜势,两手相合尽量跟着转,然后快速转回,如此左右交替作十四次。可消除脊背风寒,半身不遂,气血不能通畅滋润。

又说:蹲坐,头身平正,两手交叉安放在下巴下,头不动,两肘向上摆动,上下来去四十九次。两手再作握的动作二十一次,并使身体和意念都放松。可消除乳房因受风冷而致的肿痛不舒,以及鱼寸不调,日渐亏损。

又说:正坐,两脚伸直,全身放松,引气向下,使心中感到柔和舒适松散,然后把一脚屈转过来放在膝下,另一脚伸直,并使脚趾上屈,尽量用力,仰身睡下,在头还未著席时,两手立即用力前伸,头向上用力像被拉欲起之状,这些动作要快,一时间都动作起来,上下来去作十四次。换脚后再做也是这样。可消除脚疼,腰背肩臂冷血冷风,日渐亏损之病。

又说:俯卧,两脚伸展,肚腹著席,运用内视法,存想思念,使能安适而徐缓地看到气向下,并知其去处,然后用两手掌推着床席用力撑起,使两臂伸直,松散脊背之气使向下行,再慢慢地回复原来俯卧的姿势,如此上下来去作十四次。可消除脏腑内的宿冷,筋脉拘急,腰背肩臂风冷。

又说:如要以气出汗,可握拳,屈膝侧身躺下,尽量闭气,再行呼吸,但要等呼吸平稳后,再闭气。如此反复做到出汗为止。然后再转身侧卧,使原来在下面的一侧翻转到上面,再闭气如前法,到汗大出为止。此法主治身体内有风寒。如果要治疗四肢疼痛,其方法是:弯屈一腿和一臂,伸展患肢,正身仰卧,用鼻吸气,使腹部充满,用意念去推气,存想该气运行到病处,并觉得有温热感,就可治愈。

又说:俯卧,腹部著席,伸展一脚,脚趾用力向后,一手尽量用力向前舒展,然后将一手从背后拉脚,使脚尽量倒转,同时仰头向后,迫使背部紧缩。先将斜伸的一手一足,各自用力拉紧,然后才弯手脚和头,同时采取动作姿势。做功时要经常记住,手足动作的先后次序,交互上下来去共作十四次,左右相同。可消除背、项、腰、膝、肩井等处的风冷疼闷,脊背中偃强。

又说:正坐,两手伸向背后,一手握住另一手的腕部,反手向后,尽量用力按地,使腹部振动,上下七次,左右换手握腕后也这样做。可减轻肚腹受寒受风,久宿气积,胃口冷,饮食反胃,呕逆不下。

又说:凡学习养生的人,先要练习正坐,并拢膝头及两脚。开始坐的时候,先两脚足趾相对,足跟外扳。坐得要安稳,须交换动作,再两足跟朝里相对,足趾外扳。感觉闷痛后,慢慢地抬身好像凌空一样,然后再坐上,等到两种坐法都不痛时,才可竖两足跟向上,坐下,足趾都翻向外。要每逢坐下就这样练习。可以祛除膀胱里的冷气,膝冷,两脚冷痛,上气腰痛,这些全可消除,并感到舒适。

又说:一脚伸展,一脚弯曲,用两手抱着膝三里部位,膝向前用力,身子向后用力,持续一段时间,则体内之气消散,好像骨节松解似的。如此两脚互换各做二十一次。可以慢慢消除臂膊脊背的风寒冷血筋急。

又说:伏卧两手向后,倒拉两脚,尽量用力。头向后仰,足趾向外用力,头和脚一松一紧地来去做七次,然后松手向前伸展,两脚各自摇动,膝部不动,手伸脚摇各做十四次。可消除腰脊不舒和风冷。

又说:身体站立平正,伸展两手向后,尽量用力,然后屈两肘向后,空按二十八次。再转动腰部,垂手向下,手掌四面转动。可消除臂内筋脉拘急。

又说:两手向前伸展,使掌心向下,手高举与肩平,尽量用力保持,使肩臂感到疼痛不舒,然后才将两手上下摇动十四次。手向下至大腿而回,手向上要慢,向下要快。完毕后,转手前后随意振动七次。可除肩内风冷疼痛,使之日见消散。

又说：两手掌向后翻托，两肩膀尽量向前用力，两臂上下紧靠两腋，用力振摇，往返二十一次。完毕后，手不移动位置，两肘向上尽量用力，上下振摇十四次，还要两手握拳七次，共作二十一次。可消除肩项筋脉拘急而活动费力。一手握拳曲向左，另一手握住肘头，向内拉，尽力上下动一段时间。握拳的手放松，舒展手指三次，才转手，都尽力做二十八次。可调治肘肩骨筋拘急不和。两手尽力向上推，上下来去连做二十一次。手不动，两肘向上，尽力做七次。然后手肘臂都不动，尽力侧身，左右回旋二十一次。可消除颈骨冷气风急。前面十二件中有这种方法，皆能行气。人们施行这种方法，在治疗中可见其效果。

[按语] 本候导引第一条与卷一风偏枯候导引第五条略同，可互参。

三十七、风气候(38)

[原文] 养生方导引法云：一手前拓使急，一手发乳房，向后急挽之，不得努用力气，心开下散，迭互相换手三七，始将两手攀膝头，急捉身向后极势三七。去悗①闷疼。风府[1]、云门[2]气散②。

[校勘]
①悗：原作"腕"，从本候文义改。
②气散：元本、汪本、鄂本均无。

[注释]
[1]风府：经穴名。在项后正中入发际一寸处，属督脉。在此是指该处部位。

[2]云门：经穴名。在锁骨下缘，距前正中线六寸处，属手太阴肺经。在此是指该处部位。

[语译] 养生方导引法说：一手向前用力推，另一手自乳房出发，向后快拉，不要太用力气，可使人心中舒畅，气向下散，两手替换各做二十一次。然后用两手抱膝头，快速随身向后，尽量

用力做二十一次。可消除烦愦闷痛。风府、云门气散。

四十、头面风候(41)

[原文] 养生方云:饱食仰卧,久成气病头风。

又云:饱食沐发,作头风。

又云:夏不用露面卧,露下堕面上,令面皮厚,喜成癣。一云作面风。

又云:人常须日已没食讫,食讫即更不须饮酒,终天不干呕。诸热食腻物,不饮冷醋浆,喜失声失咽。热食枕手卧,久成头风目涩。

养生方导引法云:一手拓颐,向上极势,一手向后长舒急努,四方显手掌,一时俱极势四七。左右换手皆然。拓颐手两向共头欹侧转身二七。去臂髆头风,眠睡。

又云:解发东向坐,握固不息一通,举手左右导引,手掩两耳。治头风。令发不白,以手复将[1]头五,通脉也。

又云:端坐伸腰,左右倾头,闭目,以鼻内气,自极七息止,除头风①。

又云:头痛,以鼻内气②,徐吐出气,三十过休。

又云:抱两膝自弃于地,不息八通。治胸中上至头诸病,耳目鼻喉痛。

又云:欲治头痛,偃卧③闭气,令鼻极乃息,汗出乃止。

又云:叉两手头后,极势振摇二七,手掌翻复按④之二七。头欲得向后仰之,一时一势,欲得欹斜四角,急挽之三七。去头披髆肘风。

[校勘]

①除头风:原在本候文中"自极七息止"之前,据文义移此。

②气:原无,据文义补。

③偃卧:原在本候文中"令鼻极"之后,据本卷风冷候养生方导引法移此。

④按：原作"安"，从《普济方》卷四十四导引法改。

[注释]

[1]捋(lǚ 旅)：抚摩。

[语译]　养生方说：饱食后就仰卧，日久如此，可导致气病和头风。

又说：饱食后洗头发，会发头风病。

又说：夏夜不要在外露面眠卧，因为露水落在脸上，会使脸皮变厚，并容易生癣。或说可产生面风。

又说：人常要日落以后吃完晚饭，饭后就不要再喝酒，这样就不会干呕。吃各种油腻的热食以后，不要再喝冷醋酸汤，否则容易声音嘶哑，吞咽失常。饮热食后枕手眠卧，日久如此，可导致头风和眼睛干涩。

养生方导引法说：一手托下巴，向上尽量用力，另一手向后伸展，快速转手，向四方显露手掌，一时俱尽力作二十八次。左右换手都这样做。然后托下巴手与头身同转侧，左右各十四次。可消除肩臂头风，嗜眠。

又说：解开头发，面向东坐，两手用力握拳（拇指在掌中），闭气不息一次，举手左右活动后，用手捂住两耳。可治头风。要使头发不白，可再用手握住头发从上而下抚摩五次，以疏通血脉。

又说：正坐伸腰，将头左右倾斜，闭眼，用鼻吸气，用力吸气七次止。可除头风。

又说：头疼，可用鼻吸气，用嘴慢慢吐气，如此三十次止。

又说：抱着两膝，倒在地下，闭气不息八次。可以治疗从胸到头的许多病，眼、耳、鼻、喉疼痛等。

又说：要治头疼，可仰卧闭气，使鼻闭气到极限，才恢复呼吸，这样做到出汗为止。

又说：两手交叉放在头后，尽量用力振摇十四次，手掌反复按十四次。然后头向后仰，每一姿势做一段时间，要向四角倾斜，快拉二十一次。可消除头、腋、臂、肘风气。

四十一、风头眩候(42)

[原文]　养生方导引法云:以两手抱右膝著膺,除风眩。

又云:以两手承辘轳[1]倒悬,令脚反在其上元[2]。愈头眩风癫。坐地,舒两脚,以绳辘[3]之,大绳绊讫,拖辘轳上来下去,以两手挽绳,使脚上头下,使离地,自极十二通。愈头眩风癫。久行,身卧空中,而不堕落。

又云:一手长舒,令掌仰,一手捉颐挽之向外,一时极势二七。左右亦然。手不动,两向侧极势,急挽之二七。去颈①骨急强,头风脑旋,喉痹,髀内冷注偏风。

又云:凡人常觉脊背倔强,不问时节,缩咽髀内,仰面努髀井向上,头左右两向挪之,左右三七,一住,待血行气动住,然始更用,初缓后急,不得先急后缓。若无病人,常欲得旦起、午时、日没三辰,辰别二七。除寒热病,脊腰颈项痛,风痹,口内生疮,牙齿风,头眩②,众病尽除。

又云:坐地交叉两脚,以两手从曲脚中入,低头叉手项上③。治久寒不能自温④,耳不闻声。

又云:脚著项上,不息十二通,愈⑤大寒不觉暖热,久顽冷患,耳聋目眩病。久行即成法,法身五六,不能变也。

又云:低头不息六通。治耳聋,目癫眩,咽喉不利。

又云:伏⑥前侧牢,不息六通。愈耳聋目眩。随左右聋伏,并两膝,耳著地。牢,强意多用力至大极。愈耳聋目眩病。久行不已,耳闻十方,亦能倒头则不眩也。八件有此术,亦在病疾难为。

[校勘]

①颈:原作"头",从本书卷一偏风候养生方导引法改。

②头眩:此前原有"颈"字,从本书卷一风痹候养生方导引法删。卷二十九风齿候养生导引法、卷三十口舌疮候养生导引法亦无"颈"字。

③低头叉手项上:原作"低头叉顶上"五字,从本书卷三虚劳寒冷候养生方导引法改。

④不能自温:原作"不然能自湿"五字,从本书卷三改。

⑤愈:此后原有"又云"二字,从本书卷二十九耳聋候养生方导引法删。

⑥伏:元本作"大"。汪本、鄂本同。

[注释]

[1]辘轳(lù lú 鹿卢):汲取井水的起重装置。井上立支架,上承横轴,其中段两边装有若干直木,状如车辐,两者之间又连以横木,以扩大横轴转动时的半径,而便于汲水。

[2]元:头;首。

[3]靽(bàn 半):同"绊"。《增韵》:"系足曰绊。"

[语译]　养生方导引法又说:用两手抓住辘轳横木倒悬,使脚反在其上头。可治疗头晕风癫。坐在地上,伸展两脚,用绳扎好,再用大绳缚扎停当,并绑在辘轳上,转动辘轳上来下去,用两手挽住绳,使脚在上头在下,全身离地,这样尽力作十二次。可治疗头晕风癫。长久施行此法,可使身体随着辘轳旋转而不会落地。

又说:凡人常觉得脊背僵硬,不论什么季节,把颈脖缩在两肩之中,仰面用力使髃井向上,用头左右揉搓两肩,左右各二十一次,暂停,等内部活动平静下来,然后再作。要先慢后快,不能先快后慢。若是无病之人,应在早起、中午和日没这三个时辰作,每个时辰作十四次。能消除寒热病,脊腰颈项痛,风痹,口内生疮,牙齿风,头眩等病,都可以治好。

又说:坐在地上,交叉两脚,用两手从脚弯中伸入,低头把手交叉放在项上。可以治疗久寒不能自己转温,耳朵听不见声音。

又说:把脚放在后项上,闭气不息十二次,可治好身体大寒不觉暖热,顽固的冷患,耳聋目眩病。长久这样施行,就成为法则,以此法健身,每作要三十次,不能改变。

又说:低头闭气不息六次。治疗耳聋,目癫眩,咽喉不利。

又说:跪伏俯身侧耳用力贴地,闭气不息六次。可治疗耳聋目眩。随左右耳聋的患侧伏卧,合并两膝,耳紧紧贴地,专心用力至极限。可治疗耳聋目眩病。长久应用此法不停,可使听力改善,耳闻十方,也可使得头倒转向下时不感到眩晕。八件中有这种方法,也用于难治的疾病。

[按语] 本候导引第一条与本书卷一风四肢拘挛不得屈伸候导引第三条同,第三条与卷一偏风候导引第一条同,语译见前。第四条与卷一风痹候导引第十条内容略同,可互参。

四十二、风癫候(43)

[原文] 养生方云:夫人见十步直墙,勿顺墙而卧,风利吹人,必发癫痫①及体重。人卧春夏向东,秋冬向西,此是常法。

养生方导引法云:还向反望,不息七通。治咳逆,胸中病,寒热,癫疾,喉不利,咽干咽塞。

又云:以两手承辘轳倒悬,令脚反在②上元。愈头眩风癫。坐地,舒两脚,以绳绊之,以大绳绊讫,拖辘轳上来下去,以两手挽绳,使脚上头下,不③使离地,自极十二通。愈头眩风癫。久行,身卧空中,而不堕落。

[校勘]

①痫:《千金方》卷二十七第二无此字。

②在:此后《外台》卷十五风癫方有"其"字。

③不:本书卷二风头眩候养生方导引法无此字。

[语译] 养生方说:凡人看到十步的直墙,不要顺着墙根而卧,因为风大吹人,能使人发生癫痫和身体沉重。平常睡觉的时候,春夏要头向东,秋冬要头向西。这是常规。

养生方导引法说:回头向后看,闭气不息七次。治疗咳逆,胸中疾病,发寒热,癫疾,喉不利,咽干咽塞。

[按语] 本候导引第二条与本卷风头眩候导引第二条同,

语译见前。唯其中"不使离地"风头眩候作"使离地",意义相反,未知孰是,存疑待考。

四十五、风邪候(46)

[原文] 养生方导引法云:脾主土,土暖如人肉始得发汗,去风冷邪气。若腹内有气胀,先须暖足,摩脐上下并气海[1],不限遍数,多为佳,如得左回右转三七。和气如用,要用身内一百一十三法,回转三百六十骨节,动脉摇筋,血气布泽,二十四气和润,脏腑均调。和气在用,头动转摇振,手气向上,心气则下,分明知去知来。莫问平手、敧腰,转身摩气,屈蹩回动尽,心气放散,送至涌泉,一一不失。气之行度,用之导益;不解用者,疑如气乱。

[注释]
[1]气海:经穴名。在脐下一寸五分,属任脉。在此是指该处部位。

[语译] 养生方导引法说:脾在五行中属土,土暖而人身肌肉才能发汗,从而祛除风冷邪气。如果腹中气胀,要先温暖两脚,并按摩肚脐上下和气海,不限次数,以多为好,至少要左回右转二十一次。要使气和,当用身内一百十三法,转动三百六十骨节,使血脉流通,筋骨活动,血气流畅,二十四气调和均匀,脏腑也都协调。要使气和,须知气的用法,使头转动摇振,手气上行,心气下行,要清楚地知气的去处和来处。不论是平手、斜腰,转身按摩运气,弯转活动完了,都要放散心气,送到脚心涌泉部位,每一步骤和动作,都要准确。气的运行有一定的规律,运用好可导致身体受益;不懂得用气的人,可能导致气乱。

四十七、多忘候(卷三十一 10)

[原文] 养生方云:丈夫头勿北首卧,神魂不安,多愁忘。

[语译] 从略。

[按语] 本候由卷三十一移此。

四十八、鬼邪候(47)

[原文] 养生方云:上清真人诀曰:夜行常琢齿,杀鬼邪。

又云:仙经治百病之道,叩齿二七过,辄咽气二七过,如三百通乃止。为之二十日,邪气悉去;六十日,小病愈;百日,大病除,三虫伏尸皆去,面体光泽。

又,《无生经》曰:治百病、邪鬼、蛊毒,当正偃卧,闭目闭气,内视[1]丹田[2],以鼻徐徐内气,令腹极满,徐徐以口吐之,勿令有声。令入多出少,以微为之,故存视五脏,各如其形色;又存胃中,令鲜明洁白如素。为之倦极汗出乃止,以粉粉身,摩捋形体。汗不出而倦者,亦可止。明日复为之。又当存作大雷电,隆晃①[3]走入腹中。为之不止,病自除矣。

又云:封君达,常乘青牛;鲁女生,常乘驳牛;孟子绰,常乘驳马;尹公度,常乘青骡。时人莫知其名字为谁,故曰:欲得不死,当问青牛道士。欲得此色,驳牛为上,青牛次之,驳马又次之。二色者,顺生之气也。故曰青牛者,乃柏木之精;驳牛者,古之神亓之先;驳马者,乃神龙之祖也。云道士乘此以行于路,百物之恶精、疫气之疠鬼,长摄之焉。

[校勘]

①隆晃:原作"隆隆鬼鬼",从卷二十五蛊毒候养生方导引法改。

[注释]

[1]内视:见本卷风冷候导引"看气"注。

[2]丹田:关于丹田的部位,前人说法不一。有谓脐下三寸,有谓脐下一寸五分,有谓脐下一寸三分,有谓脐内一寸三分等。又说,丹田有三,上丹田在两眉之间(或谓在两眼之间),中丹田在心下(或谓在脐下),下丹田在脐下(或谓在会阴)。

[3]隆晃(huǎng 谎):形容雷电的巨声和亮光。

[语译] 养生方说:上清真人诀说:夜里走路时常叩击牙齿,可以祛除鬼邪。

又说:《仙经》治百病的方法,是牙齿互相叩击十四次,咽气十四次,为一遍,如此作三百遍为止。连做二十天,体内邪气都可祛除;做六十天,小病可愈;做到一百天,大病消除,三蛊伏尸等病都可祛除,并且面体光润。

还有,《无生经》说:治百病、邪鬼、蛊毒,应该正身仰卧,闭眼闭气,内视丹田部位,用鼻慢慢吸气,使腹部极度充满,再慢慢从嘴中吐出,不要有声音。要吸气多出气少,轻微地呼吸,还要看到五脏的形状和颜色;再看胃中,使颜色鲜明洁白如丝绢。做到很疲倦并出汗就停止,然后用粉扑在身上,用手摩擦身体。汗不出但已疲倦的,也可停止。第二天再做。也可以存想有大雷电,其声光进入腹中。这些做法能保持经常不断,疾病自然消除。

[按语] 本候养生末条内容,难于理解,语译从略。

五十一、风瘙身体隐轸候(52)

[原文] 养生方云:汗出不可露卧及浴,使人身振寒热,风轸。

[语译] 养生方说:出汗的时候,不能露宿和洗澡,否则会使人身体颤栗,恶寒发热,出风疹。

五十八、诸癫候(57)

[原文] 养生禁忌云:醉酒露卧,不幸生癫。
又云:鱼无鳃不可食。食之,令人五月发癫。

[语译] 养生禁忌说:酒醉后露天睡觉,可能生癫病。
又说:无鳃的鱼不能吃。吃了,会使人五月发生癫病。

卷三　虚劳病诸候上

一、虚劳候(1)

[原文]　养生方导引法云:唯欲嘿气[1]养神,闭气使极,吐气使微。又不得多言语,大呼唤,令神劳损。亦云不可泣泪,及多唾涕[2]。此皆为损液漏津,使喉涩大渴。

又云:鸡鸣时,叩齿三十六通讫,舐唇漱口,舌撩①上齿表,咽之三过。杀虫补虚劳,令人强壮。

又云:两手拓两颊,手不动,搂肘②使急,腰内亦然,住定。放两肘③头向外,肘膊腰④气散尽势,大闷始起,来去七通。去肘臂劳。

又云:两手抱两乳,急努前后振摇,极势二七。手不动摇,两肘头上下来去三七。去两肘内劳损,散心向下,众血脉遍身流布,无有壅滞。

又云:两足跟相对,坐上,两足指向外⑤扒。两膝头拄[3]席,两向外扒使急,始长舒两手,两向取势,一一皆急三七。去五劳,腰脊膝疼,伤冷脾痹。

又云:跪一足,坐上,两手胫[4]内卷足。努踹[5]向下,身外扒,一时取势,向心来去二七。左右亦然。去五劳足臂疼闷,膝冷阴冷。

又云:坐抱两膝,下去三里二寸,急抱向身极势,足两向身起,欲似胡床[6]。住势,还坐,上下来去二七。去腰足臂内虚劳,膀胱冷。

又云:外转两脚平踏而坐,意努动膝节,令骨中鼓挽向外十度非转也。

又云:两足相踏,向阴端急蹙,将两手捧膝头,两向极势,捧⑥之二七竟,身侧两向取势二七,前后努腰七。去心劳,痔病,膝冷。

调和未损尽时,须言语不瞋喜,偏跏[7],两手抱膝头,努膝向外,身手膝各两极势,挽之三七,左右亦然。头须左右仰扒。去背急臂劳。

又云:两足相蹹,令足掌合也,蹙足极势。两手长舒,掌相向脑项之后,兼至髀,相挽向头,髀手向席,来去七,仰手七,合手七。始两手角上极势,腰正足不动。去五劳七伤,齐下冷暖不和。数用之。常和调适。

又云:一足蹹地,一足屈膝,两手抱犊鼻[8]下,急挽向身极势。左右换易四七。去五劳,三里气不下。

又云:蛇行气,曲卧以正身,复起踞。闭目随气所在,不息,少食裁通肠,服气为食,以舐为浆,春出冬藏,不财不养。以治五劳七伤。

又云:虾蟆行气。正坐⑦,动摇两臂,不息十二通。以治五劳、七伤、水肿之病也。

又云:外转两足,十遍引,去心腹诸劳。内转两足,十遍⑧引,去心五息止。去身一切诸劳疾疹[9]。

[校勘]

①撩:原作"聊",从卷四虚劳口干燥候养生方导引法改。

②搂肘:原作"搂肚肘",从本书卷三十喉痹候养生方导引法删"肚"字。"搂",《普济方》卷二百二十八虚劳门导引法作"抬"。

③肘:原作"肋",殆形似之误,据文义改。

④腰:原无,从本书卷三十喉痹候养生方导引法补。

⑤外:鄂本作"下"。

⑥捧:原作"捺",从本书卷三十四诸痔候养生方导引法改。

⑦坐:原无,从本书卷二十一水肿候养生方导引法补。

⑧十遍:此前原有"各"字,从《外台》卷十七五劳六极七伤方删。《普济方》同。

[注释]

[1]嘿气:静默地调和气息。"嘿",同"默"。

[2]唾洟(yí 夷):唾沫鼻涕。"洟",即鼻涕。

[3]拄(zhǔ 主):支撑。

[4]胜(bì 陛):大腿。

[5]踹(shuàn 涮):足跟。

[6]胡床:一种可以折叠的轻便坐具。《清异录》:"胡床,施转关以交足,穿绳绦以容坐,转缩须臾,重不数斤。"

[7]偏跏(jiā 加):俗称单盘膝,即盘膝而坐时,一足压于对侧大腿上的姿式。

[8]犊鼻:经穴名。在髌骨下缘,髌韧带外侧凹陷中,属足阳明胃经。在此是指该处部位。

[9]疹(chèn 趁):通"疢"。

[语译]　养生方导引法说:要默气养神,尽量闭气至极限,而吐气要微细。并且不要多说话,大喊大叫,使精神劳累损耗。也有说不可哭泣流泪,以及多吐唾沫,多擤鼻涕。这些都会损耗津液,使人的喉咙干涩、大渴。

又说:早晨鸡叫时,以下齿叩击上齿三十六次,完毕以后,用舌舔嘴唇,唾液漱口,用舌挑弄上牙外面,咽唾三次。可以杀虫补虚劳,使人强壮。

又说:两手托着两颊,手不动,将两肘用力靠拢搂紧,腰部也同样用力持续一段时间,然后两肘头抬起向外,用力使肩肘腰气散尽,感到大闷时稍息再做,反复七次。可治肘臂的劳损。

又说:两手抱着两乳,用力前后振摇,尽力做十四次。然后手不动摇,两肘头上下来去二十一次。可祛除肘内的劳损,使心气向下散放,血脉遍身流畅,没有阻滞。

又说:使两脚跟相对,坐下,两脚趾向外扳。再用两膝头跪在地上,用力向外扳。然后伸展两手,作向左右两边的姿势,每个动作都要尽力做,共二十一次。可祛除五劳,腰脊膝痛,伤冷脾痹。

又说：跪一只脚，坐在上面，两手在大腿内扳脚上翻，用力使脚跟向下，身子向外扳，用力做一段时间，然后身子由外向中来去十四次。左右都这样做。可祛除五劳，足臂痛闷，膝冷阴冷。

又说：坐着，手抱两膝，下面距足三里二寸，很快地抱膝贴身，尽量用力，两脚贴身悬起，像折叠的胡床。保持这样的姿势一会儿以后，才恢复原来的坐势，再作抱膝的动作，如此反复作十四次。可祛除腰脚臂内虚劳，膀胱冷。

又说：两脚掌对踏，向前阴处紧靠，用两手捧膝头，左右两边都尽量用力捧十四次完毕后，身体向两侧摆动十四次，再前后活动腰部七次。可祛除心劳，痔疮，膝冷。

调治虚损病情尚未十分严重时，讲话要避免喜怒，单盘膝坐，两手抱膝头，两膝向外用力，身手膝尽量相反用力拉二十一次，左右都这样。头要向左右仰扳。可祛除背急臂劳。

又说：两脚对踏，使足掌相合，尽力弯腿向身靠近。两手伸展，手掌相对放于脑项之后和肩上，两手相拉向头用力，臂手向地上下七次，再仰手做七次，合手做七次。然后再把两手从头两侧向上尽量用力伸，腰要正，脚不动。可祛除五劳七伤，脐下冷暖不和。常用此法，可使身体调和舒适。

又说：一脚踏在地上，另一腿曲膝，两手抱着犊鼻下面，尽力拉向身体，左右交换各作二十八次。可祛除五劳，足三里处气不下行。

又说：行蛇行气法，先曲身侧卧，再正身，复起踞坐，闭眼随着气之所在，闭气不息；少吃，肠可通畅，咽气当作进食，用舌舐出唾液当作水喝。起居适时，春出冬藏，不追求过分富裕的生活。以此治疗五劳七伤。

又说：行虾蟆行气法，正坐，摇动两臂，闭气不息十二次。以此治疗五劳、七伤、水肿等病。

又说：两脚向外转，引气十遍。可祛除心腹各种劳病。两脚向内转,引气十遍。可祛除身体各种劳损疾病。

[按语] 本候导引第八条无主治病症,原文末句亦语意未尽。又,末条"去心五息止",与下文不连属,似为衍文。

二、虚劳羸瘦候(2)

[原文] 养生方云:朝朝服玉泉,使人丁壮,有颜色,去虫而牢齿也。玉泉,口中唾也。朝未起,早漱口中唾,满口乃吞之①,辄琢齿二七过。如此者三乃止,名曰练精。

又云:咽之三过乃止,补养虚劳,令人强壮。

[校勘]

①早漱口中唾,满口乃吞之:原作"早漱口吞之",从本书卷二十九齿虫候养生方改。"唾",《千金方》卷二十七第一作"津"。

[语译] 养生方说:每天早晨吞咽玉泉,使人强壮,和颜悦色,可去掉蛀虫而使牙齿牢固。所谓玉泉,就是口中的唾液。早晨未起床时,以舌舔唇齿,使口中唾液渐满,即以之漱口,然后咽下,再以下齿叩击上齿十四次。这样共作三遍为止,名为练精。

又说:咽唾三次乃停止,可以补养虚劳,使人强壮。

六、虚劳寒冷候(6)

[原文] 养生方导引法云:坐地交叉两脚,以两手从曲脚中入,低头叉手项上。治久寒不能自温,耳不闻声。

[语译] 从略。

[按语] 本候导引与卷二风头眩候导引第五条同,语译见前。

十六、虚劳少气候(14)

[原文] 养生方导引法云:人能终日不唾,恒含枣核而咽之,受气生津,此大要也。

[语译] 养生方导引法说:人要能整天不吐唾液,常含枣

核,把口中所生的唾液咽下,可得气生津,这是很重要的事。

二十一、虚劳体痛候(37)

[原文] 养生①方导引法云:双手舒指向上,手掌从面向南,四方回之,屈肘上下尽势四七,始放手向下垂之,向后双振,轻散气二七,上下动两髆二七。去身内臂肋疼闷。渐用之,则永除。

又云:大踑坐[1],以两手捉足五指,自极,低头不息九通。治颈脊腰脚痛,劳疾。

又云:偃卧,展两足指右向,直两手身旁,鼻内气七息。除骨痛。

又云:端坐伸腰,举右手仰其掌,却左臂覆右手,以鼻内气,自极七息,息间稍顿左手。除两臂背痛。

又云:胡跪[2],身向下,头去地五寸,始举头面向上,将两手一时抽出,先左手向身用长舒,一手向后身用长舒,前后极势二七。左右亦然。去臂骨脊筋阴阳不和,疼闷疗痛。

又云:坐一足上,一足横铺安膝下押[3]之,一手捺上膝向下急,一手反向取势长舒,头仰向前,共两手一时取势,捺摇二七,左右迭互亦然。去髀胸项掖脉血迟涩,挛痛闷疼。双足互跪安稳,始抽一足向前极势,头面过前两足指,上下来去三七,左右换足亦然。去臂腰背髀膝内疼闷不和,五脏六腑气津调适。一足屈如向前,使膀胱著膝上,一足舒向后尽势,足指急努,两手向后,形状欲似飞仙,虚空头昂,一时取势二七,足左右换易一过②。去遍身不和。

又云:长舒两足,足指努向上,两手长舒,手掌相向,手指直舒,仰头努脊,一时极势,满三通。动足相去一尺,手不移处,手掌向外七通。须臾动足二尺,手向下拓席,极势三通。去遍身内③筋节劳虚,骨髓疼闷。长舒两手,向身角④上,两手捉两足指⑤急搦⑥[4],心不用力,心气并在足下,手足一时努纵,极势三七。去踹臂腰疼,解溪[5]蹙气,日日渐损。

[校勘]

①生:原作"正",从鄂本改。

②过:原作"寸",疑为形近之误,据文义改。

③内:汪本作"肉"。

④角:原作"用",从本书卷五腰痛候养生方导引法改。

⑤两手捉两足指:原作"两手足足指",从本书卷五改。

⑥搦:原作"捆",从本书卷五改。

[注释]

[1]踑(jī 基)坐:坐时两脚伸直岔开,形似簸箕。"踑",同"箕"。"踑坐",犹言"箕踞"。

[2]胡跪:双膝著地。

[3]押:通"压"。

[4]搦(nuò 诺):按;捏;握。

[5]解溪:经穴名。在足背踝关节横纹中央凹陷中,属足阳明胃经。在此是指该处部位。

[语译] 养生方导引法说:两手伸展,手指向上,手掌从正面向南,四方回旋,弯肘上下尽力作二十八次,两手下垂,然后同时向后摆动,轻轻地散气,共作十四次,再上下活动两肩十四次。可祛除身体中两臂和肋部的疼痛不舒。常用此法,就可永远消除这些疾患。

又说:两脚伸直岔开坐,用两手握着两脚的五趾,尽力坚持到最大限度,低头闭气不息九次。可治颈、脊、腰、脚疼痛,劳疾。

又说:仰面躺下,伸两脚,足趾向右,伸直两手放在身旁,鼻吸气七次。可消除骨痛。

又说:正坐直腰,举右手仰掌,用左臂覆盖右手,用鼻吸气,尽力呼吸七次。呼吸中稍振动左手。可消除两臂及背部疼痛。

又说:两脚跪地,身体向下,头离地五寸时,才抬头面向上,并将两手同时抽出,左手向身前长伸.右手向身后长伸,前后尽力伸展十四次。左右替换也这样作。可祛除臂骨脊筋的气血不和，疼闷疠痛。

又说：坐在一只脚上，一脚横放在膝下压着，一手用力向下按上边的膝，另手向相反的方向作伸展的姿势，然后仰头向前，两手随之，同时用力，按摇十四次，左右更换时也这样做。可祛除股、胸、颈、腋的血脉迟涩，挛痛闷疼。两脚同跪安稳后，抽一脚尽力向前，把头面向前伸过两足趾，并上下来去作二十一次，左右换脚也这样做。可祛除臂、腰、背、股、膝内疼闷不舒适，使五脏六腑之气和津液调适。一足屈向前，使小腹紧贴在腿上，另一脚尽力向后伸，并用力伸脚趾，两手向后，形状要像飞行的神仙，凌空昂头，连续用力做十四次，脚左右替换做一遍。可祛除全身不适。

又说：伸展两脚，脚趾用力向上，两手伸展，两掌相对，手指伸直，仰头挺脊，尽力作一段时间，如此做满三遍。然后移动两脚，使相距一尺，手不移动位置，手掌外翻七次。过一会，再移动两脚，使相距二尺，手向下按地，尽量用力三遍。可祛除全身中筋节劳虚，骨髓痛闷。伸展两手，贴身向上，然后用两手握两脚趾，用力捏，但心不用力，使心气走向脚下，手脚一齐用力再放松，尽力做二十一次。可祛除足跟、臂部及腰部疼痛，脚腕部拘紧不舒，日见瘦损。

二十二、虚劳膝冷候(65)

[原文] 养生方导引法云：两手反向拓席，一足跪，坐上，一足屈如仰面，看气道众处散适，极势振之四七，左右亦然，始两足向前双蹹，极势二七。去胸腹病，膝冷脐闷。

又云：互跪，调和心气，向下至足，意想气索索然，流布得所，始渐渐平身①，舒手旁肋，如似手掌内气出气不止②，面觉急闷，即起脊③至地来去三七。微减去④膝头冷，膀胱宿病，腰内脊强，脐下冷闷。

又云：舒两足坐，散气向涌泉，可三通。气彻到，始收右足屈卷，将两手急捉脚涌泉挽，足踏手挽，一时取势，手足用力，送气向下三七，不失气。数行⑤，去肾内冷气，膝冷脚疼。

又云：跪一足，坐上，两手胫内卷足，努踹向下，身外扒，一时取势，向心来去二七。左右亦然。去痔、五劳，足臂疼闷，膝冷阴冷。

又云：卧展两胫，足十指相柱[1]，伸两手身旁，鼻内气七息。除两胫冷，腿骨中痛。

又云：偃卧，展两胫两手，足外踵，指相向⑥，以⑦鼻内气，自极七息。除两膝寒，胫骨疼，转筋。

又云：两足指向下柱席，两涌泉相拓，坐两足跟头，两膝头外扒，手身前向下，尽势七通。去劳损阴疼，膝冷脾瘦肾干。

又云：两手抱两膝，极势来去摇之七七，仰头向后。去膝冷。

又云：偃卧，展两胫，两足指左向，直两手身旁，鼻内气七息。除死肌及胫寒。

又云：立，两手搦腰遍，使身正放纵，气下使得所，前后振摇七七，足并头两向振摇二七，头上下摇之七，缩咽举两膊，仰柔脊，冷气散，令脏腑气向涌泉通彻。

又云：互跪两手向后，掌合地出气向下，始渐渐向下，觉腰脊大闷还上，来去二七。身正，左右散气，转腰三七。去脐下冷闷，膝头冷，解溪内痛⑧。

[校勘]

①身：原作"手"，从本书卷十五膀胱病候养生方导引法改。

②止：原作"上"，从本书卷十五改。

③脊：汪本作"背"。

④去：本书卷十五膀胱病候养生方导引法无此字。

⑤行：原作"寻"，从本书卷十三脚气缓弱候养生方导引法改。

⑥足外踵，指相向：原作"外踵者相向"，从本书卷一风不仁

候养生方导引法改。

　　⑦以：原作"亦"，从本书卷一改。

　　⑧痛：原作"病"，从本书卷十二风冷候养生方导引法改。

[注释]

　　[1]柱(zhǔ主)：通"拄"。支撑。

[语译]　养生方导引法说：两手向后按地，跪一腿坐上，屈另腿并仰头，意想看气各处流通感到舒畅，尽力振动二十八次，左右脚换作时也这样。然后才两脚向前双蹋，尽力蹋十四次。可祛除胸腹病，膝冷脐闷。

　　又说：两膝跪地，调和心气，使气向下到脚，意念中想着气有流水样的声音，接连不断，流布到身体各处，然后才慢慢平身，把手舒展放在两肋旁，好像手掌中吸气呼气不停，到脸上觉得紧缩不舒时，就起动脊背，向下弯到地，上下起伏二十一次。可祛除膝头冷，膀胱的宿病，腰脊僵硬，脐下冷闷。

　　又说：伸展两脚坐下，引气分散向涌泉三次。气透到涌泉后，才收屈右脚，用两手紧握脚底并向上拉，脚踏手拉，用力一段时间，然后送气向下二十一次，要使得气。常行此法，可祛除肾内冷气，膝冷，脚疼。

　　又说：躺下伸展两腿，两脚的十趾互相支撑着，伸两手在身旁，从鼻吸气七次。可消除两小腿寒冷，腿骨中痛。

　　又说：两脚趾向下支地，两脚底相贴，坐在两足跟上，两膝头外扳，两手在身前向下，尽力作七次。可祛除劳损，阴痛，膝冷，脾瘦，肾干。

　　又说：两手抱两膝，尽力反复摇动四十九次，仰头向后。可祛除膝冷。

　　又说：仰卧，伸展两腿，两足趾向左，两手伸直放在身旁，用鼻吸气七次。可消除死肌和胫寒。

　　又说：站立，两手遍捏腰部，然后使身体端正放松，引气向下到应得处所，身体前后摇动四十九次，脚和头两向摇动十四次，头上下摇七次,然后缩咽抬两肩,后仰以柔和脊背,使冷气消散,脏腑之气向涌泉通透。

又说:两膝跪地,两手向后,手掌贴地,使出气向下。开始慢慢向下,感到腰脊很不舒服时再回而向上,如此上下十四次。然后身体放正,左右散气,转腰二十一次。可祛除脐下冷闷,膝头冷,脚腕内痛。

[按语]　本候导引第四条与本卷虚劳候导引第六条同,第六条与卷一风不仁候导引第一条同,语译见前。第九条与本卷虚劳体痛候导引第三条略同,可互参。

又,本候系从卷四移此。

卷四　虚劳病诸候下

四十四、虚劳口干燥候(39)

[原文]　养生方导引法云:东向坐,仰头不息五通,以舌撩口中漱满二七,咽。愈口干。若引肾水[1],发醴泉[2],来至咽喉。醴泉甘美,能除口苦,恒香洁,食甘味和正。久行不已,味如甘露,无有饥渴。

又云:东向坐,仰头不息五通,以舌撩口,漱满二七,咽。治口苦干燥。

[注释]

[1]肾水:在此指津液。《素问》逆调论:"肾者水脏,主津液。"

[2]醴泉:甘美的泉水。在此指唾液。《医心方》卷二十七用气第四:"唾者凑为醴泉"。

[语译]　养生方导引法说:面向东坐,仰头闭气不息五次,用舌撩口中,漱口满十四次,咽下。治疗口干。好像引来肾脏的津液,上发为唾液,送到咽喉。唾液甘美,能消除口苦,使口腔经

常香洁,吃东西甘美,味道好。常这样做不中断,味如甜美的露水,使人不感觉饥渴。

[按语] 本候导引第二条与第一条重复,语译从略。

又,本候由第三卷移此。

五十九、虚劳里急候(17)

[原文] 养生方导引法①云:正偃卧,以口徐徐内气,以鼻出之。除里急。饱食后,小咽气数十,令温寒者。干呕腹痛,从口内气七十所。大填腹后,小咽气数十,两手相摩,令极热,以摩腹,令气下。

[校勘]

①导引法:原无,据文义补。

[语译] 养生方导引法说:正身仰卧,用口慢慢吸气,用鼻出气。可消除腹里拘急。饱食后,小咽气几十次,可使里寒得到温暖。干呕腹痛,可用口吸气七十次。极大地填充了腹中以后,再小咽气几十次,然后两手相摩擦,到极热程度,用以按摩腹部,使气向下。

[按语] 本候由卷三移此。

六十八、虚劳阴萎候(69)

[原文] 养生方云:水银不得近阴,令玉茎消缩。

[语译] 养生方说:水银不能靠近阴茎,否则会使阴茎萎缩。

六十九、虚劳阴痛候(70)

[原文] 养生方导引法云:两足指向下柱席,两涌泉相拓,坐两足跟头,两膝头外扒,手身①前向下尽势七通。去劳损阴疼膝冷。

[校勘]

①身:《普济方》卷二百四十九癞疝门导引法作"悬"。

[语译]　从略。

[按语]　本候导引与卷三虚劳膝冷候导引第七条同,语译见前。

七十二、虚劳阴下痒湿候(73)

[原文]　养生方导引法云:卧,令两手布膝头,取踵置尻下,以口内气,腹胀自极,以鼻出气七息。除阴下湿,少腹里痛,膝冷不随。

[语译]　养生方导引法说:躺下,把两手放在膝头上,脚跟放在臀下,用口吸气,到腹内极胀时,用鼻出气,共作七次。可消除阴部下湿,小腹内痛,膝冷动作不便。

七十四、风虚劳候(75)

[原文]　养生方导引法云:屈一足,指向地,努之使急,一手倒挽足解溪向心极势,腰足解溪如似骨解气散,一手向后拓席,一时尽势三七。左右换手亦然。去手足腰髋风热急闷。

又云:抑头却背,一时极势,手向下至膝头,直腰面身正还上去三七。始正身纵手向下,左右动腰二七,上下挽背脊七。渐去背脊臂髋腰冷不和。头向下,努手长舒向背上,高举手向上,共头渐渐五寸,一时极势,手还收向心前,向背后,去来和谐,气共力调,不欲气强于力,不欲力强于气二七。去胸背前后,筋脉不和,气血不调。

又云:伸左胫,屈右膝内压之五息止,引肺,去风虚,令人目明。依经为之,引肺中气,去风虚病,令人目明,夜中见色,与昼无异。

[语译]　养生方导引法说:屈一脚趾向地,尽量用力,用一手倒拉脚腕,向心尽力地拉,使腰、脚和踝关节好像骨松气散一样,另一手向后按在地上,尽力做二十一次。左右换手也这样做。可祛除手脚腰肩的风热急闷。

又说：低头，背向后弓，尽量用力持续一段时间，手向下到膝头，然后直腰，使头身恢复正立，如此二十一次。再正身放两手向下，左右动腰十四次，上下牵拉背脊七次。可逐渐祛除背脊、肩臂和腰部的寒冷不适。头向下，两手用力伸展，向背后，再高举两手向上，慢慢离头五寸，极力用力一段时间，将手还收向心前，再向背后，要来去和顺协调，气和力的使用要平衡，不要气强于力，也不要力大于气，如此作十四次。可祛除胸背前后的筋脉不和，气血不调。

又说：伸左腿，弯右膝向内压在左腿上，经过五次呼吸为止。可以导引肺气，祛除风虚，使人目明。循经作，可导引肺中气，去风虚病，令人目明，夜里看得见东西，和白天一样。

卷五　腰背病诸候

一、腰痛候(1)

[原文]　养生方云：饭了勿即卧，久成气病，令腰疼痛。

又曰：大便勿强努，令人腰疼目涩。

又云：笑多，即肾转腰疼。

又云：人汗次，勿企[1]床悬脚，久成血痹，两足重及腰痛。

养生导引法云：一手向上极势，手掌四方转回，一手向下努之。合手掌努指，侧身欹形，转身向似看手掌向上，心气向下散适，知气下缘上始极势。左右上下四七亦然。去髀井肋腰脊疼闷。

又云：互①跪，长伸两手拓席向前，待腰脊须转，遍身骨解气散，长引腰极势。然始②却跪，便急如似脊内冷气出许，令臂髀痛，痛欲似闷痛，还坐，来去二七。去五脏不和，背痛闷。

又云：凡人常觉③脊强，不问时节，缩咽转内似回髀内仰④面努膊井向上也。头左右两向捋之，左右三七，一住，待血行气动定,然始更用,初缓后急。若无病人,常欲得旦起、午时、日没三辰,如用辰别三七。除寒热脊腰颈痛。

又云:舒两足,足指努上,两手长舒,手掌相向,手指直舒,仰头努脊,一时极势,满三通。动足相向一尺,手不移处,手掌向外七通。更动足二尺,手向下拓席极势三通。去遍身内筋脉虚劳,骨髓疼闷,长舒两手,向身角上⑤,两手捉两足指急搦,心不用力,心气并在足下,手足一时努纵,极势三七。去踹臂腰疼,解溪蹙⑥气,日日渐损。

又云:凡学将息人,先须正坐,并⑦膝头足。初坐,先足指⑧相对,足跟外扒;坐上少欲安稳,须两足跟向内相对,坐上,足指外扒⑨觉闷痛,渐渐举身似款,便坐⑩足上。待共坐相似不痛,始双竖足跟向⑪上,足指并反而向外。每坐常学。去膀胱内冷、面冷、风膝冷,足疼,上气腰疼,尽自消适也。

[校勘]

①互:原作"平"。

②始:原作"如",从元本改。

③觉:此前原有"须"字,从本书卷一风痹候养生方导引法改。

④仰:原作"似",从本书卷一改。

⑤长舒两手,向身角上:原作"长舒两足,身角上",从本书卷三虚劳体痛候养生方导引法改。

⑥蹙:原作"足",从本书卷三改。

⑦并:原无,从本书卷二风冷候养生方导引法补。

⑧指:此后原重一"指"字,从本书卷二删。

⑨外扒:原作"扐",从本书卷二改。

⑩坐:原作"两",从本书卷十三上气候养生方导引法改。

⑪向:原作"而",从本书卷二风冷候养生方导引法改。

[注释]

[1]企:通"跂"。跂坐,谓垂足而坐,跟不及地。《千金方》卷

二十七第二作"跂"。

[语译]　养生方说:饭后不要立即躺下,否则日久会成气病,使人腰部疼痛。

又说:大便时不要过分用力,否则会使人腰痛和眼涩。

又说:笑得多了,就会使人肾脏扭转而腰痛。

又说:人出汗时,不要坐在床边而悬脚不著地,否则,日久会成血痹,两脚沉重和腰痛。

养生方导引法说:一手向上尽量伸展,手掌向四方回转,另一手向下用力。然后两掌相合手指用力,侧身斜势,转身似乎在看手掌向上,心气向下疏散,感到向下的气又向上循行时为最大限度。左右上下作二十八次都要这样。可祛除肩部、胁肋、腰脊的疼闷。

又说:两膝跪地,伸展两手向前按在地上,等到腰脊转动,全身骨松气散时,用最大力伸腰。然后身体后仰而跪,就会立刻感觉到好像脊背里有冷气出来,使肩臂疼痛,要达到闷痛,才坐下,来回做十四次。可祛除五脏不和,背痛闷。

[按语]　本候导引第三条与本书卷一风痹候导引第十条同,第四条与卷三虚劳体痛候导引第七条同,末条与卷二风冷候导引第八条同,语译见前。

二、腰痛不得俯仰候(2)

[原文]　又云:伸两足,两手著足五指上。愈腰折不能低著,唾血久疼愈。

又云:长伸两脚,以两手捉五指七遍。愈折腰不能低仰也。

[语译]　又说:伸展两脚,两手放在脚五趾上。可以治愈腰痛似折,不能弯腰,吐血久疼也可治好。

又说:长伸两脚,用两手握五趾七次。可以治愈腰痛不能前俯后仰。

[按语]　本候导引原文以"又云"开始,显有脱漏。

消渴病诸候

一、消渴候(1)

[原文] 养生法云:人睡卧,勿张口,久成消渴及失血色。赤松子云:卧,闭目,不息十二通,治饮食不消。

法云:解衣惔^{①[1]}卧,伸腰膜^②少腹,五息止。引肾,去消渴,利阴阳。解衣者,使无窒凝。惔^①卧者,无外想,使气易行。伸腰者^③,使肾无逼蹙。膜少腹^④者,大努。使气满少腹者,即摄^⑤腹牵气,使五息,即止之^⑥。引肾者,引水来咽喉,润上部,去消渴枯槁病。利阴阳者,饶气力也^⑦。此中数虚要与时节而为避。初食后、大饥时,此二时不得导引,伤人。亦避恶日,时节不和时亦避。导已,先行一百二十步,多者千步,然后食之。法不使大冷大热,五味调和。陈秽宿食,虫蝎余残,不得食。少眇著口中,数嚼少湍咽。食已,亦勿眠。此名谷药,并与气和,即真良药。

[校勘]
①惔:原作"惏",从《外台》卷十一消渴方改。
②膜:原作"瞋",从《外台》改。下同。
③者:原无,从《外台》补。
④少腹:原无,从文义补。
⑤摄:原作"腰",从《外台》改。
⑥使五息,即止之:原作"使上息,即为之",从《外台》改。
⑦也:原无,从《外台》补。

[注释]
[1]惔(tán 谈):安静。

[语译] 养生法说:人睡卧时,不要张口,否则日久可得消渴病,颜面失去血色。赤松子说:睡下,闭眼,闭气不息十二次,可治饮食不消化。

养生法说:解开衣服,安静卧下,伸腰,鼓起小腹,呼吸五次为止。可以引来肾水,祛除消渴,有利于阴阳。解开衣服,是使导引时气行不受阻碍。静卧,是使心中没有妄想,使气容易在体内运行。伸腰,是为了使肾脏不受压迫。膜少腹者,是用力吸气使小腹胀满,然后就收腹聚气,经五次呼吸为止。引肾,是引肾水到咽喉,润泽上部,以祛除消渴枯槁病。利阴阳,是使人多气力。在导引中如常有虚弱现象,就要根据时节而进行避忌。例如,刚刚进食之后和过度的饥饿时,这两个时候不能进行导引,因其会损伤人体。还应避开不好的日子,时辰节令不适当的时候,也应避开,不作导引。导引完毕,要先步行一百二十步,多的可行一千步,然后才能进食。所进之食按照导引的要求,要不使其太冷太热,并要五味调和。陈腐的隔夜食物,虫蝎吃过的剩余食物,都不能吃。进食时,要小口细嚼慢咽。食后,不要立即睡觉。这名为谷药,再加上气和,就是真正的良药。

[按语] 本候养生方中自"赤松子云"以下,疑为卷二十一宿食不消候错简于此。

卷七 伤寒病诸候上

一、伤寒候(1)

[原文] 养生方导引法云:端坐伸腰,徐以鼻内气,以右手持鼻,闭目吐气①。治伤寒头痛洗洗,皆当以汗出为度。

又云:举左手,顿左足,仰掌,鼻内气四十息止。除身热背痛。

[校勘]
①闭目吐气:本书卷二十九鼻息肉候养生方导引法有"徐徐"二字。

[语译] 养生方导引法说:正坐直腰,慢慢用鼻吸气后,用

右手捏着鼻子,闭眼吐气。治疗伤寒头痛,洒洒恶寒,都应当导引至汗出为止。

又说:举左手,用左脚踩地,仰掌向上,持续到鼻吸气四十次为止。可祛除身体发热,脊背疼痛。

卷九 时气病诸候

一、时气候(1)

[原文] 养生方导引法云:清旦初起,以左右手交互从头上挽两耳举,又引鬓①发,即流通,令头不白,耳不聋。又,摩手掌令热,以摩面从上下二七止。去汗②气,令面有光。又,摩手令热③,令热③从体上下,名曰干浴。令人胜风寒时气,寒热头痛,百病皆愈。

[校勘]
①鬓:本书卷二十七白发候养生方导引法作"须"。
②汗:原作"肝",从《外台》卷三天行病发汗等方改。
③令热:《外台》"令热"二字不重。

[语译] 养生方导引法说:早晨刚起床时,用左右手交互从头上拉两耳向上,并牵拉鬓发,气血就能流畅,使人头发不白,耳不聋。又,摩擦手掌使之发热,用以摩擦脸部,从上而下十四次为止。可去掉汗气,使脸上有光泽。又,摩手使热,用热手从上到下擦身,名为干浴。能使人抵御风寒时气,寒热头痛,许多病都能治好。

热 病 诸 候

一、热病候(1)

[原文] 养生方云:三月勿食陈齑[1],必遭热病。

[注释]

[1]齑(jī 基)：细切的腌菜或酱菜；或捣碎的姜、蒜、韭菜等。

[语译] 从略。

卷十 温病诸候

一、温病候(1)

[原文] 养生方导引法云：常以鸡鸣时，存心念四海神名三遍，辟百邪正鬼，令人不病。

东海神名阿明， 南海神名祝融，

西海神名巨乘， 北海神名禺强。

又云：存念心气赤，肝气青，肺气白，脾气黄，肾气黑，出周其身，又兼辟邪鬼。欲辟却众邪百鬼。常存心为炎火如斗，煌煌光明，则百邪不敢干之。可以入温疫之中。

[语译] 从略。

[按语] 本候养生导引内容，不易理解，校释从略。

疫疠病诸候

一、疫疠病候(1)

[原文] 养生方云：封君达，常乘青牛，鲁女生，常乘驳牛；孟子绰，常乘驳马；尹公度，常乘青骡。时人莫知其名字为谁，故曰欲得不死，当问青牛道士。欲得此色，驳牛为上，青牛次之，驳马又次之。三色者，顺生之气也。云古之青牛者，乃柏木之精也；驳牛者，古之神宗之先也；驳马者，乃神龙之祖也。云道士乘此以行于路，百物之恶精，疫气之疠鬼，将长摄之焉。延年之道，存念心气赤，肝气青，肺气白，脾气黄，肾气黑，出周其身，又兼辟

邪鬼。欲辟却众邪百鬼,常存心为炎火如斗,煌煌光明,则百邪不敢干之。可以入温疫之中。

[语译] 从略。

[按语] 本候养生方前部分内容与本书卷二鬼邪候养生方第三条同,后部分内容与卷十温病候养生方导引法第二条同,内容不易理解,校释从略。

卷十二 冷热病诸候

一、病热候(1)

[原文] 养生方导引法云:偃卧,合两膝,布两足而伸腰,口内气,振腹七息。除壮热疼痛,通两胫不随。

又云:覆卧去枕,立两足,以鼻内气四十所,复以鼻出之。极令微气入鼻中,勿令鼻知。除身中热,背痛。

又云:两手却据,仰头向日,以口内气,因而咽之数十。除热,身中伤,死肌。

[语译] 养生方导引法又说:俯身躺下,去掉枕头,竖立两脚,用鼻子吸气四十多次,仍由鼻呼出。吸气时要使气极轻微地进入鼻中,要使鼻子几乎没有感觉。可除身中热,背痛。

又说:两手向后按地,仰头向太阳,用口吸气,咽数十次。可除热,愈身中伤和死肌。

[按语] 本候导引第一条与本书卷一风身体手足不随候导引第二条同,语译见前。

三、病冷候(3)

[原文] 养生方导引法云:一足向下踏地,一足长舒向前极势,手掌四方取势,左右换易四七。去肠冷,腰脊急闷,骨疼,令使血气上下布润。

又云：两足相合，两手仰捉两脚，向上急挽，头向后振，极势①三七。欲得努足，手两向舒张，身手足极势二七。去窍[1]中生百病，下部虚冷。

又云：又跌两手，反向拓席，渐渐向后，努齐腹向前散气，待大②急还放，来去二七。去齐下冷，脚疼，五脏六腑不和。

又云：两手向后拓腰，蹙膊极势，左右转身来去三七。去腹肚齐冷，两膊急，胸掖不和。

又云：互③跪，两手向后，手掌合地出气向下。始渐渐向下，觉腰脊大闷还上，来去二七。身正，左右散气，转④腰三七。去齐下冷，解溪内疼痛。

［校勘］

①极势：原作"势极"，从前后文例改。

②大：原作"火"，疑形似之误，据文义改。

③互：原作"牙"，从本书卷三虚劳膝冷候养生方导引法改。

④转：原作"髀"，从本书卷三改。

［注释］

[1]窍：九窍。《素问》阴阳应象大论"清阳出上窍，浊阴出下窍"王冰注："上窍，谓耳目鼻口；下窍，谓前阴后阴"。

［语译］　养生方导引法说：一只脚向下踩地，另一脚尽力前伸，手掌向四方转动，左右互换共做二十八次。可祛除肠冷，腰背紧闷，骨痛，并使气血上下分布滋润。

又说：两脚合并，两手仰掌握两脚，向上紧拉，头向后振动，尽力作二十一次。还要用力将两手两脚向两边伸展，全身和手脚一起尽力作十四次。可祛除窍中所生诸病，下身虚冷。

又说：交叉两手，向相反方向按地，慢慢向后，用力使脐腹向前散气，到极限时放松，如此反复十四次。可祛除脐下冷，脚疼，五脏六腑不调。

又说：两手向后托腰，尽力紧缩两肩，左右转身反复二十一次。可祛除肚腹和脐冷，两肩发紧，胸部和腋下不适。

[按语] 本候导引第五条与本书卷三虚劳膝冷候导引第十一条同,语译见前。

五、寒热往来候(5)

[原文] 养生方云:已醉饱食,发寒热也。

[语译] 养生方说:已醉而复饱食,会使人发寒热。

七、寒热厥候(7)

[原文] 养生方导引法云:正偃卧,展两足,鼻内气自极,摇足三十过止。除足寒厥逆也。

[语译] 养生方导引法说:正身仰卧,伸展两脚,用鼻尽力吸气,摇脚三十次为止。可祛除脚寒厥逆。

卷十三 气病诸候

一、上气候(1)

[原文] 养生方云:饮水勿急咽,久成气病。

养生方导引法云:两手向后,合手拓腰向上极势,振摇臂肘来去七。始得手不移,直向上向下尽势来去二七。去脊心肺气,壅闷散消。正坐,并膝头足。初坐,先足指相对,足跟外扒。坐上①少欲安稳,须两足跟向内相对,坐上②足指外扒,觉闷痛,渐渐举身似款,便坐坐上。待共内坐相似,不痛,始双竖脚跟向上,坐上,足指并反向外。每坐常学③。去膀胱内冷,膝风冷,足疼,上气腰痛,尽自消适也。

又云:两足两指相向,五息止④,引心肺,去厥逆上气。极用力,令两足相向,意止引肺中气出,病人行肺内外展转屈伸,随适无有违逆。

[校勘]

①上:原作"止",从本书卷二风冷候养生方导引法改。

②上:原无,从本书卷二补。

③学:原作"觉",从本书卷五腰痛候养生方导引法改。

④止:原作"正",从本书卷一风偏枯候养生方导引法改。

[语译] 养生方说:喝水不要咽得太急,否则日久可成气病。

养生方导引法说:两手向后,合手托腰尽力向上,振摇臂肘来去七次。然后手不移位,直上直下尽力反复十四次。可祛除脊、心、肺气痞闷,使之消散。

又说:两脚足趾相对,呼吸五次为止,可以引心肺之气,祛除厥逆上气。尽量用力使两脚相对,意念只引肺中气出来。病人运行肺气,使其内外展转屈伸,到处都感顺适而没有阻碍。

[按语] 本候导引第一条后部分内容与本书卷五腰痛候导引第五条同,语译见前。

二、卒上气候(2)

[原文] 养生方导引法云:两手交叉颐下,自极,致补气,治暴气咳。以两手交颐下,各把两颐脉,以颐句[1]交中,急牵来著喉骨,自极三通,致补气充足,治暴气上气,写喉[2]等病,令气调长,音声弘亮。

[注释]

[1]句(gōu勾):同"勾";通"钩"。

[2]写喉:似指失音。"泻",疑有误。

[语译] 养生方导引法说:两手交叉在下巴之下,尽量用力,可补气。治疗暴气咳嗽。用两手交叉在下巴下,各按一侧的颈总动脉,急向中间牵引,与喉骨尽量接近三次,能补气使其充足,可治疗暴气上气,泻喉等病,使气息调和悠长,声音宏亮。

十二、结气候(9)

[原文]　养生方云:哭泣悲来,新哭讫,不用即食,久成气病。

养生方导引法云:坐,伸腰举左手,仰其掌,却右臂,覆右手。以鼻内气,自极七息。息间稍顿右手。除两臂背痛,结气。

又云:端坐伸腰,举左手仰掌,以右手承右胁,以鼻内气,自极七息。除结气。

又云:两手拓肘头柱席,努肚上极势,待大闷始下,来去上下五七。去脊背体内疼,骨节急强,肚肠宿气。行忌太饱,不得用肚编[1]也。

[注释]

[1]肚编:即肚带。现称裤带。

[语译]　养生方说:哭泣是由悲哀而来,因此刚哭过的人,不要立刻进食,否则日久会生气病。

养生方导引法说:坐着,伸腰举左手,仰掌向上,右臂垂后,右掌向下。用鼻吸气,尽力吸七次。呼吸中间略顿右手。可消除两臂背痛,结气。

又说:正坐伸腰,举左手仰掌向上,用右手托右胁,用鼻吸气,尽力吸七次。可消除结气。

又说:两手按肘头,支在地上,尽力鼓起肚子向上,等大闷时才放松,上下反复三十五次。可祛除脊背和体内疼痛,骨节拘急强直,肚肠积气。做此导引法,不宜吃得太饱,也不可使用肚带。

十四、逆气候(15)

[原文]　养生方导引法云:以左足踵拘右足拇指,鼻内气自极七息。除癖逆气。

[语译]　养生方导引法说:用左脚跟勾住右脚拇指,用鼻尽

力吸气七次。可消除痞块和逆气。

脚气病诸候

一、脚气缓弱候(1)

[原文] 养生方导引法云:坐,两足长舒,自纵身,内气向下,使心内柔和适散。然后屈一足安膝下,努^①长舒一足,仰足^②指向上使急。仰眠,头不至席,两手急努向前,头向上努挽,一时各各取势,来去二七。递互亦然。去脚^③疼,腰髆冷,血冷风痹,日日渐损。

又云:覆卧,傍视,立两踵^④,伸腰,以鼻内气,自极七息。除脚中弦痛转筋,脚酸疼,脚痹弱。

又云:舒两足坐,散气向涌泉,可三通。气彻到,始收右足,屈卷,将两手急捉脚涌泉挽,足踏手挽,一时取势。手足用力,送^⑤气向下三七。不失气,数行。去肾内冷气。膝冷脚疼也。

又云:一足屈之,足指仰使急;一足安膝头心,散心,两足跟出气向下。一手拓膝头向下急捺,一手向后拓席,一时极势,左右亦然二七。去膝髀疼急。

又云:一足踏地,一足向后将足解溪安踹上,急努两手偏相向后,侧身如转,极势二七。左右亦然。去足疼痛痹急,腰痛也。

[校勘]
①努:本书卷二风冷候养生方导引法无此字。
②足:原作"取",从本书卷二改。
③脚:原作"腰",从本书卷二改。
④立两踵:原作"内踵"二字,从本书卷二十二转筋候养生方导引法改。
⑤送:原作"逆",从本书卷三虚劳膝冷候养生方导引法改。

[语译] 养生方导引法又说:俯卧,两眼向旁看,脚跟向上,

伸腰,用鼻子吸气,尽力吸七次。可消除脚中弦痛,转筋,脚酸疼,脚痹弱。

又说:屈一脚,尽力使脚趾向上翘;另一脚放在膝头中间,引散心气,从两足跟向下出气。一手按膝头极力向下,另一手向后按地,同时作势到最大限度,然后左右交换做,同样各做十四次。可祛除膝髀疼急。

又说:一脚踏地,一脚向后把脚腕放在脚跟上,两手用力从一侧向后伸,侧身用力转动十四次。左右同样做。可祛除足疼痛痹急,腰痛。

[按语] 本候导引第一条与卷二风冷候导引第三条同,第三条与卷三虚劳膝冷候导引第三条同,语译见前。

卷十四 咳嗽病诸候

十、咳逆候(10)

[原文] 养生方导引法云:先以鼻内气,乃闭口咳,还复以鼻内气,咳则愈。

向晨去枕正偃卧,伸臂胫,瞑目闭口无息,极胀腹两足再息①。顷间吸腹仰两足,倍拳[1],欲自微息定复为之。春三、夏五、秋七、冬九。荡涤五脏,津润六腑。

又云:还向反望、倒②望,不息七通。治咳逆,胸中病,寒热也。

[校勘]
①息:原无,从本书卷十九积聚候养生方导引法补。
②倒:《外台》卷九咳逆及厥逆饮咳方作"侧"。

[注释]
[1]倍拳:反向屈曲。"倍",通"背";"拳",通"蜷",屈曲。

[语译] 养生方导引法说:先用鼻吸气,然后闭口咳嗽,再

重复用鼻吸气等动作,咳嗽即愈。

凌晨去掉枕头正身仰卧,伸展臂腿,合眼闭口,闭气不息,尽量鼓起腹部,两腿用力,然后再呼吸。过一会儿,内收腹部,仰起两脚,反屈,等到呼吸平稳后再重作。其遍数是春天三遍,夏天五遍,秋天七遍,冬天九遍。此法可洗涤五脏,滋润六腑。

又说:转头后看,倒看,闭气不息七次。可治疗咳嗽气逆、胸中寒热病。

淋 病 诸 候

一、诸淋候(1)

[原文] 养生方导引法云:偃卧,令两手①布膝头,斜②踵置尻,口内气,振腹,鼻出气。去淋,数小便③。

又云:蹲踞高一尺许,以两手从外屈膝内入至足跌上,急手握足五指,极力一通,令内曲。以④利腰髋,治淋。

[校勘]

①手:原作"足",从本书卷四虚劳阴下痒湿候养生方导引法改。

②斜:本书卷四作"取"。

③去淋,数小便:此后《外台》卷二十七诸淋方有"又去石淋茎中痛"七字。

④以:原作"人",从《外台》卷二十七诸淋方改。

[语译] 养生方导引法又说:蹲下,臀部离地一尺左右,用两手从外侧经膝弯下由小腿内侧到足背上,立即用两手各握一脚的五趾,尽力握一次,使五趾向内弯。可以通利腰髋,治疗淋病。

[按语] 本候导引第一条与本书卷四虚劳阴下痒湿候导引同,语译见前。

二、石淋候(2)

[原文]　养生方导引法云:偃卧,令两手①布膝头,斜②踵置尻,口内气,振腹,鼻出气。去石淋,茎中痛。

[校勘]

①手:原作"足",从本书卷四虚劳阴下痒湿候养生方导引法改。

②斜:本书卷四作"取"。

[语译]　从略。

[按语]　本候导引与本书卷四虚劳阴下痒湿候导引同,语译见前。

三、气淋候(3)

[原文]　养生方导引法云:以两足踵布膝,除癃。

又云:偃卧,令两手①布膝头,取踵置尻下,以口内气,腹胀自极,以鼻出气七息。除气癃,数小便,茎中痛,阴以下湿,小腹痛,膝不随也。

[校勘]

①手:原作"足",从本书卷四虚劳阴下痒湿候养生方导引法改。

[语译]　养生方导引法说:将两脚跟交替放在膝上,可治疗小便淋闭。

[按语]　本候导引第二条与本书卷四虚劳阴下痒湿候同,语译见前。

小便病诸候

二、小便数候(2)

[原文]　养生方导引法云:以两踵布膝,除数尿。

又云:僵卧,令两手①布膝头,斜②踵置尻,口内气,振腹,鼻出气。去小便数。

[校勘]

①手:原作"足",从本书卷四虚劳阴下痒湿候养生方导引法改。

②斜:本书卷四作"取"。

[语译] 从略。

[按语] 本候导引第一条与本卷气淋候同,第二条与本书卷四虚劳阴下痒湿候同,语译见前。

六、遗尿候(6)

[原文] 养生方导引法云:蹲踞高一尺许,以两手从外屈膝内入①至足跗上,急手握足五指,极力一通,令内曲。以②利腰髋,治遗尿。

[校勘]

①内入:原无,从本卷诸淋候养生方导引法补。

②以:原作"入",从《外台》卷二十七遗尿方改。

[语译] 从略。

[按语] 本候导引与本卷诸淋候导引第二条同,语译见前。

大便病诸候

一、大便难候(1)

[原文] 养生方导引法云:僵卧,直两手,捻左右胁,除大便难,腹痛,腹①中寒。口内气,鼻出气,温气咽之数十,病愈。

[校勘]

①腹:《外台》卷二十七大便难方作"胀"。

[语译] 养生方导引法说:仰卧,伸直两手,搓捻左右胁部。

可消除大便难,腹痛,腹中寒。口吸气,鼻出气,口中温气咽数十次,病即痊愈。

二、大便不通候(2)

[原文] 养生方导引法云:龟行气,伏衣被中,覆口鼻头面,正卧,不息九通,微鼻出气。治闭塞不通。

[语译] 养生方导引法说:行龟行气法,藏身在衣被中,覆盖口鼻头面,正卧,闭气不息九次,出气时微微由鼻中出。治疗大便闭塞不通。

五、大小便难候(5)

[原文] 养生方导引法云:正坐,以两手交背后,名曰带便。愈不能大便,利腹,愈虚羸。反叉两手着背上,推上使当心许,跂坐反倒①九通。愈不能大小便,利腹,愈虚羸②也。

[校勘]
①倒:原作"到",疑形近之误,据文义改。
②利腹愈虚羸:原作"利愈腹虚羸",从文义改。

[语译] 养生方导引法说:正坐,两手交叉在背后,名为带便。可治疗不能大便,有利于腹部疾患,并可治虚劳羸瘦。反叉两手放背上,将手推到上面,使其正对心的位置,两脚伸直岔开而坐,头身向后反倒九次。可治疗不能大小便,有利于腹部疾患,并可治虚劳羸瘦。

卷十五　五脏六腑病诸候

一、肝病候(1)

[原文] 养生方云:春三月,此谓发陈[1]。天地俱生,万物以荣[2]。夜卧早起,广①步于庭。被发[3]缓形,以使春②志生。

生而勿杀,与③而勿夺,赏而勿罚,此春气之应也,养生[4]之道也。逆之则伤于肝,夏变为寒④,则奉长者少。

养生方导引法云⑤:肝脏病者,愁忧不乐,悲思嗔怒,头旋眼痛,呵[5]气出而愈。

[校勘]

①广:元本作"阔"。鄂本同。

②春:《太素》卷二顺养无此字。

③与:《太素》作"予"。"予",通"与"。

④夏变为寒:《太素》作"夏为寒为变",《素问》四气调神大论作"夏为寒变"。

⑤养生方导引法云:原作"又云",从本卷心、肺、肾病候文例改。

[注释]

[1]发陈:《太素》卷二杨上善注:"陈,旧也,言春三月,草木旧根旧子皆发生也。"

[2]荣:草木茂盛。

[3]被(pī 批)发:披散头发。"被",通"披"。

[4]生:《素问》阴阳应象大论:"天有四时五行,以生长收藏"。生长收藏,即春生、夏长、秋收、冬藏。这是万物生化的自然规律。

[5]呵:这是古代流传的六字气诀的一个字。六字气诀是一种读字出气的导引方法,包括呵、呼、呬、嘘、嘻、吹六字。行动时,无声读字出气。其治疗和预防的疾病,古今有不同。自明代以后,多为呵主心、呼主脾、呬主肺、嘘主肝、嘻主三焦、吹主肾。(见明《类修要诀》、清《勿药元诠》)

[语译] 养生方说:春季三个月,名为发陈。天地都有生气,万物生长茂盛。人们宜于入夜即睡,早些起身,在庭院中散步,把头发散开,全身放松,使人有生发的精神,此时宜生而不宜杀,宜给予而不宜剥夺,宜奖赏而不宜惩罚,这是和春天的气候

相应的,是养生的法则。违反这个法则,就会伤肝,夏天出现寒症,不能适应夏长之气。

养生方导引法说:肝脏病的患者,表现为忧愁不乐,悲伤发怒,头旋眼痛,用呵字出气可治愈。

二、心病候(2)

[原文] 养生方云:夏三月,此谓蕃秀①[1]。天地气交,万物英②实[2]。夜③卧早起,无厌[3]于日。使志无怒,使华④英成秀,使气得泄,若所爱在外,此夏气之应,养长之道也。逆之则伤心,秋为痎疟⑤[4]。

养生方导引法云:心脏病者,体有冷热。若冷,呼气出⑥;若热,吹气出[5]。

又云:左卧,口内气,鼻出之,除心下否鞕⑦也。

[校勘]
①秀:元本作"莠"。鄂本同。
②英:《素问》四气调神大论作"华"。
③夜:《太素》卷二顺养作"晚"。
④华:《太素》无此字。
⑤秋为痎疟:此后《太素》有"则奉收者少,冬至重病"九字。
⑥出:原作"入",从《千金方》卷二十七第五改。
⑦否鞕:原作"不便",从本书卷十九积聚候养生方导引法改。

[注释]
[1]蕃(fán 凡)秀:"蕃",茂盛;"秀",开花。
[2]英实:"英",花;"实",果实。在此引伸为开花结果。
[3]无厌:"无"通"毋",不要。"厌"通"餍"。
[4]痎(jiē 阶)疟:间日疟。《说文》:"痎,二日一发疟也。"
[5]若冷,呼气出;若热,吹气出:为导引治疗心脏病的方法。《千金方》卷二十七调气法:"心脏病者,体冷热……疗法,用呼吹

二气,呼疗冷,吹治热"。

[语译] 养生方说:夏季三个月,名为蕃秀。天气下降,地气上升,天地之气相交,使各种植物开花结果。人们宜于晚睡早起,不要过度地接触阳光。此时人不宜发怒,花苞易于开放,人体的气也易于发散,一切表现为外向,这是和夏天的气候相应的,是养长的法则。违反这个法则,就会有损于心,秋天会生间日疟。

养生方导引法说:心脏病的患者,身体有寒有热。用导引治疗时,冷,用呼字出气;热,用吹字出气。

又说:向左侧卧,口吸气,鼻出气,可消除心下痞鞕。

三、脾病候(3)

[原文] 养生方导引法①云:脾脏病者,体[1]面上游风习习痛,身体痒,烦闷疼痛,用嘻气出。

[校勘]
①导引法:原无,从本卷心、肺、肾病候文例补。

[注释]
[1]体:四肢。

[语译] 养生方导引法说:脾脏病的患者,体表有游风微微作痛,身体痒,烦闷疼痛,可用嘻字出气治疗。

四、肺病候(4)

[原文] 养生方云:多语则气争,肺胀口燥。

又云:秋三月,此谓容平[1]。天气以急,地气以明。早卧早起,与鸡俱兴。使志安宁,以缓秋刑①[2]。收敛神气,使秋气平。无外其志,使肺气清②。此秋气之应也,养收之道也。逆之则伤肺,冬为飧泄③。

养生方导引法云:肺脏病者,体胸背痛满,四肢烦闷,用嘘气出。以两手据地覆之,口内气,鼻出之,除胸中肺中病也。

[校勘]

①刑:原作"形",从本书卷十七水谷痢养生方改。《素问》四气调神大论同。

②清:《太素》卷二顺养作"精"。

③冬为飧泄:此后《素问》有"奉藏者少"四字,《太素》有"则奉养者少"五字。

[注释]

[1]容平:《太素》卷二杨注:"夏气盛长,至秋也,不盛不长,以结其实,故曰容平也。"

[2]秋刑:指秋天肃杀之气。

[语译] 养生方说:多讲话就会气急,以致肺部胀满,口干唇燥。

又说:秋季三个月,名为容平。这时天气高爽,地气明净,人们宜于早睡早起,鸡鸣即起。此时要使精神安宁,以缓和秋天肃杀之气。要收敛精神,使人在秋季气血平和。人的精神要内收,不要外放,使肺气清肃。这是和秋天的气候相应的,是养收的法则。违反这个法则,就会伤肺,到冬天会生飧泄之病。

养生方导引法说:肺脏病的患者,躯体和胸背部疼痛胀满,四肢烦闷不适,可用嘘字出气治疗。用两手按地伏身向下,以口吸气,鼻出气,可祛除胸中肺中诸病。

五、肾病候(5)

[原文] 养生方云:冬三月,此谓闭藏[1]。水冰地坼,无扰乎阳。早卧晚起,必待日光。使志若伏匿①,若有私意,若已②有得③,去寒就温,无泄皮肤,使气亟夺④。此冬气之应也,养藏之道也。逆之则伤肾,春为痿厥⑤。

养生方导引法云:肾脏病者,咽喉窒塞,腹满耳聋,用呬气出。

又云:两足交坐,两手捉两足解溪,挽之极势头仰,来去七。

去肾气壅塞。

[校勘]

①匿:此前《素问》四气调神大论有"若"字。

②已:原作"己",从鄂本改。《素问》同。

③得:《太素》卷二顺养作"德"。

④亟夺:《太素》作"不极"。

⑤春为痿厥:此后《素问》有"奉生者少"四字。"痿",《素问》、《太素》均作"痿"。

[注释]

[1]闭藏:张志聪《素问集注》:"万物收藏,闭塞而成冬也"。

[语译]　养生方说:冬季三个月,名为闭藏。这时水结冰,地冻裂,人体的阳气收藏,不可扰乱以泄阳气。要早睡晚起,必须等见阳光起身。还要使精神潜藏,好像有某种想法而不愿讲出,又好像已经有所收获而别无所求。冬天人们宜避开寒冷,趋就温暖,但应不到出汗的程度,以致阳气丧失。这是和冬天气候相应的,是养藏的法则。违反这个法则,就会伤肾,春天要生痿厥病。

养生方导引法说:肾脏病的患者,咽喉阻塞,腹部胀满,耳聋不聪。用吹字出气治疗。

又说:两脚相交而坐,用两手握两脚的脚腕,尽力拉脚仰头,来回作七次。可祛除肾气壅塞。

十、膀胱病候(10)

[原文]　养生方导引法云:蹲坐欹身,努两手向前,仰掌,极势,左右转身腰三七。去膀胱内冷血风,骨节急强。

又云:互跪,调和心气,向下至足,意里想气索索然,流布得所,始渐渐平身,舒手傍肋,如似手掌内气出气不止,面觉急闷,即起。脊①至地来去二七。微减膝头冷,膀胱宿病②,腰脊强,齐下冷闷。

[校勘]

①脊:原作"皆",从本书卷三虚劳膝冷候养生方导引法改。

②宿病:鄂本作"病宿"。

[语译]　养生方导引法说:斜身蹲坐,用力伸两手向前,仰掌,尽量用力,左右转动身腰二十一次。可祛除膀胱内冷血风,骨节拘强。

[按语]　本候导引第二条与本书卷三虚劳膝冷候导引第二条同,语译见前。

十二、五脏横病候(12)

[原文]　养生方导引法云:从膝以下有病,当思齐下有赤光,内外连没身也;从膝以上至腰有病,当思脾黄光;从腰以上至头有病,当思心内赤光;病在皮肤寒热者,当思肝内青绿光。皆当思其光,内外连而没己身,闭气收光以照之,此消疾却邪,甚验。笃信精思行之,病无不愈。

[语译]　养生方导引法说:自膝部向下有病时,应当存想脐下有红光,里外相连而遮没身体;自膝部向上到腰部有病时,应当存想脾有黄光;自腰部向上到头部有病时,应当存想心里有红光;病在皮肤有寒热时,应当存想肝内有青绿光。都要根据病位而存想其光,里外相连而遮没自己的身体,然后闭气不息,收光以照病所,用此法治病祛邪,很有效验。坚定信念,集中思想,施行此法,疾病没有治不愈的。

[按语]　本候导引,可参阅本书卷二风冷候导引"看气"注。

卷十六　腹病诸候

一、腹痛候(1)

[原文]　养生方导引法云:治股胫手臂痛法:屈一胫臂中所

痛者,正偃卧,口鼻闭气,腹痛,以意推之,想气往至痛上俱热,即愈。

又云:偃卧,展两胫两手,仰足指,以鼻内气,自极七息。除腹中弦急切痛。

又云:偃卧,口内气,鼻出之,除里急。饱咽气数十,令温中寒气①,吐呕腹痛。口内气七十所,大振腹,咽气数十,两手相摩令热,以摩腹,令气下。

又云:偃卧,仰两足两手,鼻内气七息。除腹中弦切痛。

[校勘]

①气:原作"干",从鄂本改。

[语译]　养生方导引法说:治疗大腿小腿手臂疼痛的方法是,把疼痛的腿和臂弯屈,正身仰卧,口鼻闭气,觉腹痛后,用意念推之,想气行到痛处有热感,疼痛就可痊愈。

又说:仰卧,伸两小腿和两手,足趾向上,用鼻吸气,尽力吸七次。可消除腹中拘急剧痛。

又说:仰卧,用口吸气,鼻出气,可消除里急。大口咽气数十次,可温中,去寒气,治疗呕吐、腹痛。用口吸气七十多次,大力鼓起肚子,咽气数十次,两手互相摩擦使其发热,用以摩擦腹部,可以使气下行。

[按语]　本候导引末条,与本文第二条大致相同,语译从略。

二、腹胀候(2)

[原文]　养生方导引法云:蹲坐,住心,卷两手发心向下,左右手摇臂,递互欹身,尽膊势,卷头筑肚,两手冲脉至脐下,来去三七。渐去腹胀肚急闷,食不消化。

又云:腹中苦胀①有寒,以口呼出气,三十过止。

又云:若腹中满,食饮苦饱,端坐伸腰,以口内气数十,满吐之,以便为故,不便复为之。有寒气腹中不安,亦行之。

又云:端坐伸腰,口内气数十。除腹满,食饮过饱,寒热,腹中痛病。

又云:两手向身侧一向,偏相极势。发项^②足气散下,欲似烂物解散。手掌指直舒,左右相皆然,去来三七。始正身,前后转动膊腰七。去腹肚胀,膀胱腰脊臂冷,血脉急强悸也。

又云:若腹内满,饮食善饱。端坐伸腰,以口内气数十,以便为故,不便复为。

又云:脾主土,土^③暖如人肉始^④得发汗,去风冷邪气。若腹内有气胀,先须暖足,摩脐^⑤上下并气海,不限遍数,多为佳。始得左回右转三^⑥七。和气如用,要用^⑦身内一百^⑧一十三法,回转三百六十骨节,动脉摇筋,气血布泽,二十四气和润,脏腑均调。和气用头动转^⑨摇振,手气向上,心气向下,分明知去来。莫问^⑩平手,欹腰转身。摩气躄回动尽,心气放散,送至涌泉。——不失气之行度,用之有益。不解用者,疑^⑪如气乱。

[校勘]

①胀:鄂本作"痛"。

②项:鄂本作"顶"。

③土:原无,从本书卷二风邪候养生方导引法补。

④始:此前原有"如"字,从本书卷二删。

⑤脐:原无,从本书卷二补。

⑥三:原作"立",从本书卷二改。

⑦要用:原作"腰",从本书卷二改。

⑧百:原作"日",从本书卷二改。

⑨转:原无,从本书卷二补。

⑩问:原作"阖",从本书卷二改。

⑪疑:元本作"欵"。

[语译] 养生方导引法说:蹲坐,安心定意,卷曲两手从心向下,然后左右摇动两臂,交替侧斜身体,两肩尽量用力,低头向肚,两手沿冲脉按到脐下,上下反复二十一次。可逐渐去肚腹胀

闷,食不消化。

又说:腹中苦于发胀有寒气,可用呼字出气治疗,三十次为止。

又说:如果腹中胀满,饮食后苦于作饱,可正坐直腰,用口连续吸气数十次,气吸足后吐出,如此直到胀饱消失为止,以后胀饱时可再行此法。如有寒气腹内不适,也可以施行此法。

又说:正坐伸腰,口吸气数十次。可消除肚腹胀满,饮食过饱作胀,恶寒发热,腹中痛等病。

又说:两手伸向身体一边,尽力侧转,使气从头顶下散到脚,好像腐烂的东西那样散开。手掌手指都伸直,左右都要这样,来回做二十一次。然后才正过身来,前后转动肩臂和腰部七次。可祛除肚腹作胀,膀胱、腰脊和臀部寒冷,血脉急强悸动等病。

［按语］ 本候导引第六条与文中第三条同,末条与本书卷二风邪候导引同,语译从略。

心腹病诸候

一、心腹痛候(1)

［原文］ 养生方导引法云:行大道①,常度日月星辰,清净,以鸡鸣,安身卧,漱口②三咽之。调五脏,杀蛊虫,令人长生,治心腹痛。

［校勘］

①行大道:本书卷二十五蛊毒候养生方导引法无此三字。

②漱口:原作"漱日",形似之误,从《外台》卷七心腹痛及胀满痛方改。

［语译］ 养生方导引法说:做重要的导引,常存想日月星辰,要清静的时间当鸡鸣时,安身躺着,以唾液漱口,然后分三次咽下。可调和五脏,杀灭蛊虫,使人长寿,并治疗心腹疼痛。

四、心腹胀候(4)

[原文] 养生方导引法云:伸右胫,屈左膝内压之,五息,引脾,去心腹寒热,胸臆[1]邪胀。依经为之,引脾中热气出,去腹①中寒热,胸臆中邪气胀满。久行,无有寒热时节之所中伤,名为真人[2]之方。

[校勘]
①腹:此前《外台》卷七心腹胀满及鼓胀方有"心"字。

[注释]
[1]臆(yì 亿):即胸。
[2]真人:旧称修真得道的人。

[语译] 养生方导引法说:伸右腿,弯屈左膝向内压在右腿上,经过五次呼吸为止,可以引出脾气,祛除心腹中的寒热,胸中的邪气胀满。依经脉导引,能把脾的热气引出,治疗腹中的寒热,胸部邪气胀满。常久施行此法,可避免寒热之邪及时令节气的伤害,这就是真人养生导引的方法。

八、胁痛候(卷五 10)

[原文] 养生方导引法云:卒左胁痛,念肝为青龙,左目中魂神,将五营兵,千乘万骑,从甲寅直符吏,入左胁下取病去。

又云:右胁痛,念肺为白虎①,右目中魄神,将五营兵,千乘万骑,从②甲申直符吏,入右胁下取病去。胁侧卧,伸臂直脚,以鼻内气,以口出之,除胁皮肤痛,七息止。

又云:端坐伸腰,右顾视月,口内气,咽之三十。除左胁痛,开目。

又云:举手交项上相握,自极。治胁下痛。坐地交两手著不③周遍握,当挽。久行,实身如金刚,令息调长,如风云,如雷。

[校勘]
①虎:原作"帝",从汪本改。鄂本同。

②从:原无,从鄂本补。

③不:正保本作"下"。

[语译] 养生方导引法又说:胁痛侧身卧,伸展手臂,伸直脚,用鼻吸气,从口出气,可消除胁部皮肤痛,呼吸七次为止。

又说:正坐伸腰,眼向右看月亮,用口吸气,咽下三十次。可消除左胁痛,明目。

又说:举手交叉放在颈后,相互尽力握紧。治疗胁下痛。坐地上,交叉两手手指,做不完全的相握,再相拉。长久施行此法,可使身体结实像金刚,呼吸调匀而长,像风吹云,又像打雷。

[按语] 本候导引第一条及第二条前部分内容,有迷信色彩,语译从略。又,本候系由卷五移此。

卷十七　痢病诸候

一、水谷痢候(1)

[原文] 养生方云:秋三月,此谓容平。天气以急,地气以明。早卧早起,与鸡俱兴。使志安宁,以缓秋刑。收敛神气,使秋气平。无外其志,使肺气清①。此秋气之应也,养收之道也。逆之则伤肺,冬为飧泄②。

又云:五月勿食未成核果及桃枣,发痈疖。不尔,发寒热,变黄疸,又为泄痢。

[校勘]

①清:汪本作"精"。鄂本同。

②飧泄:原作"餐泄",从本书卷十五肺病候养生方改。

[语译] 养生方又说:五月不要吃没有长成核的果子和桃子、枣子,吃了会生痈疖。如不生痈疖,就会发生寒热,变为黄疸,或成为泄痢。

[按语] 本候养生第一条与本书卷十五肺病候养生第二条

同,语译见前。

十六、冷热痢候(15)

[原文] 养生方导引法云:泄下有寒者,微引气以息内腹,徐吹,欲①息以鼻引气,气足复前即愈。其有热者,微呼以去之。

[校勘]

①欲:《外台》卷二十五冷热痢方无此字。

[语译] 养生方导引法说:泄泻有寒的人,当微微引气吸入腹中,然后慢慢地以吹字出气。吸气时,用鼻吸气,气吸足后再照前做,即慢慢地以吹字出气,这样,其病即可治好。如果是泄泻有热的人,可微微用呼字出气治之。

[按语] 本书卷十五心病候导引"若冷呼气出,若热吹气出",卷十六腹胀候导引"有寒,以呼气出",而本候导引则寒用吹、热用呼,与前两者相反,未知孰是,待考。

卷十八 九虫病诸候

二、三虫候(2)

[原文] 养生方导引法云:以两手着头相叉,长引①气即吐之。坐地缓舒两脚,以两手从②外抱膝中,疾低头入两膝间,两手交叉头上十三通,愈三虫③也。

又云:叩齿二七过,辄咽气二七。如是④三百通乃止。为之二十日,邪气悉去;六十日,小病愈;百日,大病除,三虫伏尸皆去,面体光泽也。

[校勘]

①引:原无,从汪本补。《外台》卷二十六三虫方同。

②从:原无,从汪本补。《外台》同。

③三虫:原作"三尸",从《外台》改。

④是:原无,从汪本补。《外台》同。

[语译]　养生方导引法说:把两手交叉放在头上,长吸气即吐出。坐在地上,慢慢地伸展两脚,用两手从外边将膝抱起,急低头进入两膝之间,两手交叉头上十三次,可治好三虫病。

[按语]　本候导引第二条与本书卷二鬼邪候养生第二条同,语译见前。

卷十九　积聚病诸候

一、积聚候(1)

[原文]　养生方导引法云:以左足践右足上,除心下积。

又云:病心下积聚,端坐伸腰,向日仰头,徐以口内气,因而咽之,三十过而止,开目。

又云:左胁侧卧,申臂直脚,以口内气,鼻吐之,周而复始。除积聚,心下否鞭①。

又云:以左手按右胁,举右手极形。除积及老血。

又云:闭口微息,正坐向王气,张鼻取气,逼置脐下,小口微出十二通气,以除结聚。低头不息十二通,以消饮食,令身轻强。行之冬月,令人不寒。

又云:端坐伸腰,直上展两臂,仰两手掌,以鼻内气闭之,自极七息,名曰蜀王乔。除胁下积聚。

又云:向晨去枕,正偃卧,伸臂胫,瞑目闭口不息,极张腹两足再息,顷间吸腹仰两足,倍拳,欲自微息定②复为之③,春三、夏五、秋七、冬九。荡涤五脏,津润六腑,所病皆愈。腹有病积聚者,张吸其腹,热乃止。癥瘕散破即愈矣。

[校勘]
①否鞭:《外台》卷十二积聚方作"不便"。
②欲自微息定:《外台》作"欲息微定"。

③之:原无,从本书卷十四咳逆候补。

[语译]　养生方导引法说:把左脚踏在右脚上,可治疗心下胃部的胀闷。

又说:患心下积聚之病,当正坐伸腰,仰头向日,慢慢用口吸气,咽下,三十次止,然后睁开眼睛。

又说:向左胁侧卧,臂和腿都伸直,用口吸气,鼻出气,反复做。可消除积聚和心下痞塞坚鞕。

又说:用左手按右胁,尽力举右手。可治疗积病和老血。

又说:闭口,微微呼吸,正坐,面对东方,张鼻吸气,逼气下行停于脐下,然后用小口慢慢出气,如此十二次,可以去掉结聚。低头停止呼吸十二次,可以消化饮食,使身体轻快强健。冬天这样做,可使人不怕冷。

又说:正坐伸腰,向上直伸两臂,仰两手掌,用鼻吸气后闭气不息,到极限时为止,如此七次,名为蜀王乔。可消除胁下的积聚。

又说:凌晨去掉枕头,正身仰卧,伸展臂腿,合眼闭口,闭气不息,尽量鼓起腹部,两腿用力,然后再进行呼吸。过一会儿,内收腹部,仰起两脚,反屈,等到呼吸平稳后再重作。其遍数是春天三遍,夏天五遍,秋天七遍,冬天九遍。此法可洗涤五脏,滋润六腑,脏腑的病都可治好。腹内有积聚病者,可反复鼓起和内收腹部,到有热感时为止。这样,癥瘕消散,病就能好。

[按语]　本候导引最后一条与本书卷十四咳逆候导引第二条略同,可互参。

癥瘕病诸候

一、癥瘕候(2)

[原文]　养生方云:饮食大走,肠胃伤,久成癥瘕,时时

结痛。

养生方导引法云:向晨去枕,正偃卧,伸臂胫,瞑目闭口无息,极张腹两足再息。顷间吸腹仰两足,倍拳,欲自微息定复为之。春三、夏五、秋七、冬九。荡涤五脏,津润六腑,所病皆愈。积聚者,张吸其腹,热乃止。瘕癖散破即愈矣。

〔语译〕 养生方说:饮食以后疾走,会使肠胃受伤,日久形成瘕癖,常常发生硬结疼痛。

〔按语〕 本候导引与本卷积聚候导引第七条同,语译见前。

四、鳖瘕候(4)

〔原文〕 养生方云:六月勿食泽中水,令人成鳖瘕也。

〔语译〕 养生方说:六月不要喝沼泽里面的水,否则会生鳖瘕。

十三、鱼瘕候(13)

〔原文〕 养生方云:鱼赤目作鲙[1],食之生瘕。

〔注释〕

[1]鲙(kuài 快):细切的鱼肉。

〔语译〕 养生方说:眼发红的病鱼作鲙,吃了可生瘕病。

卷二十 疝病诸候

二、寒疝候(2)

〔原文〕 养生方导引法云:蹲踞,以两手举足①,蹲极横。治气冲[1]肿痛,寒疝入上下,致肾气。蹲踞,以两手捉趾令离地,低跟极横挽,自然一通。愈荣卫中痛。

〔校勘〕

①足:元本作“手”。汪本、鄂本同。

[注释]

[1]气冲：经穴名。在脐下五寸旁开二寸处，属足阳明胃经。在此是指鼠蹊部。

[语译] 养生方导引法说：屈两膝如坐，用两手抬脚，两腿尽量横向两侧展开。可治疗气冲部肿痛，寒疝上下出入，并可使肾气通畅。屈两膝如坐，用两手握脚趾，使脚趾离地，跟着地，将两脚尽量向两侧横拉，要能很自然地做一遍。可治愈气血痛。

十一、疝瘕候(11)

[原文] 养生方导引法云：挽两足指，五息止，引腹中气。去疝瘕，利孔窍。

又云：坐舒两脚，以两手捉大拇指，使足上头下，极挽，五息止，引腹中气，遍行身体。去疝瘕病，利诸孔窍，往来易行。久行精爽，聪明修长。

[语译] 养生方导引法说：用手拉两脚趾，持续到呼吸五次为止，然后导引腹中之气。可祛除疝瘕病，通利孔窍。

又说：坐下伸展两脚，用两手握着足大拇指向上拉，使脚上翻，头向脚，尽力拉到呼吸五次为止，然后引出腹中之气，使其遍行全身。可祛除疝瘕病，通利诸孔窍，往来流畅。常做此功，可使人精神爽快，聪明长寿。

痰饮病诸候

一、痰饮候(1)

[原文] 养生方导引法云：左右侧卧，不息十二通，治痰饮不消。右有饮病，右侧卧；左有饮病，左侧卧。又有不消，气排之，左右各十有二息。治痰饮也。

[语译]　养生方导引法说:向左侧卧或向右侧卧,闭气不息十二次,可治疗痰饮不化。右边有饮病,要向右侧卧;左边有饮病,要向左侧卧。如果又有痰饮不消,可引气排除之,左右各呼吸十二次,这也是治疗痰饮病的方法。

七、诸饮候(7)

[原文]　养生方导引法云:行左之右之侧卧,闭目,气不息十二通,治诸饮不消。右有饮病,左不息,排下消之。

又云:鸯行气,低头倚壁,不息十二通,以意排之,痰饮宿食从下部出,愈。鸯行气者,身直颈曲,排气下行而一通,愈宿食。久行自然能出,不须孔塞也。

[语译]　养生方导引法说:向左或向右侧卧,闭眼,闭气不息十二次,可治疗各种饮病不消。右边有饮病,左侧闭气不息,以推饮下行而消之。

又说:行鸯行气法,低头倚着墙壁,闭气不息十二次,用意念推动,使痰饮和不消化的宿食,从下部排出而愈。其所以称为鸯行气,是因为身直颈曲的姿势,能够排气下行,使脏腑之气为之一通,而治愈宿食不消之病。常练此功,痰饮宿食自然能够排出,不会使孔窍堵塞。

癖病诸候

一、癖候(1)

[原文]　养生方云:卧觉,勿饮水更眠,令人作水癖。

又云:饮水忽急咽,久成水癖。

养生方导引法云①:举两膝,夹两颊边,两手据地蹲坐,故久行之,愈伏梁②。伏梁者,宿食不消成癖,腹中如杯如盘。宿痈者,宿水宿气癖数生痈。久行,肠化为筋,骨变为实。

[校勘]

①养生方导引法云:原作"又云",从文例改。

②伏梁:此后似脱"宿痈"二字。

[语译]　养生方说:睡觉醒来,不要喝水再睡,否则会使人得水癖病。

又说:喝水过快地咽下,日久会形成水癖病。

养生方导引法说:高举两膝,夹在两颊旁,两手按地蹲坐,能久行此法,可治好伏梁(和宿痈)病。伏梁病就是宿食不能消化而成癖,腹中有块,形如杯盘。宿痈病就是积水积气,日久成癖,因癖生痈。久行此法,能增强肠的功能,并使骨骼坚实。

否噎病诸候

二、诸否候(2)

[原文]　养生方导引法云:正坐努腰,胸仰举头,将两手指相对,向前捺席使急,身如共头胸向下,欲至席还起,上下来去二七。去胸胁否,脏冷,臑疼闷,腰脊闷也。

[语译]　养生方导引法说:正坐努腰,仰胸抬头,两手手指相对,用力向前按地,然后身体和头胸一起向下,近地时即回身向上,如此上下反复十四次。可祛除胸胁中的痞块,五脏冷,臂痛不舒,腰脊不适。

卷二十一　脾胃病诸候

二、脾胃气不和不能饮食候(2)

[原文]　养生方导引法云:欹身,两手一向偏侧,急努身舒头共手,竞扒相牵,渐渐一时尽势。气共力皆和,来去左右亦然,

各三七。项前后两角缓舒手,如是似向外扒,放纵身心,摇三七,递互亦然。去太仓[1]不和,臂腰虚闷也。

[注释]

[1]太仓:指胃。《灵枢》胀论:"胃者,太仓也。"

[语译] 养生方导引法说:斜身,两手偏向一侧,急挺身,舒展头和手,两手抓住争相牵拉,慢慢持续一段时间,尽力保持原势,要使气和力都平稳,左右反复这样做。各二十一次。然后从脖子前后两角慢慢伸开手,好像向外扒,放松身心,摇动二十一次,左右也交替这样做。可祛除胃部的不和,臂腰的虚闷。

五、嗜眠候(卷三十一 6)

[原文] 养生方导引法云:跂踞[1],交两手内并脚中入,且两手急引之。愈久寐精气不明。交脚跂踞。凡故言跂踞,以两手从内屈脚中入,左手从右跗踠[2]上入左足,随孔下;右手从左足踠上入右足,随孔下。出抱两脚,急把两手极引二通。愈久寐精神不明,久行则不睡,长精明。

又云:一手拓颏,向上极势,一手向后长舒,急努四方显手掌,一时俱极势四七。左右换手皆然。拓颏手,两向共①头欹侧,转身二七。去臂髆风,眠睡,寻用,永吉日康。

[校勘]

①共:原作"其",从本书卷二头面风候养生方导引法改。

[注释]

[1]跂(jī 基)踞:同"箕踞"。坐时两脚伸直岔开,形似簸箕。一说屈膝张足而坐。

[2]跗踠(fū wǎn 夫宛):足背弯处。"跗",同"跗",足背。踠,即屈、曲。

[语译] 养生方导引法说:屈膝张腿而坐,交叉两手握住两脚,并用力拉。可治好嗜眠和精神不振。屈膝张腿交脚而坐。凡是所说的(交脚)跂踞,就是用两手从腿弯内伸进,左手经右足

背弯处到左脚,右手经左足弯处到右脚,两手都从孔隙中伸出去抱着两脚,迅速将两手极力拉脚二次。可治嗜眠和精神不振。长做此功,就可使人不嗜睡,长保精神爽朗。

[按语] 本候导引第二条与本书卷二头面风候导引第一条同,语译见前。又,本候由三十一卷移此。

呕哕病诸候

四、呕吐候(4)

[原文] 养生方云:八月勿食姜(一云被霜瓜),向冬发寒热及温病,食欲吐,或心中停饮不消,或为反胃。

养生方导引法云:正坐,两手向后捉腕,反向①拓席尽势,使腹弦弦上下七。左右换手亦然。除腹肚冷风宿气,或②胃口冷,食饮进退吐逆不下。

又云:偃卧,展两③胫两手,左右④跷[1]两足踵,以鼻内气自极七息。除腰中病,食苦呕⑤。

又云:坐,直舒两脚,以两手挽两足,自极十二通。愈肠胃不能受食吐逆。以两手直叉两脚底,两脚痛舒,以头枕⑥膝上,自极十二通,愈肠胃不能受食吐逆。

[校勘]
①向:原无,从《外台》卷六呕逆吐方补。
②或:原作“积”,从《外台》改。
③两:原无,从《外台》补。
④右:原无,从《外台》补。
⑤呕:原无,从元本补。汪本、鄂本同。
⑥枕:《外台》作“抵”。

[注释]
[1]跷(qiāo 悄):举足。

[语译] 养生方说：八月不要吃姜（一说是披霜的瓜），否则到冬天时就会发寒热和温病，食谷欲吐，或胃中停水饮不消，或成反胃。

《养生方导引法》又说：仰卧，伸展两脚和两手，跷两脚跟，用鼻吸气，尽力吸七次。可消除腰中病，食后苦于呕吐。

又说：坐下直伸两脚，用两手拉两脚，尽力拉十二次。可治愈肠胃不能受食而呕吐。用两手指交叉兜两脚底，至两脚酸痛时松开，然后把头枕在膝上，如此尽力做十二次。可治好肠胃不能受纳食物而吐逆。

[按语] 本候导引第一条与本书卷二风冷候导引第七条同，语译见前。

宿食不消病诸候

一、宿食不消候(1)

[原文] 养生方导引法云：凡食讫，觉腹内过饱，肠内先有宿气。常须食前后，两手撩膝[1]，左右敧身，肚腹向前，努腰就肚，左三七，右二七，转身按腰脊极势。去太①仓腹内宿气不化，脾痹肠瘦，脏腑不和。得令腹胀满，日日消除。

又云：闭口微息，正坐向王气，张鼻取气，逼置齐下，小口微出十二通气，以除结聚；低头不息十二通，以消饮食。令身轻强。行之冬月不寒②。

又云：端坐伸腰，举右手仰掌，以左手承左胁，以鼻内气，自极七息③。除胃寒，食不变，则愈。

又云：鹜行气，低头倚壁，不息十二通。以意排之④，痰饮宿食从下部出，自愈。鹜行气者，身直颈曲，排气下行而一通⑤。愈宿食。

又云：雁行气，低臂推⑥膝踞，以绳自缚拘左，低头不息十二通。消食轻身,益精神,恶气不入,去万邪。一本云:正坐,仰天呼吸天精,解酒食饮饱。出气吐之数十,须臾立饥且醒。夏月行之,令人清凉。

[校勘]

①太:原作"大",从元本改。

②不寒:此前本书卷十九积聚候养生方导引法有"令人"二字。

③息:此后原有"所"字,从元本删。

④之:原无,从本书卷二十诸饮候养生方导引法补。

⑤而一通:原作"十二通",从本书卷二十改。

⑥推:鄂本作"伸"。

[注释]

[1]撩膝:抱拢两膝。

[语译] 养生方导引法说:大凡吃完饭后,觉得腹中过于饱胀,这是肠内先有积气。应经常在吃饭前后,用两手抱拢两膝,向左右倾斜身体,凸腹向前,挺腰就肚,然后左边二十一次,右边十四次,尽力转身并按撩腰脊。可祛除胃和腹内的积气不化,脾痹、肠瘦,脏腑不和。能使腹部的胀满,日渐消除。

又说:正坐伸腰,举右手仰掌,以左手托左胁,用鼻吸气,尽力吸七次。可消除胃中寒气,食不消化也就好了。

又说:雁行气,低着胳臂抵在膝上蹲下,用绳子自己把左臂与左膝紧捆起来,低头闭气不息十二次。可以消食,使身体轻健,增长精神,恶气不得犯身,去各种病邪。另一种本子说:正坐,抬头向天,呼吸天的精气,可解除酒食的饱胀。出气要用口吐,如此做几十次,一会儿就觉饥饿,而且酒也醒了。夏天做此功,能使人有清凉的感觉。

[按语] 本候导引第二条与本书卷十九积聚候导引第五条同,第四条与卷二十诸饮候导引第二条同,语译见前。

二、食伤饱候（2）

[原文] 养生方导引法云：若腹中满，食饮苦①饱。端坐伸腰，以口内气数十，满吐之，以便为故，不便复为之。有寒气腹中不安，亦行②之。

又云：端坐伸腰，口内气数十。除腹中满，食饮过饱，寒热，腹中痛病③。

[校勘]

①苦：原作"若"，从本书卷十六腹胀候养生方导引法改。鄂本作"过"。

②行：原作"得"，从本书卷十六改。

③病：汪本无此字。

[语译] 从略。

[按语] 本候导引两条，与本书卷十六腹胀候导引第三、四条同，语译见前。

水肿病诸候

一、水肿候（1）

[原文] 养生方云：十一月，勿食经夏自死肉脯，内动于肾，喜成水病。

又云①：人卧，勿以脚悬蹋高处。不久遂致成肾水也。

养生方导引法云：虾蟆行气，正坐，动摇两臂，不息十二通。以治五劳、水肿之病。

[校勘]

①又云：本条原列于养生方导引法之后，据本书文例移此。

[语译] 养生方说：十一月，不要吃过夏自死的牲畜干肉，因为它能影响肾脏，容易得水肿病。

又说：人躺下时，不要把脚悬放在高处。否则不久会生肾水病。

[按语]　本候导引第二条与本书卷三虚劳候导引第十三条同，语译见前。

卷二十二　霍乱病诸候

一、霍乱候(1)

[原文]　养生方云：七月食蜜①，令人暴下发霍乱。

[校勘]

①食蜜：《千金方》卷二十六第五作"勿食生蜜"。

[语译]　养生方说：七月吃蜂蜜，会使人猝然泻下发霍乱病。

二十二、转筋候(22)

[原文]　养生方导引法云：偃卧，展两胫两手，足外踵，指相向①，以鼻内气，自极七息。除两膝寒、胫骨疼、转筋。

又法②：覆卧，傍视，立两踵，伸腰，鼻内气。去转筋。

又云：张胫两足指，号五息止③。令人不转筋。极自用力张脚，痛挽两足④指，号言宽大。去筋节急挛蹵痛。久行，身开张。

又云：覆卧，傍视，立两踵，伸腰，以鼻内气，自极七息已。除脚中弦痛转筋，脚酸疼。一本云：治脚弱。

[校勘]

①足外踵，指相向：原作"外踵者相向"，从本书卷一风不仁候养生方导引法改。

②法：《外台》卷六霍乱转筋方作"云"。

③止：原无，从本卷筋急候养生方导引法补。

④足：原无，从本卷补。

[语译]　养生方导引法又说:张开两腿和两脚趾,呼号五次止,可治转筋。尽量用力张腿,用力弯两脚趾,大声呼号。可祛除筋节拘急挛缩和瘤痛。久行此法,能使肢体舒展。

[按语]　本候导引第一条与本书卷一风不仁候导引同,第四条与卷十三脚气缓弱候导引同,语译见前。第二条与文中第四条重,不译。

二十三、筋急候(23)

[原文]　养生方导引法云:两手抱足,头不动,足向口面,不受气,众节气散,来往三七。欲得捉足,左右侧身,各各急挽,腰不动。去四支腰上下髓内冷,血脉冷,筋急。

又云:一足向前跪①,押踹极势;一手向前,长努拓②势;一足向后屈,一手撊解溪,急挽尽势;膝头搂③席使急,面头渐举,气融散流上④下,左右换易四七。去腰伏兔腋下闷疼,髓筋急。

又云:长舒一足,屈一足,两手抱膝三里,努膝向前,身却挽一时⑤取势,气内散消,如似骨解,递互换足,各别三七。渐渐去髀脊冷风,冷血筋急。

又云:张胫两足指,号五息止。令人不转筋。极自用力,张脚痛挽两足指,号言宽大。去筋节急挛躄痛。久行,身开张。

又云:双手反向拓腰,仰头向后努急,手拓处不动,展两肘头相向,极势三七。去两臂膊筋急冷血,咽骨掘弱。

又云:一手拓前极势长努。一手向后长舒尽势,身似夫⑥形,左右迭互换手亦二七,腰脊不动。去身内八节骨内⑦冷血,筋髓虚,项髆急。

又云:一足蹹地,一手向前长舒,一足向后极势,长舒一手一足,一时尽意,急振二七。左右亦然。去髓疼筋急,百脉不和。

又云:两手掌倒拓两髆井前,极势,上下傍两掀急努振摇,来去三七竟,手不移处,努两肘向上急势,上下振摇二七,欲得卷两手七,自相将三七。去项髆筋脉急劳。一手屈卷向后左,一手捉肘头向内挽之,上下一时尽势,屈手散放,舒指三,左转手,皆极势四七。调肘髆骨筋急。张两手拓向上极势,上下来往三七,手不动,将两肘向外⑧极势七,不动手肘臂,侧身极势,左右回三七。去胫骨冷气风急。

[校勘]

①跪:此前原有"互"字,似衍文,从文义删。

②拓:鄂本作"极"。

③搂:原作"楼",为形似之误,从文义改。

④上:元本作"向"。汪本、鄂本同。

⑤时:原作"肘",从本书卷二风冷候养生方导引法改。

⑥夫:原作"天",从元本改。鄂本同。

⑦内:元本作"肉"。

⑧外:原无,据文义补。

[语译] 养生方导引法说:两手抱脚,头不动,使脚向口脸,但不要近到触及呼出之气,使全身骨节气散,如此反复作二十一次。还要握着脚,左右侧身,一一用力拉,但腰不动。可祛除四肢、腰上下及髓里冷,血脉冷,筋急。

又说:一脚向前跪下,身体尽力压在足跟上;一手向前,用力作上托的姿势;一脚向后曲,并用一手抓着脚腕,尽量用力拉;膝头用力贴地,慢慢抬头,使气融和流布上下,如此左右交换各做二十八次。可祛除腰、伏兔及腋下闷痛,髓冷筋急。

又说:双手反过来托腰,尽力仰头向后,手托原处不动,展开两肘头使其相对,尽力做二十一次。可治疗两肩臂的筋急、冷血,咽骨掘弱。

又说:一手尽力向前推,另一手尽力向后伸展,使身体像夫字形,左右交换手作十四次,要求腰脊不动。可治疗身内八节骨内冷血,筋髓虚,颈项和肩胛的筋急。

又说:一脚踩地,一手向前长伸,一脚尽力向后,这样长伸一手一脚,尽量持续一段时间,然后用力振动十四次。左右都这样做。可治疗骨髓痛,筋脉拘急,全身诸脉不和。

又说:两手掌倒按两肩前,尽力按,靠着两腋用力上下振摇二十一次,然后手不移位,两肘尽力向上,上下振摇十四次,还要卷曲两手做七次,自己捏拿两肩二十一次。可治疗颈项、肩膊等处筋脉拘急和劳损。右手屈卷向身后左方,左手抓肘头向内拉,上下尽力做一段时间,然后放开屈卷的手,并伸展手指三次,再换左手做,都要尽力做二十八次。可以调理肘肩筋急。张两手尽力向上托,上下反复二十一次,手不动,将两肘尽力向外再做七次,不动手、肘、臂,尽力侧身,左右回转二十一次。可祛除胫骨冷气、风急。

[按语] 本候导引第三条与本书卷二风冷候导引第九条同,第四条与卷二十二转筋候导引第三条同,语译见前。

又,导引末条,文字似有脱漏。

卷二十三 中恶病诸候

八、卒魇[1]候(8)

[原文] 养生方云①:人魇,忽然明之,魇死不疑。暗唤之唯好。得远唤,亦不得近而急唤,亦喜失魂魄。

养生方导引法云:拘魂门,制魄户,名曰握固。法屈大母指,著四小指内抱之。积习不止,眠时亦不复开。令人不魇魅。

[校勘]
①养生方云:原作"又云",从文例改。

[注释]
[1]魇(yǎn 掩):梦魇。梦中遇可怕的事而呻吟,惊叫。

[语译] 养生方说:人梦魇的时候不要点灯去叫他,被魇的人会不易清醒,宜在黑暗中叫唤为好。同时,要远唤,不要近唤或急唤,否则就容易失去魂魄。

养生方导引法说:拘魂门,制魄户的方法叫做握固。其法即弯起大拇指,用其余四小指向内握住它,积久养成习惯,常做不止,即使睡眠时也不要松开,可使人不被梦魇所迷乱。

[按语] 本候养生,原书列于导引之后,今从文例改,并移于前。

尸 病 诸 候

七、伏尸候(7)

[原文] 养生方导引法云:叩齿二七过,辄咽气二七过,如此三百通乃止。为之二十日,邪气悉去;六十日,小病愈;百日,大病除,伏尸皆去,面体光泽。

[语译] 从略。

[按语] 本候导引与本书卷十八三虫候导引第二条同,语译见前。

卷二十四 注病诸候

一、诸注候(1)

[原文] 养生方云:诸湿食不见影①,食之成卒注。

[校勘]

①诸湿食不见影:《千金方》卷二十七第二作"湿食及酒浆临上看之不见人物影者"。

[语译] 从略。

二、风注候(2)

[原文] 养生方导引法云:两手交拓两髆头①,两肘头仰上

极势,身平头仰,同时取势,肘头上下三七摇之。去髆肘风注,咽项急,血脉不通。

[校勘]

①头:此后原有"面"字,据文义删。

[语译] 养生方导引法说:两手相交按两肩头,两肘头尽力上仰,身直头仰,同时摆好姿势,然后两肘头上下摇动二十一次。可治疗肩肘的风注,咽项拘急,血脉不通。

十二、冷注候(12)

[原文] 养生方导引法云:一手长舒令掌仰①,一手捉颏,挽之向外,一时极势二七。左右亦然。手不动两向侧极②势,急挽之二七。去颈骨急强,头风脑旋,喉痹,髆内冷注偏风。

[校勘]

①令掌仰:原作"合掌",从本书卷二风头眩候养生方导引法改。

②极:原无,从本书卷二补。

[语译] 从略。

[按语] 本候导引与本书卷一偏风候导引第一条同,语译见前。

十七、遁注候(17)

[原文] 养生方云:背汗倚壁,成遁注。又鸡肉合獭肉食之,令人病成遁注①。

[校勘]

①遁注:《千金方》卷二十六第五作"遁尸注"。

[语译] 从略。

十八、走注候(18)

[原文] 养生方云:食米甘甜粥,变成走注。又①两胁也。

[校勘]

①叉：原作"又"，从元本改。鄂本同。

[语译]　从略。

卷二十五　蛊毒病诸候上

一、蛊毒候(1)

[原文]　养生方导引法云：两手著头相叉，坐地，缓舒两脚，以两手从外抱膝中曲①，低头入两膝间，两手交叉头十二通。愈蛊毒及三尸毒，腰中大气。

又云：常度日月星辰②，清净，以鸡鸣安身卧，嗽口三咽之。调五脏，杀蛊虫，令人长生，治心腹痛。

又云：治百病邪鬼蛊毒③，当正偃卧，闭目，闭气内视丹田，以鼻徐徐内气，令腹极满，徐徐以口吐之，勿令有声，令入多出少，以微为之④。故存视五脏，各如其形色，又存胃中，令鲜明洁白如素。为之倦极汗出乃止，以粉粉身，摩捋形体。汗不出而倦者，亦可止。明日复为之。又当存作大雷电，隆晃⑤走入腹中。为之不止，病自除。

[校勘]

①曲：原作"痛"，从汪本改。《普济方》卷二百五十二诸毒门导引法同。

②常度日月星辰：此前本书卷十六心腹痛候养生方导引法有"行大道"三字。

③邪鬼蛊毒：原作"邪蛊"，从本书卷二鬼邪候《无生经》改。

④之：原无，从本书卷二补。

⑤隆晃：《外台》卷二十八中蛊毒方作"光"。

[语译]　从略。

[按语]　本候导引第一条与本书卷十八三虫候导引第一条

同,第二条与卷十六心腹痛候导引法同,导引第三条与卷二鬼邪候养生第三条同,语译见前。

卷二十六　蛊毒病诸候下

三十三、饮酒中毒候(17)

[原文]　养生方云:正坐仰天,呼出酒食醉饱之气。出气之后,立饥且醒。

[语译]　养生方说:正坐仰头向天,呼出酒食醉饱之气。出气之后,就会立刻感到饥饿并使酒醒。

卷二十七　血病诸候

一、吐血候(1)

[原文]　养生方云:思虑伤心,心伤则吐衄,发则发焦也。

[语译]　养生方说:思虑太过则伤心,心伤就会引起吐血、衄血。出血过多,发失所养,则使头发焦枯。

四、唾血候(4)

[原文]　养生方导引法云:伸两脚,两手指着足五指上。愈腰折不能低。若唾血久疼,为之愈。

长伸两脚,以两手捉五指七遍。愈腰折不能低仰。若唾血久疼,血病,久行,身则可卷转也。

[语译]　养生方导引法说:伸两脚,两手手指放在两脚五趾上。可治疗腰扭伤不能前俯。如果吐血久疼的人,用此法也可治愈。

长伸两脚,用两手握两脚五趾七遍。可治愈腰扭伤不能前俯后仰。如果吐血久疼及血病患者,常行此法,身体便可弯曲转动。

七、小便血候(7)

[原文] 养生方云:人食甜酪,勿食大酢,必变为尿血。

[语译] 养生方说:人吃甜的乳酪以后,不能吃醋过多,否则会发生尿血。

发毛病诸候

一、须发秃落候(1)

[原文] 养生方云:热食汗出勿伤风,令发堕落。

养生方云:欲理发向王地,既栉发之始而微咒曰:泥丸玄华,保精长存;左为隐月,右为日根①,六合清炼,百神受恩。咒毕,咽唾三过。能常行之,发不落而生。

又云:当数易栉,栉之取多,不得使痛。亦可令侍者栉。取多,血液不滞,发根常牢。

[校勘]

①左为隐月,右为日根:本书卷二十七白发候养生方导引法作"左回拘月,右引日根"。卷二十九齿痛候养生方同。

[语译] 养生方说:吃热食而出汗时,不要受风,否则会使人头发脱落。

又说:梳头应当常换梳子,梳时应多梳几下,但不要使其产生疼痛。也可以使左右的人代梳,以多梳为好,这样血液不会壅滞,发根才能经常牢固。

[按语] 本候养生第二条似属迷信,语译从略。第三条与本书卷一风湿候养生方真诰文近似,可互参。

三、白发候(3)

[原文]

养生方云①:正月十日沐发,发白更黑。

又云:千过梳头,头不白。

又云:正月一日,取五香煮作汤,沐头不白。

又云:十日沐浴,头不白。

又云:十四日沐浴,令齿牢发黑。

又云:常向本命日②,栉发之始,叩齿九通,阴咒曰:大常③散灵,五老反真;泥丸玄华,保精长存;左回拘月,右引日根;六合清炼,百疾愈因。咽唾三过,常数行之,使人齿不痛,发牢不白。一云,头脑不痛。

养生方导引法云:解发东向坐,握固不息一通。举左右手导引,手掩两耳。治头风,令发不白;以手复将④头五,通脉也。

又云:清旦初起,左右手交互从头上挽两耳举。又引须发,即流通。

又云:坐地,直两脚,以两手指脚胫,以头至地。调脊诸椎,利发根,令长美。坐舒两脚,相去一尺,以扼脚两胫,以顶至地十二通。调身脊无患害,致精气润泽。发根长美者,令青黑柔濡滑泽,发恒不白。

又云:伏,解发东向,握固,不息一通,举手左右导引,掩两耳。令发黑不白。伏者,双膝著地,额直至地,解发破髻舒头长敷在地。向东者,向长生之术。握固,两手如婴儿握,不令气出。不息,不使息出,极闷已,三嘘而长细引。一通者,一为之,令此身囊之中满其气。引之者,引此旧身内恶邪伏气,随引而出,故名导引。举左右手各一通,掩两耳塞鼻孔三通,除白发患也。

又云:蹲踞,以两手举足五趾,低头自极,则五脏气遍至。治耳不闻,目不明。久为之,则令发白复黑。

又云:思心气上下四布,正赤通天地,自身大且长。令人气力增益,发白更黑,齿落再生。

[校勘]

①养生方云:原作"又云",据文例改。

②日:原无,从本书卷二十九齿痛候养生方导引法补。

③大常:元本作"太常",本书卷二十九作"太帝"。

④捂:原作"持",从本书卷二头面风候养生方导引法改。

[语译] 养生方说:正月十日洗头发,可使白发变黑。

又说:每回梳头上千次,可使头发不白。

又说:正月初一,用五香作汤,洗头,头发不白。

又说:正月十日洗头洗澡,头发不白。

又说:正月十四洗头洗澡,能使牙齿坚固,头发乌黑。

养生方导引法又说:坐地上,伸直两脚,用两手按小腿上,将头弯到地。可调理各段脊椎,有利于头发根部,使头发长而美观。坐下,舒伸两脚,相距一尺,用手握两小腿,以头顶着地十二次。可调理身体脊椎,使之无病,精气润泽。上面所说利发根,令长美,是说能使头发青黑柔软滑润,长期不白。

又说:伏地,解开头发,面向东方,两手握固,闭气不息一次,举手左右导引,捂住两耳。可使头发乌黑而不白。所谓伏,是两膝落地,前额触地,解开头发打散发髻,把头发长铺在地上。向东,是因东方像征春天,也就是面向长生之道。握固,是像婴儿那样把两手握得很紧,不让气散出。不息,是不使呼吸的气出来,到极时为止,才缓慢地作三次嘘出,然后再细而长地吸气。一通,是做一遍,要使身囊之内气充足。引之是使原来身体内的恶邪伏气,随引而出,所以名为导引。举左右手作导引各一遍,捂两耳,塞鼻孔作导引三遍。可消除白发。

又说:屈膝如坐,用两手搬起两脚的五趾,尽力低头,使五脏之气上头。可治疗耳聋,眼昏不明。长做此法,可使白发重新变黑。

又说:导引时存想心气上下四面通达,有红光通于天地,自己的身体又高又大。这样,可使人气力增加,白发变黑,齿落重生。

　　[按语]　本候养生第六条系属咒语,语译从略。导引第一条与本书卷二头面风候导引第二条同,第二条与卷九时气候导引第一条同,语译见前。

　　又,导引第四条,对"伏"、"向东"、"握固"、"不息"、"一通"、"引之"等,都作了具体的解释,是养生导引的重要条文。

　　又,本候养生,原书列于导引之后,今从文例改,并移于前。

面体病诸候

二、面疱候(2)

　　[原文]　养生方云:醉不可露卧,令人面发疮疱①。
　　又云:饮酒热未解,以冷水洗面,令人面发疮,轻者皶疱[1]。

　　[校勘]
　　①醉不可露卧,令人面发疮疱:《千金方》卷二十七第二作"醉不可露卧及卧黍穰中,发癞疮"。

　　[注释]
　　[1]皶疱(zhā pào 渣炮):皮肤病。"皶",面部所生含有白色脂肪质的小疮粒,又专指鼻部及其两侧所生的红色小疮粒。"疱",皮肤上长的像水泡的小疙瘩。

　　[语译]　养生方说:醉后不能露宿,否则使人脸上长疮疱。
　　又说:喝酒后热尚未消,就用凉水洗脸,会使人脸部生疮,轻的也要出现皶疱。

三、面皯𪒟候(3)

　　[原文]　养生方云:饱食而坐,不行步,有所作务,不但无益,乃使人得积聚不消之病,及手足痹,面目梨皯[1]。

[注释]

[1]梨皯(gǎn 杆)：面容老枯焦黑。"梨"，老也。《方言》第一："眉、梨、耋、鲐，老也"。《诗·大雅·行苇》传："冻梨色，似老人面有浮垢。""皯"，面色焦枯黝黑。

[语译]　养生方说：饱食后就坐着，不散步，亦不做些事务，这样，不仅无益，还可使人得积聚不消的病，以及手脚痹痛，面容老枯焦黑。

卷二十八　目病诸候

七、目风泪出候(7)

[原文]　养生方导引法云：踞①，伸右脚，两手抱左膝头，伸腰，以鼻内气，自极七息。除难屈伸拜起，去胫中痛痹，风目耳聋。

又云：踞，伸左脚，两手抱右膝，伸腰，以鼻内气，自极七息，展左足著外。除难屈伸拜起，去胫中疼。一本云，除风目暗，耳聋。

又云：以鼻内气，左手持鼻。除目暗泣出。鼻内气，口闭，自极七息。除两胁下积血气。

又云：端坐伸腰，徐以鼻内气，以右手持鼻，闭目吐气②。除目暗，苦泪出③。鼻中息肉，耳聋，亦然除伤寒头痛洗洗，皆当以汗出为度。

[校勘]

①踞：此后本书卷一风四肢拘挛不得屈伸候养生方导引法有"坐"字。

②闭目吐气：此前本书卷二十九鼻息肉候有"徐徐"二字。

③除目暗，苦泪出：原在"闭目吐气"之前，从本书卷七伤寒候养生方导引法改。"苦"，原作"若"，从本书卷二十九鼻息肉候

养生方导引法改。

[语译] 养生方导引法又说：用鼻吸气后，左手捏鼻。可消除目暗流泪。用鼻吸气，闭口，尽力吸七次。可消除胁下积血积气。

又说：正坐伸腰，慢慢用鼻吸气后，用右手捏鼻孔，闭眼用口吐气。能消除目暗流泪，鼻中息肉，耳聋，治伤寒头痛，洒洒恶寒。都要以汗出为度。

[按语] 本候导引第一条与本书卷一风痹候导引第九条同，第二条与卷一风四肢拘挛不得屈伸候导引第六条同，语译见前。

十二、目暗不明候(2)

[原文] 养生方云：恣乐伤魂魄，通于目，损于肝，则目暗。

养生方导引法云：蹲踞，以两手举足五指，低①头自极，则五脏气遍至②。治耳不闻语声，目不明。久为之，则令发白复黑。

又云：仰③两足指，五息止。引腰背痹，偏枯，令人耳闻声。久行，眼耳诸根，无有挂碍。

又云：伸左胫，屈右膝内压之，五息止。引肺，去风虚，令人目明。依经为之，引肺中气，去风虚病，令人目明，夜中见色，与昼无异。

又云：鸡鸣以两手相摩令热，以熨目，三行，以指抑目。左右有神光，令目明，不病痛。

又云：东向坐，不息再通，以两手中指口唾之二七，相摩拭目。令人目明。以甘泉漱之，洗目，去其翳垢，令目清明。上以内气洗身，中令内睛洁，此以外洗去其尘障。

又云：卧，引为三，以手爪项边脉五通，令人目明。卧正偃，头下却亢引三通，以两手指爪项边大脉为五通。除目暗患。久行，令人眼夜能见色。为久不已，通见十方，无有剂限[1]。

[校勘]

①低:原无,从本书卷二十七白发候养生方导引法补。

②至:原作"主",从本书卷二十七改。

③仰:原无,从本书卷一风偏枯候养生方导引法补。

[注释]

[1]剂限:截止的界限。犹言"极限"。《尔雅·释言》"剂,剪齐也",疏:"齐截也。"限,即界限。

[语译] 养生方说:放纵于欢乐,即有伤于魂魄。肝藏魂而开窍于目,损及肝时,眼睛就会昏暗。

养生方导引法又说:黎明鸡叫时用两手互相摩擦使热,用以熨眼,如此三次,然后用手指按眼。可使两眼有神,眼明亮,不生病痛。

又说:面向东坐,闭气不息两遍,口唾两手中指十四次,然后两指相摩用以揩眼。可使人眼睛明亮。用唾液漱口后洗眼,可去目翳和眵垢,使眼睛清爽明亮。上边用意念引吸入之气以洗身,中间引气入眼,使眼清洁,外边用唾液洗去眵垢翳障。

又说:躺下,引气三次,用手抓后项旁的筋脉五次,可使人眼睛明亮。仰卧正身,头低下向上用力牵引三次,用两手指抓后项旁的大筋五次。可消除眼暗之病。久行此法,使人眼睛在夜里能分辨颜色。久做不断,可以看到远方,没有极限。

[按语] 本候导引第一条与本书卷二十七白发候导引第五条同,第二条与卷一风偏枯候导引第二条同,第三条与卷四风虚劳候导引第三条同,语译见前。

十三、目青盲候(13)

[原文] 养生方云:勿塞故井及水渎,令人耳聋目盲。

又云:正月八日沐浴,除目盲。

[语译] 从略。

十五、目茫茫候(15)

[原文] 《养生方导引法》云:鸡鸣欲起,先屈左手唅盐,指以指相摩,咒曰:西王母女,名曰益愈,赐我目,受之于口。即精摩形。常鸡鸣二七著唾,除目茫茫,致其精光,彻视万里,遍见四方。咽二七唾之,以热指摩目二七,令人目不瞑。

[语译] 从略。

[按语] 本候导引内容似属迷信,校释从略。又,本卷目暗不明候导引第五条与此略同,可参。

卷二十九 鼻病诸候

一、鼻衄候(1)

[原文] 养生方云:思虑则伤心,心伤则吐衄血。

[语译] 从略。

[按语] 本候养生与本书卷二十七吐血候养生同,语译见前。

五、鼻䶟候(5)

[原文] 养生方导引法云:东向坐,不息三通,手捻鼻两孔,治鼻中患,通脚痛疮,去其涕唾,令鼻道通,得闻香臭。久行不已,彻闻十方。

[语译] 养生方导引方说:向东坐定,闭气不息三次,用手捻两鼻孔,可治疗鼻中疾患,也可通治脚上的痛疮,还可去除涕唾使鼻道通畅,能分辨香臭。久行此功,嗅觉可以闻到周围远方。

六、鼻生疮候(6)

[原文] 养生方导引法云:踑坐,合两膝,张两足,不息五

通。治鼻疮。

[语译] 养生方导引法说:蹲坐,合拢两膝,张开两脚,闭气不息五次。可治鼻疮。

七、鼻息肉候(7)

[原文] 养生方导引法云:端坐伸腰,徐徐以鼻内气,以右手捻鼻,徐徐闭目吐气①。除目暗,泪苦出,鼻中息肉,耳聋,亦能除伤寒头痛洗洗,皆当以汗出为度。

又云:东向坐,不息三通,以手捻鼻两孔,治鼻中息肉。

[校勘]

①徐徐闭目吐气:原在"除目暗泪苦出"之后,从本书卷七伤寒候养生方导引法改。

[语译] 从略。

[按语] 本候第一条与本书卷二十八目风泪出候导引第四条同,第二条与本卷鼻齆候导引上半段同,语译见前。

耳 病 诸 候

一、耳聋候(1)

[原文] 养生方云:勿塞故井及水渎,令人耳聋目盲。

养生方导引法云:坐地交叉两脚,以两手从曲脚中入,低头叉手①项上。治久寒不能自温,耳不闻声。

又云:脚着项上,不息十二通止②。愈大寒不觉暖热,久顽冷患,耳聋目眩。久行即成法,法身五六不能变。

[校勘]

①手:原无,从本书卷三虚劳寒冷候养生方导引法补。

②止:原作"必",形近之误,据文义改。

[语译] 从略。

[按语]　本候养生与本书卷二十八目青盲候养生同,导引两条与卷二风头眩候导引第五、六条同,语译见前。

牙齿病诸候

三、齿痛候(3)

[原文]　养生方云:常向本命日,栉发之始,叩齿九通,阴咒曰:太帝散灵,五老返真;泥丸玄华,保精长存;左回拘月,右引日根;六合清炼,百疾愈因。咽唾三通,常数行之,使齿不痛,发牢不白,头脑不痛。

养生方导引法①云:东向坐,不息四通,琢齿二七。治齿痛病。大张口琢齿二七,一通二七。又解,四通中间,其二七大势,以意消息,瘥病而已,不复疼痛,解病。鲜白不梨,亦不疏离。久行不已,能破金刚。

又云:东向坐,不息四通,上下琢齿三十六下。治齿痛。

[校勘]

①养生方导引法云:原作"又云",从文例改。

[语译]　养生方导引法说:面向东坐,闭气不息四次,叩齿十四次,治齿痛病。大张口叩齿十四次,十四次为一通。又说,四通中间,其大张口叩齿十四次,可以根据具体情况随意增减,病愈为止;牙齿不再疼痛,病就好了。可使牙齿洁白不生污垢,也不会牙齿疏落语音不清。久行此功,牙齿坚固,能咬碎硬东西。

又说:面向东坐,闭气不息四次,叩齿三十六次,能治齿痛。

[按语]　本候养生与本书卷二十七白发候养生第六条同,语译见前。

四、风齿候(4)

[原文] 养生方导引法云:凡人觉脊背皆倔①强,不问时节,缩咽髆内,仰面努髆井向上,头左右两向捼②之,左右三七,一住。待血行气动定,然始更用,初缓后急,不得先急后缓。若无病人,常欲得旦起、午时、日没三辰,如用,辰别三七。除寒热病,脊腰颈项痛,风痹,口内生疮,牙齿风,头眩,终尽除也。

[校勘]
①倔:原作“崛”,从本书卷一风痹候养生方导引法改。
②捼:原作“按”,从本书卷一改。
[语译] 从略。
[按语] 本候导引与本书卷一风痹候导引第十条同,语译见前。

五、齿断肿候(5)

[原文] 养生方云:水银不得近牙齿,发肿,善落齿。
[语译] 养生方说:水银不能近牙齿,否则会使齿龈发肿,容易掉牙。

六、齿虫候(9)

[原文] 养生方云:鸡鸣时,常叩齿三十六下。长行之,齿不蠹虫[1],令人齿牢。

又云:朝未起,早漱口中唾,满口乃吞之,辄琢齿二七过。使人丁壮,有颜色,去虫而牢齿。

又云:人能恒服玉泉,必可丁壮妍悦,去虫牢齿。玉泉①,谓口中唾也。

[校勘]
①玉泉:原无,从本书卷三虚劳羸瘦候养生方补。

[注释]

[1]蠹(dù 妒)虫:即蛀虫。

[语译] 养生方说:鸡鸣时,经常叩齿三十六次。持久行之,可不患龋齿,使人牙齿牢固。

又说:早晨未起床时,漱口中唾液,满口时即咽下。然后叩齿十四次。可使人身体健壮,颜面色好,防龋而牙齿牢固。

又说:人能常服玉泉,可以使人身体健壮,美好悦目,防龋固齿。所谓玉泉,即是口中唾液。

十、齿龋注候(10)

[原文] 养生方云:朝夕琢齿,齿不龋。

又云:食毕当漱口数过。不尔,使人病龋齿①。

[校勘]

①不尔,使人病龋齿:《千金方》卷二十七第二作"令人牙齿不败,口香。"

[语译] 养生方说:早晚都叩齿,使齿不龋。

又说:吃完饭应当漱口几次。不然,会使人患龋齿。

卷三十　唇口病诸候

一、口舌疮候(1)

[原文] 养生方导引法云:凡人觉脊背倔①强,不问时节,缩咽髆内,仰面努②髆井向上,头③左右两向接④之,左右三七,一住。待血气行动定,然始更用,初缓后急,不得先急后缓。若无病人,常欲得旦起、午时、日没三辰,如用,辰别二七。除寒热病,脊腰颈项痛,风痹,口内生疮,牙齿风,头眩,终尽除也。

[校勘]

①倔:原作"崛",从本书卷一风痹候养生方导引法改。

②努：原作"弩"，从本书卷一改。

③头：原在"上"之前，从本书卷一改。汪本同。

④捩：原作"按"，从本书卷一改。

[语译]　从略。

[按语]　本候导引与本书卷一风痹候导引第十条同，语译见前。

八、口臭候(8)

[原文]　养生方云：空腹不用见臭月①[1]，气入脾，舌上白黄起，口常臭也。

[校勘]

①月：元本作"尸"。

[注释]

[1]月：古"肉"字。

[语译]　养生方说：空腹时不要见臭肉，否则臭肉之气入脾，会使舌上起白黄苔，发生口臭。

十一、謇吃候(11)

[原文]　养生方云：愤满伤神，神通于舌，损心则謇吃。

[语译]　养生方说：愤怒烦闷伤心神，心神通于舌，心神损伤，可使说话发生口吃。

咽喉心胸病诸候

一、喉痹候(1)

[原文]　养生方导引法云：两手拓两颊，手不动，搂肘使急，腰内亦然。住定放两肋头向外，肘髆腰气散，尽势大闷始起，来去七通。去喉痹。

又云:一手长舒令①掌仰,一手捉颏,挽之向外,一时极势二七。左右亦然。手不动,两向侧极②势,急挽之二七。去颈骨急强,头风脑旋,喉痹,髆内冷注偏风。

[校勘]

①令:原作"合",从本书卷二风头眩候养生方导引法改。

②极:原无,从本书卷二补。

[语译] 从略。

[按语] 本候导引第一条与本书卷三虚劳候导引第三条同,第二条与卷一偏风候导引第一条同,语译见前。

十二、胸痹候(11)

养生方云:以右足践左足上,除胸痹,食热呕。

[语译] 养生方说:把右脚踩在左脚上。可治胸痹,食热物呕吐。

卷三十一 瘿瘤等病诸候

一、瘿候(1)

[原文] 养生方云:诸山水黑土①中出泉流者,不可久居,常食令人作瘿病,动气增患。

[校勘]

①黑土:《千金方》卷二十七第二作"坞"。

[语译] 养生方说:凡是山水黑土中流出泉水的地方,不能久居住,常吃这种水,会使人发生瘿病,并使人动气,加重病势。

十、体臭候(13)

[原文] 养生方云:以手掩口鼻,临目[1]微气,久许时,手中生液,速以手摩面目。常行之,使人体香。

[注释]

[1]临目:向下看。

[语译] 养生方说:用手捂鼻和嘴,眼向下看,微微呼吸,过一段时间,手心有了水气,即很快用手摩擦面目。常这样做,能使人身体发香。

丁疮病诸候

一、丁疮候(1)

[原文] 养生方云:人汗入诸食内,食之作丁疮。

[语译] 养生方说:人的汗液滴入食物里,吃了以后,会发生丁疮。

卷三十二 痈疽病诸候上

一、痈候(1)

[原文] 养生方云:五月勿食不成核果及桃枣,发痈疖。不尔,发寒热,变为黄疸,又为泄利。

又云:人汗入诸食中,食之,则作丁疮痈疖也。

[语译] 从略。

[按语] 本候养生第一条与本书卷十七水谷痢候养生第二条同,第二条与卷三十一丁疮候养生同,语译见前。

十五、疽候(15)

[原文] 养生方云:铜器盖食,汗入食,食之,令人发恶疮内疽。

又云:鲫鱼鲙合猪肝肺,食之发疽。

又云:乌鸡肉合鲤鱼肉①食,发疽。

又云：鱼腹内，有白如膏，合乌鸡肉食之，亦发疽也。

又云：鱼金鳃，食发疽也②。

又云：已醉强饱食，不幸发疽。

养生方导引法云：正倚壁，不息，行气，从头至足止。愈疽。行气者，鼻内息五入方一吐，为一通。满十二通愈。

又云：正坐倚壁。不息行气。从口趣③令气至头而止。治疽痹，气不足。

[校勘]

①鲤鱼肉：原无，从《千金方》卷二十六第五补。

②鱼金鳃，食发疽也：《千金方》作"鱼无全鳃，食之发痈疽"。

③趣：原作"辄"，从本书卷一风偏枯候养生方导引法改。

[语译] 养生方说：用铜器盖食品，铜盖上的水气落入食品中，人吃了会生恶疮内疽。

又说：细切的鲫鱼块和猪肝肺，两者同吃，使人发疽。

又说：乌鸡肉和鲤鱼肉合吃，发疽。

又说：鱼腹内有白色的膏状物和乌鸡肉合吃，亦发疽。

又说：鱼金鳃，吃了发疽。

又说：已醉了又强行饱食，可能发疽。

养生方导引法说：端正地背靠墙壁，闭气不息，再行气，在行气的同时，用意念想气从头走到脚。可以治愈疽。所谓行气，是用鼻五次吸入，才吐出一口气，这样为一通，共做十二通，其病即愈。

[按语] 本候导引第二条与本书卷一风偏枯候导引第四条同，语译见前。

卷三十三　痈疽病诸候下

二十一、风疽候(5)

[原文] 养生方云：大解汗①，当以粉粉身。若令自干者，

成风疽②也。

[校勘]

①大解汗:《千金方》卷二十六第四作"大醉汗出"。

②风疽:《千金方》作"风痹"。

[语译] 养生方说:大汗之后,应当用粉扑身。如果待其自干,就会生风疽。

四十一、内痈候(26)

[原文] 养生方云:四月勿食暴①[1]鸡肉,作内痈②。在胸掖下,出瘘孔。

[校勘]

①暴:原作"螺",从《千金方》卷二十六第五改。

②痈:《千金方》作"疽"。

[注释]

[1]暴(pù 铺):"曝"的古字,晒也。

[语译] 养生方说:四月不能吃曝晒的鸡肉,吃了会生内痈。在胸腋下者,并能生瘘管。

四十三、肠痈候(25)

[原文] 养生方云:六畜卒疫死,及夏病者,脑不中食,喜生肠痈也。

[语译] 养生方说:六畜死于传染病,或夏天生病的,其脑子不能吃,吃了会生肠痈。

四十五、痤疖候(29)

[原文] 养生方云:人汗入诸食中,食之作痤疖。

又云:五月,勿食不成核果及桃枣,发痤疖也。

[语译] 从略。

[按语] 本候养生第一条与本书卷三十丁疮候养生同,第

二条与卷十七水谷痢候养生第二条同,语译见前。

卷三十四　瘘病诸候

一、诸瘘候(1)

[原文]　养生方云:六月勿食自落地五果。经宿,蚍蜉、蝼蛄、蜣螂游上,喜为九瘘。

又云:十二月勿食狗鼠残肉,生疮及瘘,出颈项及口里,或生咽内。

[语译]　养生方说:六月不要吃自行落地的五果。这些果子在过夜中,每有大蚂蚁、蝼蛄、蜣螂等爬过,吃了会使人生九瘘。

又说:十二月不要吃狗和老鼠吃剩的肉。吃了会生疮和瘘,多生长在颈脖子上、嘴里或咽喉里。

二、鼠瘘候(2)

[原文]　养生方云:正月勿食鼠残食,作鼠瘘,发于颈项;或毒入腹,下血不止;或口生疮如有虫食。

[语译]　养生方说:正月不要吃老鼠吃过的食物,吃了可在脖子上生鼠瘘;或者毒气进入腹内,下血不止;或口内生疮有如虫咬。

三十四、瘰疬瘘候(34)

[原文]　养生方导引法云:跂踞,以两手从曲脚入据地,曲脚加其上,举尻。其可用行气。愈瘰疬、乳痛①。

[校勘]
①痛:《外台》卷二十三寒热瘰疬方作"痛"。

[语译]　养生方导引法说:张腿屈膝而坐,用两手从腿弯处

伸入按地上,把脚放在手上,抬起臀部。也可同时行气。治瘰疬和乳痛。

三十五、瘰疬候(35)

[原文] 养生方导引法云:正偃卧,直两手两足,念月所在,令赤如油囊丹。除瘕,少腹重,不便。腹中热,但口内气、鼻①出之数十,不须小咽气;即肠②中不热者,七息已温热,咽之十数。

[校勘]
①鼻:原作"息",形近之误,据文义改。
②肠:疑为"腹"字之误。

[语译] 养生方导引法说:正身仰卧,伸直两手两脚,存想天上的月亮,使颜色红的像油囊丹。可治疗瘕病,小腹沉重,不便。如腹中热,只须用口吸气、鼻出气数十次,不必小咽气;如果肠中不热,七次深呼吸即感到温热,并须咽气十数次。

痔 病 诸 候

一、诸痔候(1)

[原文] 养生方云:忍大便不出,久作气痔。

养生方导引法云:一足踏地,一足屈膝,两手抱犊鼻下,急挽向身极势。左右换易四七。去痔,五劳,三里气不下。

又云:踞坐,合两膝,张两足,不息两遍。治五痔。

又云:两手抱足,头不动,足向口受气,众节气散,来去三七,欲得捉左右侧身,各急挽,腰不动。去四支腰上下髓内冷,血冷筋急,闷痔。

又云:两足相踏,向阴端急蹙,将两手捧膝头,两向极势,捧之二七竟,身侧两向取势二七,前后努腰七。去心劳,痔病。

[语译] 养生方说:忍住大便不排出,日久即成气痔。

养生方导引法又说:曲腿坐下,合拢两膝,张两脚,闭气不息两遍。治疗五痔。

又说:两手抱脚,头不动,把脚对着口接受出气,直到全身各骨节气散,共做二十一次。然后用两手捉左右侧身,用力拉,腰保持不动。可去除四肢、腰上下、髓内冷、血冷、筋急、闷痔。

[按语] 本候导引第一条和末条,与本书卷三虚劳候导引第十一条和第九条同,语译见前。

卷三十五 疮病诸候

三、诸恶疮候(3)

[原文] 养生方云:铜器盖食,汗^①入食,发恶疮内疸也。

又云:醉而交接,或致恶疮。

又云:饮酒热未解,以冷水洗面,令恶疮,轻者皶疱。

又云:五月五日取枣叶三升,井华水捣取汁浴,永不生恶疮。

又云:井华水和粉洗足,不病恶疮。

又云^②:五月一日、八月二日、九月九日、十月七日、十一月四日、十二月十三日沐浴,除恶疮。

养生方导引法云:龙行气,叩头下视,不息十二通。愈风疥恶疮,热不能入。

[校勘]

①汗:原作"汁",从本书卷三十二疸候养生方改。

②又云:本条原在养生方导引法之下,从文例移此。

[语译] 养生方又说:酒醉后性交,可生恶疮。

又说:五月五日用枣叶三升,加清晨新汲井水捣汁洗澡,永不生恶疮。

又说:用清晨新汲的井水和粉洗脚,不生恶疮。

又说:五月一日、八月二日、九月九日、十月七日、十一月四日、十二月十三日洗澡,可治恶疮。

养生方导引法说:用龙行气叩头向下看,闭气不息十二次。可治好风疥恶疮,使热气不能内侵。

[按语] 本候养生第一条与本书卷三十二疽候养生第一条同,第三条与卷二十七面疱候养生第二条同,语译见前。

九、癣候(9)

[原文] 养生方云:夏勿露面卧。露下坠面皮厚,及喜成癣①。

[校勘]

①喜成癣:此后本书卷二头面风候养生方有"一云作面风"五字;《千金方》卷二十七第二有"或作面风"四字。

[按语] 本候养生与本书卷二头面风候养生第三条同,语译见前。

二十、疥候(20)

[原文] 养生方导引法云:龙行气,叩头下视,不息十二通。愈风疥恶疮,热不能入。

[语译] 从略。

[按语] 本候导引与本书卷三十五诸恶疮候导引同,语译见前。

卷三十六 腕伤病诸候

七、卒被损瘀血候(3)

[原文] 养生方导引法云:端坐伸腰,举左手仰掌,以右手承右胁,以鼻内气,自极七息。除瘀血结气。

又云：鼻内气，口闭，自极七息。除两胁下积血气。

又云：端坐伸腰，举左手，右手承右胁，鼻内气七息。除瘀血。

又云：端坐，右手持腰，鼻内气七息，左右戾头各三十止。除体瘀血，项颈痛。

又云：双手搦腰，手指相对向尽势，前后振摇二七。又将手大指向后极势，振摇二七。不移手，上下对，与气下尽势，来去三七。去云门腰掖血气闭塞。

[语译]　养生方导引法又说：用鼻吸气后，闭口不息，到极限为止，如此作七次。可消除两胁下积滞的气血。

又说：正坐，右手扶腰，用鼻吸气七次，左右扭头各三十次止。可消除身体瘀血，颈项疼痛。

又说：两手捏腰，手指相对尽量用力，前后振摇十四次。又将两手大拇指尽力向后，振摇十四次。然后手不移位，上下同时揉动，尽力使气向下走，上下反复二十一次。可祛除云门、腰腋的气血闭塞。

[按语]　本候导引第一条与本书卷十三导引第二条同，语译见前。第三条与第一条重，不译。

卷三十七　妇人杂病诸候一

十九、月水不调候(19)

[原文]　养生方云：病忧恚泣哭，以令阴阳结气不和，故令月水时少时多，内热苦渴，色恶，体肌枯，身重。

[语译]　养生方说：妇女有伤于忧愁、郁怒、哭泣者，使阴阳不调，气结不和，因而月经时少时多，内热而苦于口渴，颜色不和，肌肤枯槁，身重乏力。

卷三十八　妇人杂病诸候二

三十三、漏下候（33）

[原文]　养生方云：怀娠未满三月，服药自伤下血。下血未止而合阴阳，邪气结，因漏胎①[1]不止，状如腐肉，在于子脏，令内虚。

[校勘]

①胎：原作"治"，从鄂本改。

[注释]

[1]漏胎：妊娠下血称"漏胎"。

[语译]　养生方说：怀孕未满三个月，自行吃药而受伤出血。出血未止而性交，邪气结聚，因而下血不止，所下之物，形如腐烂之肉，这是来自于子宫的，所以会使孕妇内虚。

三十四、漏下五色俱下候（34）

[原文]　养生方云：夫妇自共诤讼，讼意未和平，强从，子脏闭塞，留结为病，遂成漏下，黄白如膏。

[语译]　养生方说：夫妇互相争吵后，情绪还未平息，而勉强同房，致使子宫闭塞，留结成病而漏下，所下之物，色黄白状如脂膏。

五十一、无子候（51）

[原文]　养生方云：月初出时、日入时，向月正立，不息八通。仰头吸月光精入咽之，令人阴气长。妇人吸之，阴气益盛，子道通。阴气长，益精髓脑。少小者妇人，至四十九已[1]上还子断绪[2]者，即有子。久行不已，即成仙矣。

[注释]

[1]已：通"以"。

[2]断绪:断绝子绪。在此指妇女多年不孕。

[语译]　养生方说:月亮刚出而太阳才落的时候,面对月亮正立,闭气不息八次。抬头吸入月光精华咽下,能使人阴气增长。妇人吸了,阴气更盛,生殖机能旺盛,容易怀孕。阴气增长了,还可补益精髓头脑。不仅是青年妇女,甚至到四十九岁以上还能生育,即使从未生育的,也能够有子。此法久行不断,可延长寿命。

卷三十九　妇人杂病诸候三

五十三、月水不通无子候(53)

[原文]　养生方云:少时,若新产后,急带举重,子阴挺出或倾邪,月水不泻,阴中激痛,下寒①,令人无子。

[校勘]
①寒:汪本作"塞"。

[语译]　养生方说:妇女年轻时,或者新产后不久,用力携物举重,可使子宫脱垂或倾斜,月经不下,阴中剧痛,下部寒冷,使人不能受孕。

五十六、结积无子候(56)

[原文]　养生方云:月水未绝,以合阴阳,精气入内,令月水不节,内生积聚,令绝子,不复产乳。

[语译]　养生方说:妇女月经未净,即性交,精气入里,使月经失调,腹中产生积聚,可致绝孕,不再能够生育。

卷四十　妇人杂病诸候四

一二九、乳痈候(129)

[原文]　养生方云:热食汗出,露乳伤风,喜发乳肿,名吹

乳,因喜作痈。

[语译] 养生方说:妇人进热食出汗,坦胸露乳而受风,容易发生乳房肿胀,称为吹乳,从而容易成痈。

一三八、乳结核候(133)

[原文] 养生方导引法云:蹎踞,以两手从曲脚内入据地,曲脚加其上,举尻。其可用行气。愈瘰疬乳痛。交两脚,以两手从曲脚极^①捖[1],举十二通,愈瘰疬乳痛也。

[校勘]

①极:原作"任",从元本改。汪本、鄂本同。

[注释]

[1]捖(wán 完,又读 guā 刮):同"刮"。又作摩、击解。

[语译] 养生方导引法说:张腿屈膝而坐,用两手从腿弯处伸入按地上,把脚放在手上,抬起臀部。亦可同时行气。治疗瘰疬乳痛。交叉两脚,用两手在曲脚上用力刮摩,然后抬脚十二次。可治愈瘰疬乳痛。

[按语] 本候导引上半段文字,与本书卷三十四瘰疬瘘候导引相同。

卷四十三　妇人难产病诸候

三、逆产候(3)

[原文] 养生方云:妊娠,大小便勿至非常之去处,必逆产杀人也。

[语译] 养生方说:妇人妊娠时,大小便不要到非日常去处,否则会逆产而死亡。

附：校勘版本及参考书目

一、《诸病源候论》

人民卫生出版社 1955 年影印清·周学海本

二、《重刊巢氏诸病源候总论》

元刊本（简称元本）

三、《巢氏诸病源候论》

明·汪济川、江瓘校刊本（简称汪本）

四、《巢氏诸病源候论》

清·胡益谦经义斋刊活字本（简称胡本）

五、《巢氏病源》

湖北官书处重刊本（简称鄂本）

六、《重刊巢氏诸病源候总论》

日本正保二年刊本（简称正保本）

七、《黄帝内经素问》

人民卫生出版社 1963 年重印明·顾从德本（简称《素问》）

八、《灵枢经》（校勘本）

人民卫生出版社 1964 年刘衡如校本（简称《灵枢》）

九、《难经本义》

人民卫生出版社 1963 年排印本

十、《针灸甲乙经》

人民卫生出版社 1963 年刘衡如校本（简称《甲乙》）

十一、《脉经》

商务印书馆 1954 年重印本

十二、《黄帝内经太素》

人民卫生出版社 1955 年影印清·萧延平校刊本（简称《太素》）

十三、《华氏中藏经》

商务印书馆 1956 年重印本（简称《中藏经》）

十四、《注解伤寒论》

人民卫生出版社 1956 年影印明·赵开美刊本（简称《伤寒论》）

十五、《新编金匮要略方论》

商务印书馆 1954 年排印古今医统正脉全书本（简称《金匮要略》）

十六、《葛洪肘后备急方》

商务印书馆 1955 年排印正统道藏本

十七、《刘涓子鬼遗方》

人民卫生出版社影印仿宋刻本（简称《鬼遗方》）

十八、《备急千金要方》

人民卫生出版社 1955 年影印日本江户医学影宋本（简称《千金方》）

十九、《千金翼方》

人民卫生出版社 1959 年影印本（简称《千金翼》）

二十、《外台秘要》

人民卫生出版社 1958 年影印经余居刊本（简称《外台》）

二十一、《医心方》

人民卫生出版社 1957 年影印日本浅仓屋本

二十二、《太平圣惠方》

人民卫生出版社 1958 年排印本（简称（《圣惠方》）

二十三、《圣济总录》

人民卫生出版社 1962 年排印本

二十四、《小儿药证直诀》

人民卫生出版社 1955 年影印四库全书本

二十五、《小儿卫生总微论》

上海科学技术出版社 1959 年重印清·萧延平校本

二十六、《普济方》

人民卫生出版社 1959 年排印四库全书本

二十七、《本草纲目》

人民卫生出版社 1957 年影印清·味古斋刻本

二十八、《证治准绳》

人民卫生出版社 1957 年影印万历初刻善本

二十九、《外科启玄》

人民卫生出版社 1955 年排印万历留耕堂刊本

三十、《校注妇人良方》

上海卫生出版社 1958 年排印本

三十一、《医宗金鉴》

人民卫生出版社 1958 年影印吴谦本

三十二、《赤凤髓》明·周履靖

三十三、《群书校补·巢氏诸病源候论校误》清·陆心源

三十四、《内功图说》清·潘霨

人民卫生出版社 1956 年影印本

三十五、《气功疗法实践》刘贵珍

河北人民出版社 1957 年出版

三十六、《气功疗法讲义》上海气功疗养所教研组

上海科学技术出版社 1958 年出版

三十七、《气功疗法和保健》秦重三

上海科学技术出版社 1959 年出版

三十八、《峨眉十二庄释密》

山西人民出版社 1960 年出版

三十九、《马王堆汉墓帛书导引图》

文物出版社 1979 年出版

四十、《导引图论文集》

文物出版社 1979 年出版